白塞综合征（第二版）

Behçet Syndrome（Second Edition）

主　编 ◎ Yusuf Yazici　Gulen Hatemi
Emire Seyahi　Hasan Yazici
主　审 ◎ 陈进伟　李　芬
主　译 ◎ 唐　琪　何金深　田　静
副主译 ◎ 葛　燕　谢　希　凌光辉

中南大學出版社
www.csupress.com.cn
·长 沙·

编译委员会

◇ **主　审**

陈进伟　李　芬

◇ **主　译**

唐　琪　何金深　田　静

◇ **副主译**

葛　燕　谢　希　凌光辉

◇ **译　者**(按姓氏音序排列)

曹　馨　常思远　陈碧麟　陈家丽　成　蔚
杜金烽　范松青　葛　燕　何春荣　何金深
康　进　李丽萍　李　姝　李愿愿　廖佳芬
廖晓波　凌光辉　刘俊见　刘利群　刘一鸣
刘紫菡　卢　伟　罗　静　毛　妮　彭笑菲
沈嫦娟　唐梦诗　唐　琪　唐　瑞　田　静
王　佳　王淑英　王永俊　韦雨颂　夏培哲
谢满云　谢　希　杨　洁　杨　扬　于倩文
余佳珂　张　洁　张　路　周志昂　竺　青

序　言

10 年前，在这本专著的第一版中，我的留言如下：

约 10 年前我刚开始从事风湿工作时，我会接到患者的电话，他们说被诊断为白塞病，于是在网上搜索了一下，发现一位名叫 Yazici 的医生在白塞病方面做了大量的工作和研究。然后他们在网上发现另一位在纽约工作的 Yazici 医生，他们想知道我是否就是他们要找的 Yazici 医生。我会告诉他们 Yazici 医生是我父亲，他们会说，“那已经很接近了，我们会来找你看病”。我一直在努力向父亲“靠近”，我希望患者的选择是正确的。

过去 10 年，我专攻白塞病方向，这让我更加感激如今发生的一切。

谨以此书献给我的妻子 Angie 以及我的两个女儿 Esra 和 Leyla，还有我的一个共同编导者的孙女，当然还有我的父母，我都无以回报。

Yusuf Yazici

谨以此书献给我的导师、学生和患者，他们给了我挑战并激励了我；献给我的父母 Kemal Altaş 教授和 Bahriye Altaş 医生，感谢他们对我的爱和鼓励；献给我的丈夫 Ibrahim Hatemi，感谢他长期以来对我的理解和支持；献给我的女儿 Piraye 和 Mehveş，感谢她们给予的欢乐和希望。

Gulen Hatemi

我与白塞病的渊源始于 20 年前，Yazici 教授让我做预后调查，从此我进入了白塞的世界。由于当时大多数档案中没有电话号码，我不得不去患者的住址进行回访。所以我几乎跑遍了伊斯坦布尔的所有地方，有点莽莽撞撞去了他们的家，做客、喝茶、谈健康，并试图了解他们。一些人失明或残疾，一些人忘记了他们年轻时的样子，还有一些人去世了。从那时起，我致力于了解这一神秘的疾病。

我想把这本书献给在我的职业和批判性思维方面起关键作用的导师 Hasan Yazici，也献给我的丈夫 Nurhan Seyahi 和我的孩子 Larissa 和 Aras Seyahi。

Emire Seyahi

前　言

在《白塞综合征》(第二版)中，我们的主要目标仍然是为不同学科的临床医生以及全科医生提供综合全面的指南，以帮助其识别和管理白塞综合征。因此该专著重点在临床。

同时，我们也介绍、讨论和引用了有争议的和未知的内容。我们希望《白塞综合征》这本专著能够成为宝贵的研究灵感的来源和研究方向的指南。

我们要感谢所有为此书的两个版本作出贡献的朋友，还要感谢前辈引导和塑造了我们今天的样子，当然还要感谢我们的患者。最后，我们希望能够通过各种方式偶尔治愈、常常治疗、总是帮助这些患者。

目　　录

第 1 章

白塞综合征概述

Hasan Yazici

导言

我认识白塞综合征(Behçet syndrome, BS)始于45年前，当时我在美国接受风湿病学培训。自1977年以来，我与同事在伊斯坦布尔大学塞拉帕萨医学院(Cerrahpaş)，也就是Hulusi Behçet教授最初描述白塞综合征的地方(第2章)，成功诊治了大约11000例白塞综合征患者。我们成立了周一的多学科门诊(定期有风湿科医生、皮肤科医生、眼科医生，必要时有神经科医生、血管外科医生和病理学家参与)，每周有60~80例患者在这里就诊。我们很荣幸倾听他们的问题，提出建议，开出必要的治疗处方，并收集临床数据。非常自豪的是，大多数白塞综合征的临床对照药物试验都是在我们中心完成的(第19章)。

我感谢多学科门诊所有敬业的同事，以及为这本书作出贡献的专家。他们在各章节发表的观点都是以循证医学证据为基础的。我第一次参加的关于白塞综合征的学术讲座不是在伊斯坦布尔，而是1973年在加拿大多伦多，由Desmond O'Duffy主持[1]。作为内布拉斯加州奥马哈克雷顿大学(Creighton University)一年级的风湿病研究员，我仔细听取了梅奥诊所(Mayo Clinic)奥达菲博士(Dr. O'Duffy)的报告，他根据数十例患者的诊治经验提出了白塞综合征的诊断标准。等他一说完，我就站起来说："您的诊断标准可能有用，但我们首先要检测其有效性。"现场一片惊讶，然后一个有明显英国口音的人说："我们现在可以讨论这位来自奥马哈的先生提出的问题。"这就是正式讨论的全部内容。

15年后，科林·巴恩斯(Colin Barnes)博士在伊斯坦布尔的一次晚餐上突然说："哈桑，我看到你的论文一直使用O'Duffy标准。现在有数百例患者到你的诊所就诊，为什么不自己制定标准呢?"我回答说："奥达菲医生可能会对我发表的每一篇文章进行评论。而且多年前，当我对O'Duffy标准提出异议时，很快就被一位英国医生抵制了。"这引来一片哄堂大笑，"哈桑，我就是那个英国人，那时我们还不认识。"因此，在艾伦·西尔曼教授的帮助下，我们开始制定现在广泛使用的国际白塞病学会(International Society for Behçet's Disease, ISBD)的诊断标准[2]。

白塞综合征的诊断标准是一个热点问题。在ISBD的每一次国际会议上，几乎总有众多的辩论。十多年前，我突然意识到，也许我们在制定这些标准方面使用了错误的方法。多年来人们认为，目前所有的疾病标准，包括白塞综合征的标准，都是分类诊断标准而不是诊断标准[3]。它们能很好地描述患者群体，因此更适合于研究目的，而不是针对患者个体作出诊断。

但是如何制定严格的诊断标准呢? 或者，有什么更好的分类标准区别不明病因和非特异性病理吗? 我敢说没有，这就好比古人对永动机的渴望一样，愿望很美好，却很难实现[4]。我已发表了多篇相关的论文，总括如下。

诊断只不过是医生对有需要的患者或公众所说的话，或对医疗/药物账单的第三方付款人所说的话。我越来越痛苦地意识到要在第三方付款人前面加一个“应该是”。我认为在病因不明的风湿病确诊之前，医生必须提出某种病的可能性。但实际上我的同事反驳说，如果你在某女士的病历上写下极有可能是类风湿关节炎(rheumatoid arthritis，RA)的诊断[5]，没有第三方付款人会为该女士支付医疗费。如某先生是一个右利手水管工，右腕出现类似难治性滑膜炎表现，那该怎么办？我肯定会尝试让他比一位70岁的养老金很丰厚的退休老人更早开始接受生物制剂治疗。同样，20岁疑似白塞综合征的葡萄膜炎患者，与60岁疑似白塞综合征的葡萄膜炎患者，我们可能更倾向于将生物制剂用于前者，因为前者可能会出现视力丧失的后果。作为医生，我们为什么不可以认真而诚实地告诉第三方付款人，医学是一门概率艺术，就像Osler在近两个世纪前所言，医学是一门不确定性的科学。

而且，大脑的算术过程在分类和诊断上是相同的。两者都依赖于Bayes定理，该定理认为一种疾病的检验后赔率是检验前赔率与似然比的乘积(PosTO=PreTO×LR)。当涉及疾病的分类或诊断时，PreTO是在应用的设定标准中某疾病的频率，LR直接来自目前标准的敏感性和特异性。

更实际的是，我们大多数时候会直观地利用这个公式的敏感性、特异性和预测概率对患者进行分类、诊断。但最重要的是，有时候我们要根据“想要对诊断结果做什么”对患者进行分类、诊断。例如，在猪流感疫情中，有良知的医生可以将任何感冒诊断为流感，并为患者开具药物奥司他韦。

最近，美国风湿病学会(American College of Rheumatology，ACR)对分类与诊断标准问题作出相关说明[5]。简而言之，分类和诊断标准是不同的，前者主要是招募患者参加临床试验，后者是针对个体患者进行诊断。当我们让患者进行药物临床试验时，我们必须制定具体明确的分类标准，从而降低敏感性。根据ACR之前发表的一篇关于诊断标准的文章[6]，从概念上讲，在一个完美的世界里，如果敏感性和特异性都是100%，分类标准与诊断标准是一样的，确实可以称之为诊断标准。但问题是：①我们的诊断不一定是100%，而且很少是100%；②在药物试验中，我们的分类必须是100%真实的。回过头来看奥司他韦应用于猪流感疑似病例的例子。人们没有理由不在社区中使用与过去同样成功的药物进行正式的随机试验[7]。

我认为是时候重新考虑白塞综合征这样的罕见疾病的“通用”分类/诊断标准了。我认为针对专科制定的诊断标准[8]更具体，敏感性更高，原因有二：一是PreTO将显著增加；二是鉴别诊断的疾病数量将减少。例如，我们明确知道白塞综合征在日本的发生率至少是北美的1000倍。如果你去任何一个国家的葡萄膜炎专科诊所，你会发现白塞综合征患者的比例相差几倍，北美为2.5%[9]，日本为6.2%[10]。此外，胃肠病专家区分白塞综合征与炎症性肠病的方法与风湿免疫科医生试图更精确地区别具体的结缔组织疾病与血管炎是十分不同的(见第8章)。这就是为什么说标准应该根据临床实践环境量身定做。最后，我很高兴听到眼科医生确实在计划制定这样的标准。研究表明，仅视网膜照片就足够敏感和特异地区分白塞综合征和其他视网膜血管炎[11]。

白塞综合征是否归类为血清阴性脊柱炎，这也是一个有相当大争议的话题。1974年Moll等人开创性地将白塞综合征列入血清阴性脊柱炎范畴[12]。虽然关节、眼睛、生殖器和皮肤黏膜病变也会出现在白塞综合征中，但在伊斯坦布尔的多学科门诊工作的医生就会发现，白塞综合征患者这些部位病变明显与强直性脊柱炎或Reiter's病不同。白塞综合征的眼部病变更容易致盲，可以没有骶髂关节炎、生殖器溃疡或尿路感染。更重要的是它的易感基因是HLA-B51而不是HLA-B27。这些观点实际上我在1977年发表的论文中就提到过[13]。答案是否定的。

近期又有关于白塞综合征是否属于脊柱炎的问题。根据以色列同事的前期工作[14]，为寻找白塞综合征表达的集群，我们重复了他们的因素分析研究[15]，提出了5个因素来解释70%的症状矩阵。令我们非常满意的是，其中一类是关节炎和痤疮。几年前我们的研究显示出那些有关节炎的白塞综合征患者更可能伴有痤疮[16]。白塞综合征的关节炎可能类似于反应性关节炎，有些人将其归类为血清阴性脊柱关节炎：①从脓疱病变中培养出了细菌[17]；②与无痤疮、关节炎的患者相比，有痤疮、关节炎的患者较易出现神经末端炎[18]。这两项研究结果也进一步得到证实。我们现在是否认为白塞综合征是血清阴性脊柱炎的一部分[19]？不尽然。

我们认为，白塞综合征的一个亚型，而且只有一部分，表现出这些特征。而且有趣的是，这些也表现出遗传聚集性[20]。另一个这样的亚型是由表现为硬膜窦血栓/深静脉血栓/浅静脉血栓的白塞综合征患者组成[21-23]。

最近将白塞综合征与血清阴性脊柱关节炎归类的尝试是将强直性脊柱炎（ankylosing spondylitis，AS）、银屑病（psoriasis，Ps）、银屑病关节炎（psoriatic arthritis，PsA）、肠病性关节炎（enteropathic arthritis，EA）、反应性关节炎、急性前葡萄膜炎和白塞综合征纳入新提出的 HLA-1 病概念[24]。这一建议的支持者假设在所有这些情况下都存在 HLA-1 的关联；外源性抗原通过受伤的机体表面（即胃肠道或皮肤）和/或通过可移动的身体部位和附着点炎（如急性前葡萄膜炎和小腿附着点炎）引起的损伤来参与。此外，常见的炎症/自身免疫途径，如 IL-17～IL-23 途径，在疾病发病机制中起着重要作用。这种归类过于简单化，也存在很多问题[25]，最明显的是，在全球范围内可能只有 30%～40%的白塞综合征患者表现出 MHC-I 关联。我们认为在努力寻找尚未解开的发病机制方面，将每个疾病独立探索而不是聚合研究可能更有成效[26]。

白塞综合征还一直被认为是一种自身免疫性疾病，类似于系统性红斑狼疮或类风湿关节炎，存在 T 细胞和/或 B 细胞异常。经过多年研究，我们发现白塞综合征不属于自身免疫性疾病的范畴，在过去 10 年中，将其归为血管炎，更多的是形态学分类。也有人将白塞综合征归类为自身炎症性疾病[27]。我们可以列出很多白塞综合征与自身炎症性疾病的不同之处。自身炎症性疾病主要是具有明确的单基因导致的儿科疾病。当然，我认为这些归类是有益的，因为它可以促使研究人员收集更具体的、更有用的临床数据[28]。

另一个有待解决的重要问题是白塞综合征患者的动脉粥样硬化比例没有明显增加，其可能的机制是什么[29]？我们推测白塞综合征的血管炎主要发生在静脉。虽然，肺动脉丛是白塞综合征中最致命的部位，但其在结构上很像静脉丛。我们对静脉内皮细胞或者确切说是对健康人和白塞综合征患者的静脉壁的实际厚度知之甚少。在这方面，我非常高兴地看到，最近来自不同中心的初步研究显示，没有临床表现的白塞综合征患者的静脉壁显示有增厚[30-32]。

如今，我们为白塞综合征的管理做的事情比我们刚开始成立周一门诊时要多得多[33-34]。由于有了及时的诊断和治疗，白塞综合征患者视力损失从大约 75%[35]下降到 10%～15%[34]，肺动脉瘤的致命性也较前降低[36]。皮肤黏膜病变的治疗效果是相当令人满意的。我们甚至在处理中枢神经系统受累方面做得更好[37]。我们还发现至少三分之一的白塞综合征患者有血栓形成，且疗效不佳。或许，解决静脉内皮细胞的基础科学问题最终会给我们提供更好的治疗线索。

我亲爱的导师、骨质疏松症专家 Paul D. Saville 曾说，我应该向 Hulusi Behçet 教授致以崇高的敬意，因为他为我的职业生涯奠定了基础。有幸与我的 3 位合著者（其中一位是我的儿子）一起更新了《白塞综合征》第二版，也再次感谢我的导师。同样的敬意也要献给我的妻子。

参考文献

1. O'Duffy JD. Suggested criteria for diagnosis of Behcet's disease. J Rheumatol. 1974；1（Suppl 1）：Abstr. 32：18.
2. International Study Group for Behçet Disease. Criteria for diagnosis of Behçet disease. Lancet. 1990；335：1078-80.
3. Hunder GG. The use and misuse of classification and diagnostic criteria for complex diseases. Ann Intern Med. 1998；129：417-8.
4. Yazici H，Yazici Y. Disease classification/diagnosis criteria. In：Yazici H，Yazici Y，Lesaffre E，editors. Understanding evidence-based rheumatology. New York：Springer；2014. p. 73.
5. Aggarwal R，Ringold S，Khanna D，et al. Distinctions between diagnostic and classification criteria. Arthritis Care Res（Hoboken）. 2015；67：891-7.
6. Mørland B，Brantsæter AB，Fuglesang JE，et al. Effect of oseltamivir（Tamiflu ©）for the prevention and treatment of influenza during an influenza pandemic［Internet］. Oslo，Norway：Knowledge Centre for the Health Services at The Norwegian Institute of Public Health（NIPH）；2005. Report from Norwegian Knowledge Centre for the Health Services（NOKC）No. 01-2005. https：//www. ncbi. nlm. nih. gov/books/ NBK464454/. Accessed 23 Apr 2019.
7. Fries JF，Hochberg MC，Medsger TA Jr，et al. Criteria for rheumatic disease：different types and different functions. Arthritis Rheum. 1994；37：454-62.
8. Yazici H，Seyahi E，Yurdakul S. Behçet syndrome is not so rare：why do we need to know? Arthritis Rheum. 2008；58：3640-3.

9. Rodriguez A, Calonge M, Pedroza-Seres M, et al. Referral patterns of uveitis in a tertiary eye care center. Arch Ophthalmol. 1996; 114: 593-9.
10. Goto H, Mochizuki M, Yamaki K, et al. Epidemiological survey of intraocular inflammation in Japan. Jpn J Ophthalmol. 2007; 51: 41-4.
11. Tugal-Tutkun I, Onal S, Ozyazgan Y, Soylu M, Akman M. Validity and agreement of uveitis experts in interpretation of ocular photographs for diagnosis of Behçet uveitis. Ocul Immunol Inflamm. 2013; 22: 461-8.
12. Moll JM, Haslock I, Macrae IF, et al. Associations between ankylosing spondylitis, psoriatic arthritis, Reiter's disease, the intestinal arthropathies and Behcet's syndrome. Medicine (Baltimore). 1974; 53: 343-64.
13. Yazici H. Behçet hastalığı seronegatif spondar-tritlerden midir? Dozent's thesis. University of Istanbul. 1978.
14. Krause I, Leibovici L, Guedj D, et al. Disease patterns of patients with Behçet disease demonstrated by factor analysis. Clin Exp Rheumatol. 1999; 17: 347-50.
15. Tunc R, Keyman E, Melikoglu M, et al. Target organ associations in Turkish patients with Behçet disease: a cross sectional study by exploratory factor analysis. J Rheumatol. 2002; 29: 2393-6.
16. Diri E, Mat C, Hamuryudan V, Yurdakul S, Hizli N, Yazici H. Papulopustular skin lesions are seen more frequently in patients with Behçet syndrome who have arthritis: a controlled and masked study. Ann Rheum Dis. 2001; 60: 1074-6.
17. Hatemi G, Bahar H, Uysal S, et al. The pustular skin lesions in Behçet syndrome are not sterile. Ann Rheum Dis. 2004; 63: 1450-2.
18. Hatemi G, Fresko I, Tascilar K, Yazici H. Enthesopathy is increased among Behçet syndrome patients with acne and arthritis: an ultrasonographic study. Arthritis Rheum. 2008; 58: 1539-45.
19. Karaca M, Hatemi G, Sut N, Yazici H. The papulo-pustular lesion/arthritis cluster of Behçet's syndrome also clusters in families. Rheumatology (Oxford). 2012; 51: 1053-60.
20. Priori R, Ceccarelli F, Milani S, et al. Do Behçet syndrome patients with acne and arthritis comprise a true subset? Comment on the article by Hatemi et al. Arthritis Rheum. 2009; 60: 1201-2.
21. Tunc R, Saip S, Siva A, Yazici H. Cerebral venous thrombosis is associated with major vessel disease in Behçet syndrome. Ann Rheum Dis. 2004; 63: 1693-4.
22. Yazici H, Fresko I, Yurdakul S. Behçet syndrome: disease manifestations, management, and advances in treatment. Nat Clin Pract Rheumatol. 2007; 3: 148-55.
23. Tascilar K, Melikoglu M, Ugurlu S, et al. Vascular involvement in Behçet's syndrome: a retrospective analysis of associations and the time course. Rheumatology. 2014; 53: 2018-22.
24. McGonagle D, Aydin SZ, Gul A, Mahr A, Direskeneli H. "MHC-I-opathy"—unified concept for spondyloarthritis and Behçet disease. Nat Rev Rheumatol. 2015; 11: 731-40.
25. Yazici H, Seyahi E, Hatemi G, Yazici Y. Behçet syndrome: a contemporary view. Nat Rev Rheumatol. 2018; 14: 107-19.
26. McKusick VA. The Gordon Wilson Lecture: the clinical legacy of Jonathan Hutchinson (1828-1913): syndromology and dysmorphology meet genomics. Trans Am Clin Climatol Assoc. 2005; 116: 15-38.
27. Gül A. Behçet disease as an autoinflammatory disorder. Curr Drug Targets Inflamm Allergy. 2005; 4: 81-3.
28. Yazici H, Fresko I. Behçet disease and other autoinflammatory conditions: what's in a name? Clin Exp Rheumatol. 2005; 23. (4 Suppl 38): S1-2.
29. Seyahi E, Ugurlu S, Cumali R, et al. Atherosclerosis in Behçet syndrome. SeminArthritis Rheum. 2008; 38: 1-12.
30. Ambrose N, Pierce IT, Gatehouse PD, Haskard DO, Firmin DN. Magnetic resonance imaging of vein wall thickness in patients with Behçet's syndrome. Clin Exp Rheumatol. 2014; 32(4 Suppl 84): S99-102.
31. Seyahi E, Gjoni M, Durmaz ES, et al. Increased vein wall thickness in Behçet syndrome. J Vasc Surg. 2019; inpress. https://doi.org/10.1016/j.jvsv.2018.11.006.
32. Alibaz-Oner F, Ergelen R, Mutis A, et al. Venous vessel wall thickness in lower extremity is increased in male Behcet's disease patients. Abs. no. O09-P084. In: 18th international congress on Behçet disease. Rotterdam; 2018.
33. Hatemi G, Christensen R, Bang D, et al. 2018 update of the EULAR recommendations for the management of Behçet's syndrome. Ann Rheum Dis. 2018; 77: 808-18.
34. Kural-Seyahi E, Fresko I, Seyahi N, et al. The long-term mortality and morbidity of Behçet syndrome: a 2-decade outcome survey of 387 patients followed at a dedicated center. Medicine (Baltimore). 2003; 82: 60-76.
35. Benezra D, Cohen E. Treatment and visual prognosis in Behçet disease. Br J Ophthalmol. 1986; 70: 589-92.
36. Hamuryudan V, Seyahi E, Ugurlu S, et al. Pulmonary artery involvement in Behçet's syndrome: effects of anti-Tnf treatment. Semin Arthritis Rheum. 2015; 45: 369-73.
37. Kurtuncu M, Tuzun E, Mutlu M, et al. Clinical patterns and course of neuro-Behçet disease: analysis of 354 patients comparing cases presented before and after 1990. Clin Exp Rheumatol. 2008; 26(4 Suppl 50): 17.

(译者：陈碧麟　李姝；审核：田静　何金深　陈进伟)

第 2 章

白塞综合征的发展史和诊断

Colin G. Barnes, Yusuf Yazici

引言

白塞综合征以 Hulusi Behçet 教授姓名命名，源自他描述了一种“三联症候群”[1-3]，即“口腔溃疡、生殖器溃疡与葡萄膜炎”，并认为这种疾病可能是病毒感染所致。

Türkan Saylan 教授撰写的《Hulusi Behçet 传记》(1889—1948 年)刊登于 1977 年伊斯坦布尔白塞病国际会议论文集[4]以及 *Yonsei Medical Journal*[5]，后者表明韩国学者对该病非常关注。此外，Nihat Dilşen 教授撰写了一篇简短的传记，回顾了公元前 5 世纪至 1996 年间对该综合征的认识发展，收录在第 7 届突尼斯白塞病国际会议记录中[6]。

Behçet 出生在伊斯坦布尔，随家人居住在大马士革并在此接受教育，在土耳其 Gülhane 军事医学院就读，21 岁获得医学学位。随后，他专攻皮肤病学和性病学，第一次世界大战期间在 Edirne 军事医院工作。此后，从布达佩斯和柏林完成研究生学业后，他在伊斯坦布尔从事皮肤病学和性病学的临床工作。1933 年，伊斯坦布尔大学成立后，他成为该校第一个皮肤病学教授，负责皮肤病学科的发展。他是一位富有创造力的作家和热情的教师，于 1947 年退休，退休 1 年后去世。

他对 3 个患者的病情进行了描述：第一个患者接诊于 1924—1925 年，他有 3 个主要特征：口腔溃疡、生殖器溃疡和炎症性眼病。他将其描述为“三联症候群”，但可能有人会质疑：他描述了患者的许多体征，而不仅仅是症状。此外，他还记录了一位患者的结节性红斑和另一位患者背部痤疮样病变。因此，Behçet 总结了这种疾病具有 4 个主要特征：口腔溃疡、生殖器溃疡、炎症性眼病和皮肤损害。令人惊讶的是，作为一名皮肤科医生，他没有把皮肤病变作为他所描述的白塞综合征的第 4 个特征。此外，他在自己的出版物中没有全面参考既往研究，包括一些流利掌握德语的皮肤病学家在文献中提到的描述。但他参考了 Lipschutz 理论，他描述了一种可能由病毒引发的皮肤病，并且 Behçet 的一个患者咨询了维也纳的 Fuchs 医生，Lipschutz 和 Fuchs 可能分别在 1927 年和 1926 年描述了同一种综合征[7-8]。

BS 研究的发展，特别是近 30 年的发展，表明它在不同群体中具有的意义不同。对患者而言，这可能是一个终生性疾病，尽管一些研究表明 BS 是一种自限性疾病；对医生而言，它涉及偶发患者鉴别诊断，尽管在全球某些地方存在聚集性发病；对实验室科学家来说，它是一种疾病的表现模式，涉及不确定病因的炎症和免疫紊乱。

白塞综合征的早期描述

和许多以人名命名的疾病一样，Behçet 并不是第一位描述这种临床特征的人。首次记载可能要追溯到公元前 5 世纪希波克拉底的记录。在 *Epiidimion* 中，病例 7(由 Adams 翻译)[9]描述了患者有口腔溃疡、生殖器溃疡和虹膜睫状体炎。此外，卷中还提到了皮肤损伤——疖、脓毒症和“脓疮”。Feigenbaum[10]评论说，根据这一描述可以推断，这种疾病在古希腊是地方病，可能存在流行。

公元200年前，我国张仲景医生记载了一种“狐惑病”，临床症状包括咽部溃疡、生殖器溃疡、眼睛发红和皮肤流脓（S. Ohno，个人交流）。19世纪末至20世纪初，欧洲和日本对类似病例进行了描述（表2-1）[7-8, 11-19]。但是，被描述的仅仅是少数患者，例如，来自Adamantiades（在随后的论文中他提到了BS）的单一病例报告中指出，患者同时有葡萄膜炎，伴或不伴前房积脓，以及口腔和生殖器溃疡和皮肤损害。在这些早期报告中，还描述了其他临床特征（后来被认为是BS的全部临床表现），包括静脉炎、膝关节积液和深静脉血栓形成[13]。

表2-1　1937年前关于白塞综合征的描述

专业	作者	国家	年份/年	参考文献
眼科学	Gilbert	德国	1920	[11]
	Shigeta	日本	1924	[12]
	Fuchs	奥地利	1926	[8]
	Adamantiades	希腊	1931	[13-14]
	Dascolopoulos	希腊	1932	[15]
内科学	Chauffard等	法国	1923	[16]
皮肤病学	Neumann	德国	1894	[17]
	Planner和Remenovsky	德国	1923	[18]
	Lipschutz	奥地利	1924	[7]
	Whitwell	英国	1934	[19]

白塞综合征临床特征全面描述的发展

自Behçet最初的描述以来，疾病认识的发展使最初的3种表现得到了进一步详细描述，皮肤损害被列为第四大特征，其他特征则被认为是“次要”表现。

一些症状的发生率低于50%，故被认为是“次要”表现，而不作为临床严重程度的评价指标（表2-2）。血管炎被列为“次要”表现，因为它仅累及少数患者，如血栓性静脉炎或动脉瘤形成，尽管现在认为BS是系统性血管炎，下文将对其进行讨论。表2-2中关于症状的发生率来源于各种调查[20-23]。但需要指出的是，症状及发生率在世界不同地区存在差异。

表2-2　Behçet综合征的临床表现及发病率

主要表现	发病率/%	次要表现	发病率/%
复发性口腔溃疡	98	关节炎（关节痛）	45
复发性生殖器溃疡	80	血管炎	16
炎症性眼病	50	大血管炎	
葡萄膜炎和/或前房积脓		动脉瘤形成	
视网膜血管炎		动脉/静脉血栓形成	
皮肤损害	80	胃肠道损害	0~25
结节性红斑	47	心血管损害	
毛囊炎/痤疮样病变	71	神经损害	5~25
皮肤溃疡		胸膜及肺部损害	
超敏反应-针刺试验阳性	60	附睾炎	8
		家族史	20

阿弗他溃疡

98%的BS患者可出现痛性口腔溃疡，表现为不同大小或疱疹样溃疡，但这种也可出现于良性复发性口腔溃疡（recurrent oral ulceration，ROU）中[24-25]。溃疡形成前可先出现柔软的黏膜下结节。巨大溃疡愈合后形成黏膜瘢痕。虽然严重的口腔或生殖器溃疡常见于BS，但学者们认为在诊断上没有“典型Behçet's溃疡”。

口腔溃疡是大多数患者的早期临床表现，也是患者就医的最常见原因。作为BS最常见的临床特征，口腔溃疡在西方人群中的发生率可高达20%[26]。因此，有必要通过其他临床特征来确立BS的诊断（见下文）。同样，BS也可以其他症状为初发表现，而2%~3%的患者可不出现口腔溃疡。其他临床症状在有或无口腔溃疡的患者之间无显著差异[27]。韩国儿童BS患者均患有口腔溃疡。因此，原文作者建议儿童阿弗他溃疡需长期密切随访[28]。

病例研究表明，BS口腔溃疡是复发性的。在BS分类中，复发性要求在12个月内至少发生3次[21-23]。

生殖器溃疡和口腔溃疡具有以下相同特征：痛性；最初表现为软性结节；表现为不同大小的疱疹样损害；复发性；瘢痕形成[29]。溃疡后阴囊瘢痕形成被认为是 BS 的特征性表现。

眼部损害表现[30-33]

眼部表现为虹膜炎/虹膜睫状体炎，可伴有前房积脓。此外，还可表现为视网膜血管炎，导致黄斑水肿、视网膜出血和渗出、视网膜血管(动脉和静脉)阻塞、玻璃体出血和视神经萎缩。因此，尽管治疗发展在很大程度上改善了预后，但视力丧失和完全失明仍常见[34-36]。

皮肤损害

早期病例报告描述的皮肤损害，包括 Behçet 的描述，主要包括结节性红斑和痤疮样病变[37]。其他主要表现包括脓疱、皮肤溃疡和瘢痕[38-40]。需要指出的是，青春期后或未系统性服用皮质类固醇药物的患者出现痤疮样皮损，尤其是累及手臂、腿等不典型部位时，具有重要诊断意义。另有研究表明，这些痤疮样皮损并非无菌，通常与关节炎合并出现[41]。然而，随着研究深入，研究人员发现 BS 是一种血管炎或血管病变，因而各种皮肤表现得到重视，包括浅表血栓性静脉炎、丘疹性脓疱疹、皮肤溃疡(非生殖器)、结节性红斑和多形性红斑。皮肤黏膜病变的组织学检查表现为白细胞破碎性血管炎伴中性粒细胞增多、红细胞外渗和纤维蛋白素样坏死[42-44]。

针刺试验

针刺试验是一种超敏反应，通过无菌针针刺 48 小时后，阳性反应表现为针刺点红斑丘疹、脓疱或溃疡，最早由 Blobner(1937 年)[45]和 Jensen (1941 年)[46]报道。一些研究人员称，通过皮内注射 0.1 mL 0.9%氯化钠溶液，试验更具有重复性。然而，这种方法不再适用，已被更简单的、无菌的皮下穿刺取代。针刺反应是 BS 特有的，大多数患者表现为阳性。然而，针刺试验存在以下几个问题。

(1)阳性率在不同国家存在差异，日本和土耳其最常见，而西欧国家少见[47-49]。

(2)男性患者阳性率更高[50]。

(3)多次试验可提高阳性率，但一个部位为阴性时，更换位置可出现阳性[51]。

(4)钝针操作阳性率更高[52]。

(5)如果在针刺点涂抹抗生素乳膏，或在操作前用外科方法消毒皮肤，可能降低试验阳性率[51, 53]。

(6)研究表明，针刺试验的检测频率呈下降趋势。

(7)在非 BS 患者中也可出现试验阳性，例如，约 10%克罗恩病和 7%溃疡性结肠炎患者可出现阳性[54-55]。

(8)患者一级亲属可出现试验阳性[56-57]。

皮内注射单钠尿酸盐结晶所致皮肤反应与针刺试验不同[58]。目前，针刺试验阳性已纳入多个诊断标准和国际研究小组制定的白塞病分类标准。

关节

关节痛和炎性滑膜炎是 BS 的主要特征，其中约 45%患者可表现为关节炎。关节痛的报道记载在早期研究中，而关节肿胀记载于 20 世纪 30 年代。早期病例报道同时描述了关节痛和关节肿胀。随后，临床和组织学证实了关节滑膜炎。膝关节是最常受累的部位，其次是踝、腕、肘、手指、肩、足趾关节以及臀部。关节炎可表现为单关节、小关节或多关节受累，患者受累关节数平均大于 5 个，具有反复发作、自限性的特点[59-67]。

滑膜炎是一种急性中性粒细胞炎症，滑膜细胞增生、浆细胞浸润或淋巴细胞灶状浸润少见。因此，病理上类似于急性肉芽组织[68-69]，不同于类风湿关节炎的滑膜炎以及其他常见炎性关节病，类风湿因子常为阴性。

早期报道表明，BS 滑膜炎为非侵蚀性，但后续少数病例表明其存在临床、放射学和组织学证明的侵蚀性关节炎[61, 69-73]。

此外，在未接受皮质类固醇治疗的患者中，可出现股骨头缺血性坏死，可能和血管炎有关。

对于诊断 BS 相关骶髂关节炎，还是诊断合并强直性脊柱炎，学术界一直存在争议。在某些队列中，骶髂关节炎患者比例高达 65%。因而，有人建议将 BS 骶髂关节炎归类于血清阴性脊柱关节炎[74-75]。尽管这一建议提高了风湿病学界对 BS 的认识，但并未得到后续研究支持。研究表明，BS 患者骶髂关节炎发生率和同人群中健康人相比，差异无统计学意义[76-77]。因此，BS 骶髂关节炎不符合血清阴性脊柱关节炎的分类标准(表 2-3)。

表 2-3　白塞综合征关节炎与血清阴性脊柱关节炎的比较

鉴别点	白塞综合征	血清阴性脊柱关节炎
血管炎	+++	-
小关节炎、大关节受累	++	++
非对称性	±	++
脊柱/足跟受累	±	++
骶髂关节炎	-	+++
家族聚集性	±	+++
皮肤损害	结节性红斑、痤疮样病变、血栓性静脉炎	银屑病
HLA	B5(51)	B27

血管炎/血管病变

血管病变包括浅表血栓性静脉炎、深静脉血栓形成、动脉闭塞或动脉瘤形成以及腔静脉闭塞[78]。1977 年，在 1731 例日本患者中，133 例患者表现为多种类型的血管病变，可影响不同种类的动脉和静脉，病死率高达 20%。大血管病变组织学检查表明血管中膜增厚、弹力层碎裂和血管周围炎性细胞浸润[79-81]。截至 1993 年，中国、沙特阿拉伯、土耳其和突尼斯相继报道了类似病理表现。因此，研究人员认为血管炎是 BS 的病理基础[82-86]。

目前，BS 归为血管炎，表明其存在血管的损伤或破坏。但是，称其为血管病变可能更准确，血管异常不一定导致损伤，但存在免疫介导的血管内皮功能异常，可累及不同管径的动脉、静脉[87-91]。

肺和神经系统损伤

肺、神经系统损害的病理基础是血管病变。早期研究中，关于 BS 肺部病变的报道少见。Dilşen 等人[92]在研究中表明，Dasculopoulos 在 1932 年首次报道了 BS 相关肺损害[15]，而 Oshima 等人的关于 85 例日本患者的研究未报道肺部病变[60]。1977 年，在白塞病国际研讨会上，Shimizu 以日本研究为基础回顾分析了 BS 相关肺损害，报道了 2 个肺部表现为结核样阴影的病例。2 例患者分别来自美国、日本，抗结核治疗无效，肺部病变考虑是血管受累所致。此外，1 例患者血管病变表现为肺动脉瘤，可能来自同一位日本患者[79]。

早期研究表明，肺部病变可能表现为胸腔积液、肺门扩大、空洞病变、肺尖纤维化或钙化、肺气肿，但上述病变是否和 BS 相关，仍有待进一步研究证实[93-95]。

血管病变导致肺部损害的具体机制已得到阐明。此外，血管病变可能也是 BS 胸膜受累的主要原因。肺动脉闭塞和动脉瘤形成，通常伴有严重的咯血，发生率不高，但可导致患者死亡，尤其见于年轻男性患者。由下肢深静脉血栓引起的肺栓塞并不常见，血管壁炎症反应形成的血栓通常附着于血管壁上，这是一种炎症性血栓性静脉炎，而不是血流淤滞引起的静脉血栓形成。因此，对于这类患者，不建议抗凝治疗，以避免肺动脉瘤引起的致死性出血[96-98]。

关于神经系统病变的报道最早可追溯到 1944 年[99]，包括脊髓病变、局灶性脑损伤、头痛、血栓形成和硬脑膜窦闭塞，这些病变都是潜在的血管炎所致[100-103]。头痛是神经系统病变的常见表现之一[79]，在近期研究中也得到了证实。头痛的患者比例高达 80%，虽然头痛符合国际偏头痛通用标准，但普遍认为头痛不一定伴有神经系统病理性改变[104-105]。其临床表现为脑膜脑炎，可累及中枢神经系统所有部位，包括脑干、脊髓[105]。令人惊讶的是，考虑到神经系统病变确诊需要血管炎证据，因而，周围神经系统病变(多发性单神经炎)不是 BS 的特征改变。

既往这些临床特征需要通过组织病理学证实[105]。近年来，磁共振成像能够在临床上证明病变的存在[106-109]。

胃肠系统

胃肠系统溃疡性病变可累及肠道所有部位，其发生率在不同国家之间差异显著，远东地区最常见，中东地区少见，西欧国家则罕见。日本学者报道，溃疡性病变可累及全部结肠，好发于盲肠，而较少累及小肠，偶尔累及胃十二指肠和食管，组织病理学检查表明存在血管病变[79, 110-113]。

腹部症状特异性不高，可表现为腹胀、腹泻，或肠管狭窄所致的腹痛[114-115]，以及小肠、结肠穿孔相关症状[116-118]。

家族史、流行病学和患病率的地理差异

1956 年，Sezer[119] 首次描述了三兄弟均患有 BS，这是首次关于家庭聚集现象的报道。1979 年，Lehner 和 Barnes 回顾分析了 BS 的家族聚集发病现象[120]，研究对象来自 1956 年至 1979 年间 34 个兄弟姐妹（两性）或父母/子女（们）发病的家庭。此后，更多关于家族聚集发病现象的报道得到了学者的认可[121]。1973 年，Ohno 首次发现 BS 发病与组织相容性抗原 HLA-B5(51) 相关[122]。

多个国家均对 BS 相关临床特征进行了总结。研究结果表明，不同临床症状在国家之间的发生率差异明显。

(1) 1977 年，日本白塞病研究委员会报道每 100 万人群中有 62.7 人患有 BS，患病率最高的地区位于北海道北部，而最低的地区为九州岛南部[79]。世界其他地区的流行病学调查分别为：土耳其(8～35 ∶ 10000)[123]，美国(1 ∶ 300000)[124]、英国（约克郡 0.064 ∶ 10000，苏格兰 0.03 ∶ 10000)[125-126]。但是，在以上研究中，仅有日本、土耳其的结果来自正式的流行病学研究。

(2) 临床症状的发生率在不同国家或地区间存在差异。例如，胃肠道病变好发于远东地区，而西欧国家少见。

(3) 男女发病率亦存在差异。土耳其男女发病率大致相同，而英国、日本男性发病率高于女性发病率。但大多数研究均支持，发病年龄小的男性患者病情更为严重[127-128]。

(4) BS 好发于 20～30 岁患者，儿童患者虽不常见，但也有报道[129-131]，同样，50 岁以上患者发病也不常见[132]。

(5) 患者首次出现症状，直至确诊 BS，可能需要持续很长时间，甚至很多年。

诊断标准

我们可以立即注意到，白塞综合征与白塞病在学术用语上存在差异。这源于一个观点：在没有统一诊断标准，或病因尚不明确时，临床表现常以综合征命名。另一个观点则认为：具备充足共同特征时，就可以被视为一种疾病。

白塞综合征的实验室结果、影像学表现或组织学表现也可见于其他疾病。因此，白塞综合征的诊断以临床特征为主，同时须排除其他可能的病因。因此，一些患者可能需要几个月甚至几年才会出现多种症状，以明确 BS 的诊断，即便在这之前已经疑诊 BS。

因此，学者们制定了各种标准来帮助诊断和分类。这些标准的意义是相同的，但实际上有不同的目的——研究分类和临床诊断。

国际研究小组（international study group，ISG）的诊断标准是使用最为广泛的[21-23]。根据 ISG 标准，诊断需要有复发性口腔溃疡，再加上以下 4 种症状中的 2 种：(a) 生殖器溃疡；(b) 眼部病变；(c) 皮肤病变；(d) 针刺试验阳性。这一标准具有 95%的敏感性和 98%的特异性，但仍存在一定的局限性。出现胃肠道病变时常需要鉴别 BS 和克罗恩病，但两者在临床上常难以鉴别，即使有肠道标本组织学检查。

最初于 1974 年出版的日本诊断标准，表明 BS 患者胃肠道病变发生率存在差异[133]。随后进行了多次修订，其中最常引用的是 1988 年版[134]。最新的版本出版于 2004 年[135]，与 1988 年版本内容具有相似性。日本标准较 ISG 标准更为复杂，包括 4 种主要症状（复发性口腔溃疡、皮肤病变、眼部病变、生殖器溃疡）和其他 5 种症状（关节炎、附睾炎、胃肠道病变、血管病变和中枢神经系统病变）。临床诊疗过程中，同时具备 4 种主要症状时，称为“完全型 BS”。若表现为以下疾病特点时：如 4 种主要症状中的 3 种、2 种主要症状和 2 种其他症状、典型眼部病变和另一种主要症状，或典型眼部病变和两种其他症状，称为“不完全型 BS”。

为了进一步改进 ISG 标准，学者们制定了新的白塞病国际标准（International Criteria for Behçet's Disease，ICBD）[136]。这一标准基于积分系统，其中眼部病变、生殖器溃疡和口腔溃疡各占 2 分，皮肤损害、血管病变、神经系统病变以及针刺试验阳性（可不作要求）各占 1 分。总分≥4 分即可诊断 BS。这一标准的敏感性和特异性并未优于 ISG 标准，甚至特异性更低，这可能导致患者被误诊[137]。

值得注意的是，这些标准在提高 BS 诊断率的同时，也存在过度诊断的风险。这些标准是否适用，在很大程度上取决于特定人群患病的可能性。由于 BS 好发于年轻患者，20 岁的患者被诊断为 BS 的概率显著大于 50 岁的患者，即使在两者具有相同临床症状的情况下。

和其他疾病进行鉴别诊断时，可以将 BS 相关临床特征分为主要鉴别点和次要鉴别点。其中，主要鉴别点包括口腔-生殖器溃疡、眼部受累、大血管病变(尤其是肺动脉瘤)和神经系统实质病变，而次要鉴别点包括疾病临床表现的地域差异、和克罗恩病的关系、不同疾病亚型(如血管病变、痤疮-关节炎-附着点炎)，以及对不同药物的治疗反应[138]。

即使充分评估了疾病特点，并排除了相关鉴别诊断，也可能存在不能确诊的情况。然而，正如其他风湿免疫病，患者在治疗过程中的反应亦有助于疾病的正确诊断。

国际交流

1964 年 12 月，在罗马举行了白塞病多学科国际研讨会。这个会议展示了 8 篇论文，其中 1 篇为白塞综合征的综述。这些作者和讨论者来自德国、意大利、日本、土耳其、英国，包括为这个疾病早期文献作出贡献的 Sezer[119]、Strachan 和 Wigzell[59]。在这次会议上，Marchionini 发表了一篇关于“Morbus Hulusi Behçet 皮肤病学”的论文[139]。Marchionini 回忆说，当这种综合征得到认可时，Behçet 就在伊斯坦布尔，他的专著在他去世后才出版[140]。

1977 年，Dilşen 组织了作为伊斯坦布尔医学大会分会的第 2 届白塞病国际研讨会，会议决定定期举行国际会议，而下一届会议将在东京召开。最初，会议每 4 年举行一次。随着参会人数以及会议摘要投稿数量的增加，会议先后调整为每 3 年一次、每 2 年一次，这种情况将继续演变。第 1 届至第 10 届(1964—2002 年)的会议论文发表在会议论文集上[140-149]，由于后期重要研究成果均发表在同行评审期刊上(表 2-4)，故论文集发行中止。

表 2-4 白塞病国际会议

	年份/年	地点	出版物文献
第 1 届	1964	意大利罗马	[140]
第 2 届	1977	土耳其伊斯坦布尔	[141]
第 3 届	1981	日本东京	[142]
第 4 届	1985	英国伦敦	[143]
第 5 届	1989	美国梅奥医学中心	[144]
第 6 届	1993	法国巴黎	[145]
第 7 届	1997	突尼斯突尼斯市	[146]
第 8 届	1998	意大利雷焦艾米利亚	[147]
第 9 届	2000	韩国首尔	[148]
第 10 届	2002	德国柏林	[149]
第 11 届	2004	土耳其安塔利亚	
第 12 届	2006	葡萄牙里斯本	
第 13 届	2008	奥地利朴茨基	
第 14 届	2010	英国伦敦	
第 15 届	2012	日本横滨	
第 16 届	2014	法国巴黎	
第 17 届	2016	意大利马特拉	
第 18 届	2018	荷兰鹿特丹	
第 19 届	2020	希腊雅典	

1977 年，伊斯坦布尔研讨会决定成立一个白塞病国际研究小组，其成员均是关注白塞综合征且从事相关研究的学者。这个小组旨在加强交流，为 BS 的多中心研究作出贡献。这个小组在 1985 年伦敦会议之后正式成立，并有专业人员负责这项事宜。随着多学科合作兴趣的提升以及相关研究发展，越来越多的研究人员加入小组，队伍逐步壮大。因此，1997 年，在突尼斯举行的国际会议上，成员提出成立一个国际白塞病学会以替代研究小组的工作，并邀请所有感兴趣的学者成为学会成员。这一议程在 1998 年意大利雷焦艾米利亚会议上取得了进展，并表明学会将在 2000 年韩国首尔国际会议正式成立，旨在提高对白塞病病因、发病机制、诊断、自然史、临床特征、治疗和管理的认识。相关详细信息可在 ISBD 官网查阅：http://www.behcetdiseasesociety.org/。在 ISBD 的主持下，每年举行两次国际会议，最近的一次会议于 2020 年在雅典举行(表 2-4)。

国际交流使得人们在科学研究、信息共享和国际/分类诊断标准方案制定等方面进行了极大的合作。

在国家层面上，通过与 ISBD，以及国家医学/科学学科(内科学、皮肤病学、风湿病学、眼科学、性病研究所、妇科学、口腔医学、神经病学、胃肠病学、免疫学等)之间的交流合作，韩国、日本和英国已成立了白塞综合征研究小组。

同样，日本、土耳其、英国和美国也成立了以患者为中心的组织，并在医学或科学会议的支持下举行了国际会议。

参考文献

1. Behçet H. Uber rezidiverende, aphthose, durch ein virus verursachte gescgwure am mund, am auge und an den genitalen. Dermatol Wochenschr. 1937; 105: 1152-7.
2. Behçet H. Considerations sue les lesions aphtheuses de la bouche et des parties genitals, ainsi que sur les manifestations oculaires d'origine probablement virutique et observations concernant leur foyer d'infection. Bull Soc Fr Dermatol Syph. 1938; 45: 420-33.
3. Behçet H. Some observations on the clinical picture of the so-called triple symptom complex. Dermatologica. 1940; 81: 73-8.
4. Saylan T. Commemorative lecture for Professor Dr. Hulusi Behçet. In: Dilşen N, Koniçe M, Övül C, editors. Behçet's disease: proceedings of an international symposium on Behçet's disease, Istanbul 29-30 September 1977. Excerpta Medica international congress series no. 467. Amsterdam-Oxford: Excerpta Medica; 1979. p. 1-5.
5. Saylan T. Life story of Dr. Hulusi Behçet. Yonsei Med J. 1997; 38: 327-32.
6. Dilsen N. History and development of Behçet's disease. Rev Rhum Engl Ed. 1996; 63: 512-9.
7. Lipschutz B. Ulcus vulvae acutum. In: Jadassohn J, editor. Handbuch der Hautund Geschlechtskrankheiten, vol. 21. Berlin: Julius Springer; 1927. p. 392.
8. Fuchs H. Über chronische multiple Knoten-bildung am. Körper mit häufig rezidivierender eitriger Iritis und Skleritis. Dtsch Med Wochenschr. 1926; 52: 1503-5.
9. Adams F. The genuine works of Hippocrates, translated from the Greek. London: The Sydenham Society; 1849. p. 403-4.
10. Feigenbaum A. Description of Behçet's syndrome in the Hippocratic third book of endemic diseases. Br J Ophthalmol. 1956; 40: 355-7.
11. Gilbert W. Arch Augenheik. 1920; 86: 50-1.
12. Shigeta T. Recurrent iritis with hypopyon and its pathological findings. Acta Soc Ophthalmol Jpn. 1924; 28: 516-21.
13. Adamantiades B. Sur un cas d'iritis à hyopyon récid-ivante. Ann Ocul. 1931; 168: 271.
14. Adamantiades B, Lorando N. Sur le syndrome complexe de l'uveite recidivante ou soidisant syndrome complexe de Behçet. Presse Med. 1949; 57: 501-3.
15. Dascalopoulos N. Sur deux cas d'uveite recidivante. Ann Ocul. 1932; 169: 387-93.
16. Chauffard A, Brodin P, Wolf M. Stomatite et vulvite aphtheuses suivies de troubles dementiels passagers. Bull Mem Soc Med Hop Paris. 1923; 47: 841-4.
17. Neumann 1894: quotedbyWienMS, Perstein HO. Ulcus vulvae acutum associated with lesions of the mouth. JAMA. 1932; 98: 461-6.
18. Planner H, Remenovsky F. Beitrage zur Kenntis der ulcerationen am ausseren weiblichen genitale. Arch Dermatol Syph Berl. 1922; 111: 162-88.
19. Whitwell GPB. Recurrent buccal and vulval ulcers with associated embolic phenomena inskin and eyes. Br J Dermatol. 1934; 46: 414-9.
20. Chajek T, Fainaru M. Behçet's disease. Report of 41cases and a review of the literature. Medicine (Baltimore). 1975; 54: 179-96.
21. International Study Group for Behçet's Disease. Criteria for diagnosis of Behçet's disease. Lancet. 1990; 335: 1078-80.
22. International Study Group for Behçet's Disease. Evaluation of diagnostic('classification') criteria in Behçet's disease-towards internationally agreed criteria. Br J Rheumatol. 1992; 31: 299-308.
23. International Study Group for Behçet's Disease. Evaluation of diagnostic('classification') criteria in Behçet's disease-towards internationally agreed criteria. In: O'Duffy JD, Kokmen E, editors. Behçet's disease: basic and clinical aspects. New York, Basel, Hong Kong: Marcel Dekker, Inc.; 1991. p. 11-39.
24. Cooke BED. Oral ulceration in Behçet's syndrome. In: Lehner T, Barnes CG, editors. Behçet's syndrome: clinical and immunological features. London: Academic Press; 1979. p. 143-9.
25. Lehner T. Behçet's syndrome and autoimmunity. Br Med J. 1967; 1: 465-7.
26. Sircus W, Church R, Kelleher J. Recurrent aphthous ulceration of the mouth. QJM. 1957; 26: 235-49.
27. Koniçe M, Dilşen N, Aral O. The preaphthous phase of Behçet's disease. In: Dilşen N, Koniçe M, Övül C, editors. Behçet's disease: proceedings of an international symposium on Behçet's disease, Istanbul 29-30 September

1977. Excerpta Medica international congress series no. 467. Amsterdam-Oxford: Excerpta Medica; 1979. p. 199-203.

28. Kim DK, Cahng SN, Bang D, et al. Clinical analysis of 40 cases of childhood-onset Behçet's disease. Pediatr Dermatol. 1994; 11: 95-101.

29. Dunlop EMC. Genital and other manifestations of Behçet's disease seen in venereological practice. In: Lehner T, Barnes CG, editors. Behçet's syndrome: clinical and immunological features. London: Academic Press; 1979. p. 159-75.

30. Dinning WJ. An overview of ocular manifestations. In: Lehner T, Barnes CG, editors. Recent advances in Behçet's disease. Royal Society of Medicine Services international congress and symposium series no. 103. London, New York: Royal Society of Medicine Services; 1986. p. 227-33.

31. Kansu T, Kadayifcilar S. Visual aspects of Behçet's disease. Curr Neurol Neurosci Rep. 2005; 5: 382-8.

32. Kitaichi N, Miyazaki A, Iwata D, et al. Ocular features of Behçet's disease: an international collaborative study. Br J Ophthalmol. 2007; 91: 1573-4.

33. Kaçmaz RO, Kempen JH, Newcomb C, et al. Ocular inflammation in Behçet's disease: incidence of ocular complications and of loss of visual acuity. Am J Ophthalmol. 2008; 146: 828-36.

34. Yazici H, Pazerli H, Barnes CG, et al. A controlled trial of azathioprine in Behçet's syndrome. N Engl J Med. 1990; 322: 281-5.

35. Hamuryudan V, Ozyazgan Y, Fresko I, et al. Interferon-alfa combined with azathioprine for the uveitis of Behçet's disease: an open study. Isr Med Assoc J. 2002; 4: 928-30.

36. Krause L, Altenburg A, Pleyer U, et al. Longterm visual prognosis of patients with ocular Adamantiades - Behçet's disease treated with interferon - alpha - 2a. J Rheumatol. 2008; 35: 896-903.

37. Nazzaro P. Cutaneous manifestations of Behçet's disease; clinical and histopathological findings. In: Monacelli M, Nazzaro P, editors. Behçet's disease. Basel, New York: S. Karger; 1966. p. 15-41.

38. Chun SI, Su WP, Lee S, et al. Erythema nodosum-like lesions in Behçet's syndrome: a histopathologic study of 30 cases. J Cutan Pathol. 1989; 16: 259-65.

39. Lee ES, Bang D, Lee S. Dermatologic manifestations of Behçet's disease. Yonsei Med J. 1997; 38: 380-9.

40. Alpsoy E, Zouboulis CC, Ehrlich GE. Mucocutaneous lesions of Behçet's disease. Yonsei Med J. 2007; 48: 573-85.

41. Yazici H, Fresco I, Yurdakul S. Behçet's syndrome: disease manifestations, management, and advances in treatment. Nat Clin Pract Rheumatol. 2007; 3: 148-55.

42. Kienbaum S, Zouboulis CC, Waibel M, et al. Chemotactic neutrophilic vasculitis: a new histological pattern of vasculitis found in mucocutaneous lesions of patients with Adamantiades-Behçet's disease. In: Wechsler B, Godeau P, editors. Behçet's disease. International congress series 1037. Amsterdam, London, New York, Tokyo: Excerpta Medica; 1993. p. 337-41.

43. Kienbaum S, Zouboulis CC, Waibel M, et al. Papulopustular skin lesions in Adamantiades-Behçet's disease show a similar histopathological pattern as the classical mucocutaneous manifestations. In: Wechsler B, Godeau P, editors. Behçet's disease. International congress series 1037. Amsterdam, London, New York, Tokyo: Excerpta Medica; 1993. p. 331-6.

44. Melikoglu M, Kural-Seyahi E, Tascilar K, et al. The unique features of vasculitis in Behçet's syndrome. Clin Rev Allergy Immunol. 2008; 35: 40-6.

45. Blobner F. Zur rezidivierenden hypopyoniritis. Z Augenheik. 1937; 91: 129-39.

46. Jensen T. Sur les ulcerations aphtheuses de la muqueues de la bouche et de la peau genitale combines avec les symptoms oculaires (Syndrome de Behçet). Acta Dermatol Venereol. 1941; 22: 64-79.

47. Yazici H, Tüzün Y, Pazarli H, et al. The combined use of HLA-B5 and the pathergy test as diagnostic markers of Behçet's disease in Turkey. J Rheumatol. 1980; 7: 206-10.

48. Davies PG, Fordham JN, Kirwan JR, et al. The pathergy test and Behcet's syndrome in Britain. Ann Rheum Dis. 1984; 43: 70-3.

49. Yazici H, Chamberlain MA, Tüzün Y, et al. A comparative study of the pathergy reaction among Turkish and British patients with Behçet's disease. Ann Rheum Dis. 1984; 43: 74-5.

50. Yazici H, Tüzün Y, Tanman S, et al. Male patients with Behçet's syndrome have stronger pathergy reactions. Clin Exp Rheumatol. 1985; 3: 137-41.

51. Suzuki K, Mizuno N. Intracutaneous test with physiological saline in Behcet's disease. In: Inaba G, editor. Behçet's disease: pathogenetic mechanism and clinical future. Japanese Medical Research Foundation publication no. 18. Tokyo: University of Tokyo Press; 1982. p. 333-42.

52. Dilşen N, Koniçe M, Aral O, et al. Comparative study of the skin pathergy test with blunt and sharp needles in Behçet's disease: confirmed specificity but decreased sensitivity with sharp needles. Ann Rheum Dis. 1993; 52: 823-5.

53. Fresko I, Yazici H, Bayramiçli M, et al. Effect of surgical cleaning of the skin on the pathergy phenomenon in Behçet's

syndrome. Ann Rheum Dis. 1993; 52: 619-20.
54. Hatemi I, Hatemi G, Celik AF, et al. Frequency of pathergy phenomenon and other features of Behçet's syndrome among patients with inflammatory bowel disease. Clin Exp Rheumatol. 2008; 26: 591-5.
55. Dilşen N, Koniçe M, Aral O, et al. Standardization and evaluation of the skin pathergy test in Behçet's disease and controls. In: Lehner T, Barnes CG, editors. Recent advances in Behçet's disease. Royal Society of Medicine Services international congress and symposium series no. 103. London, New York: Royal Society of Medicine Services; 1986. p. 169-72.
56. Aral O, Dilşen N, Koniçe M, et al. Positive skin pathergy reactivity as a genetic marker of Behçet's disease. In: Lehner T, Barnes CG, editors. Recent advances in Behçet's disease. Royal Society of Medicine Services international congress and symposium series no. 103. London, New York: Royal Society of Medicine Services; 1986. p. 173-5.
57. Dilşen N, Koniçe M, Aral O, et al. Important implications of skin pathergy test in Behçet's disease. In: Wechsler B, Godeau P, editors. Behçet's disease. International congress series 1037. Amsterdam, London, New York, Tokyo: Excerpta Medica; 1993. p. 229-33.
58. Cakir N, Yazici H, Chamberlain MA, et al. Response to intradermal injection of monosodium urate crystals in Behçet's syndrome. Ann Rheum Dis. 1991; 50: 634-6.
59. Strachan RW, Wigzell FW. Polyarthritis in Behçet's multiple symptom complex. Ann Rheum Dis. 1963; 22: 26-35.
60. Oshima Y, Shimizu T, Yokohari R, et al. Clinical studies on Behçet's syndrome. Ann Rheum Dis. 1963; 22: 36-45.
61. Mason RM, Barnes CG. Behçet-syndrom mit arthritis. Schweiz Med Wochenschr. 1968; 98: 665-71.
62. Mason RM, Barnes CG. Behçet's syndrome with arthritis. Ann Rheum Dis. 1969; 28: 95-103.
63. Nasr F. Les manifestations articulaires de la maladie de Behçet. Rev Rheumatol. 1969; 36: 81-3.
64. Bisson M, Amor B, Kahan A, et al. Les manifestations articulairesdel'aphthose (syndromede Behçet). Sem Hôp Paris. 1971; 47: 2024-33.
65. Dilşen N, Koniçe M, Övül C. Arthritis patterns in Behçet's disease. In: Dilşen N, Koniçe M, Övül C, editors. Behçet's disease: proceedings of an international symposium on Behçet's disease, Istanbul 29-30 September 1977. Excerpta Medica international congress series no. 467. Amsterdam-Oxford: Excerpta Medica; 1979. p. 145-53.
66. Yurdakul S, Yazici H, Tüzün Y, et al. The arthritis of Behçet's disease: a prospective study. Ann Rheum Dis. 1983; 42: 505-15.
67. Dawes PT, Raman D, Haslock I. Acute synovial rupture in Behçet's syndrome. Ann Rheum Dis. 1983; 42: 591-2.
68. Hashimoto T, Shimizu T. Immunohistopathological studies on arthritis in Behçet's syndrome. Scand J Rheumatol. 1975; 4(Suppl 8): 36-8.
69. Vernon-Roberts B, Barnes CG, Revell PA. Synovial pathology in Behçet's syndrome. Ann Rheum Dis. 1978; 37: 139-45.
70. Ben-Dov I, Zimmerman J. Deforming arthritis of the hands in Behçet's disease. J Rheumatol. 1982; 9: 617-8.
71. Currey HLF, Elson RA, Mason M. Surgical treatment of manubrio-sternal pain in Behçet's syndrome. J Bone Joint Surg. 1968; 50B: 836-40.
72. Takeuchi A, Mori M, Hashimoto A. Radiographic abnormalities in patients with Behçet's disease. Clin Exp Rheumatol. 1984; 2: 259-62.
73. Jawad ASM, Goodwill CJ. Behçet's disease with erosive arthritis. Ann Rheum Dis. 1986; 45: 961-2.
74. Dilşen N, Koniçe M, Aral O. Why Behçet's disease should be accepted as a seronegative arthritis. In: Lehner T, Barnes CG, editors. Recent Advances in Behçet's disease. Royal Society of Medicine Services international congress and symposium series no. 103. London, New York: Royal Society of Medicine Services; 1986. p. 281-4.
75. Moll JMH, Haslock MD, Macrae IF, et al. Associations between ankylosing spondylitis, psoriatic arthritis, Reiter's disease, the intestinal arthropathies, and Behçet's syndrome. Medicine. 1974; 53: 343-64.
76. Yazici H, Turunc M, Özdoğan H, et al. Observer variation in grading sacroiliac radiographs might be a cause of 'sacroiliitis' reported in certain disease states. Ann Rheum Dis. 1987; 46: 139-45.
77. Chamberlain MA, Robertson RJH. A controlled study of sacroiliitis in Behçet's disease. Br J Rheumatol. 1993; 32: 693-8.
78. Scavo D, Cramarossa L. Discussion. In: Monacelli M, Nazzaro P, editors. Behçet's disease. Basel, New York: S. Karger; 1966. p. 137-8.
79. Shimizu T. Clinicopathological studies on Behçet's disease. In: Dilşen N, Koniçe M, Övül C, editors. Behçet's disease: proceedings of an international symposium on Behçet's disease, Istanbul 29-30 September 1977. Excerpta Medica international congress series no. 467. Amsterdam-Oxford: Excerpta Medica; 1979. p. 9-43.
80. Shimizu T. Vascular lesions of Behçet's disease. Cardioangiology. 1977; 1: 124.
81. Shimizu T. Behçet's disease: a systemic inflammatory disease. In: Vascular lesions of collagen diseases and related conditions. Tokyo: Tokyo University Press; 1977. p. 201-11.

82. Bayraktar Y, Balkanci F, Demirkazik F, et al. Type of vessel involvement in patients with Behçet's disease. In: Wechsler B, Godeau P, editors. Behçet's disease. International congressseries 1037. Amsterdam, London, New York, Tokyo: Excerpta Medica; 1993. p. 331-6.

83. Hamza M. Angio Behcet. In: Wechsler B, Godeau P, editors. Behçet's disease. International congress series 1037. Amsterdam, London, New York, Tokyo: Excerpta Medica; 1993. p. 523-6.

84. Dong Y, Liu J. Vasculo-Behcet's disease. In: Wechsler B, Godeau P, editors. Behçet's disease. International congress series 1037. Amsterdam, London, New York, Tokyo: Excerpta Medica; 1993. p. 527-30.

85. El-Ramahi KM, Al-Dalaan A, Al-Balaa S, et al. Vascular involvement in Behçet disease. In: Wechsler B, Godeau P, editors. Behçet's disease. International congress series 1037. Amsterdam, London, New York, Tokyo: Excerpta Medica; 1993. p. 531-6.

86. Demirkazik FB, Balkanci F, Çekirge S, et al. Vascular involvement in Behçet's disease. In: Wechsler B, Godeau P, editors. Behçet's disease. International congress series 1037. Amsterdam, London, New York, Tokyo: Excerpta Medica; 1993. p. 537-40.

87. Yazici H, Yurdakul S, Hamuryudan V, et al. The vasculitides: Behçet's syndrome. In: Hochberg MC, Silman AJ, Smolen JS, Weinblatt ME, Weisman MH, editors. Rheumatology. 3rd ed. Barcelona: Elsevier; 2003. p. 1665-9.

88. Lehner T. Immunopathogenesis of Behçet's disease. In: Bang D, Lee E-S, Lee S, editors. Behcet's disease: proceedings of the international conference on Behçet's disease, held in Seoul, Korea, May 27-29, 2000. Seoul: Design Mecca Publishing Co.; 2000. p. 3-18.

89. Haskard DO, Chambers JC. Kooner JS Impaired vascular endothelial function in Behçet's syndrome can be restored by vitamin C. In: Bang D, Lee E-S, Lee S, editors. Behcet's disease: proceedings of the international conference on Behçet's disease, held in Seoul, Korea, May 27-29, 2000. Seoul: Design Mecca Publishing Co.; 2000. p. 229.

90. Chambers JC, Haskard DO, Kooner JS. Vascular endothelial function and oxidative stress mechanisms in patients with Behçet's syndrome. J Am Coll Cardiol. 2001; 37: 517-20.

91. Kaiser EDE, Ozyazgan Y, Rao NA. Immunohistopathology of Behçet's disease. In: Zierhut M, Ohno S, editors. Immunology of Behcet's disease. Lisse: Swets & Zeitlinger B. V; 2003. p. 47-55.

92. Dilşen N, Koniçe M, Gazioğ lu K, et al. Pleuropulmonary manifestations in Behçet's disease. In: Dilşen N, Koniçe M, Övül C, editors. Behçet's disease: proceedings of an international symposium on Behçet's disease, Istanbul 29-30 September 1977. Excerpta Medica international congress series no. 467. Amsterdam - Oxford: Excerpta Medica; 1979. p. 163-73.

93. Okamoto S, Kimura T, Masugi Y, et al. A case report of Behcet's syndrome which showed a massive haemoptysis. J Jpn Soc Intern Med. 1969; 58: 1268.

94. Petty TL, Scoggin CH, Good JT. Recurrent pneumonia in Behçet's syndrome. JAMA. 1977; 238: 2529-30.

95. Efthimiou J, Spiro SG. Pulmonary involvement in Behçet's syndrome. In: Lehner T, Barnes CG, editors. Recent advances in Behçet's disease. Royal Society of Medicine Services international congress and symposium series no. 103. London, New York: Royal Society of Medicine Services; 1986. p. 261-6.

96. Erkan F, Gül A, Tasali E. Pulmonary manifestations of Behçet's disease. Thorax. 2001; 56: 572-8.

97. Hamuryudan V, Er T, Seyahi E, et al. Pulmonary artery aneurysms in Behçet syndrome. Am J Med. 2004; 117: 867-70.

98. Yazici H, Esen F. Mortality in Behçet's syndrome. Clin Exp Rheumatol. 2008; 26(Suppl 51): S138-40.

99. Berlin C. Behçet's syndrome with involvement of central nervous system: report of a case of necropsy. Arch Dermatol Syph. 1944; 49: 227.

100. Evans AD, Pallis CA, Spillane JD. Involvement of the nervous system in Behçet's syndrome; report of three cases and isolation of virus. Lancet. 1957; 273: 349-53.

101. Rubinstein LJ, Urich H. Meningoencephalitis of Behçet's disease: case report with pathological findings. Brain. 1963; 86: 151-60.

102. Pallis CA. Behçet's disease and the nervous system. Trans St Johns Hosp Dermatol Soc. 1966; 52: 201-6.

103. Pallis CA, Fudge BJ. The neurological complications of Behcet'ssyndrome. AMA ArchNeurol Psyhchiatr. 1956; 75: 1-14.

104. Al-Araji A, Sharquie K, Al-Rawi Z. Prevalence and patterns of neurological involvement in Behcet's disease: a prospective study from Iraq. J Neurol Neurosurg Psychiatry. 2003; 74: 608-13.

105. Kidd D. The prevalence of headache in Behçet's syndrome. Rheumatology (Oxford). 2006; 45: 621-3.

106. Fukuda Y, Hayashi H, Kuwara N. Pathological studies on Neuro-Behçet's disease. In: Inaba G, editor. Behçet's disease: pathogenetic mechanism and clinical future. Japanese Medical Research Foundation publication no. 18. Tokyo: Universityof Tokyo Press; 1982. p. 137-43.

107. Al-Araji A, Kidd DP. Neuro-Behçet's disease: epidemiology, clinical characteristics, and management. Lancet Neurol. 2009; 8: 192-204.

108. Khosravi F, Samangooei S. The long term clinical outcome of central nervous system involvement in Behçet's disease. In: Bang D, Lee E-S, Lee S, editors. Behcet's disease: proceedings of the international conference on Behçet's disease, held in Seoul, Korea, May 27-29, 2000. Seoul: Design Mecca Publishing Co.; 2000. p. 302-6.

109. Emmi L, Salvati G, Li Gobbi F, et al. A SPECT study protocol for the evaluation of cerebral blood flow alterations in Behçet's disease. In: Bang D, Lee E-S, Lee S, editors. Behcet's disease: proceedings of the international conference on Behçet's disease, held in Seoul, Korea, May 27-29, 2000. Seoul: Design Mecca Publishing Co.; 2000. p. 307-11.

110. Boe J, Dalgaard JB, Scott D. Mucocutaneous-ocular syndrome with intestinal involvement; a clinical and pathological study of four fatal cases. Am J Med. 1958; 25: 857-67.

111. O'Duffy JD, Carney JA, Deodhar S. Behçet's disease. Report of 10 cases, 3 with new manifestations. Ann Intern Med. 1971; 75: 561-70.

112. Fukuda Y, Watanabe I. Pathological studies on intestinal Behçet's (Entero-Behçet's) disease. In: Dilşen N, Koniçe M, Övül C, editors. Behçet's disease: proceedings of an international symposium on Behçet's disease, Istanbul 29-30 September 1977. Excerpta Medica international congress series no. 467. Amsterdam-Oxford: Excerpta Medica; 1979. p. 90-103.

113. Sladen GE, Lehner T. Gastrointestinal disorders in Behcet's syndrome and a comparison with recurrent oral ulcers. In: Lehner T, Barnes CG, editors. Behçet's syndrome: clinical and immunological features. London: Academic Press; 1979. p. 151-8.

114. Hamza M. Pharyngeal stenosis in Behçet's disease. Clin Exp Rheumatol. 1988; 6: 139-40.

115. Houman MH, Ben Ghorbel I, Lamloum M, et al. Esophageal involvement in Behcet's disease. Yonsei Med J. 2002; 43: 457-60.

116. Taylor CB, Low N, Raj S, et al. Behçet's syndrome progressing to gastrointestinal perforation in a West African male. Br J Rheumatol. 1997; 36: 498-501.

117. Dowling CM, Hill ADK, Malone C, et al. Colonic perforation in Behçet's syndrome. World J Gastroenterol. 2008; 14: 6578-80.

118. Ebert EC. Gastrointestinal manifestations of Behçet's disease. Dig Dis Sci. 2009; 54(2): 201-7.

119. Sezer FN. The isolation of a virus as the cause of Behcet's diseases. Am J Ophthalmol. 1956; 36: 301-15.

120. Lehner T, Barnes CG. Criteria for diagnosis and classification of Behçet's syndrome. In: Lehner T, Barnes CG, editors. Behçet's syndrome: clinical and immunological features. London: Academic Press; 1979. p. 1-9.

121. Dilşen N, Koniçe M, Övül C, et al. A preliminary family study on Behçet's disease in Turkey. In: Inaba G, editor. Behçet's disease: pathogenetic mechanism and clinical future. Japanese Medical Research Foundation publication no. 18. Tokyo: University of Tokyo Press; 1982. p. 103-11.

122. Ohno S, Aoki K, SugiuraS, et al. HL-A5 and Behçet's disease. Lancet. 1973; 2: 1383-4.

123. Yurdakul S, Günaydin I, Tüzün Y, et al. The prevalence of Behçet's syndrome in a rural area of northern Turkey. J Rheumatol. 1988; 15: 820-2.

124. O'Duffy JD. Summary of international symposium on Behçet's disease. J Rheumatol. 1978; 5: 229-33.

125. Chamberlain MA. Behcet's syndrome in 32 patients in Yorkshire. Ann Rheum Dis. 1977; 36: 491-9.

126. Jankowski J, Crombie I, Jankowski R. Behçet's syndrome in Scotland. Postgrad Med J. 1992; 68: 566-70.

127. O'Neill TW, Silman AJ, Rigby AS, et al. Sex and regional differences in clinical manifestationsof Behçet's disease. Br J Rheumatol. 1993; 32(Suppl 1): 85.

128. Yazici H, Tüzün Y, Pazarli H, et al. Influence of age of onset and patient's sex on the prevalence and severity of manifestations of Behçet's syndrome. Ann Rheum Dis. 1984; 43: 783-9.

129. Hamza M. Juvenile Behçet's disease. In: Wechsler B, Godeau P, editors. Behçet's disease. International congress series 1037. Amsterdam, London, New York, Tokyo: Excerpta Medica; 1993. p. 377-80.

130. Shafaie N, Shahram F, Davatcghi F, et al. Behçet's disease in children. In: Wechsler B, Godeau P, editors. Behçet's disease. International congress series 1037. Amsterdam, London, NewYork, Tokyo: Excerpta Medica; 1993. p. 381-3.

131. Koné-Paut I, Bernard J-L. Behçet's disease in children: a French nationwide survey. In: Wechsler B, Godeau P, editors. Behçet's disease. International congress series1037. Amsterdam, London, New York, Tokyo: Excerpta Medica; 1993. p. 385-9.

132. Zouboulis CC, Kötter I, Djawari D, et al. Epidemiological features of Adamantiades-Behçet disease in Germany and in Europe. Yonsei Med J. 1997; 38: 411-22.

133. Behcet's Disease ResearchCommitteeof Japan. Behcet's disease guide to diagnosis of Behcet's disease. Jpn J Ophthalmol. 1974; 18: 291-4.

134. Mizushima Y. Recent research into Behcet's disease in Japan. Int J Tissue React. 1988; 10: 59-65.

135. Suzuki Kurokawa M, Suzuki N. Behcet's disease. Clin Exp Med. 2004; 4: 10-20.

136. Davatchi F, Sadeghi Abdollahi B, Shahram F, Nadji A,

Chams-Davatchi C, Shams H, et al. Validation of the International Criteria for Behçet's disease (ICBD) in Iran. Int J Rheum Dis. 2010; 13: 55-60.

137. Blake T, et al. Birmingham Behçet's service: classification of disease and application of the 2014 International Criteria for Behçet's Disease (ICBD) toaUK cohort. BMC-MusculoskeletDisord. 2017; 18: 101.

138. Yazici H, Seyahi E, Hatemi G, Yazici Y. Behçet syndrome: a contemporary view. Nat Rev Rheumatol. 2018; 14: 107-19.

139. Marchionini A, Müller E. The dermatological view of morbus Hulusi Behçet. In: Monacelli M, Nazzaro P, editors. Behçet's disease. Basel, NewYork: S. Karger; 1966. p. 6-14.

140. Monacelli M, Nazzaro P, editors. Behçet's disease. Basel, New York: S. Karger; 1966.

141. Dilşen N, Koniçe M, Övül C, editors. Behçet's disease: proceedings of an international symposium on Behçet's disease, Istanbul 29-30 September 1977. Excerpta Medica international congress series no. 467. Amsterdam-Oxford: Excerpta Medica; 1979.

142. InabaG, editor. Behçet's disease: pathogenetic mechanism and clinical future. Japanese Medical Research Foundation publication no. 18. Tokyo: University of Tokyo Press; 1982.

143. Lehner T, Barnes CG, editors. Recent advances in Behçet's disease. Royal Society of Medicine Services international congress and symposium series no. 103. London, New York: Royal Society of Medicine Services; 1986.

144. O'Duffy JD, Kokmen E, editors. Behçet's disease: basic and clinical aspects. New York, Basel, Hong Kong: Marcel Dekker Inc.; 1991.

145. Wechsler B, Godeau P, editors. Behçet's disease. International congressseries 1037. Amsterdam, London, New York, Tokyo: Excerpta Medica; 1993.

146. Hamza M, editor. Behcet's disease: proceeding of the seventh international conference on Behçet's disease held at Tunis, October 10-11, 1996. Tunisia: Pub Adhoua. ISBN 9973-17-850-5.

147. Bang D, Lee E-S, Lee S, editors. Behçet's disease: proceedings of the 8th international conference on Behçet's disease, held in Reggio Emilia, Italy, October 7-9, 1998. Seoul: Design Mecca Publishing Co.. ISBN 89-951655-1-0.

148. Bang D, Lee E-S, Lee S, editors. Behçet's disease: proceedingsof the international conferenceon Behçet's disease, held in Seoul, Korea, May 27-29, 2000. Seoul: Design Mecca Publishing Co.. ISBN 89-951655-1-0.

149. Zouboulis CC, editor. Adamantiades-Behçet's disease. Advances in experimental medicine and biology, vol. 528. New York: Kluwer Academic/Plenum Publishers; 2003.

（译者：常思远　陈家丽；审核：刘一鸣　何金深　陈进伟）

第 3 章

白塞综合征的流行病学和地域差异

Sebahattin Yurdakul

白塞综合征在“丝绸之路”沿线地区的患病率更高。这条古老的贸易路线，从土耳其和伊朗等地中海国家一直延伸到韩国和日本等远东地区的国家。与全球其他地区相比，该地区人口的 HLA-B5(51)阳性率非常高，表明包括遗传因素如 HLA-B51 在内的可能的病因，会沿着这一路线传播[1]。

白塞综合征在土耳其的流行病学

从 1981 年到 2015 年，共有 7 次不同地区 BS 发生率的现场调查[2-8](表 3-1)。这些以人口为基础的横断面多学科调查，方法非常相似。由于该病较少见于儿童，所以，其中的 6 次调查，都是在农村或城市的 10 岁及以上人群中开展的[2-4, 6-8]。在一项伊斯坦布尔的调查中，研究人员采用随机选择的方法，对 12 岁以上的人群进行筛查[5]。在第一阶段，目标人群在他们的住所接受关于口腔溃疡的询问。然后，那些有口腔溃疡的患者，会由经验丰富的内科医生团队在现场或医院进行进一步询问，筛查 BS 的其他临床表现。早期的 2 项研究[2-3]采用 O'Duffy's 的分类标准[9]，而后 5 项研究[4-8]采用国际研究小组(ISG)的标准[10]。这 7 项现场研究表明，与欧洲地区(色雷斯)的 $19/10^5$、$20/10^5$ 和 $80/10^5$ 的较低患病率相比，土耳其青少年/成人的 BS 患病率为 $19/10^5$ ~ $421/10^5$(表 3-1)[2-8]，而亚洲地区安纳托利亚的 BS 患病率高达 $115/10^5$、$170/10^5$、$370/10^5$ 和 $421/10^5$。在欧洲地区(色雷斯)的哈夫萨，人口由巴尔干移民组成。先前及后来在同一个城镇进行的深入研究均得出相似的患病率，分别为 $20/10^5$ 和 $19/10^5$。此外，在另一项纳入 47000 例儿童的现场调查中，没有 BS 患者[11]，虽然同一群体的慢性关节炎的患病率为 $64/10^5$，但家族性地中海热(familial Mediterranean fever，FMF)的患病率为 $28/10^5$[11]。这些数字很好地反映了总体上儿童 BS 病例的相对稀缺性。

表 3-1　土耳其 Behçet 综合征现场调查流行病学特征

作者和年份	Demirhindi，1981	Yurdakul，1988	Idil，2002	Azizlerli，2003	Cakir，2004	Cakir，2012	Colgecen，2015
城市，乡村(位置)	伊斯坦布尔西里西夫(色雷斯)	奥杜，卡玛斯(东北)	安卡拉，公园	伊斯坦布尔	埃迪尔内，哈夫萨(色雷斯)	埃迪尔内，哈夫萨(色雷斯)	凯塞里(安纳托利亚中部)
地区	农村	农村	郊区	城市	农村	农村/郊区	农村/城市

续表3-1

人口总数(*n*=)/人	-	9128	20007	9500000	5727	18771	1060432
筛查年龄/岁	>10	≥10	>10	>12	≥10	>10	>10
筛查人口数(*n*=)/人	4960	5131	13894	23986	4861	15280	5218
BS 患者(*n*=)(男/女)/人	4(-)	19(6/13)	16(5/11)	101(52/49)	1(-)	3(2/1)	9(5/4)
先前诊断(*n*=)/人	1	1	9	47	0	-	9
成年人患病率/10 万	80	370	115	421	20	19	170
使用的诊断标准	O'Duffy's	O'Duffy's	ISG	ISG	ISG	ISG	ISG
临床特征/%							
口腔溃疡	100	100	100	100	+	100	100
生殖器溃疡	75	74	75	70			89
毛囊炎	75	95	a	40	+		67
结节性红斑	50	42	a	37			44
葡萄膜炎	50	0	44	28			33
关节炎	25	47	-	32			11
针刺反应阳性(*n*=)(男/女)/人	67 (2/3)	33 (6/18)	81(13/16)	69 (70/101)	+	100(3/3)	44 (4/9)
HLA-B5(*n*=)(男/女)/人	75 (3/4)	26 (5/19)	-	-	-	-	-

注：ISG，国际研究小组；-，未报告或未做过治疗；+，只有1例患者被诊断为这些病变；a，据报道，结节性红斑和毛囊炎的合并发生率达50%。

在 Camas 的研究中[3]，安纳托利亚东北部的19例轻度 BS 患者中（18 例患者从未诊断过 BS），无一发生眼病。这一结果，与以医院为基础的报告（眼病发生率约 50%）形成鲜明对比（第 5 章）。另外，HLA-B5 基因频率在确诊的患者中没有增加（26%）。这一频率与土耳其普通人群中的阳性频率（30%）相似[12]，也显著低于以医院为基础的患者的阳性频率（60%~80%）[12]（表 3-2）。这些观察提示，HLA-B5 可能与疾病本身无关，而与疾病的严重程度有关。有关 HLA-B5 的阳性信息仅在另一项调查中得到确认，而该调查仅确诊了 4 例患者，其中 3 例为 HLA-B5 阳性。

表 3-2　除土耳其外世界范围内 BS 的流行病学特征

作者和年份	国家、城市、观察期、人口	BS 患者人数/人（女/男）	患病率/10 万	口腔溃疡（%）	生殖器溃疡（%）	皮肤（%）	关节（%）	眼睛（%）	针刺反应（%）（n=）	HLA-B5 或（51）[b]（%）（n=）
亚洲										
Yamamoto，1974	日本	4123	7~8.5							
Nakea，1993	日本，1991 人	16750 人中的 3316 人（1678/1638）	13.5	98	73	87	57	69	44	55[b]
Mousa，1996	科威特人 1374600 人	29 个（7/22）阿拉伯人	2.1	100	93	76	69	69	34	36（5/14）
	阿拉伯人 1152400 人	9 个科威特阿拉伯人	1.58							
	非阿拉伯人 222200 人	17 个非科威特阿拉伯人	2.9							
		3 个非阿拉伯人	1.35							
Al-Dalaan，1997[a]	沙特阿拉伯人调查了 66 万人中的 10267 人	2（0/2）	20						0	
Al-Rawi，2003[a]	伊拉克萨格拉维亚，35125 人中的 14155 人（16~45 岁）	6（2/4）	17	100	83	50	33	40	83	
Davatchi，2008[a]	伊朗德黑兰，10291 人	7（3/4）	80							
Moghimi，2015[a]	伊朗萨南达伊，5830 人		100							
Jaber，2002	以色列泰贝（阿拉伯城镇），30000 人中的 4876 人（10~20 岁）	6（5/1）	120	100	100	100	50	0	–	50[b]

续表3-2

作者和年份	国家、城市、观察期、人口	BS 患者人数/人（女/男）	患病率/10 万	口腔溃疡（%）	生殖器溃疡（%）	皮肤（%）	关节（%）	眼睛（%）	针刺反应（%）（$n=$）	HLA-B5 或（51）[b]（%）（$n=$）
Krause，2007	以色列加利利，737000 人	112（53/59）	15.2	100	68	41	70	53	44	81
		46 个犹太人	8.6							
		49 个阿拉伯人	26.2							
		17 个德鲁兹人	146.4							
Klein，2010	以色列达里亚特·埃尔-卡梅尔，13000 名成年人中的 1083 人（95%以上是德鲁兹人）	2（1/1）德鲁兹人	50~185	100	100	100	50	0	-	50[b]
Mok，2002	中国香港，1978—2000，1410000 人	37（19/18）	2.6	100	81	73	54	35	6（2/34）	
Li，2012[a]	中国北京，10556 人（≥16 岁）	1（0/1）	10							
Chen，2001	中国台湾，1991—1999 年	22	1	100	55	91	32	55	23	
Yu，2013	中国台湾，2005—2008 年	13（7/6）	1.4							
See，2013	中国台湾，2005—2009 年	43（18/25）	4.3							
Kim，2017	韩国，2011—2015 年，50617045 人	18087（11562/6525）	35.7							
Chaaya，2012[a]	黎巴嫩，3530 人（≥15 岁）		100							

续表3-2

作者和年份	国家、城市、观察期、人口	BS 患者人数/人（女/男）	患病率/10 万	口腔溃疡（%）	生殖器溃疡（%）	皮肤（%）	关节（%）	眼睛（%）	针刺反应（%）（n=）	HLA-B5 或（51）^{b}（%）（n=）
Madanat，2017	约旦马达纳特，2017 年，来自 6 个医院的 2569 名员工	17（5/12）	660	100	65	76	29	24	8/12（67）	
				欧洲						
Chamberlain，1977	英国约克郡，500 万人	32（20/12）								18（5/28）
Jankowski，1992	苏格兰，550 万人	15（11/4）	0.3	100	73	87	93	93		13（2/15）
Ek，1993	瑞典斯德哥尔摩，1981—1989 年，345000 人	总数 12（3/9） 瑞典人 5（3/2）	整体 1.2 瑞典人 3.5	91	83	83	58	50		80（4/5）
Mohammad，2013	瑞典 Skane，1997—2010 年，809317 人（≥15 岁）									
Crespo，1993	葡萄牙科英布拉，190 万人	29（18/11）	1.5	100	85	93	75	66	37	75^{b} （15/20）
Sanchez，1998	西班牙塞维利亚，1980—1998 年	30（20/10）	7.5	100	90	77	30	77	7	27^{b}
Gonzalez-Gay，2000	西班牙卢戈，1988—1997 年 250000 人	16（7/9）	6.4	100	88	88	56	44	19	
Grana，2001	西班牙加利西亚，1978—2000 年，50 万人	28	5.6							

续表3-2

作者和年份	国家、城市、观察期、人口	BS 患者人数/人（女/男）	患病率/10 万	口腔溃疡（%）	生殖器溃疡（%）	皮肤（%）	关节（%）	眼睛（%）	针刺反应（%）（n=）	HLA-B5 或（51）[b]（%）（n=）
Papoutsis，2006	德国柏林									
	德国人，2932755 人	43	1.47							
	非德国人，458589 人	122	26.6							
	土耳其人，117624 人	91	77.37							
Salvarani，2007	意大利雷勾 Emilia，1984—2004 年，486961 人	18（9/9）	3.8	100	78	100	50	56	11（1/9）	75（9/12）[b]
Olivieri，2013	意大利 Potenza，2010 年，69060 人	11（5/6）	15.9	100	73	100	18	64	9	82[b]
Cartella，2014	意大利布雷西亚，2012 年，1056063 人（>14 岁），非意大利人（129296 人）	43	4.1							
		意大利人 32	3.5							
		非意大利人 28（6/22）	8.5							
Mahr，2008	法国巴黎塞纳-圣但尼省，2003 年，109441 人	79（34/45）	7.1	100	80	90	59	51	20（16/79）	33（20/61）[c]
		19 个欧洲人	2.4							
		43 个北非人	34.6							
		11 个亚洲人（包括土耳其人）	17.5							
		3 个撒哈拉以南非洲人	5.1							
		3 个非本土法国人	6.2							

续表3-2

作者和年份	国家、城市、观察期、人口	BS 患者人数/人（女/男）	患病率/10 万	口腔溃疡（%）	生殖器溃疡（%）	皮肤（%）	关节（%）	眼睛（%）	针刺反应（%）（n=）	HLA-B5 或（51）[b]（%）（n=）
Kappen，2015	荷兰鹿特丹地区，1319680 人	100（50/50）	7.6	100	79	81	31	62	57（32/56）	33（13/30）[b]
	荷兰人，874162 人	12	1.4							
	土耳其人，73028 人	52	71.2							
	摩洛哥人，51218 人	20	39							
Kanecki，2017	波兰，2008—2014 年	130（76/54）	0.34							
非洲										
Assaad-Khalil，1997	埃及亚历山大，360 万人	274（43/231）	7.6	92	76	39	50	76	70	58[b]
美洲										
Hirohato，1975	美国夏威夷，768561 人	0	0							
O'Duffy，1978	美国明尼苏达州奥姆斯特德县		0.33							
Calamia，2009	美国，1960—2005 年	13	5.2	100	62	85	46	62	0	0

注：a，现场调查；b，HLA-51；c，HLA-B5 和 HLA-B51。

与 Camas 在农村地区观察到的情况相反[3]，来自安卡拉和伊斯坦布尔(人口稠密的城市、大都市地区)的现场调查报告的眼病发生率分别为 44%和 28%，来自凯塞里(安纳托利亚中部)的现场调查报告的眼病发生率则为 33%[4-5,8]。这些发现是否说明城市地区患者该病严重程度更高还有待进一步观察。

从表 3-1 可以看出，不同地区的针刺反应，阳性的频率也有所不同。这可能与重复测试或不同部位皮肤多次测试，以及所使用针头大小不一有关。

Cerrahpaşa 小组调查了居住在伊斯坦布尔的亚美尼亚族人中 BS 和家族性地中海热(FMF)的流行情况。与土耳其族人的报告频率相比，FMF 病例明显更多，BS 病例明显减少[13]。与环境因素相比，这些观察结果支持遗传因素在 BS 中发挥更大的作用。

世界 BS 流行病学

在全球其他地区，BS 的流行率较低(图 3-1 和表 3-2)。除了来自伊拉克[14]、伊朗[15-16]、沙特阿拉伯[17]、中国[18]和黎巴嫩[19]的 6 个现场调查外，大多数数据是基于病例登记、医院记录或邮寄问卷。这些研究详细讨论了患病率研究的设计和分析问题[20-21]。

亚洲(表 3-2)

1999—2000 年，伊拉克研究人员在萨格拉维亚进行了一项现场研究，该镇拥有人口 35125 人。从该镇食品登记处抽取 14155 例 16~45 岁的人进行筛查，最终确定 6 例 BS 患者，患病率为 $17/10^5$[14]。

在德黑兰对 10291 个 15 岁以上的人进行现场调查时，对肌肉骨骼疾病和风湿性疾病进行筛查，其中 7 例患者被诊断为 BS。在德黑兰，调整后的患病率为 $80/10^5$，而在一项类似的调查中，伊朗萨南达吉市的患病率为 $100/10^5$，但研究人员没有提供进一步的细节[15-16]。

在另一项基于人口的现场调查中，对沙特阿拉伯 Al-Qassim 地区 66 万人中的 10267 人进行抽样调查，以了解 BS 的体征和症状。该调查发现 2 例 BS 患者[17]，发病率为 $20/10^5$，与伊拉克报告的 $17/10^5$ 和居住在以色列的阿拉伯人中的 $26/10^5$ 非常相近[22]。然而，其发病率也比居住在以色列塔贝市一个阿拉伯城镇的阿拉伯人低[23]。

据报道，以色列的阿拉伯社区泰北发生 BS 的频率很高[23]。研究人员调查了在儿科中心就诊的儿童的父母及其年龄在 10~20 岁的孩子共 4876 人，从中筛选出复发性口腔溃疡患者，最终确诊 6 例 BS 患者，患病率为 $120/10^5$[23]。同样，在 15 年期间，从以色列三家为大多数加利利地区人口提供医疗服务的医院的病历表中，发现了 112 例 BS 患者，总体患病率为 $15.2/10^5$[22]。调整后的患病率分别为犹太人 $8.6/10^5$，阿拉伯人 $26.2/10^5$ 和德鲁兹人 $146.4/10^5$。另一项研究中，对德鲁兹小镇三家主要诊所的成年患者进行了咨询，以色列德鲁兹人的这一比率估计在 $50/10^5$ 到 $185/10^5$ 之间[24]。

在日本，一项全国性的医院调查显示，1991 年有 16750 例 BS 患者，患病率为总人口的 $13.5/10^5$。这实际上高于 1972 年 $7/10^5$~$8.5/10^5$ 的比率[25-27]，虽然人们的印象是，在这个国家白塞病(Behçet's disease，BD)的患病率可能正在下降[28]。在日本的类似调查中，数据显示 BS 患者在葡萄膜炎病例中的比例从 1979 年的 25%[29]下降到 2007 年的 6%[30]，这一数据支持了日本 BD 患病率下降的印象。

尽管全国范围内的多中心调查($n=1527$)[31]和另一项对首尔两所大学医院记录的研究($n=1901$)报告了大量的 BS 患者[32]，但直到现在，仍缺乏关于这种疾病在韩国流行的正式数据。然而，一项新的国民健康保险数据调查显示，韩国的患病率为 $35.7/10^5$[33]。

在中国，BS 被列为 5 种常见风湿病之一[34]，Kaneko 等人引用了中国 $120/10^5$ 的高发病率[35]。根据 1978—2000 年 37 例患者的医院记录，中国香港地区的发病率为 $2.6/10^5$[36]，而一项横断面现场研究显示，在随机抽取的 10556 名成年人中的发病率为 $10/10^5$[18]。科威特和中国台湾也报告了类似的低比率[37-40]。

在黎巴嫩的一次现场调查中对风湿性疾病进行了筛查，在没有更多信息的情况下给出了 Behçet $85/10^5$ 的比率[19]。在 6 家医院的 2569 名员工中调查了 BS 的患病率，估计约旦北部的患病率为 $660/10^5$，是迄今为止世界上最高的[41]。

欧洲

据估计，与欧洲南部相比，欧洲北部 BS 的患病率有所不同且相对较低：苏格兰 $0.3/10^5$[42]，英国 0.64/10^5[43]，波兰 0.34/10^5[44]，瑞典 1.2/10^5～4.9/10^5[45-46]，葡萄牙 1.5/10^5[47]，荷兰 7.6/10^5[48]，意大利 3.8/10^5～15.9/10^5[49-51]，西班牙 5.6/10^5～7.5/10^5[52-54]。在德国柏林，德国人的这一比例为 1.47/10^5，非德国人为 27/10^5[55]；然而，居住在柏林的土耳其人的这一比例明显更高，为 77/10^5[55]。不过，这一比率仍然远低于土耳其的调查报告[3-5, 8]（表 3-1）。

最近法国的一项横断面患病率研究在法国巴黎北郊塞纳-圣但尼省的 1094421 名人口中进行。关于 BS 的信息来源有 3 个：社区医生、医院和使用捕获-再捕获方法获得的国家健康保险数据库。总体患病率为 7.1/10^5；其中，欧洲人的患病率为 2.4/10^5，包括土耳其人在内的亚洲人为 17.5/10^5，居住在法国巴黎的北非人为 35/10^5[56]。这些发现表明，与欧洲本土人口相比，亚洲和北非后裔等非欧洲人群的患病率要高得多。有趣的是，移民时的年龄与患 BS 的风险无关。此前，同一研究小组还使用几乎相同的方法，在相同的地理区域调查血管炎[包括结节性多动脉炎（PAN）、显微镜下的多血管炎（MPA）、韦格纳肉芽肿（WG）和丘格-施特劳斯综合征（CSS）]的发病率[57]。他们发现上述所有血管炎的综合发病率为 9/10^5，而 BS 比其中任何一种血管炎的发生率都要高。这项工作表明，在 BS 的发病机制中，遗传因素可能比环境因素更重要，但在以前 BS 被认为相当罕见的欧洲大陆，目前也不是那么罕见[56-58]。总体而言，非欧洲血统的人患 BS 的比例明显高于欧洲血统的人。

非洲

虽然大量报告显示，有相当数量的 BS 患者来自北非国家[59-62]，但唯一可用的正式调查信息来自埃及亚历山大的一个登记处的报告[63]。这项调查引用的患病率为 7.6/10^5。这明显低于上文引用的最近巴黎调查中发现的北非移民（摩洛哥人、阿尔及利亚人、突尼斯人和埃及人）的比例（35/10^5）[56]。

此外，还有来自非洲其他地区的大量病例报告或小型病例系列。一项研究报告了塞内加尔达喀尔 26 年期间被诊断为 BS 的 17 例患者[64]，以及 2000—2013 年来自同一城市的 50 例患者[65]；在另一项研究中，有 8 例西非和非洲加勒比血统的患者生活在英国[66]。还有来自非洲不同地区的报道。1998—2009 年，有 14 个来自科摩罗群岛的东非本土人患有 BS，而且在所有接受检测的 13 例患者中没有人携带 HLA-B51[67]。在尼日利亚的一项研究中，2007—2011 年诊断出 15 例患者[68]。这些区域 BS 患病率相对较低，可能与这些区域 HLA-B51 携带者频率较低有关[66-67]。

美洲

1975 年，一项发给执业医生的邮件调查问卷的研究显示，居住着 217307 例具有遗传易感性的日本人的夏威夷并没有发现 BS 患者。这一观察结果表明除遗传因素以外环境因素的重要性[69]。如果将日本的发病率应用于这些移民人口，应该至少检测到 15 例患者[69]。1978 年，罗切斯特的奥姆斯特德县报告的发病率估计为 0.33/10^5[70]，而 1996—2005 年，同一地区计算出的发病率应该更高（5.2/10^5）[71]。

纽约大学关节疾病医院的 BS 评估、治疗和研究中心自 2005 年以来一直在收集 BS 患者的数据，并观察到一些关于 BS 的有趣的疾病表现。在这个专门的中心，197 例连续观察的患者被分成两组，第一组患者具有北欧背景，第二组患者来自 Behcet 高发地区（土耳其、希腊、以色列、中东和远东）。比较这些组的人口统计学和疾病表现[72]，在第一组中，女性患者明显更多，主要为皮肤黏膜疾病患者。两组都有大约三分之一的患者患有眼病；有趣的是，在整个队列中没有失明的患者。第二组有 3 例患者存在血管受累，而第一组无血管受累患者。这表明，尽管在两组中 BS 的表现在频率上大多数相似，但一些有 BS 流行地区背景（如中东）的患者的某些表现可能更为严重。

来自巴西的两份报告[73-74]显示，疾病特征的频率与地中海国家非常相似。

白塞综合征的不同疾病表现

胃肠道受累

胃肠道疾病在远东地区的患者中很常见，尤其是日本，三分之一到一半的 BS 患者有炎症性肠病的症状，如腹泻、腹痛和腹胀[77-78]。肠组织病理学标本显示坏死型炎症、肉芽肿型炎症或混合型炎症[79]。这难以与克罗恩病相鉴别（第 9 章）。韩国患者也是如此，尽管不常见[31-32]。来自英国、苏格兰、爱尔兰和荷兰的 BS 患者的胃肠道问题与日本的 BS 患者的胃肠道问题相似[42-43, 48, 80]（表 3-3）。

与日本人胃肠道受累频率高形成鲜明对比的是，土耳其人的胃肠道受累相当少见。一项回顾性图表研究显示，1000 例 BS 患者的腹泻频率相当低（0.06%），最近另外一项回顾研究也显示，9000 例患者中有 60 例患者存在胃肠道受累，这与土耳其 Cerrahpasa Behçet 中心的比例类似[81-82]。此外，当前瞻性询问时，BS 患者和患病对照组之间的腹泻频率没有显著差异。而且同一项研究显示，75 例 BS 患者和 47 例对照组的直肠活检组织学异常没有差异[81]。其他土耳其中心的实际情况也是胃肠道症状发生率低[83-84]。

表 3-3 BS 特征的地域差异

作者和年份	国家	BS（*n*=）	胃肠道受累（%）	针刺反应（%）（*n*=）	贝赫切特综合征（BS）与健康对照（HC）中的 HLA-B5 或 B（51）[a]%，（*n*=）
亚洲					
Oshima，1963	日本	85	58		
Nakea，1993	日本	3316	15	44	55[a]
Tanaka，2003	日本	200	25		
Ohno，1973	日本	21			71%（15/21）BS 31%（24/78）HC
Ohno，1978	日本	23			61%（14/23）[a] BS 21%（118/553）[a] HC
Ohno，1982	日本	55			62%（34/55）[a] BS 21%（118/553）[a] HC
Ideguchi，2011[114]	日本	412			50%（123/246）[a]
Bang，2001	韩国	1527	7	15（110/715）	
Chang，2002	韩国	73	15	34（25/73）	51（37/73）[a]
Bang，2003[111]	韩国	1901	3		
Al-Rawi，1986	伊拉克	60	10	71（37/52）	62（32/52）[a] BS 29（51/175）[a] HC
Shahram，2003	伊拉克	4704	7.9	58	53
Madanat，2003	约旦	295	12.5	51	
Hamdan，2006	黎巴嫩	90	6	69（16/23）	
Al-Dalaan，1994	沙特阿拉伯	119	4	17.5（15/85）	72（61/85）[a] BS 26 HC[a]
Wang，2010[112]	中国	170	10	63.5	
Zhang，2013[113]	中国	334		37.1	17.3（19/110）[a]
Lennikov，2015	俄罗斯	250	25.2	47.2	63（80/127）[a] BS 20.7（105/508）[a] HC
欧洲					
Jankowski，1992	苏格兰	15	53		13（2/15）

续表3-3

作者和年份	国家	BS(*n*=)	胃肠道受累(%)	针刺反应(%)(*n*=)	贝赫切特综合征(BS)与健康对照(HC)中的 HLA-B5 或 B(51)[a]%,(*n*=)
Chamberlain, 1977	英国	32	9		18 (5/28)
Dilsen, 1979	土耳其	106	0		
Yurdakul, 1996	土耳其	1000	0.6		
Tursen, 2003	土耳其	2313	1.4	52(1208/2331)	
Yazlcl, 1977	土耳其	19			84% (16/19) BS 27% (41/150) HC
Gul, 2002	土耳其	174			61% (105/174)[a] BS 25% (47/191)[a] HC
Rodriguez-Carballeira, 2014	西班牙	496	1.4		
Kappen, 2015	荷兰	110	48	57(32/56)	33 (13/30)[a]
Adeep, 2017	爱尔兰	20	15	10 (2/20)	5% (1/20)[a] BS 5.1% (255/5000) HC
非洲					
Assaad-Khalil, 1997	埃及	274	10	70	58a
B'chir Hamzaoui, 2006	突尼斯	519	-	51 (128/252)	35(65/187)[a]
Houman, 2007	突尼斯	260	1.5	62 (108/173)	54 (60/111)[a] BS 26 (11/43)[a] HC
美洲					
Ward, 2003	美国	164	8		
Oliveria, 2011	巴西	60	3.3	22.7 (5/22)	
Sachetto, 2012	巴西	87	1.1		

注：a，HLA-B51。

类似地，胃肠道受累在其他国家，如美国，似乎也并不少见。此外，这种胃肠道受累并不像日本和韩国报道的那样严重[59-60, 85-90]（表 3-2 和表 3-3）。但是，最近有报道称，美国患者的胃肠道受累频率在增加[91]。在 347 例美国 BS 患者的队列中，胃肠道受累的比例为 38%[92]。然而，来自巴西和西班牙的报告显示，这一比率相当低[73-74, 93]（表 3-3）。

针刺试验

针刺试验是指皮肤对针刺的高反应性。这种奇怪的现象几乎是 BS[94-96] 所特有的。据报道，从土耳其、地中海国家到日本，大多数患者都存在这种针刺反应现象，而在北欧国家和美国，这种现象较少见[97-98]（表 3-2 和表 3-3）。许多研究人员甚至怀疑它是否存在。几年前，在土耳其伊斯坦布尔（48 例土耳其 Behçet 患者和 24 例土耳其健康者对照）和英国利兹（12 例英国 Behçet 患者和 7 例英国健康者对照）的患者和对照组之间，通过摄影的方式比较了针刺反应阳性的发生率。在这两个国家，使用相同类型（21G）和相同制造商的非一次性针头进行针刺试验。这种针刺反应现象仅在土耳其患者中呈阳性（58%）[98]。

据报道，近些年来，针刺反应阳性的频率较低。这些观察结果与之前的一项研究是平行的。在这项研究中，研究人员表示与非一次性针头相比，使用一次性针头进行针刺试验的阳性率更低[99]。

HLA-B5（51）相关性

1973 年，Ohno 等人首次报道了 BS 和 HLA-B5 之间具有强相关性[100]，后来又发现了 B5 的亚等位基因 HLA-B51[101-102]。自那以后，在许多其他民族中也发现了这种显著的联系[12, 59-60, 63, 85-86, 89, 103-105]。“丝绸之路”沿线地区 50%～80%的 BS 患者携带 HLA-B51，而在普通人群中该等位基因的频率为 25%。在 BS 不太常见的地区，如美国和英国，HLA-B51 在患者中的频率为 15%，在普通人群中的频率为 2%～8%[1, 42-43, 80, 106-107]。

结论

在全球范围内，BS 的表达存在显著的地区差异[108]，但有迹象表明，这种差异在最近几年渐趋微弱[109-110]。同时，现有的大多数流行病学数据缺乏严格的可比性。一系列偏倚真实存在，包括出版、选择、信息和分类[20-21]。合理恰当地设计和执行以人口为基础的国际性相互合作的现场调查，是很有必要的。

参考文献

1. Verity DH, Marr JE, Ohno S, et al. Behçet's disease, the silk road and HLA-B51: historical and geographical perspectives. Tissue Antigens. 1999; 54: 213-20.
2. Demirhindi O, Yazici H, Binyildiz P, et al. Silivri Fener koyu ve yoresinde Behçet hastaligi sikligi ve bu hastaligin toplum icinde taranabilmesinde kullanabilecek bir yontem. Cerrahpasa Tip Fak Derg. 1981; 12: 509-14. (in Turkish).
3. Yurdakul S, Gunaydin I, Tuzun Y, et al. The prevalence of Behçet's syndrome in a rural area in northern Turkey. J Rheumatol. 1988; 15: 820-2.
4. Idil A, Gurler A, Boyvat A, et al. The prevalence of Behçet's disease above the age of 10 years. The results of a pilot study conducted at the Park Primary Health Care Center in Ankara, Turkey. Ophthalmic Epidemiol. 2001; 9: 325-31.
5. Azizlerli G, Kose AA, Sarica R, et al. Prevalence of Behçet's disease in Istanbul, Turkey. Int J Dermatol. 2003; 42: 803-6.
6. Cakir N, Dervis E, Benian O, et al. Prevalence of Behçet's disease in rural western Turkey: a preliminary report. Clin Exp Rheumatol. 2004; 22(4 Suppl 34): S53-5.
7. Cakır N, Pamuk ON, Derviş E, et al. The prevalences of some rheumatic diseases in western Turkey: Havsa study. Rheumatol Int. 2012; 32: 895-908.
8. Colgecen E, Ozyurt K, Ferahbas A, et al. The prevalence of Behçet's disease in a city in Central Anatolia in Turkey. Int J Dermatol. 2015; 54: 286-9.
9. O'Duffy JD. Suggested criteria for diagnosis of Behçet's disease. J Rheumatol. 1974; 1(Suppl 1): 18, Abstract 32.
10. International Study Group for Behçet's Disease. Criteria for diagnosis of Behçet's disease. Lancet. 1990; 335: 1078-80.
11. Ozen S, Karaaslan Y, Ozdemir O, et al. Prevalence of juvenile chronic arthritis and familial Mediterranean feverin Turkey: afieldstudy. J Rheumatol. 1998; 25: 2445-9.
12. Yazici H, Akokan G, Yalgin B, Muftuoglu A. A high prevalence of HLA-B5 in Behçet's disease. Clin Exp Immunol. 1977; 30: 259-61.
13. Seyahi E, Tahir Turanli E, Mangan MS, Celikyapi G, Oktay V, Cevirgen D, et al. The prevalence of Behçet's syndrome and familial Mediterranean fever HLA-B51 and MEVF gene mutations among ethnic Armenians living in Istanbul, Turkey. Clin Exp Rheumatol. 2010; 28(4 Suppl 60): S67-75.
14. Al-Rawi ZS, Neda AH. Prevalenceof Behçet's disease among Iraqis. Adv Exp Med Biol. 2003; 528: 37-41.
15. Davatchi F, Jamshidi AR, Banihashemi AT, et al. WHO-ILAR COPCORD study (stage1, urban study) in Iran. J Rheumatol. 2008; 35: 1384-90.
16. Moghimi N, Davatchi F, Rahimi E, Saidi A, Rashadmanesh N, Moghimi S, et al. WHO-ILAR COPCORD study (stage 1, urban study) in Sanandaj, Iran. Clin Rheumatol. 2015; 34: 535-43.
17. Al-Dalaan A, Al Ballaa S, Al Sukati M, Mousa M, Bahabri S, Biyari T. The prevalence of Behçet's disease in Al Qassim region of Saudi Arabia. In: Hamza M, editor. Behçet's disease. Tunis, Tunisia: Pub Adhoua; 1997. p. 170-2.
18. Li R, Sun J, Ren LM, et al. Epidemiology of eight common rheumatic diseases in China: a large-scale crosssectional survey in Beijing. Rheumatology (Oxford). 2012; 51: 721-9.
19. Chaaya M, Slim ZN, Habib RR, et al. High burden of rheumatic diseases in Lebanon: a COPCORD study. Int J Rheum Dis. 2012; 15: 136-43.

20. Maldini C, Druce K, Basu N, LaValley MP, Mahr A. Exploring the variability in Behçet's disease prevalence: a meta-analytical approach. Rheumatology (Oxford). 2018; 57: 185-95.

21. Hatemi G, Esatoglu SN, Yurdakul S. Considerations indesigning and interpreting prevalence studies for Behçet's syndrome. Pol Arch Intern Med. 2018; 128: 148-9.

22. Krause I, Yankevich A, Fraser A, Rosner I, Mader R, Zisman D, et al. Prevalence and clinical aspects of Behçet's disease in the northof Israel. Clin Rheumatol. 2007; 26: 555-60.

23. Jaber L, Milo G, Halpern GJ, et al. Prevalence of Behçet's disease in an Arab community in Israel. Ann Rheum Dis. 2002; 61: 365-6.

24. KleinP, Weinberger A, Altmann VJ, HalabiS, Fachereldeen S, Krause I. Prevalence of Behcet's disease among adult patients consulting three major clinics in a Druze town in Israel. Clin Rheumatol. 2010; 29: 1163-6.

25. Yamamoto S, Toyokawa H, Matsubara J, et al. A nation wide survey of Behçet's disease in Japan. Jpn J Ophthalmol. 1974; 18: 282-90.

26. Shimizu T, Ehrlich GE, Inaba G, Hayashi K. Behçet's disease(Behçet's syndrome). Semin Arthritis Rheum. 1979; 8: 223-60.

27. Nakae K, Masaki F, Hashimoto T, Inaba G, Mochizuki M, Sakane T. Recent epidemiological features of Behçet's disease in Japan. In: Wechsler B, Godeau P, editors. Behçet's disease. Amsterdam: Excerpta Medica; 1993. p. 145-51.

28. Iwata D, Namba K, Kitaichi N, et al. Recent clinical features of Behçet's disease in Hokkaido, Japan. Clin Exp Rheumatol. 2004; 22(Suppl 34): S-48.

29. Mishima S, Masuda K, izawa Y, et al. Behçet's disease in Japan: ophthalmologic aspects. Trans Am Ophthalmol Soc. 1979; 76: 225-79.

30. Goto H, Mochizuki M, Yamaki K, et al. Epidemiological survey of intraocular inflammation in Japan. Jpn J Ophthalmol. 2007; 51: 41-4.

31. Bang D, Yoon KH, Chung HG, Choi EH, Lee ES, Lee S. Epidemiological and clinical features of Behçet's disease in Korea. Yonsei Med J. 1997; 38: 428-36.

32. Bang D, Lee JH, Lee ES, Lee S, Choi JS, Kim YK, et al. Epidemiologic and clinical survey of Behçet's disease in Korea: the first multicenter study. J Korean Med Sci. 2001; 16: 615-8.

33. Kim JN, Kwak SG, Choe JY, Kim SK. The prevalence of Behçet's disease in Korea: data from Health Insurance Reviewand Assessment Service from 2011 to 2015. Clin Exp Rheumatol. 2017; 35 Suppl 108(6): 38-42.

34. Chang NC. Rheumatic diseases in China. J Rheumatol. 1983; 10(Suppl 10): 41-4.

35. Kaneko F, Nakamura K, Sato M, Tojo M, Zheng X, Zhang JZ. Epidemiology of Behçet's disease in Asian countries and Japan. Adv Exp Med Biol. 2003; 528: 25-9.

36. Mok CC, Cheung TC, Ho CT, et al. Behçet's disease insouthern Chinese patients. J Rheumatol. 2002; 29: 1689-93.

37. Mousa AR, Marafie AA, Rifai KM, Dajani AI, Mukhtar MM. Behçet's disease in Kuwait, Arabia: a report of 29 cases and a review. Scand J Rheumatol. 1986; 15: 310-32.

38. Chen Y-C, Chang H-W. Clinical characteristics of Behçet's disease in southern Taiwan. J Microbiol Immunol Infect. 2001; 34: 207-10.

39. YuKH, See LC, KuoCF, ChouIJ, Chou MJ. Prevalence and incidence in patients with autoimmune rheumatic diseases: a nationwide population based study in Taiwan. Arthritis Care Res (Hoboken). 2013; 65: 244-50.

40. See LC, Kuo CF, Chou IJ, et al. Sex-and age-specific incidence of autoimmune rheumatic diseases in the Chinesepopulation: a Taiwan population-based study. Semin Arthritis Rheum. 2013; 43: 381-6.

41. Madanat WY, AlawnehKM, Smadi MM, et al. The prevalence of Behçet's disease in the north of Jordan: a hospital-based epidemiological survey. Clin Exp Rheumatol. 2017; 35 Suppl 108(6): 51-4.

42. Jankowski J, Crombie I, Jankowski R. Behçet's syndrome in Scotland. Postgrad Med J. 1992; 68: 566-70.

43. Chamberlain MA. Behçet's syndrome in 32 patients in Yorkshire. Ann Rheum Dis. 1977; 36: 491-9.

44. KaneckiK, Nitsch-Osuch A, GoryńskiP, Tarka P, Kutera A, Tyszko P. Behçet disease: a rare systemic vasculitis in Poland. Pol Arch Intern Med. 2017; 127: 652-6.

45. Ek L, Hedfors E. Behçet's disease: a review and a report of 12 cases from Sweden. Acta Derm Venereol. 1993; 73: 251-4.

46. Mohammad A, Mandl T, Sturfelt G, Segelmark M. Incidence, prevalence and clinical characteristics of Behcet's disease in southern Sweden. Rheumatology (Oxford). 2013; 52: 304-10.

47. Crespo J, Ribeiro J, Jesus E, Moura A, Reis C, Porto A. Behçet's disease: particular features at the central zone of Portugal. In: Wechsler B, Godeau P, editors. Behçet's disease: international congress series 1037. Amsterdam: Exerpta Medica; 1993. p. 207-10.

48. Kappen JH, van Dijk EH, Baak-Dijkstra M, van Daele PL, Lam-Tse WK, van Hagen PM, van Laar JA. Behçet's disease, hospital-based prevalence and manifestations in the Rotterdam area. Neth J Med. 2015; 73: 471-7.

49. Salvarani C, Pipitone N, Catanoso MG, et al. Epidemiology and clinical course of Behçet's disease in the Reggio Emilia

area of Northern Italy: a seventeen-year population-based study. Arthritis Rheum. 2007; 57: 171-8.

50. Olivieri I, Leccese P, Padula A, Nigro A, Palazzi C, Gilio M, D'Angelo S. High prevalence of Behçet's disease in southern Italy. Clin Exp Rheumatol. 2013; 31 (3 Suppl 77): 28-31.
51. Cartella S, Filippini M, Tincani A, Airo P. Prevalence of Behçet's disease in the province of Brescia in northern Italy. Clin Exp Rheumatol. 2014; 32(4 Suppl 84): S176.
52. Gonzalez-Gay MA, Garcia-Porrua C, Branas F, et al. Epidemiologic and clinical aspects of Behçet's disease in a defined area of Northwestern Spain, 1988-1997. J Rheumatol. 2000; 27: 703-7.
53. Graña J, Sánchez-Meizoso MO, Galdo F. Epidemiological aspects of Behçet's disease in Galicia. J Rheumatol. 2001; 28: 2565-6.
54. Sanchez Burson J, Grandal Y, Mendoza M, Montero R, Rejon E, Marenco JL. Clinical characteristics, HLA antigen and mortality in Behçet's syndrome in Spain. In: Olivieri I, Salvarani C, Cantini F, editors. 8th international congress on Behçet's disease: program and abstracts. Milan: Prex; 1998. p. 102.
55. Papoutsis NG, Abdel-Naser MB, Altenburg A, et al. Prevalence of Adamantiades-Behçet's disease in Germany and the municipality of Berlin: results of a nationwide survey. Clin Exp Rheumatol. 2006; 24(5 Suppl 42): S125.
56. Mahr A, Belarbi L, Wechsler B, Jeanneret D, Dhote R, Fain O, et al. Population-based prevalence study of Behçet's disease: differences by ethnic origin and low variation by age at immigration. Arthritis Rheum. 2008; 58: 3951-9.
57. MahrA, GuillevinL, PoissonnetM, AymeS. Prevalences of polyarteritis nodosa, microscopic polyangiitis, Wegener's granulomatosis, and Churg-Strauss syndrome in a French urban multiethnic population in 2000: a capture-recapture estimate. Arthritis Rheum. 2004; 51: 92-9.
58. Yazici H, Seyahi E, Yurdakul S. Behçet's syndrome is not so rare: why do we need to know? Arthritis Rheum. 2008; 58: 3640-3.
59. B'chir Hamzaoui S, Harmel A, Bouslama K, Abdallah M, Ennafaa M, M'rad S, et al. La maladie de Behçet en Tunisie. Étude clinique de 519 cas [Behçet's disease in Tunisia. Clinical study of 519 cases]. Rev Med Interne. 2006; 27: 742-50.
60. Houman MH, Neffati H, Braham A, Harzallah O, Khanfir M, Miled M, Hamzaoui K. Behçet's disease in Tunisia. Demographic, clinical and genetic aspects in 260 patients. Clin Exp Rheumatol. 2007; 25(4 Suppl 45): S58-64.
61. Benamour S, Zeroual B, Alaoui FZ. Joint manifestations in Behçet's disease. A review of 340 cases. Rev Rhum Engl Ed. 1998; 65: 299-307.
62. Taarit CB, Ben Turki S, Ben Maïz H. Rheumatologic manifestations of Behçet's disease: report of 309 cases. Rev Med Interne. 2001; 22(11): 1049-55.
63. Assaad-Khalil SH, Kamel FA, Ismail EA. Starting a regional registry for patients with Behçet's disease in North West Nile Delta region in Egypt. In: Hamza M, editor. Behçet's disease. Tunis, Tunisia: Pub Adhoua; 1997. p. 173-6.
64. Dia D, Dieng MT, Sy Ndiaye T, Fall S, Ndongo S, Diallo M, Moreira Diop T, Labou A, Ndiaye B. Behçet's disease in Dakar (Senegal): epidemiological and clinical features. Dakar Med. 2003; 48: 64-7.
65. Ndiaye M, Sow AS, Valiollah A, et al. Behçet's disease in black skin. A retrospective study of 50 cases in Dakar. J Dermatol Case Rep. 2015; 9: 98-102.
66. Poon W, Verity DH, Larkin GL, et al. Behçet's disease in patients of West African and Afro-Caribbean origin. Br J Ophthalmol. 2003; 87: 876-8.
67. Liozon E, Roussin C, Puéchal X, et al. Behçet's disease in East African patients may not be unusual and is an HLA-B51 negative condition: acase series from Mayotte (Comoros). Joint Bone Spine. 2011; 78: 166-70.
68. Ajose FO, Adelowo O, Oderinlo O. Clinical presentations of Behçet's disease among Nigerians: a 4-year prospective study. Int J Dermatol. 2015; 54: 889-97.
69. Hirohata T, Kuratsune M, Nomura A, Jimi S. Prevalence of Behçet's syndrome in Hawai. Hawaii Med J. 1975; 34: 244-6.
70. O'Duffy JD. Summary of international symposium on Behçet's disease. J Rheumatol. 1978; 5: 229-33.
71. Calamia KT, Wilson FC, Icen M, Crowson CS, Gabriel SE, Kremers HM. Epidemiology and clinical characteristics of Behçet's disease in the US: a population-based study. Arthritis Rheum. 2009; 61: 600-4.
72. Yazici Y, Moses N. Clinical manifestations and ethnic background of patients with Behçet's syndrome in a US cohort. Arthritis Rheum. 2007; 56: S502.
73. Oliveira AC, Buosi AL, Dutra LA, de Souza AW. Behçet disease: clinical features and management in a Brazilian tertiary hospital. J Clin Rheumatol. 2011; 17: 416-20.
74. Sachetto Z, Mahayri N, Ferraz RH, Costallat LT, Bertolo MB. Behçet's disease in Brazilian patients: demographic and clinical features. Rheumatol Int. 2012; 32: 2063-7.
75. Cooper DA, Penny R. Behçet's syndrome: clinical, immunological and therapeutic evaluation of 17 patients. Aust NZ J Med. 1974; 4: 585-96.
76. Hemminki K, Bermajo LJ, Forsti A. The balance between heritable and environmental aetiology of human disease. Nat Rev Genet. 2006; 7: 958-65.

77. Tanaka C, MatsudaT, HayashiE, Imamura Y, Ozaki S. Clinical manifestations and course of 200 Japanese patients with Behçet's disease. Adv Exp Med Biol. 2003; 528: 77-9.

78. Oshima Y, Shimizu T, Yokohari R, Matsumoto T, Kano K, Kagami T, Nagaya H. Clinical studies on Behçet's syndrome. Ann Rheum Dis. 1963; 22: 36.

79. Fukuda Y, Watanabe I. Pathological studies on intestinal Behçet's (entero-Behçet's) disease. In: Dilsen N, Konice M, Ovul C, editors. Behçet's disease, proceedings of an international symposium on Behçet's disease. Amsterdam: Excerpta Medica; 1979. p. 90-5.

80. Adeeb F, Ugwoke A, Stack AG, Fraser AD. Associations of HLA-B alleles with Behçet's disease in Ireland. Clin Exp Rheumatol. 2017; 35 Suppl 104: 22-3.

81. Yurdakul S, Tuzuner N, Yurdakul I, et al. Gastrointestinal involvement in Behçet's syndrome: a controlled study. Ann Rheum Dis. 1996; 55: 208-10.

82. Hatemi I, Esatoglu SN, Hatemi G, Erzin Y, Yazici H, Celik AF. Characteristics, treatment, and long-term outcome of gastrointestinal involvement in Behcet's syndrome: a strobe-compliant observational study from a dedicated multidisciplinary center. Medicine (Baltimore). 2016; 95: e3348.

83. Dilsen N, Konice M, Ovul C, editors. Clinical evaluation of 106 cases of Behçet's disease. Behçet's disease. Proceedings of an international symposium on Behçet's disease. Amsterdam: Excerpta Medica; 1979. p. 124-9.

84. Tursen U, Gurler A, Boyvat A. Evaluation of clinical findings according to sex in 2313 Turkish patients with Behçet's disease. Int J Dermatol. 2003; 42: 346-51.

85. Al-Rawi ZS, Sharquie KE, Khalifa SJ, Al-Hadithi FM, Munir JJ. Behçet's disease in Iraqi patients. Ann Rheum Dis. 1986; 45: 987-90.

86. Shahram F, Davatchi F, Nadji A, Jamshidi A, Chams H, Chams C, Shafaie N, Akbarian M, Gharibdoost F. Recent epidemiological data on Behçet's disease in Iran: the 2001 survey. Adv Exp Med Biol. 2003; 528: 31-6.

87. Madanat W, Sharaiha Z, Khasawneh S, Zureikat H, Fayyad F. Gastro-intestinal manifestations of Behçet's disease. Adv Exp Med Biol. 2003; 528: 455-7.

88. Hamdan A, Mansour W, Uthman I, Masri AF, Nasr F, Arayssi T. Behçet's disease in Lebanon: clinical profile, severity and two-decade comparison. Clin Rheumatol. 2006; 25: 364-7.

89. Al-Dalaan A, al Balaa S, el Ramahi K, al-Kawi Z, Bohlega S, Bahabri S, et al. Behçet's disease in Saudi Arabia. J Rheumatol. 1994; 21: 658-61.

90. Ward EM, Woodward TA, Mazlumzadeh M, Calamia KT. Gastrointestinal disease in Behçet's disease. Adv Exp Med Biol. 2003; 528: 459-64.

91. Yazici Y, Schimmel E, Swearingen CJ. Behçet's syndrome in the US: clinical characteristics, treatment and ethnic/racial differences in manifestations in 347 patients with BS. Arthritis Rheum. 2009; 60(Suppl).

92. Kobayashi T, Kishimoto M, Tokuda Y, Schimmel E, Swearingen C, Yoshida K, Utsunomiya M, Yamamoto M, Yazici Y. Disease manifestations and treatment differences among Behçet's syndrome patients in the United States and Japan. Ann Rheum Dis. 2009; 68(SIII): 609.

93. Rodríguez-Carballeira M, Alba MA, Solans-Laqué R, et al. Registry of the Spanish network of Behçet's disease: a descriptive analysis of 496 patients. Clin Exp Rheumatol. 2014; 32(Suppl. 84): S33-9.

94. Tuzun Y, Yazici H, Pazarli H, Yalcin B, Yurdakul S, Muftuoglu A. The usefulness of the nonspecific skin hyperreactivity (the pathergy test) in Behçet's disease in Turkey. Acta Derm Venereol (Stockh). 1979; 59: 77-9.

95. Altac M, Tuzun Y, Yurdakul S, Binyildiz P, Yazici H. The validity of the pathergy test (non-specific skin hyperreactivity) in Behçet's disease: a double blind study by independent observers. Acta Derm Venereol (Stockh). 1982; 62: 158-9.

96. Yazici H, Tuzun Y, Pazarli H, Yalcin B, Yurdakul S, Muftuoglu A. The combined use of HLA-B5 and pathergy test as diagnostic markers of Behçet's disease in Turkey. J Rheumatol. 1980; 7: 206-10.

97. Davies PG, Fordham JN, Kirwan JR, Barnes CG, Dinning WJ. The pathergy test and Behçet's syndrome in Britain. Ann Rheum Dis. 1984; 43: 70-3.

98. Yazici H, Chamberlain MA, Tuzun Y, et al. A comparative study of the pathergy among Turkish and British patients with Behçet's disease. Ann Rheum Dis. 1984; 43: 74-5.

99. Dilsen N, Konice M, Aral O, Ocal L, Inanc M, Gul A. Comparative study of the skin pathergy test with blunt and sharp needles in Behçet's disease: confirmed specificity but decreased sensitivity with sharp needles. Ann Rheum Dis. 1993; 52: 823-5.

100. Ohno S, Aoki K, Sugiura S, Nakayama E, Itakura K, Aizawa M. HL-A5 and Behçet's disease. Lancet. 1973; 2: 1383-4.

101. Ohno S, Asanuma T, Sugiura S, et al. HLA-Bw51 and Behçet's disease. JAMA. 1978; 240: 529.

102. Ohno S, Ohguchi M, Hirose S, Matsuda H, Wakisaka A, Aizawa M. Close association of HLA-Bw51 with Behçet's disease. Arch Ophthalmol. 1982; 100: 1455-8.

103. Gul A, Uyar FA, Inanc M, Ocal L, Barrett JH, Aral O, KoniceM, Saruhan-Direskeneli G. A weak association of HLA-B * 2702 with Behçet's disease. Genes Immun. 2002; 3: 368-72.

104. Chang HK, Kim JW. The clinical features of Behçet's dis-

ease in Yongdong districts: analysis of a cohort followed from 1997 to 2001. J Korean Med Sci. 2002; 17: 784-9.

105. Lennikov A, Alekberova Z, Goloeva R, Kitaichi N, Denisov L, Namba K, et al. Single center study on ethnic and clinical features of Behcet's disease in Moscow, Russia. Clin Rheumatol. 2015; 34: 321-7.

106. O'Duffy JD, Taswell HF, Elveback LR. HLA antigens in Behçet's disease. J Rheumatol. 1974; 3: 1.

107. Moore SB, O'Duffy JD. Lack of association between Behçet's disease and major histocompatibility complex II antigens in an ethnically diverse North American Caucasoid patient group. J Rheumatol. 1986; 13: 771-3.

108. Lewis KA, Graham EM, Stanford MR. Systematic review of ethnic variation in the phenotype of Behçet's disease. Scand J Rheumatol. 2007; 36: 1-6.

109. Kotake S, Namba K, Higashi K, Goda C, Ariga T, Ogawa A, Ohno S. The change of clinical manifestations of patients with Behçet's disease in Japan. Adv Exp Med Biol. 2003; 528: 83-4.

110. Yoshida A, Kawashima H, Motoyama Y, Shibui H, Kaburaki T, Shimizu K, et al. Comparison of patients with Behçet's disease in the 1980s and 1990s. Ophthalmology. 2004; 111: 810-5.

111. Bang D, Oh S, Lee K-H, Lee E-S, Lee S. Influence of sex on patients with Behçet's disease in Korea. J Korean Med Sci. 2003; 18: 231-5.

112. Wang LY, Zhao DB, Gu J, Dai SM. Clinical characteristics of Behçet's disease in China. Rheumatol Int. 2010; 30: 1191-6.

113. Zhang Z, He F, Shi Y. Behçet's disease seen in China: analysis of 334 cases. Rheumatol Int. 2013; 33: 645-8.

114. Ideguchi H, Suda A, Takeno M, Ueda A, Ohno S, Ishigatsubo Y. Behçet disease: evolutionof clinical manifestations. Medicine (Baltimore). 2011; 90: 125-32.

（译者：李丽萍　杜金烽；审核：唐琪　何金森　陈进伟）

第 4 章

白塞综合征的皮肤黏膜表现及针刺反应

M. Cem Mat, Dongsik Bang, Eun-So Lee, Zekayi Kutlubay

1937 年，Hulûsi Behçet 对白塞综合征最初的描述是复发性口腔溃疡、生殖器溃疡和葡萄膜炎三联征[1]。Hulûsi Behçet 还提到了痤疮、毛囊炎、结节性红斑、血栓性静脉炎以及咯血的症状。自此，人们认识到 BS 是一种系统性血管炎，主要累及静脉，并影响多个器官系统[2]。该病的主要特征为皮肤、黏膜病变，有些患者甚至只能根据其皮肤、黏膜的表现作出临床诊断。多种皮肤黏膜症状在同一时间出现的患者很少见。通过体格检查识别 BS 的特征性皮肤、黏膜病变并对相似皮损进行鉴别诊断非常重要。

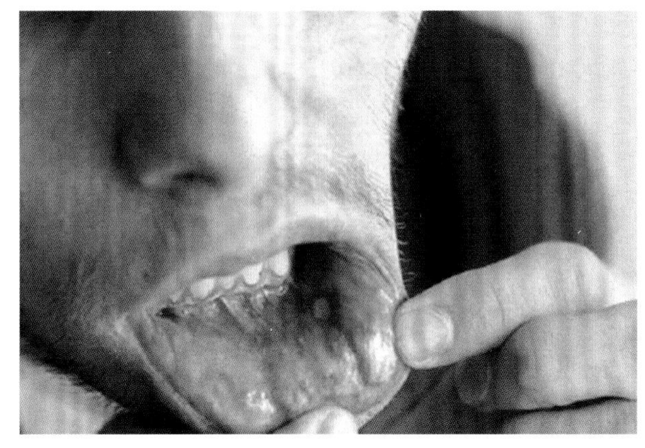

图 4-1　复发性口腔溃疡

复发性口腔溃疡

BS 多以皮肤黏膜表现为首发表现，复发性阿弗他口炎（recurrent aphthous stomatitis，RAS）则是其特征性表现[3]。在不同的患者中，RAS 出现的频率为 97%～100%[4-6]。90%的患者的首发表现为复发性口腔溃疡[4]，其出现的时间平均比 BS 的诊断时间早 6～7 年[4-5,7]。RAS 表现为痛性、圆形或椭圆形浅溃疡，上覆黄色假膜，伴周围黏膜发红（图 4-1）。溃疡可以发生在口腔的任何地方，但更常见于颊黏膜、舌唇黏膜、牙龈和软腭[3,8-9]。

BS 有 3 种类型的口腔溃疡：小口腔溃疡、大口腔溃疡和疱疹样口腔溃疡[3,9]。不同类型的口腔溃疡可以同时出现。

小口腔溃疡是最常见的类型（85%～99%）。它的最大直径<10 mm，一般在 7～10 天内愈合，没有瘢痕。大口腔溃疡疼痛明显，较大（直径为 1～3 cm），较深，愈合较慢，常有瘢痕。疱疹样口腔溃疡很少见[4]。疱疹样口腔溃疡的特点是连续长出几十个溃疡，伴剧烈疼痛，直径通常为 1～3 mm，有时还会留下瘢痕。与小口腔溃疡和大口腔溃疡不同，疱疹样口腔溃疡还可以累及非角化性黏膜。除口腔和生殖器外的其他部位也可以出现溃疡（图 4-2）[10]。

口腔溃疡是 BS 的主要表现形式，但对其特征存在不同的看法。专家一致认为口腔后部是 BS 相关口腔溃疡的特征定位点[11-12]，但关于口腔溃疡发生的总频率、3 种类型的频率，以及它们的复发率仍有争议。

根据国际研究小组（ISG）的标准，必须存在年复发率至少为 3 次的 RAS 才能对其进行 BS 分类诊断，97%的患者可达到此标准[13]。人们普遍认为 RAS 是 BS 最常见的复发性病变，但其每年的复发率是否与其他可出现 RAS 的疾病如系统性红斑狼疮

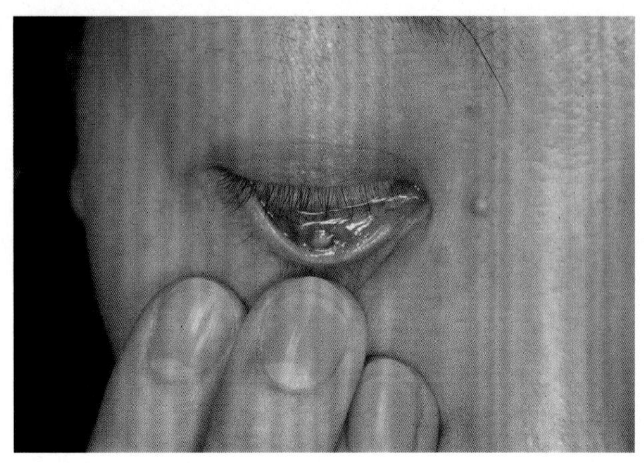

图 4-2　结膜溃疡

(systemic lupus erythematosus，SLE)、炎症性肠病(inflammatory bowel disease，IBD)或单纯性 RAS 的复发率存在差异仍不确定。其中，单纯性 RAS 在普通人群中的患病率高达 20%[9]。

BS 大口腔溃疡发生的频率不同报道相差较大。伊斯坦布尔白塞病专科门诊进行的药物对照试验表明，除了一些罕见 BS 病例中偶尔出现外，大口腔溃疡或疱疹样口腔溃疡并非 BS 常见的 RAS[14-16]。一项回顾性患者调查中，大口腔溃疡的发生率可达到 14%~55%[4, 17-18]。以色列的一项研究中，35 例 BS 患者口腔溃疡的发生频率每年超过 3 次，其中 50% 曾发生大口腔溃疡，这明显高于特发性复发性阿弗他口炎(iRAS)中观察到的大口腔溃疡的发生率(9%)[18]。

BS 口腔溃疡的临床特征与性别[19]及疾病严重程度[18]均无关。只有一项研究认为，女性 BS 患者比男性 BS 患者更容易患严重的口腔溃疡。在 iRAS 患者中没有观察到性别差异[17]。最近一项研究表明，BS 和 iRAS 患者的疼痛评分相似[19]。

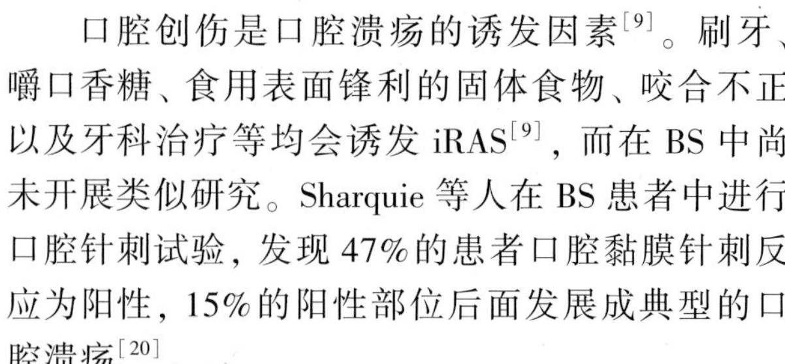

口腔创伤是口腔溃疡的诱发因素[9]。刷牙、嚼口香糖、食用表面锋利的固体食物、咬合不正以及牙科治疗等均会诱发 iRAS[9]，而在 BS 中尚未开展类似研究。Sharquie 等人在 BS 患者中进行口腔针刺试验，发现 47%的患者口腔黏膜针刺反应为阳性，15%的阳性部位后面发展成典型的口腔溃疡[20]。

在 BS 中也可见到吸烟患者 RAS 发生率更低。47 例患有 BS 但无症状的吸烟者中，66%的患者在暂时戒烟 1 周后出现口腔溃疡，而同期不吸烟的 BS 对照组约有 25%的患者出现口腔溃疡[21]。

生殖器溃疡

生殖器溃疡是 BS 的另一个主要表现，是在 ISG 标准中特异性最高(95%)的表现。生殖器溃疡初期表现为丘疹、脓疱，或在短时间内溃烂的局限性坏死。通常伴有疼痛，呈圆形或椭圆形，凹凸不平，表面覆有淡黄色纤维蛋白层或结痂(图 4-3a)。生殖器溃疡边界多清晰，周围多伴水肿。BS 患者中，生殖器溃疡的频率为 50%~85%[4-6]。如无继发感染，生殖器溃疡通常会在 10~30 天痊愈。一项为期 6 周的前瞻性研究，对 102 例存在生殖器溃疡的 BS 患者的生殖器瘢痕形成进行了研究[23]。在男性患者中，生殖器溃疡主要发生在阴囊(89%)、阴茎(5%)和腹股沟(5.8%)区域，直径≥1 cm 的溃疡通常会导致瘢痕形成(90%)，小溃疡最终形成瘢痕率为 49%。在女性患者中，溃疡常见于大阴唇(71%)和小阴唇(10%)，阴道和宫颈病变较少见。与男性相同，大溃疡愈合后较易留下瘢痕(图 4-3b)，而仅有 54%的小溃疡会遗留瘢痕。小阴唇处的溃疡不容易导致类似于口腔溃疡的瘢痕。部分黏膜瘢痕是肉眼无法辨别的。

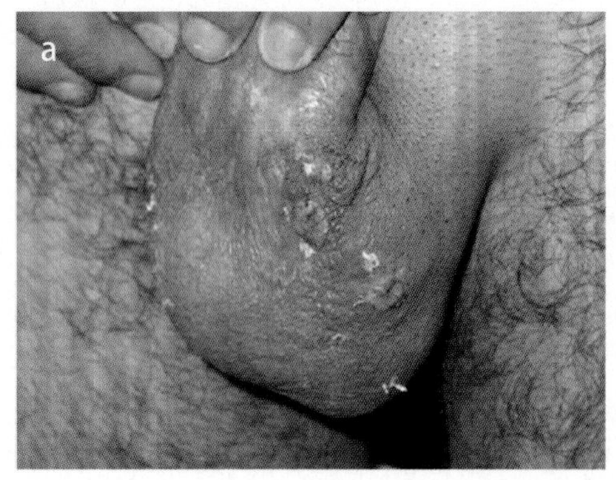

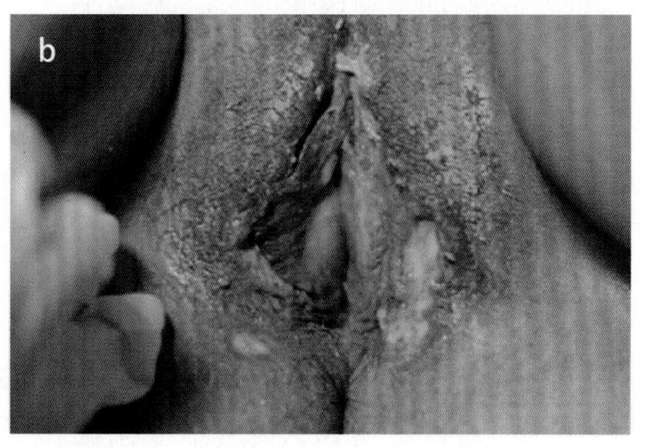

图 4-3　生殖器溃疡

皮损

BS 的皮损主要有以下几种。

(1)结节性病变：结节性红斑样病变；浅表栓塞性静脉炎。

(2)丘疹脓疱和痤疮样毛囊炎。

(3)其他皮损：皮肤针刺反应(skin pathergy reaction，SPR)是 BS 特异性皮损，它能特异反映 BS 中过度的炎症反应，故我们将单独讨论 SPR。

基于个案研究，BS 患者皮肤表现发生率为 38%到 99%不等，存在地区差异[24-26]。丘疹性皮损和结节性红斑样病变是最常见的皮肤表现[24-27]。BS 患者常出现两种以上类型的皮损，最常见的组合是结节性红斑样皮损和丘疹性皮损，在成人和儿童中发生频率相似[26, 28]。

儿童 BS 患者的皮损出现频率和临床类型与成人发病的患者相似，也因国家不同而不同[28]。

结节性红斑样皮损

结节性红斑样皮损是指直径为 1～5 cm 的红色，伴触痛、红斑性非溃疡性结节，常位于下肢。高达 50%的患者可观察到这些症状[4-6]。它们的分布往往是对称的，常位于胫骨前皮肤，但也可能累及其他部位，如面部、颈部、前臂、臀部、大腿下部和脚踝(图 4-4)[26, 29]。

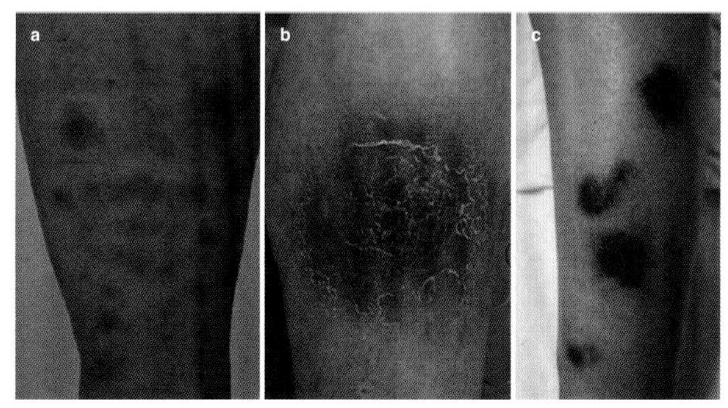

图 4-4　结节性红斑样皮损的临床特征

结节性红斑样皮损多见于女性(70%)[30]，通常在 1～6 周内痊愈，残留的色素沉着类似于淤青。结节性红斑是一种反应性过程，可能是特发性的，也可能与多种疾病相关，如感染、药物、结节病、IBD 和恶性肿瘤[25]。

BS 患者的结节性红斑有时会导致色素沉着，但一般来说，其形态学对于 BS 相关病变与其他疾病的鉴别意义不大。

BS 中结节性红斑样皮损的组织病理学特征是以间隔和小叶性脂膜炎为主，其中中性粒细胞血管炎比典型的结节性红斑更常见，后者通常没有中性粒细胞血管炎[29, 31]。结节性红斑样皮损在组织学上类似于结节性血管炎，但很少伴肉芽肿的形成[29](第 12 章)。皮肤活检对于包括恶性肿瘤在内的鉴别诊断非常重要[32]。

血栓性浅静脉炎及血栓性静脉炎

血栓性浅静脉炎(ST)是 BS 中最常见的静脉受累类型[33]。它表现为可扪及的皮下结节或条索状硬化，表面皮肤变红，伴疼痛。旧结节愈合后，该受累静脉上又可出现新结节[25]。ST 可累及大隐静脉和下肢大静脉、下肢小静脉。

用肉眼可能难以区分 ST 和结节性红斑样皮损。ST 在男性中更常见[33]，且 ST 的出现表明疾病更为严重。ST 与中枢神经系统的深静脉血栓和硬脑膜窦血栓有关。因此，区分 ST 和结节性红斑样皮损非常重要，通过高分辨率超声检查可以实现[35]。血栓性浅静脉炎表现为低回声结节且探头按压时无收缩，而结节性红斑样皮损则表现为高回声结节。

下肢深静脉血栓形成和慢性复发性静脉血栓可导致下肢静脉功能不全和淤积性皮炎，临床表现为红斑、硬结、色素沉着、水肿，最后进展为淤积性溃疡，通常双腿同时受累。运动性静脉跛行是 BS 患者腿部静脉受累的常见症状[36]。

丘疹样皮损、假性毛囊炎及痤疮样毛囊炎

在过去几年中，关于 BS 丘疹样皮损的性质和发生率一直存在争议，主要问题在于很多患者中出现的丘疹样皮损属于疾病的一部分，一些学者并不认同这一观点[37]。此外，皮肤科医生对确切的描述性术语也有一些分歧，尤其是如何区分痤疮病变和毛囊炎[38]。

丘疹样皮损和痤疮样皮损是 BS 常见的皮肤表现，患病率为 30%～96%[24-27]。它们的特征是毛囊或非毛囊性丘疹和周围有红斑环的脓疱(图 4-5)。痤疮样皮损的特征多种多样，可表现为炎性丘疹、

脓疱、结节和非炎性粉刺，在临床工作中，即使是有经验的皮肤科医生也很难将其与寻常痤疮区分[39]，组织学特点亦是如此[40]。唯一的区别是，与寻常型痤疮相比，BS 相关的痤疮样皮损四肢受累更为常见[41]。Kutlubay 等人[42]研究发现，与对照组相比，BS 患者腿部丘疹性皮损明显增多[43]。也有研究表明，BS 痤疮样皮损最常见的部位是躯干，其次是四肢，而寻常痤疮和其他皮肤病常发生于面部[41]。

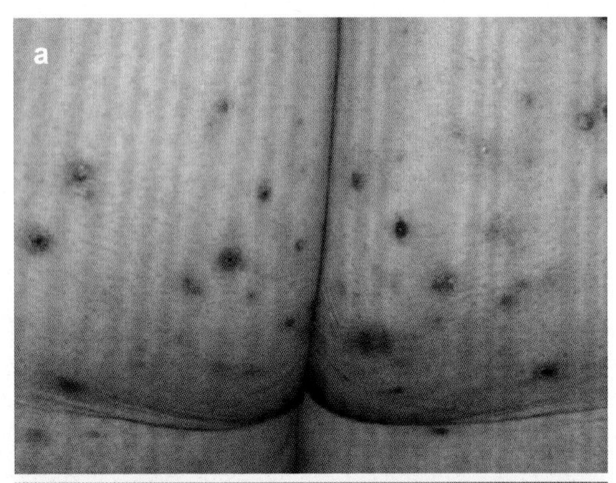

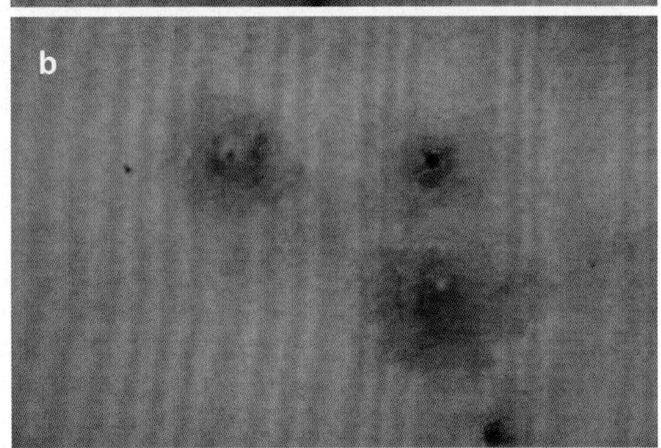

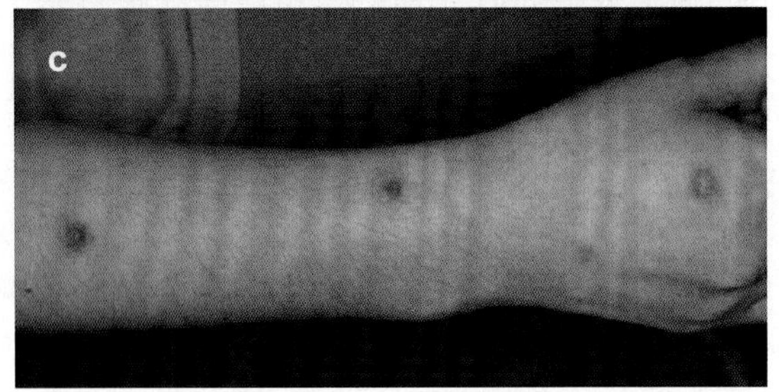

图 4–5　丘疹–脓疱样皮疹

BS 丘疹样皮损形成的机制尚不明确。由于 BS 的发病年龄通常在二三十岁，丘疹样皮损的出现可能与寻常痤疮的持续存在有关，而寻常痤疮是青春期最常见的皮肤病（60%～70%）[44]。ISG 标准要求，在未使用激素治疗的情况下，BS 的丘疹样皮损应该出现在青春期后[13]。此外，痤疮并不总是以青春期的结束而告终，在成年期仍然相对常见，5% 的男性和 20% 的女性在 25 岁时仍有痤疮[44-45]。因此，在 BS 中观察到的痤疮样皮损也可能是年龄较大时寻常痤疮持续存在的表现。遗传倾向在普通痤疮中发挥重要作用[46]，但 BS 中尚无正式的研究。一项研究表明，与对照组相似，随着 BS 患者年龄的增长，丘疹脓疱样皮损（papulopustular lesions，PPL）逐渐减少；然而，BS 患者在 50 岁后腿上仍有较多的 PPL，这些皮损在发病机制上与寻常痤疮有所不同[42]。

皮脂排泄是一种雄激素驱动的现象，众所周知，在寻常痤疮中皮脂排泄会增加[44，47]。在一项对照研究中，BS 患者的皮脂排泄量与寻常痤疮患者基本相同，且明显高于健康对照组、儿童和强直性脊柱炎患者，但与类风湿关节炎没有区别[48]。BS 在男性患者中病情明显更严重（第 2 章），这也提示雄激素可能参与了 BS 丘疹脓疱性皮损的发生发展。虽然没有直接证据，但有研究发现，男性丘疹样皮损中雄激素受体表达大于女性，且同一个患者的口腔溃疡、生殖器溃疡也有类似的特点。也有研究表明，丘疹脓疱样皮损的发生率似乎没有性别差异[4]。然而，Kutlubay 等人发现，男性 BS 患者丘疹性皮损的平均数高于女性[42]。

BS 相关的脓疱样皮损通常是非感染性炎性病变。然而一项研究表明，脓疱样皮损并非是无菌的[50]。BS 患者脓疱中优势菌为金黄色葡萄球菌和普雷沃特氏菌，痤疮患者的脓疱则以血浆凝固酶阴性葡萄球菌为主。普通痤疮中极少出现金黄色葡萄球菌[44]，而金黄色葡萄球菌是感染性毛囊炎的必要条件[38]。由此可以认为，BS 中至少有一部分有毛囊病变的痤疮样皮损有皮肤感染的倾向，这与 BS 固有免疫受损的特点是一致的[51]。

BS 的丘疹样皮损并不总是以毛囊为基础的，而痤疮样皮损通常是以毛囊为基础的。一些学者认为，由于滤泡病变具有非特异性，只有组织学证实为血管炎的非滤泡病变才是 BS 相关病变[37，52-54]。值得一提的是，这种区别在不完全符合所有诊断标准的 BS 患者中尤其重要，尽管这类患者在 BS 中的比例尚不明确。临床检查似乎并不能区分非毛囊性病变和非特异性毛囊性病变[55]。即使取样时小心避开毛囊区，这些病变的组织病理学也不一定能看到血管炎[56]。有研究结果表明，BS 的丘疹脓疱性皮损，无论是否出现在常见的痤疮部位，都无法通过组织学将其与寻常痤疮病变区分开来[43]。

研究表明，BS 中丘疹脓疱性皮损与关节炎密切相关[57]，提示皮损不是偶然发生的，而是 BS 症状的一部分。

其他皮损

根据病例系列报道及个案报道，BS 皮肤损害范围得以拓展，其中记录了许多不同寻常的临床表现。

BS 可能是 Sweet's 综合征的症状之一[70-71]。在一项病例系列报道中，BS 病程中出现这一症状的比例最高可达 4%[72]。这些病变通常位于面部和四肢，由炎性结节和斑块组成（图 4-6），且伴有疼痛[73]。由于原发性 Sweet's 综合征和 BS 皮肤表现之间可能有重叠的特征，如关节炎、口腔溃疡和葡萄膜炎，有时候两者的鉴别诊断只是同种疾病的不同表达方式。中性粒细胞皮肤病的特征不仅表现为组织病理学符合原发性或继发性血管炎的证据，而且表现为同一患者连续或同时出现的多种中性粒细胞皮肤病的重叠临床特征。BS、Sweet's 综合征、中性粒细胞分泌性汗腺炎、坏疽性脓皮病、肠道相关性皮肤病-关节炎综合征、类风湿性中性粒细胞皮炎和成人斯蒂尔病被归入中性粒细胞皮肤病范畴[74]。

生殖器外皮肤溃疡是罕见的，通常发生于腋窝和指间区域[75]。

表 4-1　白塞综合征中罕见的皮肤表现

皮肤血管炎
可触及的紫癜
Henoch-Schönlein 紫癜
大疱样坏死性血管炎
多动脉炎样皮损
中性粒细胞性皮肤病
Sweet's 样皮损
坏疽性腮腺炎
中性粒细胞性小汗腺炎
其他
冻疮样皮损、多形性红斑样病变、指甲下梗死、出血性大疱、疖、脓肿、卡波西肉瘤、肢端紫色丘疹样结节病变、脂肪样坏死

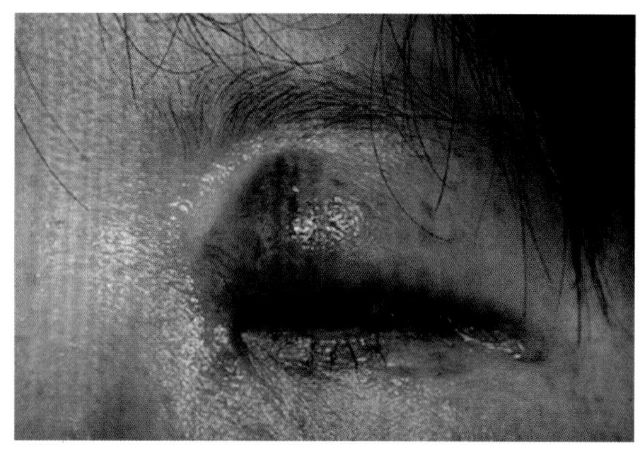

图 4-6　Sweet's 样皮损

BS 患者的腿部溃疡可能是血管炎或深静脉血栓引起的，其特点为慢性易复发性病变且难以治疗[58]。

皮肤针刺反应

在 BS 中可以观察到一个统一的炎性特征——创伤或其他炎性刺激导致炎症反应增强，出现阳性的针刺反应。在临床实践中，SPR 的诱导方法为将 20 号针垂直或倾斜刺入双侧前臂的 3 个不同部位的真皮层。过程中不需要使用盐水或其他化学溶液。针刺试验阳性定义为操作 48 小时内针刺部位出现丘疹或脓疱。若穿刺部位仅出现红斑则为阴性结果[76]（图 4-7）。SPR 与疾病活动或任何特定疾病表现无关[77-79]，在男性中更为明显[80]。在伊朗的一项研究中，针刺试验阳性与皮肤黏膜病变及胃肠道和神经系统受累呈正相关，与眼部受累呈负相关[81]。

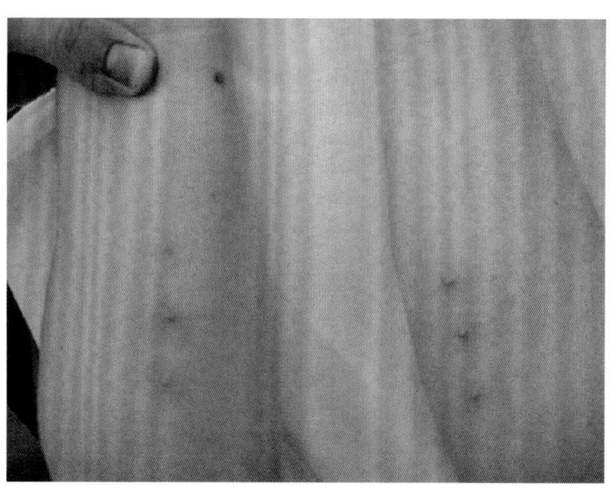

图 4-7　针刺试验阳性

针刺反应不局限于皮肤。任何破坏组织完整性的情况都可能导致 BS 发生炎症反应。常规血管造影干预后，创伤后动脉血栓和/或动脉瘤形成[82]，血管手术[82-84]、静脉穿刺引起的浅表血栓性静脉炎，眼内注射激素类药物后的眼部炎症[85]，以及消化道溃疡手术治疗后的吻合口溃疡[86]都是不同部位触发的针刺反应的例子。SPR 伤口愈合时间是正常的[87]。

SPR 是 ISG 标准中有诊断意义的病变之一[13]，然而，它的可重复性有限，地理差异很大，在低发病率地区的阳性率很低[6, 79]。在不同地区，针刺反应阳性率波动在 30% 到 70% 不等[6]。有回顾性研究表明，BS 患者 SRP 阳性率正逐年下降[6]。下降的原因可能与使用创伤较小的一次性针头进行试验有关[88]。此外，使用较钝的针进行试验可提高 SPR 的阳性率[89]，而在清洁的皮肤上诱导 SPR，阳性率则降低[90]。

相较于传统的针刺试验，以皮内注射尿酸钠（monosodium urate，MSU）结晶的方式诱导 SRP 可提高试验的敏感性和可重复性[91]。与传统的针刺试验不同，MSU 可诱发皮肤的红斑性皮损。BS 患者针刺试验阳性的表现为针刺处 48 小时内出现持续性红斑，且红斑的直径通常明显大于健康对照组。在土耳其的一项研究中，以其他疾病，包括家族性地中海热（FMF）、类风湿关节炎、强直性脊柱炎和系统性红斑狼疮的患者作为对照组，BS 患者针刺试验的敏感性为 60%，而特异性可达 100%。然而，在英国人群中，BS 患者 MSU 诱导针刺反应的敏感性（93%）高于经典的针刺试验（28%），但在健康对照组和疾病对照组（包括类风湿关节炎和强直性脊柱炎患者）中特异性较低，分别为 18% 和 25%[79]。以注射自身唾液诱导 SRP，或通过皮肤镜检查结果均可提高 SRP 的阳性率[92-93]。

为了提高针刺试验的敏感性和特异性，人们进行了许多尝试。Sevim 等人的研究表明，若仅凭肉眼评估，不同的内科医生可以给出不同的结果，这是一种主观的评估方法。然而，当两名医生使用皮肤镜进行评估时，这种差异就消失了。所以在评估针刺试验的结果时，Sevim 等人建议在患者完成针刺实验第 48 小时就诊时，除肉眼评估外，还须常规做皮肤镜检查[94]。

SPR 体现了 T 细胞介导的免疫反应的特征[95-97]。通过对比正常对照组和 SPR 阳性的 BS 患者针刺后皮肤免疫反应，研究人员发现，与正常皮肤在最初 8 小时内观察到的自限性固有免疫相关炎性反应不同，SPR 部位在 48 小时后出现了放大的 Th1 型炎症反应[96]。其特点是损伤部位有大量成熟的树突状细胞、单核细胞和 $CD4^+$T 淋巴细胞浸润。在白塞综合征 SPR 阳性的患者的皮肤中，Th1 型细胞因子（IFN-γ、IL-12p40、IL-15）和趋化因子（MIP3-α、IP-10、Mig 和 ITAC）以及黏附分子（ICAM-1、VCAM-1）在第 48 小时时升高，而在正常对照组的皮肤中则无此现象。

此外，并非所有 SRP 阳性的皮肤中均出现 T 细胞介导的免疫反应。研究表明，有些皮肤以中性粒细胞炎性浸润为主，其中一些表现出白细胞破碎性血管炎的特征[98-99]，有些皮肤以肥大细胞浸润为主[100-102]。不同细胞的浸润是否反映了组织炎症的不同致病机制，这尚不明确；浸润的性质是否取决于活检的时间或诱发 SPR 的方式（如组胺），这并无相关研究。然而，免疫组织学研究表明，SRP 与抗体或免疫复合物介导的免疫反应无关[99]。

SPR 阳性部位过度 Th1 型免疫反应的机制尚不清楚。免疫组织学研究表明，炎症反应的发生机制有以下两种可能：①固有免疫反应不足，导致代偿性适应性免疫反应；②作用于适应性免疫反应的调节机制不足[95-96]。

人们推测，正如在接受 IFN-α 免疫激活治疗的慢性粒细胞白血病患者中出现 SPR 那样，对比例异常的白细胞群的免疫启动是针刺反应的必经过程[102]。然而，与接受环孢素 A、硫唑嘌呤、秋水仙碱及不接受治疗的 BS 患者相比，接受 IFN-α 治疗的 BS 患者针刺试验的阳性率并不高[103]。一项用依那西普治疗 BS 患者的短期对照研究表明，阻断 TNF-α 并不能抑制 SPR，但对控制 BS 的大部分黏膜和皮肤表现却非常有效[15]。

鉴别诊断

在出现 BS 典型体征和症状的患者中进行鉴别诊断并不困难，但鉴别诊断必须包含许多与口腔、生殖器和皮肤病变相关的疾病（表 4-2）。一方面，复杂性口疮是复发性口腔溃疡的一种严重形式，其特征是几乎不间断地出现口腔溃疡，并伴有或不伴有生殖器溃疡[10]。复杂性口疮通常与生殖器溃疡一起出现，可能是 BS 的不完整形式[104-105]。另一方面，复杂性口疮也可能与其他的全身性疾病有关，包括外阴尖锐湿疣、Reiter 综合征、口腔和生殖器溃疡伴软骨炎（MAGIC）综合征、自身炎症性疾病，如 PFAPA 综合征（周期性发热、口腔溃疡、咽炎、淋巴结肿大）以及周期性中性粒细胞减少症（表 4-2）。

一些表现为非口腔溃疡性病变或生殖器病变的皮肤黏膜疾病可能需要与 BS 相鉴别。有多形性红斑、自身免疫性大疱病（如黏膜类天疱疮和寻常型天疱疮）以及糜烂性扁平苔藓、外阴阴道炎的患者为鉴别重点[106]。大疱性皮肤病是黏膜和皮肤的水疱性疾病。黏膜受累主要包括口腔黏膜，但也可能包括结膜、鼻咽、喉、食道、生殖器和直肠黏膜。某些感染和药物相关的超敏反应也可出现多形性红斑，表现为多形性斑疹、丘疹和特征性靶状皮损。但感染及超敏反应很少累及黏膜，偶有口腔黏膜受累。多形性红斑多于 3~5 周自行消退，无后遗症，但可能会复发。扁平苔藓通常只定植于皮肤表面，其特征性皮损表现为紫罗兰色的多边形丘疹和斑块，平铺于皮肤表面，伴有强烈瘙痒。口腔扁平苔藓的典型表现为网状或糜烂性病变，伴有放射状条纹；男性生殖器的扁平苔藓表现为龟头处的紫罗兰色丘疹；而女性可能会出现外阴处的紫红色丘疹、局部组织的肥厚或糜烂。

炎症性肠病（IBD）与 BS 有许多重叠的临床特征。IBD 的患者不仅可出现复发性口腔溃疡，还可出现结节性红斑、丘疹性病变、关节炎和眼部炎症，如虹膜炎或葡萄膜炎等症状。

表 4-2　白塞综合征的鉴别诊断

与口腔溃疡、生殖器黏膜病变有关的疾病	与 BS 的鉴别要点
皮肤病变	
复发性口疮	复发性口腔溃疡和生殖器溃疡的特发性表现是 BS 的不完全形式
急性外阴溃疡	合并肠胃炎
固定性药疹	同一部位反复出现的局限、边界清晰的皮肤药物反应
多形性红斑和 Stevens－Johnson 综合征	典型的靶形皮损

续表4-2

与口腔溃疡、生殖器黏膜病变有关的疾病	与 BS 的鉴别要点
自身免疫性大疱性疾病	
天疱疮	黏膜起泡、皮肤损伤及糜烂
黏膜类天疱疮	
糜烂性扁平苔藓	丘疹、鳞状皮损伴瘙痒，散在或脱屑，口腔和生殖器黏膜病变
系统病变	
炎症性肠病	生殖器溃疡罕见，针刺试验仅有 8%的阳性率
乳糜泻	对无麸质饮食的不同反应
造血原料缺乏（铁、维生素 B12、叶酸）	对补充治疗的不同反应
SLE	无生殖器受累
Reiter's 综合征	皮肤扁平苔藓、环状龟头炎、结膜炎、尿道炎、关节炎
MAGIC 综合征	复发性多软骨炎
周期性中性粒细胞减少症	发作期出现中性粒细胞减少
自身炎症性疾病（FMF、PFAPA 综合征、高 IgD）	儿童时期起病，发作时表现为发热
感染性疾病	
急性坏死性溃疡性龈口炎	细菌感染累及牙乳头
梅毒	口腔溃疡、生殖器溃疡和肛门溃疡（一期、二期、三期梅毒）
艾滋病	通常出现大口疮，CD4+细胞计数<100/mm^3
单纯疱疹病毒	沿唇缘分布或在生殖器外皮的红色小水泡簇
手足口病	水泡性口腔黏膜病变、手足病变
传染性单核细胞增多症	发热、咽炎
口腔癌	溃疡持续时间>6 周，口腔黏膜有红色或白色斑块，年龄>45 岁，有吸烟史

一项土耳其的研究对 223 例 IBD 患者进行了 ISG 标准的初步筛选，结果发现有口腔溃疡的患者占 20%，有丘疹脓疱病变的患者占 25%，SPR 阳性

的患者占8%，5例患者有结节性红斑，4例患者有生殖器溃疡病史但未观察到瘢痕，4例有关节炎，2例有葡萄膜炎。只有2例溃疡性结肠炎患者符合BS的ISG标准[107]。同一临床机构的一项研究评估了302例BS患者和438例患有其他风湿病的患者（主要包括IBD和FMF）中ISG标准的符合情况[108]。只有5例患者符合BS的ISG诊断标准。这表明ISG标准在区分个体的时候效果不甚理想，但总体来说在一定程度上能够区分BS和IBD。

SLE可出现黏膜病变，最常发生在口腔黏膜和鼻黏膜，其次是肛周区域[109]。而生殖器的溃疡在SLE中相对少见。一项横断面研究连续纳入48例女性SLE患者，结果并未发现生殖器溃疡或瘢痕。然而在BS患者中生殖器溃疡或瘢痕患者分别占20%和26%[110]。

皮肤黏膜病变的局部治疗

由于BS导致口腔溃疡的原因尚不清楚，因此口腔溃疡的治疗主要目的是缓解疼痛和促进愈合，缩短病程和降低复发率。有效的治疗包括使用皮质类固醇、免疫抑制剂和局部黏膜屏障保护剂[112]。

抗菌漱口水、局部利多卡因凝胶（2%～5%）和曲安奈德口腔糊剂可以用于减轻口疮疼痛，缩短愈合时间。地塞米松漱口水可用于治疗口腔后部的溃疡，在阿弗他溃疡主要病灶底部注射曲安奈德（5 mg/mL）可加速愈合。

在一项双盲试验中，硫糖铝口服悬浮液可以有效改善口腔阿弗他溃疡[113]，能够减少阿弗他溃疡的发生频率、疼痛，缩短愈合时间。具体做法为每次5 mL的硫糖铝口服混悬液，并使其在口腔中保持一段时间，每天4次。

局部应用抗菌剂、中效皮质类固醇软膏和湿敷料治疗阴囊、唇部、耻骨、腹股沟溃疡。

位于阴道前庭、阴道口和会阴部的大溃疡疼痛剧烈，且这些部位的溃疡也容易受到细菌污染，因此应加用局部抗菌剂。对于严重病例，可以加用中等剂量的全身性类固醇。沙利度胺以及免疫抑制剂，如硫唑嘌呤也可用于特定患者。这些溃疡通常会在3~4周愈合并形成瘢痕和纤维化。为了预防复发，可考虑长期使用免疫抑制剂。研究表明，阿普斯特可以减少与BS相关的口腔溃疡[114]。

在一项开放性试验中，阿奇霉素可减少丘疹脓疱病灶和口腔溃疡的数量[115]。由于BS患者的丘疹脓疱病灶不是无菌的[50]，因此这种治疗方法似乎合理。

在单独的双盲安慰剂对照研究中，口腔糊剂、含片（包括含有干扰素-α的制剂）和外用环孢素A均未显示对治疗BS口腔溃疡有效[116-117]。在一项双盲试验中，4%色氨酸凝胶在控制生殖器溃疡方面无效[118]。

在一项初步研究中，乳酸杆菌含片被证明可有效控制口腔溃疡[119]。然而还需要采用更加严谨的对照研究进一步探讨。

最后，用湿敷料、弹力绷带、含有氧化锌和胶原酶的锌软膏以及伤口敷料治疗腿部淤滞性溃疡，休息和抬腿也有益处。BS的局部治疗有不同等级的证据推荐[120-121]。

参考文献

1. Behçet H. Ueber rezidivierende aphtose durch ein virus verursachte geschwuere am mund, am auge und an den genitalien. Dermatol Wochenschr. 1937; 105: 1152.
2. YaziciH, YurdakulS, Hamuryudan V. Behçet's syndrome. In: Maddison PJ, Isenberg DA, Woo P, Glass DN, editors. Oxford textbook of rheumatology. 2nd ed. Oxford: Oxford University Press; 1998. p. 1394-402.
3. Zunt SL. Recurrent aphthous stomatitis. Dermatol Clin. 2003; 21: 33-9.
4. Gürler A, Boyvat A, Tursen U. Clinical manifestations of Behçet's disease. An analysis of 2147 patients. Yonsei Med J. 1997; 38: 423-7.
5. Alpsoy E, Dönmez L, Önder M, et al. Clinical features and natural course of Behçet's disease in 661 cases. A multicenter study. Br J Dermatol. 2007; 157: 901-6.
6. Saylan T, Mat C, Fresko I, Melikoğlu M. Behçet's disease in the middle-east. Clin Dermatol. 1999; 17: 209-23.
7. Bang D, Hur W, Lee ES, Lee S. Prognosis and clinical relevance of recurrent oral ulceration in Behçet's disease. J Dermatol. 1995; 22: 926-9.
8. McCarthy MA, Garton RA, Jorizzo JL. Complex aphthosisand Behçet's disease. Dermatol Clin. 2003; 21: 41-8.
9. RogersRS III. Recurrent aphthous stomatitis in diagnosis of Behçet's disease. Yonsei Med J. 1997; 38: 370-9.
10. Letsinger JA, MacCarty MA, Jorizzo JL. Complex aphthosis: a large case series with evaluation algorithm and therapeutic ladder from topicals to thalidomide. J Am Acad Dermatol. 2005; 52: 500-8.
11. Ifeacho SN, Malhi G, Hamburger M. Recurrent aphtous

stomatitis and Behçet's disease: is there a link? XI International Congress on BD. Clin Exp Rheumatol. 2004; 22(4): 101.

12. Main DM, Chamberlain MA. Clinical differentiation of oral ulceration in Behçet's disease. Br J Rheumatol. 1992; 31: 767-70.
13. International Study Group for Behçet's Disease. Criteria for diagnosis of Behçet's disease. Lancet. 1990; 335: 1078-80.
14. Hamuryudan V, Mat C, Saip S, Ozyazgan Y, Siva A, Yurdakul S, et al. Thalidomide in the treatment of the mucocutaneous lesions of the Behçet's syndrome. A randomized, double-blind, placebo-controlled trial. Ann Intern Med. 1998; 128(6): 443-50.
15. Melikoglu M, Fresko I, Mat C, Ozyazgan Y, Gogus F, Yurdakul S, et al. Short-term trial of etanercept in Behçet's disease: a double blind, placebo controlled study. J Rheumatol. 2005; 32: 98-105.
16. Yurdakul S, Mat C, Tüzün Y, Ozyazgan Y, Hamuryudan V, Uysal O, et al. A double-blind trial of colchicine in Behçet's syndrome. Arthritis Rheum. 2001; 44(11): 2686-92.
17. Cosgun S, Seyahi E, Mat C, Yazici H. Female Behçet's syndrome patients have more severe oral ulceration. XI International congress on Behçet's disease. Clin Exp Rheumatol. 2004; 22: 86.
18. Krause I, Rosen Y, Kaplan I, Milo G, Guedj D, Molad Y, Weinberger A. Recurrent aphthous stomatitis in Behçet's disease: clinical features and correlation with systemic disease expression and severity. J Oral Pathol Med. 1999; 28(5): 193-6.
19. Mumcu G, Sur H, Inanc N, Karacayli U, Cimilli H, Sisman N, et al. A composite index for determining the impact of oral ulcer activity in Behçet's disease and recurrentaphthous stomatitis. JOral Pathol Med. 2009; 38(10): 785-91.
20. Sharquie KE, Al-Araji A, Hatem A. Oral pathergy test in Behçet's disease. Br J Dermatol. 2002; 146(1): 168-9.
21. Soy M, Erken E, Konca K, Ozbek S. Smoking and Behçet's disease. Clin Rheumatol. 2000; 19(6): 508-9.
22. Kaklamani VG, Tzonou A, Markomichelakis N, Papazoglou S, Kaklamanis PG. The effect of smoking on the clinical features of Adamantiades-Behçet's disease. Adv Exp Med Biol. 2003; 528: 323-7.
23. Mat C, Goksugur N, Ergin B, Yurdakul S, Yazici H. The frequency of scarring after genital ulcers in Behçet's syndrome: a prospective study. Int J Dermatol. 2006; 45: 554-6.
24. Bang D, Lee ES, Sohn S. Behçet's disease: a guide to its clinical understanding. Heidelberg: Springer; 2001.
25. Alpsoy E, Zouboulis CC, Ehrlich GE. Mucocutaneous lesions of Behçet's disease. Yonsei Med J. 2007; 48: 573-85.
26. Lee ES, Bang D, Lee S. Dermatologic manifestation of Behçet's disease. Yonsei Med J. 1997; 38: 380-9.
27. Lin P, Liang G. Behçet's disease: recommendation for clinical management of mucocutaneous lesions. J Clin Rheumatol. 2006; 12: 282-6.
28. Kim B, LeBoit PE. Histopathologic features of erythema nodosum-like lesion in Behçet's disease: a comparison with erythema nodosum focusing on the role of vasculitis. Am J Dermatopathol. 2000; 22: 379-90.
29. Demirkesen C, Tuzuner N, Mat C, Senocak M, Buyukbabani N, Tuzun Y, et al. Clinicopathologic evaluation of nodular cutaneous lesions of Behçet's syndrome. Am J Clin Pathol. 2001; 116: 341-6.
30. Yazici H, Tüzün Y, Pazarli H, Yurdakul S, Ozyazgan Y, Ozdoğan H, et al. Influence of age of onset and patient's sex on the prevalence and severity of manifestations of Behçet's syndrome. Ann Rheum Dis. 1984; 43(6): 783-9.
31. Mat CM, Demirkesen C, Melikoglu M, Yazici H. Behçet's syndrome. In: Sarzi-Puttuni P, Doria A, Girolomoni G, Kuhn A, editors. The skin and autoimmune disease. Amsterdam: Elsevier; 2006. p. 185-206.
32. Lee H, Kim SH, Lee SW, Zheng Z, Bang D, Kim DY. A case of extranodal natural killer/T-cell lymphoma mimicking refractory Behçet's disease. Acta Derm Venereol. 2015; 95(4): 491-2.
33. Kuzu MA, Ozaslan C, Köksoy C, Gürler A, Tüzüner A. Vascular involvement in Behçet's disease: 8-year audit. World J Surg. 1994; 18(6): 948-53.
34. TuncR, SaipS, SivaA, YaziciH. Cerebral venous thrombosis is associated with major vessel disease in Behçet's syndrome. Ann Rheum Dis. 2004; 63(12): 1693-4.
35. Kucukoglu S, Tunc R, Cetinkaya F, Demirkesen C, Mat C, Yazici H. The importance of cutaneous ultrasonography on the differentiation of nodular skin lesions seen in patients with Behçet's disease. Yonsei Med J. 2000; 41(3): S40.
36. Seyahi E, Yurdakul S. Behçet's syndrome and thrombosis. Mediterr J Hematol Infect Dis. 2011; 3(1): e2011026.
37. Jorizzo JL, Abernethy JL, White WL, Mangelsdorf HC, Zouboulis CC, Sarica R, et al. Mucocutaneous criteria for the diagnosis of Behçet's disease: an analysis of clinicopathologic data from multiple international centers. J Am Acad Dermatol. 1995; 32(6): 968-76.
38. Luelmo-Aguilar J, Santandreu MS. Folliculitis: recognition and management. Am J Clin Dermatol. 2004; 5(5): 301-10.
39. Yazici H, Hekim N, TüzünY, Serdaroglu S, Kotogyan A, Öz F, et al. Sex factor and Behçet's syndrome. In: Lehner

T, Barnes CG, editors. Recent advances in Behçet's disease. London: Royal Society of Medicine Services; 1986. p. 205-6.

40. Ergun T, Gurbuz O, Dogusoy G, Mat C, Yazici H. Histopathologic features of the spontaneous pustular lesions of Behçet's syndrome. Int J Dermatol. 1998; 37: 194-6.
41. Alpsoy E, Aktekin M, Er H, Durusoy C, Yilmaz E. A randomized, controlled and blinded study of papulopustular lesions in Turkish Behçet's patients. Int J Dermatol. 1998; 37(11): 839-42.
42. Kutlubay Z, Ozguler Y, Hatemi G, Tascilar K, Mat C, Yazici H. Papulopustular lesions according to age, sex and body parts in Behçet's syndrome patients compared health populations and diseased control. Ann Rheum Dis. 2017; 76: 619.
43. Kutlubay Z, Mat CM, Aydin Ö, Demirkesen C, Calay Ö, Engln B, et al. Histopathological and clinical evaluation of papulopustular lesions in Behçet's disease. Clin Exp Rheumatol. 2015; 33(6. Suppl 94): 101-6.
44. Kligman AM. An overview of acne. J Invest Dermatol. 1974; 62(3): 268-87.
45. Kligman AM. Postadolescent acne in women. Cutis. 1991; 48(1): 75-7.
46. Goulden V, McGeown CH, Cunliffe WJ. The familial risk of adult acne: a comparison between first-degree relatives of affected and unaffected individuals. Br J Dermatol. 1999; 141(2): 297-300.
47. Thiboutot D, Gilliland K, Light J, Lookingbill D. Androgen metabolism in sebaceous glands from subjects with and without acne. Arch Dermatol. 1999; 135(9): 1041-5.
48. Yazici H, Mat C, Deniz S, Iscimen A, Yurdakul S, Tuzun Y, et al. Sebum production is increased in Behçet's syndrome and even more so in rheumatoid arthritis. Clin Exp Rheumatol. 1987; 5(4): 371-4.
49. Alpsoy E, Elpek GO, Yilmaz F, Ciftcioglu MA, Akman A, Uzun S, et al. Androgen receptor levels of oral and genital ulcers and skin pathergy test in patients with Behçet's disease. Dermatology. 2005; 210(1): 31-5.
50. Hatemi G, Bahar H, Uysal S, Mat C, Gogus F, Masatlioglu S, et al. The pustular skin lesions in Behçet's syndrome are not sterile. Ann Rheum Dis. 2004; 63(11): 1450-2.
51. Inanc N, Mumcu G, Birtas E, Elbir Y, Yavuz S, Ergun T, et al. Serum mannose-binding lectin levels are decreased in Behçet's disease and associated with disease severity. J Rheumatol. 2005; 32(2): 287-91.
52. Alpsoy E, Uzun S, Akman A, Acar MA, Memişoglu HR, Başaran E. Histological and immunofluorescence findings of non - follicular papulopustular lesions in patients with Behçet's disease. J Eur Acad Dermatol Venereol. 2003; 17(5): 521-4.
53. Ilknur T, Pabuççuoglu U, Akin C, Lebe B, Gunes AT. Histopathologic and direct immunofluorescence findings of the papulopustular lesions in Behçet's disease. Eur J Dermatol. 2006; 16(2): 146-50.
54. Kalkan G, Karadag AS, Astarci HM, Akbay G, Ustun H, Eksioglu M. A histopathological approach: when papulopustular lesions should be in the diagnostic criteria of Behçet's disease? J Eur Acad Dermatol Venereol. 2009; 23(9): 1056-60.
55. Boyvat A, Heper AO, Koçyiğit P, Erekul S, Gürgey E. Can specific vessel-based papulopustular lesions of Behçet's disease be differentiated from non-specific follicular-based lesions clinically? Int J Dermatol. 2006; 45(7): 814-8.
56. Ergun T, Gürbüz O, Dogusoy G, Mat C, Yazici H. Histopathologic features of the spontaneous pustular lesions of Behçet's syndrome. Int J Dermatol. 1998; 37(3): 194-6.
57. Diri E, Mat C, Hamuryudan V, Yurdakul S, HizliN, Yazici H. Papulopustular skin lesions are seen more frequently in patients with Behçet's syndrome who have arthritis: a controlled and masked study. Ann Rheum Dis. 2001; 60(11): 1074-6.
58. Jung JY, Kim DY, Bang D. Leg ulcers in Behçet's disease. Br J Dermatol. 2008; 158: 172-203.
59. Oh SH, Lee JH, Shin JU, Bang D. Dermatological features in Behçet's disease-associated vena cava obstruction. Br J Dermatol. 2008; 159: 555-60.
60. Golan G, Beeri R, Mevorach D. Henoch-Schonlein purpura-like disease representing a flare of Behçet's disease. Br J Rheumatol. 1994; 33: 1198-9.
61. Park YW, Park JJ, Lee JB, et al. Development of Henoch-Schonlein purpura in a patient with Behçet's disease presenting with recurrent deep vein thrombosis. Clin Exp Rheumatol. 2007; 25: S96-8.
62. Chen KR, Kawahara Y, Miyakawa S, et al. Cutaneous vasculitis in Behçet's disease: a clinical and histopathologic study of 20 patients. J Am Acad Dermatol. 1997; 36: 689-96.
63. Bilic M, Mutasim DF. Neutrophilic eccrine hidradenitis in a patient with Behçet's disease. Cutis. 2001; 68: 107-11.
64. Nijsten TE, Meuleman L, Lambert J. Chronic pruritic neutrophilic eccrine hidradenitis in a patient with Behçet's disease. Br J Dermatol. 2002; 147: 797-800.
65. Mercader-Garcia P, Vilata-Corell JJ, Pardo-Sanchez J, et al. Neutrophilic eccrine hidradenitis in a patient with Behçet's disease. Acta Derm Venereol. 2003; 83: 395-6.
66. Cantini F, Salvarani C, Niccoli L, et al. Behçet's disease with unusual cutaneous lesions. J Rheumatol. 1998; 25: 2469-72.
67. Korkmaz C, Aydinli A, Erol N, et al. Widespread nocardiosis in two patients with Behçet's disease. Clin Exp Rheumatol. 2001; 19: 459-62.

68. King R, Crowson AN, Murray E, et al. Acral purpuric papulonodular lesions as a manifestation of Behçet's disease. Int J Dermatol. 1995; 34: 190-2.
69. Aydin F, Senturk N, Yildiz L, et al. Behçet's disease with unusual cutaneous lesions. J Eur Acad Dermatol Venereol. 2006; 20: 106-7.
70. Callen PR. Sweet's syndrome-a comprehensive review of an acute febrile neutrophilic dermatosis. Orphanet J Rare Dis. 2007; 2: 34.
71. Magro CM, Crowson AN. Cutaneous manifestations of Behçet's disease. Int J Dermatol. 1995; 34: 159-65.
72. Hui-li S, Zheng-ji H. Study on cutaneous lesions in Behçet's disease and meanings of relative laboratory parameters. In: Godeau F, Weschler B, editors. Behçet's disease, proceedings of the sixth international conference on Behçet's disease. Amsterdam: Excerpta Medica; 1993. p. 325.
73. Oguz O, Serdaroglu S, Tuzun Y, Erdogan N, Yazici H, Savaskan H. Acute febrile neutrophilic dermatosis associated with Behçet's syndrome. Int J Dermatol. 1992; 31: 645-6.
74. Nelson CA, Stephen S, Ashchyan HJ, James WD, Micheletti RG, Rosenbach M. Neutrophilic dermatoses. Part I. Pathogenesis, sweet syndrome, neutrophilic eccrine hidradenitis. J Am Acad Dermatol. 2018; 79(6): 987-1006.
75. Azizlerli G, Ozarmagan G, Ovul C, Sarica R, Mustafa SO. A new kind of skin lesion in Behçet's disease: extragenital ulcers. Acta Derm Venereol. 1992; 72: 286.
76. Kutlubay Z, Tüzün Y, Wolf R. Pathergy test as a diagnostic tool. Skinmed. 2017; 15(2): 97-104.
77. Ozarmagan G, Saylan T, Azizlerli G, Ovul C, Aksungur VL. Re-evaluation of the pathergy test in Behçet's disease. Acta Derm Venereol. 1991; 71: 75-6.
78. Krause I, Molad Y, Mitrani M, Weinberger A. Pathergy reaction in Behçet's disease: lack of correlation with mucocutaneous manifestations and systemic disease expression. Clin Exp Rheumatol. 2000; 18: 71-4.
79. Cakir N, Yazici H, Chamberlain MA, Barnes CG, Yurdakul S, Atasoy S, et al. Response to intradermal injection of monosodium urate crystals in Behçet's syndrome. Ann Rheum Dis. 1991; 50: 634-6.
80. Yazici H, Tüzün Y, Tanman AB, Yurdakul S, Serdaroglu S, Pazarli H, et al. Male patients with Behçet's syndrome have stronger pathergy reactions. Clin Exp Rheumatol. 1985; 3(2): 137-41.
81. Faezi ST. Pathergy test in Behçet's disease: diagnostic or prognostic? Clin Exp Rheumatol. 2016; 34. (Suppl. 102: S161.
82. Alpagut U, Ugurlucan M, Dayioglu E. Major arterial involvement and review of Behçet's disease. Ann Vasc Surg. 2007; 21(2): 232-9.
83. Tüzün H, Sayin A, Karaözbek Y, Erdağ A, Coskun H, Vural FS. Peripheral aneurysms in Behçet's disease. Cardiovasc Surg. 1993; 1(3): 220-4.
84. Tüzün H, Besirli K, Sayin A, Vural FS, Hamuryudan V, Hizli N, et al. Management of aneurysms in Behçet's syndrome: an analysis of 24 patients. Surgery. 1997; 121(2): 150-6.
85. Yalcindag FN, Batioglu F. Pathergy-like reaction following intravitreal triamcinolone acetonide injection in a patient with Behçet's disease. Ocul Immunol Inflamm. 2008; 16(4): 181-3.
86. Choi IJ, Kim JS, Cha SD, Jung HC, Park JG, Song IS, et al. Long-term clinical course and prognostic factors in intestinal Behçet's disease. Dis Colon Rectum. 2000; 43(5): 692-700.
87. Mat MC, Nazarbaghi M, Tüzün Y, Hamuryudan V, H1zl1 N, Yurdakul S, et al. Wound healing in Behçet's syndrome. Int J Dermatol. 1998; 37: 120-3.
88. Ozarmagan G, Saylan T, Azizlerli G, Ovül C, Aksungur VL. Re-evaluation of the pathergy test in Behçet's disease. Acta Derm Venereol. 1991; 71(1): 75-6.
89. Dilsen N, Konice M, Aral O, Ocal L, Inanc M, Gül A. Comparative study of the skin pathergy test with blunt and sharp needles in Behçet's disease: confirmed specificity but decreased sensitivity with sharp needles. Ann Rheum Dis. 1993; 52: 823-5.
90. Fresko I, Yazici H, Bayramicli M, Yurdakul S, Mat C. Effect of surgical cleaning of the skin on the pathergy phenomenon in Behçet's syndrome. Ann Rheum Dis. 1993; 52: 619-20.
91. Fresko I, Ozsoy Y, Mat C, Melikoglu M, Tunc R, Yazici H. The response to the intradermal injection to monosodium urate in Behçet's syndrome and its comparison to the pathergy test. Yonsei Med J. 2000; 41(3): S25.
92. Togashi A, Sanae S, Kaneko F, Nakamura K, Oyama N. Skin prick test with self-saliva in patients with oralaphthoses: a new diagnostic pathergy for Behçet's disease and recurrent aphthosis. Inflamm Allergy Drug Tagets. 2011; 10(3): 164-70.
93. Scherrer MAR, Rocha VB, Garcia LC. Behçet's disease: review with emphasis on dermatological aspects. An Bras Dermatol. 2017; 92(4): 452-64.
94. Sevim A, Kutlubay Z, Engin B, Serdaroğlu S, Tüzün Y. Pathergy testing: prospective comparison of dermatoscopic evaluation and naked eye examination. In: 2nd international dermatology and cosmetology congress. 15-18 Mar 2017. p. 29-32.
95. Gul A, Esin S, Dilsen N, Konice M, Wigzell H, Biberfeld P. Immunohistology of skin pathergy reaction in Behçet's disease. Br J Dermatol. 1995; 132: 901-7.
96. Melikoglu M, Uysal S, Krueger JG, KaplanG, Gogus F,

Yazici H, et al. Characterization of the divergent wound-healing responses occurring in the pathergy reaction and normal healthy volunteers. J Immunol. 2006; 177: 6415-21.
97. Ben Ahmed M, Houman H, Miled M, Dellagi K, Louzir H. Involvement of chemokinesand Th1 cytokines in the pathogenesis of mucocutaneous lesions of Behçet's disease. Arthritis Rheum. 2004; 50: 2291-5.
98. Jorizzo JL, Solomon AR, Cavallo T. Behçet's syndrome. Immunopathologic and histopathologic assessment of pathergy lesions is useful in diagnosis and follow-up. Arch Pathol Lab Med. 1985; 109: 747-51.
99. Gilhar A, Winterstein G, Turani H, Landau J, Etzioni A. Skin hyperreactivity response (pathergy) in Behçet's disease. J Am Acad Dermatol. 1989; 21: 547-52.
100. Haim S, Sobel JD, Friedman-Birnbaum R, Lichtig C. Histological and direct immunofluorescence study of cutaneous hyperreactivity in Behçet's disease. Br J Dermatol. 1976; 95: 631-6.
101. Gilhar A, Haim S, Wolf V, Golan D. Mast cells in Behçet's disease: ultrastructural and histamine content studies. J Dermatol. 1983; 10: 185-6.
102. Budak-Alpdogan T, Demircay Z, Alpdogan O, Direskeneli H, Ergun T, Bayik M, et al. Skin hyper-reactivity of Behçet's patients (pathergy reaction) is also positive in interferon alpha-treated chronic myeloid leukaemia patients, indicating similarly altered neutrophil functions in both disorders. Ann Haematol. 1997; 74: 45-8.
103. Tascilar K, Baran A, Melikoglu M, Gogus F, Hatemi G, Yazici H. Effect of immunosuppressive treatment on skin pathergy reaction in Behçet's syndrome. Clin Exp Rheumatol. 2008; 26(4): 30.
104. Jorizzo JL, Taylor RS, Schmalstieg FC, Solomon AR Jr, Daniels JC, Rudloff HE, et al. Complex aphthosis: a forme fruste of Behçet's syndrome? J Am Acad Dermatol. 1985; 13(1): 80-4.
105. Keogan MT. Clinical ımmunology review series: an approach to the patient with recurrent orogenital ulceration, including Behçet's syndrome. Clin Exp Immunol. 2009; 156(1): 1-11.
106. Rogers RS 3rd. Pseudo-Behçet's disease. Dermatol Clin. 2003; 156(1): 49-61.
107. Hatemi I, Hatemi G, Celik AF, Melikoglu M, Arzuhal N, Mat C, et al. Frequency of pathergy phenomenon and other features of Behçet's syndrome among patients with inflammatory bowel disease. Clin Exp Rheumatol. 2008; 26: S91-5.
108. Tunc R, Uluhan A, Melikoglu M, Ozyazgan Y, Ozdogan H, Yazici H. A reassessment of the International Study Group criteria for the diagnosis (classification) of Behçet's syndrome. Clin Exp Rheumatol. 2001; 19(5 Suppl 24): S45-7.
109. Jonsson R, Heyden G, Westberg NG, Nyberg G. Oral mucosal lesions in systemic lupus erythematosus -a clinical, histopathological and immunopathological study. J Rheumatol. 1984; 11(1): 38-42.
110. Fresko I, Yazici H, Isci H, Yurdakul S. Genital ulceration in patients with systemic lupus erythematosus. Lupus. 1993; 2(2): 135.
111. Gül A. Behçet's disease as an autoinflammatory disorder. Curr Drug Targets Inflamm Allergy. 2005; 4(1): 81-3.
112. Taylor J, Glenny AM, Walsh T, Brocklehurst P, Riley P, Gorodkin R, et al. Interventions for the management of oral ulcers in Behçet's disease. Cochrane Database Syst Rev. 2014; 25(9): CD011018.
113. Alpsoy E, Er H, Durusoy C, Yilmaz E. The use of sucralfate suspension in the treatment of oral and genital ulceration of Behçet's disease: a randomized, placebo-controlled, double-blind study. Arch Dermatol. 1999; 135: 529-32.
114. Hatemi G, Melikoglu M, Tunc R, Korkmaz C, Ozturk BT, Mat C, et al. Apremilast for Behcet's syndrome-A phase 2, placebo-controlled study. N Engl J Med. 2015; 372: 1510-8.
115. Mumcu G, Ergun T, Elbir Y, et al. Clinical and immunological effects of azithromycin in Behçet's disease. J Oral Pathol Med. 2005; 34: 13-6.
116. Hamuryudan V, Yurdakul S, Serdaroglu S, Tuzun Y, Rosenkaimer F, Yazici H. Topical alpha interferon in the treatment of oral ulcers in Behçet's syndrome: a preliminary report. Clin Exp Rheumatol. 1990; 8: 51-4.
117. Ergun T, Gurbuz O, Yurdakul S, Hamuryudan V, Bekiroglu N, Yazici H. Topical cyclosporine-A for treatment of oral ulcers of Behçet's syndrome. Int J Dermatol. 1997; 36: 720.
118. Mat C, Tuzun T, Ozsoy Y, Erturk G, Mercan E, Fresko I, et al. Cromolyn gel 4% in the treatment of genital ulcers of Behçet's disease. In: Bang D, Lee ES, Lee S, editors. Proceeding of the international conference on Behçet's disease. Seoul: Design Mecca Publishing Co.; 2000. p. 907.
119. Tasli L, Mat C, De Simone C, Yazici H. Lactobacilli lozenges in the management of oral ulcers of Behçet's syndrome. Clin Exp Rheumatol. 2006; 24: S83-6.
120. Wilder EG, Frieder J, Sulhan S, Michel P, Cizenski J, Wright JM, Menter MA. Spectrum of orocutaneous disease associations: genodermatoses and inflammatory conditions. J Am Acad Dermatol. 2017; 77(5): 809-30.
121. Hatemi G, Christensen R, Bang D, et al. 2018 update of the EULAR recommendations for the management of Behçet's syndrome. Ann Rheum Dis. 2018; 77: 808-18.

（译者：韦雨颂　康进；审核：谢希　唐琪　陈进伟）

第 5 章

白塞综合征眼部受累

Yılmaz Özyazgan, Ilknur Tugal-Tutkun

眼部受累是白塞综合征重要的表现之一，也是BS主要的致病原因。有别于其他类型的葡萄膜炎，BS葡萄膜炎具有其特异性。

流行病学

约50%的BS患者可能出现眼部受累[1]。然而，在男性和年轻人中，这一比例可能高达70%，而在老年人和女性中，这一比例可能低至30%或更低[2]。

近年来，一项关于土耳其不同地区眼科诊所的多中心研究分析发现，在就诊的葡萄膜炎患者中，BS是最常见的诊断(25%)[3]，而日本相距18年的两个相似的研究显示这个比例分别为25%和6.2%[4-5]，美国波士顿的研究发现这个比例为2.5%[6]。这些数据一方面反映了不同地域之间发病率的差异，另一方面说明了即使是在总体发病率比较低的地区(如美国等)，BS在各亚专科临床也并不罕见。

基于医院病案资料的研究数据表明，眼部受累通常开始于BS发病的前几年[7-8]。常为单眼起病，大多数病例最终累及对侧眼。双侧受累的患者占BS眼部病变患者的3/4~4/5[7-8]。一项长达20年的Cerrahpasa研究发现，在研究始点时双眼发病的男性患者及女性患者比例分别为80%及64%，而在研究终点时双眼发病的男性患者及女性患者比例分别为87%及71%[7]。显著的性别差异在其他更严重的BS病变中也同样存在。

BS患者眼部炎症通常表现为全葡萄膜炎、视网膜炎及视网膜血管炎。有部分患者确实仅仅表现为单发的前部葡萄膜炎[3,8]。然而，很多患者随着时间的推移，仍可能进展为全葡萄膜炎。在BS眼部病变的病历资料中，需要对随访的时间进行具体说明。

早期可能仅有轻微的视力下降伴微量眼前漂浮物，随着疾病进展，BS葡萄膜炎相关病变对经验丰富的眼科医生而言就很好识别。土耳其学者对272例BS患者受累组织器官进行相关性分析发现，BS葡萄膜炎的发生独立于BS其他组织器官病变，与BS其他病变无明显相关性[9]。在眼前段和/或眼后段，可以观察到明显的非肉芽肿性葡萄膜炎，常合并阻塞性视网膜血管炎。

葡萄膜炎从字面意义上定义为局限于葡萄膜的病理改变。然而，在包括BS葡萄膜炎在内的很多类型的葡萄膜炎的发病过程中，当炎症波及眼中段及后极时，视网膜也常成为受累部位[10]。

临床症状和体征

疾病早期可仅出现轻度视力下降及轻微眼前漂浮物。部分患者主诉眼红、眼痛、畏光及流泪。

以上早期表现通常于数周后消退。疾病晚期可出现永久性视力损害。急性发作期以不同程度的视力下降为特征，有些病例视力可降至只能近距离看到手动。

“激活”是BS中一个重要的概念，是各种各样周期性炎症反应的基础，其对不同临床表现的评估、长期随访中的临床变异以及对预后的评估具有重要作用。由于BS眼部炎症发作的确切时间无法预测，每次发作的性质、非永久性的炎症反应在发作后几乎消失的特点以及每次发作可能造成的潜在眼部损害，都使其确切定义和记录变得非常重要。

BS眼部炎症表现可反复发作及消退，临床表现呈现动态变化，因此对BS眼部病变患者应该长时间密切耐心随访。短期观察可能会对疾病产生错误的认识，只有全面掌握各方面病历资料，才可以正确认识其确切的症状和体征。

根据病变发生的解剖部位的不同将症状和体征进行分类是一种很有用的方法，同时永久性临床表现和非永久性临床表现在每次随访中都应分开记录。

反映急性发作的前房表现

局限于前房的炎症常被称为非特异性虹膜睫状体炎，当炎症发生时，前房正常的生理平衡突然被破坏，虹膜血管渗透性发生突然性的病理改变。

前房细胞的出现是最具有特征性的炎症发作征象。炎症细胞自血液经过受损的血管内皮进入前房，在裂隙灯显微镜光束中表现为浮尘样微粒。由于角膜后表面及晶状体前表面的温度差，炎症细胞可随房水运动而自由活动。当眼球运动时，裂隙灯显微镜下前房细胞更容易被观察到。

前房闪辉是眼部炎症激活的另一体征，是处于炎症状态的虹膜血管渗出蛋白质而成。根据所渗出的蛋白质的密度不同，有时前房闪辉可呈雾状，导致虹膜细节窥视不清。有时前房内渗出的蛋白成分浓厚而致密，可表现为纤维蛋白凝块。在眼前部炎症被激活时，前房细胞和前房闪辉可同时存在，也可能不同时出现。前房细胞及前房闪辉同时出现时，二者程度可能不同，需要分开记录[11]。观察到前房细胞的时间可以很短，但是前房闪辉可以持续很长一段时间，提示血管损伤持续性存在。

前房积脓是BS眼部炎症激活的特征性病理改变(图5-1)。其由浓密的细胞性渗出物在重力作用下于前房下方积聚而成，组成成分为多形核白细胞、炎症物质及组织碎片等。前房积脓位置可变，可随着头部位置改变及患者的体位变化而变化，有时通过肉眼/手电筒即可观察到，但大多数情况需要借助裂隙灯显微镜才可以观察到。有时则仅出现在房角，需借助房角镜才可以观察到。前房积脓的出现可反映眼部炎症恶化的程度，但其可以不留任何后遗症而消退。在6%～12% BS眼部病变患者中，用裸眼，更多的是借助裂隙灯或房角镜可观察到前房积脓[8, 12-14]。使用激素治疗后前房积脓出现的概率可降低。如果患者能在疾病发生早期即行眼部检查，前房积脓的检出率会更高。不典型的积脓可不伴随结膜充血，称冷性前房积脓，通常见于正在接受强效免疫抑制剂治疗的患者出现炎症激活的时候。在大多数情况下，任何形式的前房积脓与重度全葡萄膜炎相关。

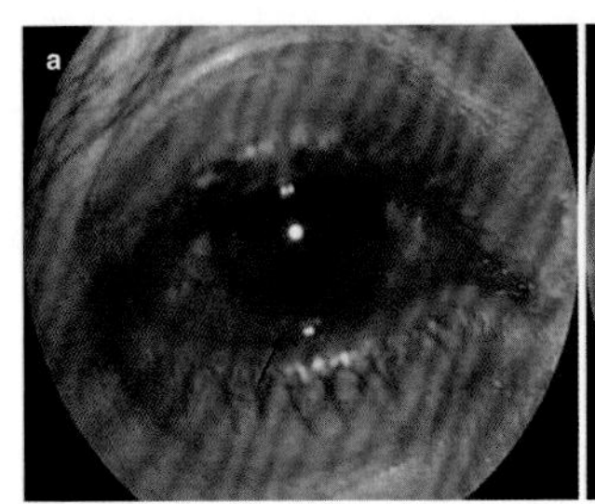

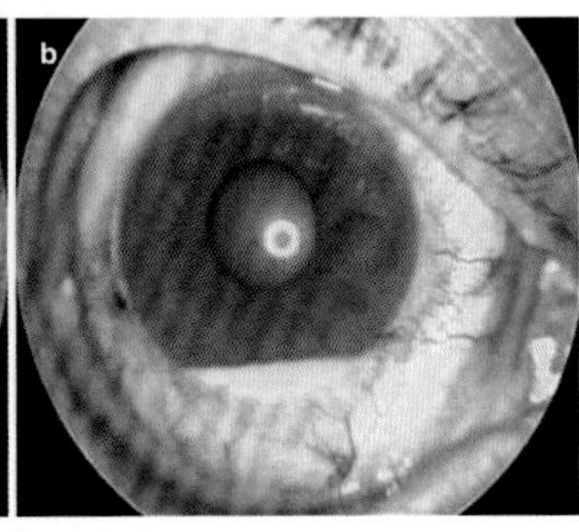

(a)急性发作期前房积脓；(b)在全身免疫抑制剂治疗中出现的冷性前房积脓。

图5-1 前房积脓和冷性前房积脓

炎症细胞在角膜内皮面沉积形成角膜后沉着物(keratic precipitates，KP)，这些炎症细胞主要为多形核白细胞及淋巴细胞，常出现在角膜下方且存在时间比较长，在裂隙灯下通常表现为角膜内皮面尘状沉积。

炎症细胞可以通过类似于出现在前房的方式出现在晶状体后方及前段玻璃体，通常提示睫状体受累，形似不透光炎症碎片，其存留的时间很长，可随着眼球运动而运动，但活动度低于前房细胞。

其他较少见的眼前段BS表现有结膜溃疡、表层巩膜炎、睫状体发红及睫状充血等(图5-2)[15-16]。

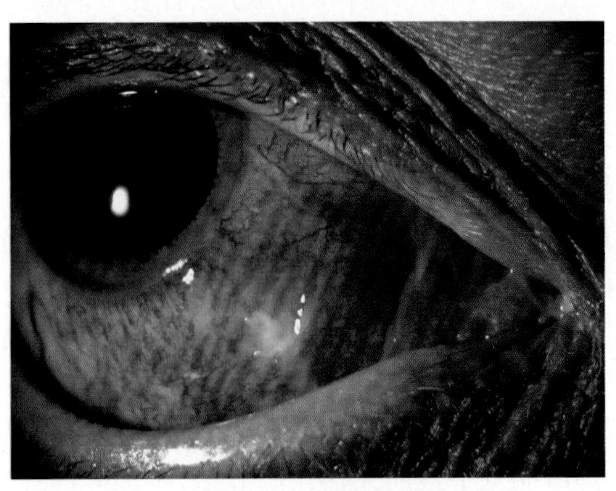

图5-2 结膜溃疡

反映永久损害的前房表现

瞳孔缘和/或虹膜后表面可与晶状体前表面贴附，引起组织结构相互粘连，称为虹膜后粘连。当粘连仅累及部分瞳孔缘时，为部分瞳孔后粘连；当其发生于瞳孔 360°范围，则称为完全性或环形虹膜后粘连。粘连发生时瞳孔缘形态不规则（不可逆）且维持在一个固定的位置（图 5-3）。长期的炎症激活及不充分的治疗可引起炎性物质发生纤维化，导致睫状体炎性假膜形成，覆盖于睫状体区域及晶状体前部，形成瞳孔闭锁或瞳孔膜闭。有时周边虹膜组织及角膜之间可出现虹膜前粘连，其发生机制与虹膜后粘连相似。

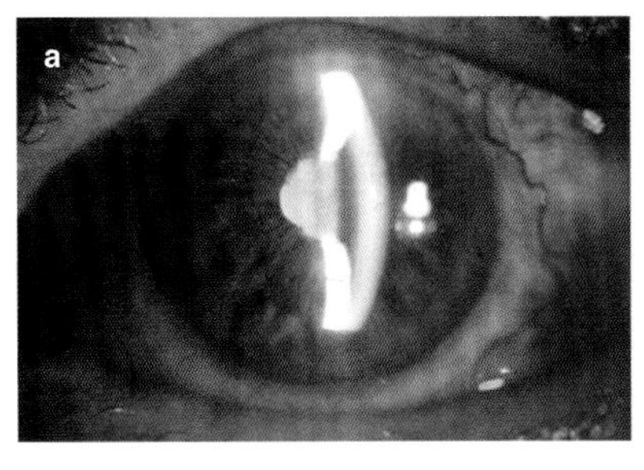
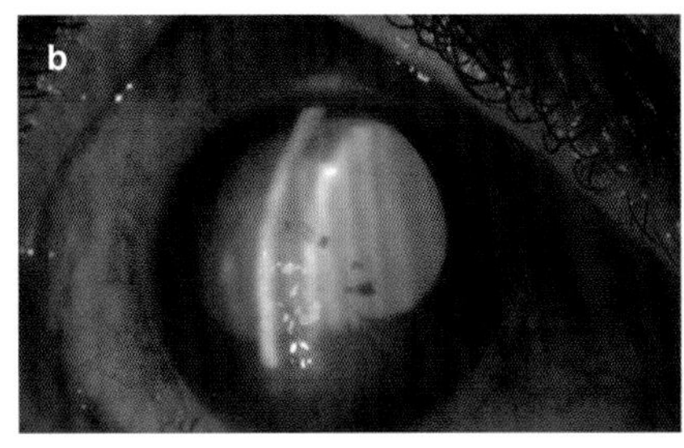
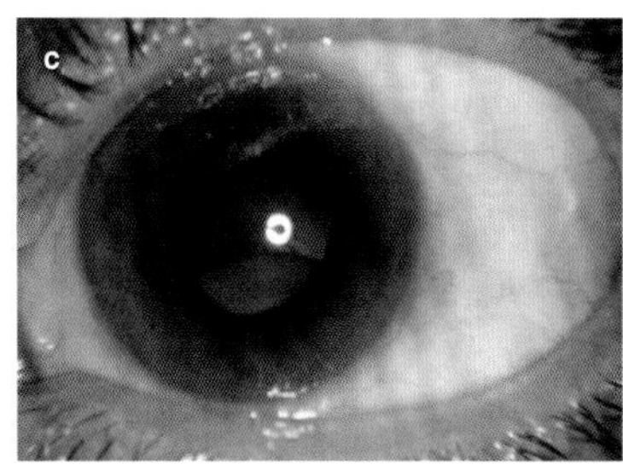

（a）虹膜后粘连、周边前粘连、浅前房及并发性白内障；（b）膨胀期白内障导致前房变浅和眼内压升高；（c）悬韧带功能不良导致的完全性晶状体脱位。

图 5-3　裂隙灯照相显示 BS 患者眼前段的结构损害

瞳孔闭锁或瞳孔膜闭锁阻碍房水流经瞳孔区，可导致瞳孔阻滞性青光眼。周边虹膜前粘连也可以阻碍房水流动路径而导致闭角型青光眼。BS 眼部病变患者发生继发性青光眼的比例约为 11%[17]。虹膜新生血管并不常见，其也可以引起继发性青光眼[18]。另外，炎症细胞及碎片堵塞小梁网结构、局部及全身长期使用激素，这些都可能通过阻碍房水循环而引起眼压升高，引起继发性青光眼。

反复发作的眼前段炎症释放的炎性相关因子以及激素的长期使用，均可引起晶状体代谢改变而导致白内障形成。这种类型的白内障主要位于后极部晶状体后囊下，也有部分病例形成成熟白内障和皮质性白内障。

反映急性发作的眼后段及视网膜表现

玻璃体混浊或者炎症是眼后段受累的主要体征，提示血视网膜屏障的破坏。其他表现均与视网膜直接相关。

源自睫状体或者视网膜血管床的血管内蛋白成分渗漏引起的玻璃体混浊，是眼后段炎症发作最敏感的体征。玻璃体混浊的程度在每次发作中均不同，故可用于炎症严重度的分级（图 5-4）。使用双目间接检眼镜配合 20D 前置镜检查或者裂隙灯显微镜配合 90D 前置镜检查，通过评估视乳头及视网膜细节，从而进行玻璃体混浊分级[4, 10]。

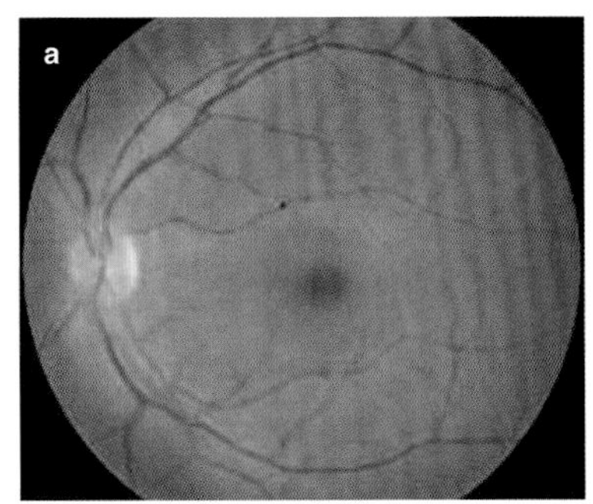
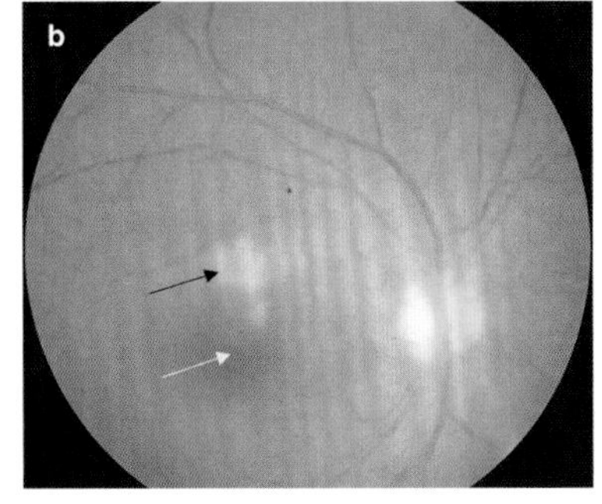
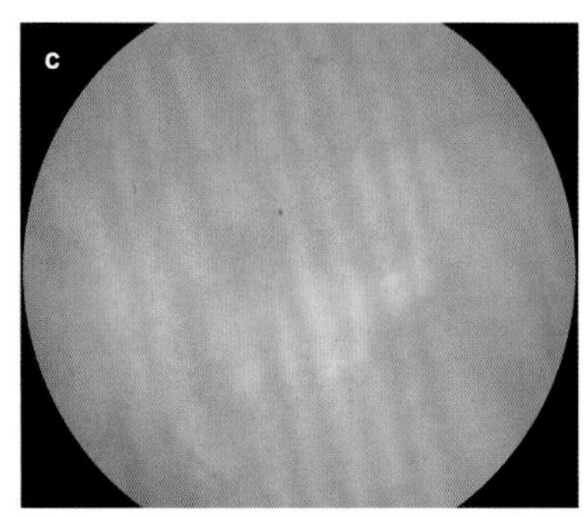

（a）轻度激活：轻微玻璃体混浊，眼底无明显改变；（b）中度激活：玻璃体混浊++，白色视网膜浸润（黑色箭头）及黄斑中心凹反光消失（黄色箭头）；（c）重度激活：玻璃体混浊+++，大量出血性视网膜浸润，其他眼底细节窥视不清。

图 5-4　炎症严重程度分级

在炎症急性发作期可以观察到玻璃体细胞，但其对于评估炎症发作的病理意义不及前房细胞。通过裂隙灯显微镜观察，可以发现细胞悬于玻璃体纤维中，数量不一。尽管其可随眼球移动而运动，但是活动度比前房细胞低，形态各异且无特征性，可在玻璃体腔中长时间存留。

视网膜受累在眼后段受累的 BS 患者中几乎是不可避免的。不同部位数量不一的视网膜浸润灶的出现提示眼后段炎症急性发作，这些病变可以在数天内消失而不遗留任何可见的脉络膜视网膜瘢痕。

视网膜病变的病理改变主要表现为闭塞性血管炎，可同时累及视网膜动脉及静脉，同时伴随受累区域的炎症及出血[19-20]。血管闭塞性病变反复发作时，可观察到不同程度的玻璃体混浊、视网膜水肿、深层或浅层视网膜出血及视网膜炎症浸润灶。作为视网膜炎症急性发作的一个体征，弥漫性视网膜水肿也出现于 BS 眼部病变中，但并不是很常见的。

黄斑囊样水肿(cystoid macular edema，CME)可能出现于急性发作期或急性炎症消退后，是视网膜损害的表现之一(图 5-5)。CME 有时很难处理，且可引起视力损伤。

在 BS 患者中，视网膜分支静脉阻塞(branch retinal vein occlusion，BRVO)有时可见，而视网膜中央静脉阻塞(central retinal vein occlusion，CRVO)不常见(图 5-6)，视网膜中央动脉阻塞(central retinal artery occlusion，CRAO)也很罕见。

视盘充血和视盘水肿以及视乳头炎是 BS 急性发作期眼后段组织受累病变中常见的体征，通常伴随其他类型 BS 眼后段病变出现。孤立性的双侧视乳头炎是硬脑膜窦血栓形成时的一种表现[21]，有时也可观察到不伴随神经系统受累的孤立性的视乳头水肿，可以理解为一种葡萄膜炎形式，如果没有找到其他致病原因，则应该接受抗炎治疗。

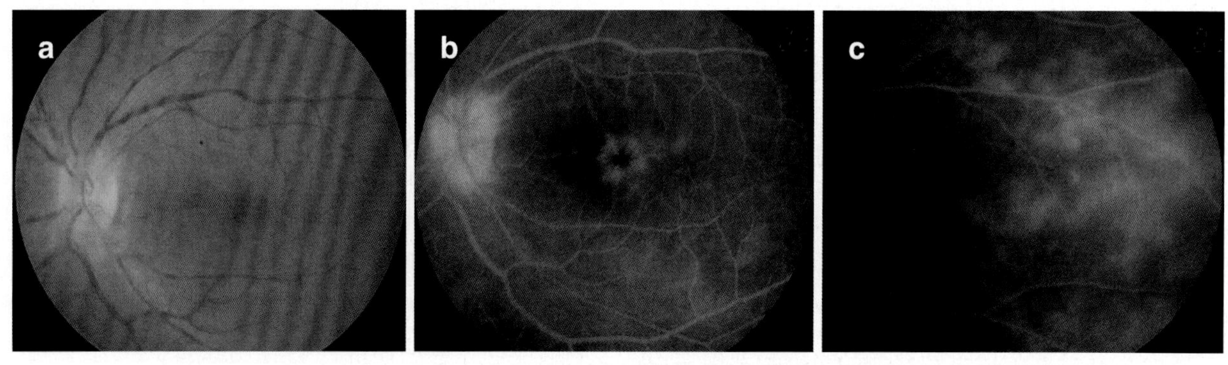

(a)BS 患者左眼眼底彩照显示中度激活及 CME；(b)FFA 显示视盘渗漏及典型的 CME 花瓣样改变；(c)周边视网膜血管弥漫性渗漏。

图 5-5 BS 患者出现黄斑囊样水肿

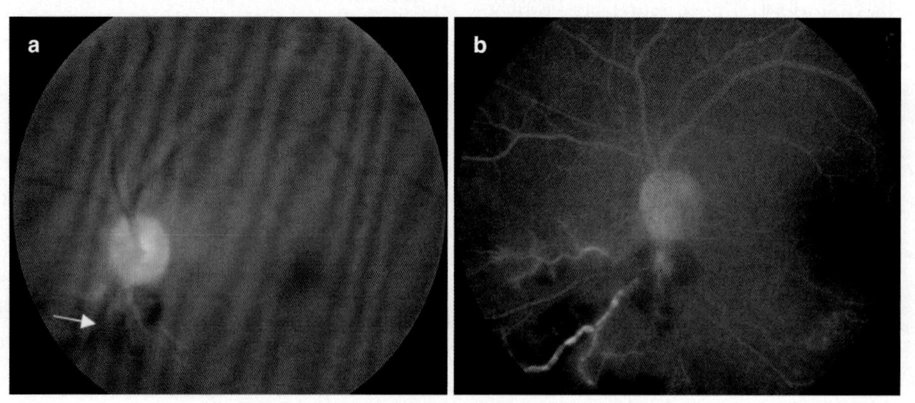

眼底彩照显示 BRVO(白色箭头)(a)及其对应的 FFA 影像(b)。

图 5-6 BS 患者出现视网膜中央静脉阻塞

反映永久性损害的眼后段及视网膜表现

除了急性发作期遗留的引起玻璃体混浊的形态不一的玻璃体细胞外，还可以观察到玻璃体均质胶原结构的破坏，偶可见玻璃体纤维。玻璃体后脱离也是其中一种后遗症。

多次血管阻塞反复发作会逐渐导致视网膜永久的萎缩性损害。与视网膜损害同步的视盘小血管炎可导致渐进性视乳头萎缩。少数病例可出现视盘新生血管(neovascularization of the optic disk，NVD)及视网膜新生血管(图 5-7)，主要为血管阻塞引起的缺氧所致。持续性视网膜血管炎症是视盘新生血管发生的更常见原因[22]。

反复发作的葡萄膜炎，特别是位于后极部的病变，可导致以视网膜为主的整个眼后段的损害，特别是视盘及黄斑区更容易受累。这些损害与炎症急性发作的次数及严重程度成正比[10]。随着黄斑及视神经的永久性损害逐渐进展，患者视力逐渐下降，最终可导致失明。反复发作的阻塞性血管炎最终可致视网膜血管变细、视网膜萎缩及纤维化、黄斑变性、视网膜前膜形成、视盘萎缩、不同程度的脉络膜视网膜瘢痕及视网膜色素上皮改变等(图 5-8)。少数病例也可以发生玻璃体积血、玻璃体牵拉、视网膜脱离及黄斑裂孔[23]。

低眼压是难治性全葡萄膜炎的常见晚期并发症，最终可引起眼球痨(萎缩及无功能的眼球)，是睫状体发生完全性及不可逆性萎缩及闭塞性纤维化的结果[24]。

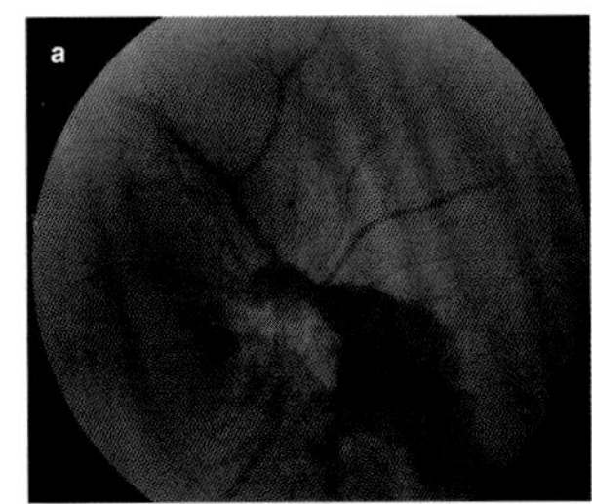

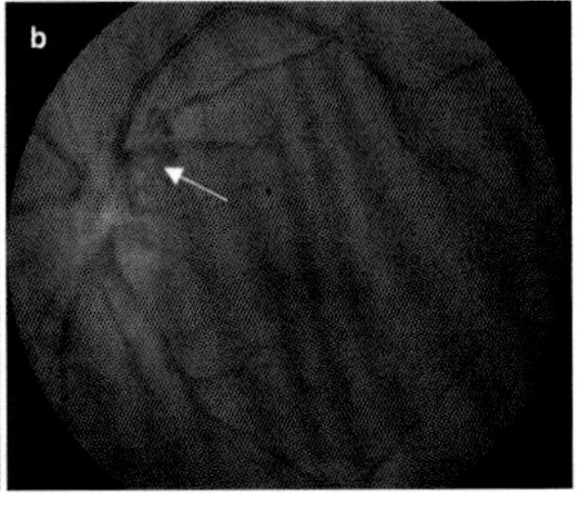

眼底彩照显示 BS 患者右眼(a)和左眼(b)的视盘新生血管(白色箭头)。注意右眼为新生血管引起的出血。

图 5-7　视盘新生血管

眼后段多模式影像检查

彩色眼底照相是 BS 眼部病变多模式影像检查中的必要检查项目，用于记录玻璃体混浊和活动性眼底病变，以及炎症的变化过程及其相关并发症。连续的彩色眼底照相，可以记录视网膜炎症的一过性及迁延复发特性，从而有助于与其他疾病相鉴别[25]。

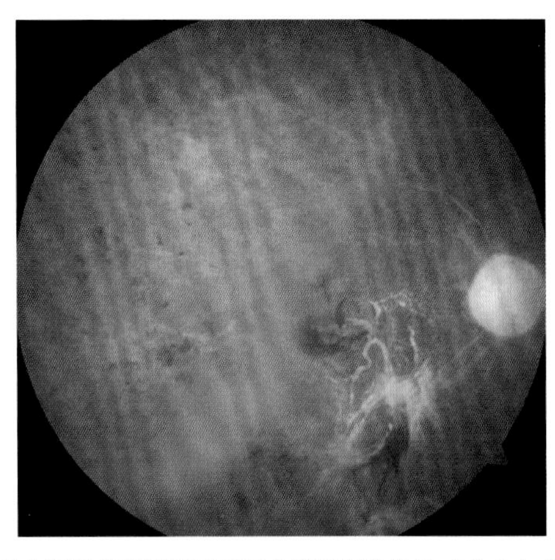

BS 患者右眼眼底彩照显示反复血管阻塞发作造成的永久性损害，可见视神经萎缩、视网膜影子血管出现、弥漫性视网膜萎缩、纤维化及色素改变。

图 5-8　永久性损害的表现

眼底荧光素造影(fundus fluorescein angiography，FFA)检查是用于评估视网膜及视盘血管结构的有用工具。特别是活体裂隙灯显微镜检查发现玻璃体混浊，但却未见伴随有明显视网膜炎症特征时，FFA 检查对治疗决策非常有用。当存在视盘水肿时，FFA 有助于 BS 眼部病变与其他视网膜血管炎性疾病相鉴别。Atmaca 研究团队的数据显示即使没有暂时性及永久性视网膜损害、急性发作体征或视力损害等改变，6.3%的 BS 患者在 FFA 中存在视网膜血管改变[26]。在眼后段受累的 BS 患者的急性发作及缓解期间，FFA 早期均表现为弥漫性血管渗漏，FFA 晚期可观察到视盘血管渗漏、弥漫性蕨样视网膜血管渗漏、毛细血管无灌注、视网膜侧支循环形成及视盘和视网膜新生血管等。当合并 CME 时，FFA 检查具有明显优势，可显示出黄斑中心凹周围微血管渗漏、黄斑区花瓣样外观及黄斑区缺血等，有助于明确诊断。FFA 也可以用作监测治疗疗效，超广角 FFA 特别适用于周边血管渗漏及缺血的检出及监测[25, 27]。

吲哚菁绿造影(indocyanine green angiography，ICGA)检查可以观察 BS 眼后段受累患者脉络膜血管结构的改变，可呈现不同类型的影像模式[28]。

ICGA 检查可显示高荧光/低荧光改变、脉络膜血管渗漏、不规则脉络膜充盈缺损等影像改变[29]，且可与疾病病程相关[10]。Gedik 团队对 25 例活动期 BS 患者的 49 只眼睛行 FFA 及 ICGA 检查，发现 37 只眼睛在 FFA 及 ICGA 上均有明显异常，8 只眼睛有 FFA 异常但无 ICGA 异常，仅有 1 只眼睛 ICGA 异常而 FFA 未见异常，这些结果提示 ICGA 检查对 BS 诊断无特异性，FFA 检查则是一个更敏感的检查方法，可用于在治疗和随访过程中监测疾病进程[30]。

光学相干断层扫描（optical coherence tomography，OCT）广泛用于 CME 的定量及定性检测，也可以用于检测黄斑变性、黄斑萎缩、黄斑前膜或裂孔形成等[25]。最近的一项研究对病程小于 4 年的活动期 BS 葡萄膜炎病例进行 OCT 分析，发现黄斑中心凹厚度可以作为评估炎症活动性的非侵入性检查手段，而 OCT 深度增强成像技术（enhanced depth imaging OCT，EDI-OCT）检测出的脉络膜厚度对评估疾病活动性的意义有限[31]。另外，EDI-OCT 发现 BS 葡萄膜炎晚期可出现脉络膜变薄[32]。

血管光学相干断层成像（optical coherence tomography angiography，OCTA）作为一种新型非侵入性检查手段，可有效地显示黄斑区微血管网结构。BS 葡萄膜炎 OCTA 可发现黄斑无血管区（foveal avascular zone，FAZ）显著扩大及血管密度特别是深层毛细血管丛血管密度降低[33-34]。这些指标的变化在治疗效果的监测评估过程中与临床的相关性需要进一步研究分析。

免疫组织病理学检查

BS 眼部病变免疫组织病理主要表现为伴随组织损害的血管周围炎。脉络膜层及视网膜色素上皮细胞层通常不是主要病变部位[8]。眼部组织为 $CD4^+$淋巴细胞、B 细胞和浆细胞浸润，形成非肉芽肿炎症[10]。Winter 和 Yukins 提出阻塞性血管炎是导致这些病理改变的原因[35]。Mullaney 和 Collum 等在 BS 眼部病变中发现坏死性小动脉炎和血栓性静脉炎[36]。

组织坏死，嗜中性粒细胞阻塞性血管周围炎，静脉、毛细血管和动脉的淋巴细胞和单核细胞浸润以及静脉血栓是 BS 的特征性病理改变[12]。随着眼内炎症恶化，中性粒细胞浸润可出现在前房（前房积脓）、角膜内皮面、虹膜、睫状体及脉络膜。还可以观察到血管周淋巴细胞及浆细胞浸润[37]。

随着疾病进展，反复发作的炎症可导致胶原纤维增殖、脉络膜增厚及睫状体炎性假膜形成，最后导致眼球萎缩及眼球痨[37]。血管炎症通过影响视神经血管导致视神经缺血，从而导致完全性及不完全性视神经萎缩[23]。在少数情况下，也可以观察到因视网膜阻塞性血管炎、毛细血管无灌注及毛细血管床缺失等引起的血管重塑及新生血管[38]。

临床过程和疾病预后

根据阻塞性血管炎所致缺血和炎症性视网膜损害的程度不同，患眼视力可有不同程度的下降。在后极部血管弓（自视盘直接分支而来的血管围绕黄斑而形成的结构）以内的区域受累及视神经损伤可导致不可逆性视力丧失。

BS 眼部病变根据解剖部位可分为眼前节炎症、眼后节炎症及全葡萄膜炎，解剖分类对 BS 眼部病变治疗和预后都很重要[10]。局限于眼前节的炎症发作可以使用局部治疗控制病情，相关损害可完全消失而不遗留永久性损害。但是，在某些病例中，反复发作的重度前房炎症也可引起诸如继发性青光眼和并发性白内障等在内的可处理的并发症，这些并发症的发生与炎症本身和抑制炎症的药物使用相关。眼后段受累的眼部炎症通常需要全身糖皮质类固醇激素联合免疫抑制剂治疗。对于眼后段受累或者全葡萄膜炎病例，炎症的严重程度、解剖位置以及临床病程决定了糖皮质类固醇激素的剂量和治疗时间，以及免疫抑制剂和免疫调节剂种类的选择。即使得到积极治疗，也有部分 BS 病例因视盘及视网膜的不可逆损害而致视力渐进性下降甚至失明。

北非的一项调查数据显示 BS 患者有 80% 出现眼部受累，其中 1/4 的患者失明[39]。日本的研究数据显示，1984—1993 年 BS 眼部病变视力损伤的比例比 1974—1983 年低，可能与治疗手段的进步相关[40]。Tugal-Tutkun 团队的研究显示，相比 20 世纪 80 年代，20 世纪 90 年代的男性 BS 患者视力损伤的比例降低[8]。因此，BS 眼部病变预后的改善与治疗手段的进步相关，包括更加积极和早期的免疫抑制剂治疗以及联合治疗。对于 BS 眼部病变，严密的随访、详尽的检查以及更积极的治疗是必需的。

BS 眼部病变的预后总体上已经得到显著改善，

究中未能达到主要终点[102-103]。

即使在使用目前已有的生物制剂的情况下，仍有部分患者的 BS 眼部病变未能得到控制，因此我们依然需要更多新的治疗方法(图 5-14)。

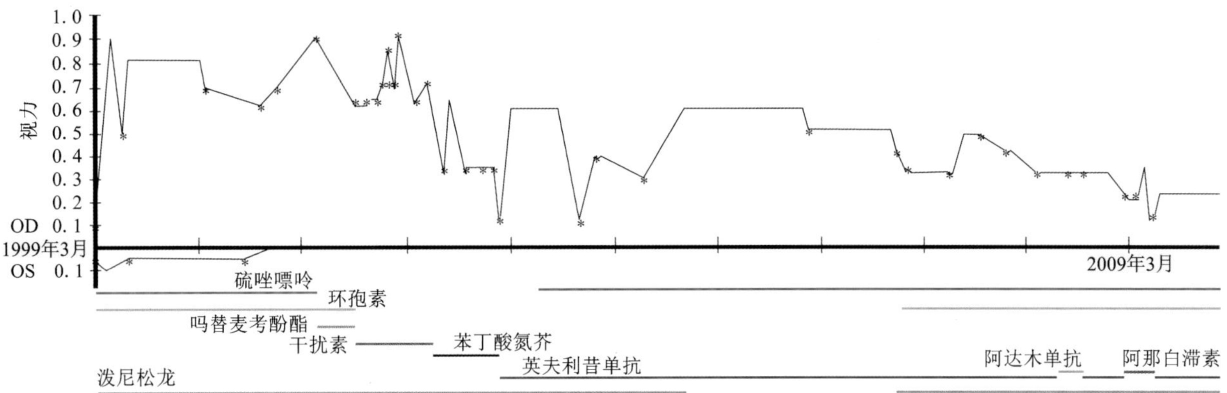

1999 年观察初始患者右眼视力为 0.1，左眼视力为指数。尽管使用泼尼松龙、硫唑嘌呤和环孢霉素 A 联合方案治疗，2 年后患者左眼仅剩光感。患者对图中所罗列的几种治疗均有抗药性。因此开始接受每个月注射英夫利昔单抗(10 mg/kg)联合硫唑嘌呤、环孢霉素和低剂量泼尼松龙治疗。但即使如此，在随后的随访中，病情也仅得到部分控制。最近尝试予以托珠单抗治疗，但右眼仍发生前房积脓性全葡萄膜炎。在 2018 年 9 月其右眼视力是 0.1。(＊表示随访过程中的葡萄膜炎发作时间点)

图 5-14　一例 12 岁青少年男性 BS 眼部病变患者在发病 10 年的治疗随访情况(1999 年 3 月至 2009 年 3 月)

局部治疗

对于仅表现为前段葡萄膜炎的病例，强效局部皮质类固醇激素滴眼液频繁点眼及睫状肌麻痹剂可以快速控制前房炎症。EULAR 委员会建议对具有预后不良因素(年轻、男性、发病年龄早等)的患者应该考虑全身免疫抑制剂治疗(循证等级为Ⅳ)[51]。

曲安奈德(triamcinolone，TA)是玻璃体腔注射眼部 BS 的一种辅助治疗方法，特别是出现单侧后葡萄膜炎/全葡萄膜炎重度发作或难治性黄斑水肿的病例[104-108]。然而这种治疗方式引起青光眼及白内障的发生率很高[104-105]，而且需要严密随访警惕可能出现的罕见但很严重的感染，如眼内炎及巨细胞病毒(CMV)视网膜炎等[109]。

缓释地塞米松玻璃体内植入剂问世以来，已成为有效且安全的难治性 BS 后段葡萄膜炎(图 5-15 和图 5-16)和/或难治性黄斑水肿(图 5-17 和图 5-18)的辅助治疗手段[110-111]。然而，因为其效果持续时间短暂，且重复注射会增加不良反应发生的风险，因此所有的患者都应该同时进行有效的全身治疗。0.59 mg 醋酸氟轻松玻璃体内植入剂效果更持久，但青光眼及白内障发生的风险非常高，需要行青光眼手术治疗的比例达 62%[112]，而需要行白内障手术治疗的病例达 95%[113]。

玻璃体腔抗血管内皮生长因子(VEGF)药物注射可以尝试用于 BS 黄斑水肿的治疗，特别是在既往使用激素治疗出现眼压升高的患者。在对小部分 BS 葡萄膜炎病例的观察中，抗 VEGF 药物眼内注射可以提高视力[114]。但最近的一项前瞻性非随机单盲研究发现，BS 葡萄膜炎患者进行抗 VEGF 药物(贝伐单抗)单眼眼内注射后，与对侧眼对比，黄斑水肿程度及视力改善的程度没有统计学差异[115]。抗 VEGF 药物可能在 BS 患者出现视盘/视网膜新生血管时疗效较佳。

氩激光光凝术可用于存在广泛视网膜缺血患眼的辅助治疗，目的是预防或治疗可能导致玻璃体积血及青光眼的新生血管[38]。近年来的研究发现，在大部分 BS 患者中，新生血管的出现主要是因为炎症的作用，而生物制剂可以促使新生血管完全消退[22, 116]。

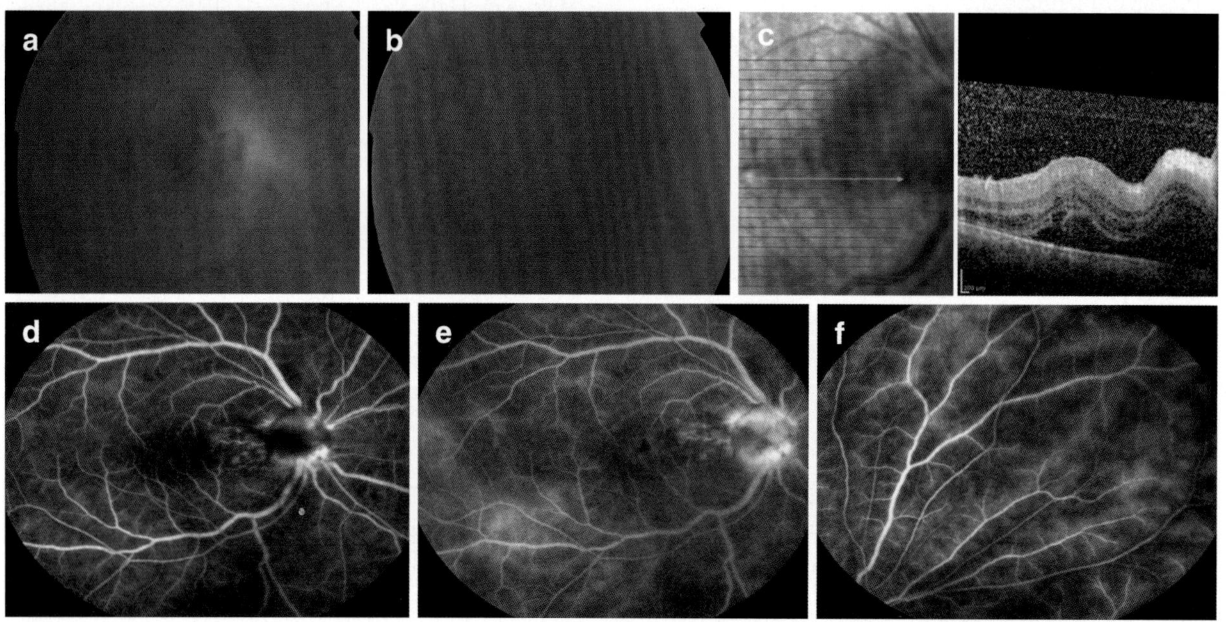

眼底彩照显示后极(a)及下方周边(b)明显的玻璃体混浊、视盘炎症和视盘旁视网膜出血及渗出；OCT 显示黄斑水肿及视网膜下液(c)；FFA 显示后极部早期(d)及晚期(e)的影像表现为视盘高荧光及弥漫性毛细血管渗漏，周边部视网膜显示蕨类样荧光渗漏(f)。

图 5-15　一例葡萄膜炎急性发作的 BS 患者的(糖皮质类固醇激素、环孢霉素 A 及硫唑嘌呤联合治疗中)右眼眼底检查

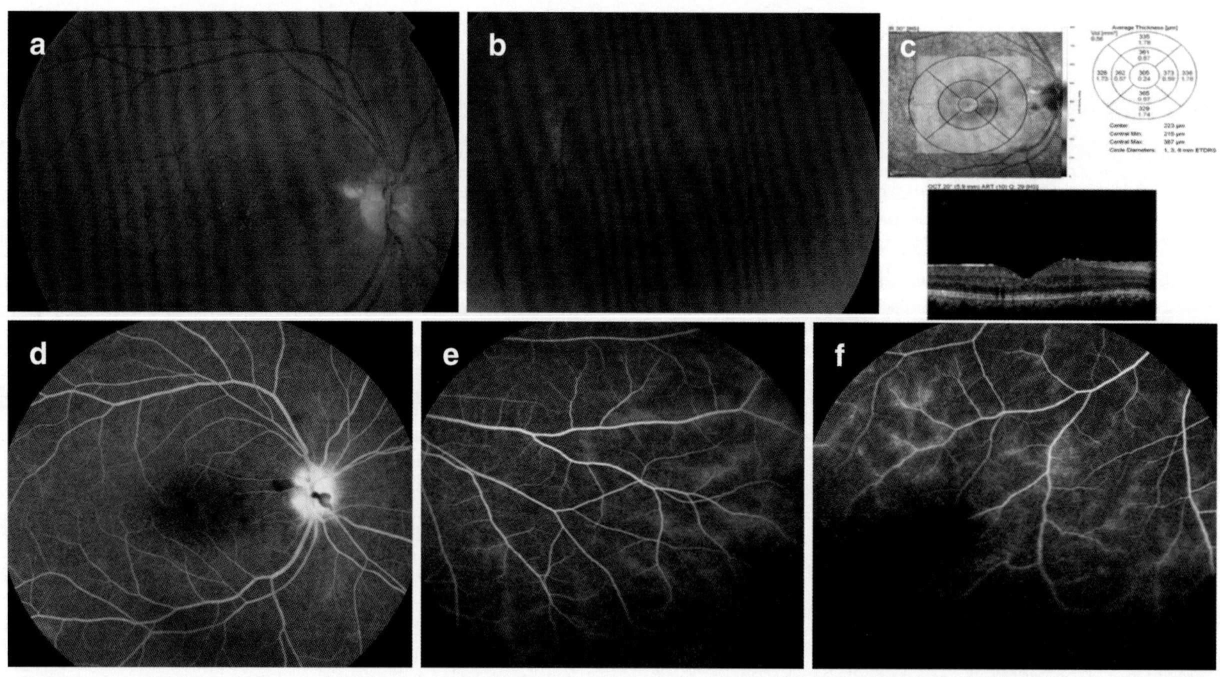

图 5-15 同一患眼在缓释地塞米松玻璃体内注射 1 个月后，眼底彩照显示玻璃体混浊减轻(a 和 b)；OCT 显示 CME 消退(c)；FFA 显示视盘着染(d)、鼻侧(e)及下方周边(f)视网膜有中度血管渗漏。

图 5-16　一例葡萄膜炎急性发作的 BS 患者治疗后的眼底检查

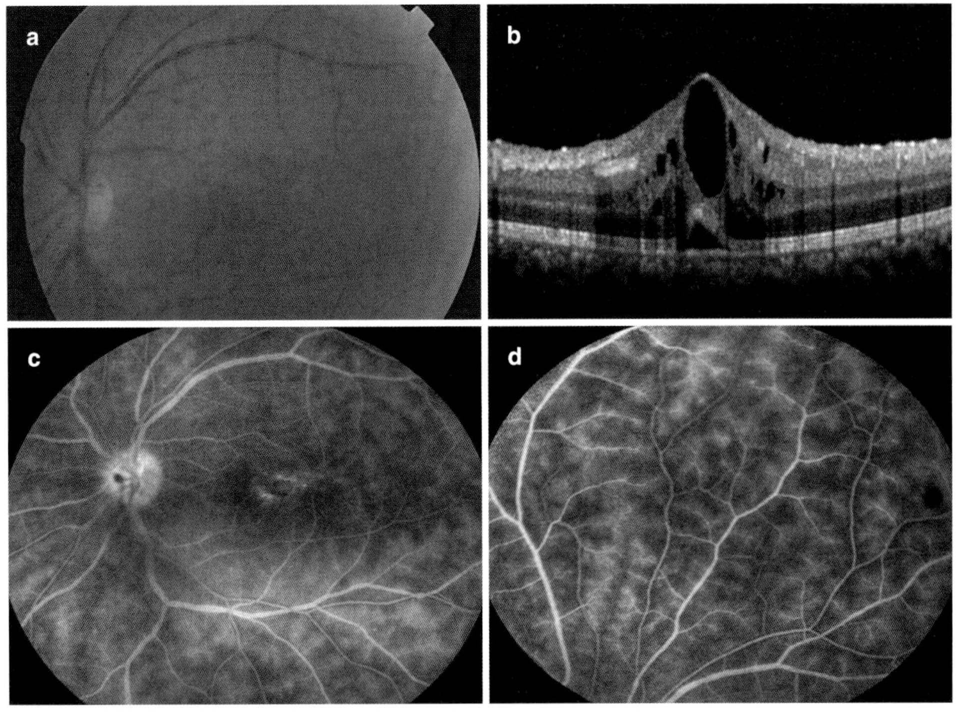

眼底彩照显示中度玻璃体混浊(a)；OCT 显示囊样黄斑水肿(b)；FFA 显示视盘着染、黄斑区囊样染料积存及后极部及周边部视网膜毛细血管弥漫渗漏(c 和 d)。

图 5-17　一例有中度玻璃体混浊及囊样黄斑水肿的眼部 **BS** 患者的眼底检查

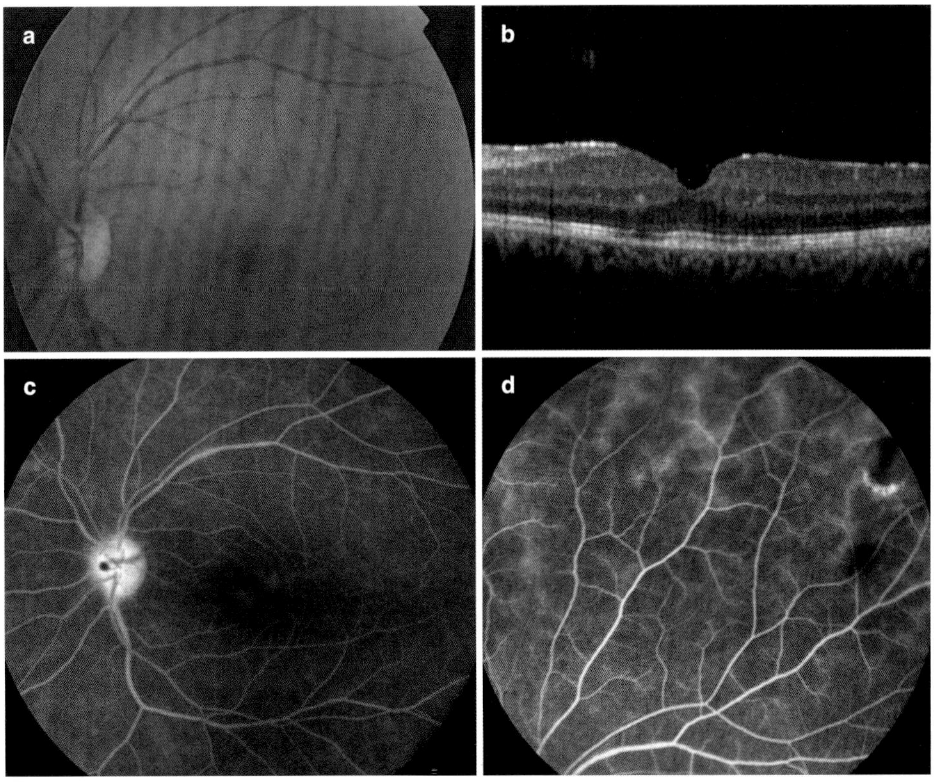

图 5-17 中的同一患眼在缓释地塞米松玻璃体内注射 1 个月后，眼底彩照显示玻璃体混浊减轻(a)，OCT 显示 CME 消退(b)，FFA 显示后极部(c)及周边部(d)视网膜毛细血管渗漏明显减少。

图 5-18　一例有中度玻璃体混浊及囊样黄斑水肿的眼部 BS 患者同一患眼治疗后眼底检查

手术治疗

BS 患者眼内炎症得到有效控制后，特别是在使用 IFN-α 或抗 TNF 药物治疗的情况下，可行白内障及青光眼手术[117-124]。白内障术后视力恢复情况取决于术前视网膜损伤的程度，此种损伤可以通过视网膜电图检测进行术前评估[117]。当不可自行吸收的玻璃体积血、黄斑前膜、黄斑裂孔或孔源性视网膜脱离等玻璃体视网膜并发症出现时，需要行经睫状体平坦部后入路玻璃体切割术(pars plana vitrectomy，PPV)治疗[125]，PPV 是否能使 BS 眼部病变恶化得到有效控制，目前尚无证据支持。

参考文献

1. Sakane T, Takeno M, Suzuki N, Inaba G. Behçet's disease. N Engl J Med. 1999; 341: 1284-91.
2. Yazici H, Tüzün Y, Pazarli H, et al. Influence of age of onset and patient's sex on the prevalence and severity of manifestations of Behçet's syndrome. Ann Rheum Dis. 1984; 43: 783-9.
3. Yalçındağ FN, Özdal PC, Özyazgan Y, et al. Demographic and clinical characteristics of uveitis in Turkey: The First National Registry Report. Ocul Immunol Inflamm. 2018; 26: 17-26.
4. Mishima S, Masuda K, Izawa Y, et al. Behçet's disease in Japan: ophthalmologic aspects. Trans Am Ophthalmol Soc. 1979; 76: 225-79.
5. Goto H, Mochizuki M, Yamaki K, et al. Epidemiological survey of intraocular inflammation in Japan. Jpn J Ophthalmol. 2007; 51: 41-4.
6. Rodriguez A, Calonge M, Pedroza-Serez M, et al. Referral patterns of uveitis in a tertiary eye care center. Arch Ophthalmol. 1996; 114: 593-9.
7. Kural-Seyahi E, Fresko I, Seyahi N, et al. The long-term mortality and morbidity of Behçet's syndrome: a 2-decade outcome survey of 387 patients followed at a dedicated center. Medicine. 2003; 82: 60-76.
8. Tugal-Tutkun I, Onal S, Altan Yaycloglu R, et al. Uveitisin Behçet's disease: an analysis of 880 patients. Am J Ophthalmol. 2004; 138: 373-80.
9. Tunc R, Keyman E, Melikoglu M, Fresko I, Yazici H. Target organ associations in Turkish patients with Behçet's disease: a cross sectional study with exploratory factor analysis. J Rheumatol. 2002; 29: 2393-6.
10. Nussenblatt RB, Whitcup SM, Paletsine AG. Behçet's disease. In: Nussenblatt RB, Whitcup SM, Paletsine AG, editors. Uveitis: fundamentals and clinical practice. Philadelphia: Mosby; 2004. p. 350-71.
11. Jabs DA, Nussenblatt RB, Rosenbaum JT. Standardization of uveitis nomenclature for reporting clinical data. Results of the First International Workshop. Am J Ophthalmol. 2005; 140: 509-16.
12. George RK, Chan CC, Whitcup SM, et al. Ocular immunopathology of Behçet's disease. Surv Ophthalmol. 1997; 42: 157-62.
13. Ramsay A, Lightman S. Hypopyon uveitis. Surv Ophthalmol. 2001; 46: 1-18.
14. Pazarl1 H, Ozyazgan Y, Aktunc T. Clinical observations on hypopyon attacks of Behçet's disease in Turkey. In: Seventh international conference on Behçet's disease (abstracts), Rochester, MN, 14-15 Sept 1989.
15. Tugal-Tutkun I, Urgancioglu M, Foster CS. Immunopathologic study of the conjunctiva in patients with Behçet's disease. Ophthalmology. 1995; 102: 1660-8.
16. Zamir E, Bodaghi B, Tugal-Tutkun I, et al. Conjunctival ulcers in Behçet's disease. Ophthalmology. 2003; 110: 1137-41.
17. Elgin U, Berker N, Batman A. Incidence of secondary glaucoma in Behçet's disease. J Glaucoma. 2004; 13: 441-4.
18. Yalvaç IS, Sungur G, Turhan E, et al. Trabeculectomy with mitomycin-C in uveitic glaucoma associated with Behçet's disease. J Glaucoma. 2004; 13: 450-3.
19. Baer JC, Raizman MB, Foster CS. Ocular Behçet's disease in the United States: clinical presentation and visual outcome in 29 patients. In: Masahiko U, Shigeaki O, Koki A, editors. Proceedings of the 5th international symposium on the immunology and immunopathology of the eye, Tokyo. New York: Elsevier Science; 1990. p. 383.
20. Ehrlich GE. Vasculitis in Behçet's disease. Int Rev Immunol. 1997; 14: 81-8.
21. Akman-Demir G, Serdaroglu P, Tasci B. Clinical patterns of neurological involvement in Behçet's disease: evaluation of 200 patients. The Neuro-Behçet's Study Group. Brain. 1999; 122: 2171-82.
22. Tugal-Tutkun I, Onal S, Altan-Yaycioglu R, et al. Neovascularization of the optic disc in Behçet's disease. Jpn J Ophthalmol. 2006; 50: 256-65.
23. Foster CS, Vitale AT. Adamantiades-Behçet's disease. In: Foster CS, Vitale AT, editors. Diagnosis and treatment of uveitis. Philadelphia: W. B. Saunders; 2002. p. 632-52.
24. Kacmaz RO, Kempen JH, Newcomb C, Systemic Immunosuppressive Therapy for Eye Diseases Cohort Study Group, et al. Ocular inflammation in Behçet's disease: incidence of ocular complications and of loss of visual acuity. Am J Oph-

thalmol. 2008; 146: 828-36.

25. Tugal-Tutkun I, Ozdal PC, Oray M, Onal S. Review for diagnostics of the year: multimodal imaging in Behçet uveitis. Ocul Immunol Inflamm. 2017; 25: 7-19.
26. Atmaca LS. Fundus changes associated with Behçet's disease. Graefes Arch Clin Exp Ophthalmol. 1989; 227: 340-4.
27. Mesquida M, Llorenç V, Fontenla JR, et al. Use of ultrawide-field retinal imaging in the management of active Behçet retinal vasculitis. Retina. 2014; 34: 2121-7.
28. Bozzoni-Pantaleoni F, Gharbiya M, Pirraglia MP, et al. Indocyanine green angiographic findings in Behçet's disease. Retina. 2001; 21: 230-6.
29. Atmaca LS, Sönmez PA. Fluorescein and indocyanine green angiography findings in Behçet's disease. Br J Ophthalmol. 2003; 87: 1466-8.
30. Gedik S, Akova YA, Yılmaz G, et al. Indocyanine green and fundus fluorescein angiographic findings in patients with active ocular Behçet's disease. Ocul Immunol Inflamm. 2005; 13: 51-8.
31. Onal S, Uludag G, Oray M, et al. Quantitative analysis of structural alterations in the choroid of patients with active Behçet uveitis. Retina. 2018; 38: 828-40.
32. Yesilirmak N, Lee WH, Gur Gungor S, et al. Enhanced depth imaging optical coherence tomography in patients with different phases of Behcet's panuveitis. Can J Ophthalmol. 2017; 52: 48-53.
33. Khairallah M, Abroug N, Khochtali S, et al. Optical coherence tomography angiography in patients with Behçet uveitis. Retina. 2017; 37: 1678-91.
34. Somkijrungroj T, Vongkulsiri S, Kongwattananon W, et al. Assessment of vascular change using sweptsource optical coherence tomography angiography: a new theory explains central visual loss in Behcet's disease. J Ophthalmol. 2017; 2017: 2180723.
35. Winter FC, Yukins RE. The ocular pathology of Behçet's disease. Am J Ophthalmol. 1966; 62: 257-62.
36. Mullaney J, Collum LM. Ocular vasculitis in Behçet's disease: a pathological and immunohisto-chemical study. Int Ophthalmol. 1985; 7: 183-91.
37. Hegab S, Al-Mutawa S. Immunopathogenesis of Behçet's disease. Clin Immunol. 2000; 96: 174-86.
38. Atmaca LS, Batioglu F, Idil A. Retinal and disc neovascularization in Behçet's disease and efficacy of laser photocoagulation. Graefes Arch Clin Exp Ophthalmol. 1996; 234: 94-9.
39. El Belhadji M, Hamdani M, Laouissi N, et al. L'attente ophthalmologique dans la maladie d Behçet: a propos de 520 cas. J Fr Ophthalmol. 1997; 20: 592-8.
40. Ando K, Fujino Y, Hijikata K, et al. Epidemiological features and visual prognosis of visual prognosis of Behçet's disease. Jpn J Ophthalmol. 1999; 43: 312-7.
41. Sakamoto M, Akazawa K, Nishioka Y, et al. Prognostic factors of vision in patients with Behçet's disease. Ophthalmology. 1995; 102: 317-21.
42. Nussenblatt RB, Pelestine AG, Chan CC, et al. Standardization of vitreal inflammatory activity in intermediate and posterior uveitis. Ophthalmology. 1985; 92: 467-71.
43. Davis JL, Madow B, Cornett J, et al. Scale for photographic grading of vitreous haze in uveitis. Am J Ophthalmol. 2010; 150: 637-41.
44. Tugal-Tutkun I, Cingu K, Kir N, et al. Use of laser flare-cell photometry to quantify intraocular inflammation in patients with Behçet's uveitis. Graefes Arch Clin Exp Ophthalmol. 2008; 246: 1169-77.
45. Kaburaki T, Namba K, Sonoda KH, et al. Behcet's disease ocular attack score 24: evaluation of ocular disease activity before and after initiation of infliximab. Jpn J Ophthalmol. 2014; 58: 120-30.
46. Yalcindag FN, Bingol Kiziltunc P, Savku E. Evaluation of intraocular inflammation with laser flare photometry in Behçet uveitis. Ocul Immunol Inflamm. 2017; 25: 41-5.
47. Hatemi G, Silman A, Bang D, et al. Management of Behçet's disease: a systematic literature review for the EULAR evidence based recommendations for the management of Behçet's disease. Ann Rheum Dis. 2008; 68: 1528-34.
48. Levy-Clarke G, Jabs DA, Read RW, et al. Expert panel recommendations for the use of anti-tumor necrosis factor biologic agents in patients with ocular inflammatory disorders. Ophthalmology. 2014; 121: 785-96.
49. Onal S, Tugal-TutkunI. Re: Levy-Clarke et al.: Expert panel recommendations for the use of antitumor necrosis factor biologic agents in patients with ocular inflammatory disorders (Ophthalmology 2014; 121: 785-96). Ophthalmology. 2014; 121(10): e57-8.
50. Palestine AG, Kolfenbach JR, Ozzello DJ. Rheumatologists and ophthalmologists differ in treatment decisions for ocular Behçet disease. J Clin Rheumatol. 2016; 22: 316-9.
51. Hatemi G, Christensen R, Bang D, et al. 2018 update of the EULAR recommendations for the management of Behçet's syndrome. Ann Rheum Dis. 2018; 77: 808.
52. Yazici H, Pazarli H, Barnes CG, et al. A controlled trial of azathioprine in Behçet's syndrome. N Engl J Med. 1990; 322: 281-5.
53. Hamuryudan V, Ozyazgan Y, Hizli N, et al. Azathioprine in Behçet's syndrome: effects on longterm prognosis. Arthritis Rheum. 1997; 40: 769-74.
54. BenEzra D, Cohen E, Chajek T, et al. Evaluation of conventional therapy versus cyclosporine A in Behçet's syndrome. Transplant Proc. 1988; 20(3 Suppl 4): 136-43.

55. Masuda K, Nakajima A, Urayama A, et al. Double-masked trial of cyclosporin versus colchicine and long-term open study of cyclosporin in Behçet's disease. Lancet. 1989; 1: 1093-6.

56. Ozyazgan Y, Yurdakul S, Yazici H, et al. Low dose cyclosporin A versus pulsed cyclophosphamide in Behçet's syndrome: a single masked trial. Br J Ophthalmol. 1992; 76: 241-3.

57. Akman-Demir G, Ayranci O, Kurtuncu M, et al. Cyclosporine for Behçet's uveitis: is it associated with an increased risk of neurological involvement? Clin Exp Rheumatol. 2008; 26(Suppl 50): S84-90.

58. Durand JM, Soubeyrand J. Interferon-alpha 2b for refractory ocular Behçet's disease. Lancet. 1994; 344: 333.

59. Feron EJ, Rothova A, vanHagen PM, Baarsma GS, Suttorp-Schulten MS. Interferon-alpha 2b for refractory ocular Behçet's disease. Lancet. 1994; 343: 1428.

60. Kötter I, Eckstein AK, Stübiger N, Zierhut M. Treatment of ocular symptoms of Behçet's disease with interferon alpha 2a: a pilot study. Br J Ophthalmol. 1998; 82: 488-94.

61. Kötter I, Zierhut M, Eckstein AK, et al. Human recombinant interferon alfa-2a for the treatment of Behçet's disease with sight threatening posterior or panuveitis. Br J Ophthalmol. 2003; 87: 423-31.

62. Bodaghi B, Gendron G, Wechsler B, et al. Efficacy of interferon alpha in the treatment of refractory and sight threatening uveitis: a retrospective monocentric study of 45 patients. Br J Ophthalmol. 2007; 91: 335-9.

63. Krause L, Turnbull JR, Torun N, et al. Interferon alfa-2a in the treatment of ocular Adamantiades-Behçet's disease. Adv Exp Med Biol. 2003; 528: 511-9.

64. Tugal-Tutkun I, Güney-Tefekli E, Urgancioglu M. Results of interferon-alfa therapy in patients with Behçet's uveitis. Graefes Arch Clin Exp Ophthalmol. 2006; 244: 1692-5.

65. Yang P, Huang G, Du L, et al. Long-term efficacy and safety of interferon alpha-2a in the treatment of Chinese patients with Behçet's uveitis not responding to conventional therapy. Ocul Immunol Inflamm. 2019; 27: 7-14.

66. Shi J, Zhao C, Zhou J, et al. Effectiveness and safety of interferon a2a as an add-on treatment for refractory Behçet's uveitis. Ther Adv Chronic Dis. 2019; 10: 1-9.

67. Gueudry J, Wechsler B, Terrada C, et al. Longterm efficacy and safety of low-dose interferon alpha2a therapy in severe uveitis associated with Behçet's disease. Am J Ophthalmol. 2008; 146: 837-44. e1.

68. Sobaci G, Erdem U, Durukan AH, et al. Safety and effectiveness of interferon alpha-2a in treatment of patients with Behçet's uveitis refractory to conventional treatments. Ophthalmology. 2010; 117: 1430-5.

69. Onal S, Kazokoglu H, Koc A, et al. Long-term efficacy and safety of low-dose and dose-escalating interferon alfa-2a therapy in refractory Behçet uveitis. Arch Ophthalmol. 2011; 129: 288-94.

70. Deuter CME, Zierhut M, Mohle A, et al. Long-term remission after cessation of interferon-a treatment in patients with severe uveitis due to Behçet's disease. Arthritis Rheum. 2010; 62: 2796-805.

71. Diwo E, Gueudry J, Saadoun D, et al. Long-term efficacy of interferon in severe uveitis associated with Behçet disease. Ocul Immunol Inflamm. 2017; 25: 76-84.

72. Keskin Y, Seyahi E, Poyraz C, et al. Interferon alfa associated depression in patients with Behçet's syndrome: a prospective controlled study. Clin Exp Rheumatol. 2014; 32 (4 Suppl 84): S175.

73. Sfikakis PP, Theodossiadis PG, Katsiari CG, et al. Effect of infliximab on sight-threatening panuveitis in Behçet's disease. Lancet. 2001; 358: 295-6.

74. Tugal-Tutkun I, Mudun A, Urgancioglu M, et al. Efficacy of infliximab in the treatment of uveitis that is resistant to treatment with the combination of azathioprine, cyclosporine, and corticosteroids in Behçet's disease: an open-label trial. Arthritis Rheum. 2005; 52: 2478-84.

75. Sfikakis PP, Kaklamanis PH, Elezoglou A, et al. Infliximab for recurrent, sight-threatening ocular inflammation in Adamantiades-Behçet's disease. Ann Intern Med. 2004; 140: 404-6.

76. Ohno S, Nakamura S, Hori S, et al. Efficacy, safety, and pharmacokinetics of multiple administration of infliximab in Behçet's disease with refractory uveoretinitis. J Rheumatol. 2004; 31: 1362-8.

77. Okada AA, Goto H, Ohno S, Mochizuki M, Ocular Behçet's Disease Research Group of Japan. Multicenter study of infliximab for refractory uveoretinitis in Behçet's disease. Arch Ophthalmol. 2012; 130: 592-8.

78. Abu El-Asrar AM, Abboud EB, Aldibhi H, et al. Long-term safety and efficacy of infliximab therapy in refractory uveitis due to Behçet's disease. Int Ophthalmol. 2005; 26: 83-92.

79. Niccoli L, Nannini C, Benucci M, et al. Long-term efficacy of infliximab in refractory posterior uveitis of Behçet's disease: a 24-month follow-up study. Rheumatology (Oxford). 2007; 46: 1161-4.

80. Bodaghi B, Bui Quoc E, Wechsler B, et al. Therapeutic use of infliximab in sight threatening uveitis: retrospective analysis of efficacy, safety, and limiting factors. Ann Rheum Dis. 2005; 64: 962-4.

81. Tabbara KF, Al-Hemidan AI. Infliximab effects compared to conventional therapy in the management of retinal vasculitis in Behçet's disease. Am J Ophthalmol. 2008; 146: 845. e1-50. e1.

82. Capella MJ, Foster CS. Long-term efficacy and safety of infliximab in the treatment of Behçet's disease. Ocul Immunol Inflamm. 2012; 20: 198-202.

83. Takeuchi M, Asukata Y, Kawagoe T, et al. Infliximab monotherapy versus infliximab and colchicine combination therapy in patients with Behcet's disease. Ocul Immunol Inflamm. 2012; 20: 193-7.

84. Keino H, Okada AA, Watanabe T, Taki W. Decreased ocular inflammatory attacks and background retinal and disc vascular leakage in patients with Behçet's disease on infliximab therapy. Br J Ophthalmol. 2011; 95: 1245-50.

85. Guzelant G, Ucar D, Esatoglu SN, et al. Infliximab for uveitis of Behçet's syndrome: a trend for earlier initiation. Clin Exp Rheumatol. 2017; 35 Suppl 108(6): 86-9.

86. Fabiani C, Sota J, Vitale A, et al. Ten-year retention rate of infliximab in patients with Behçet's disease-related uveitis. Ocul Immunol Inflamm. 2019; 27: 34-9. https://doi.org/10.1080/09273948.2017.1391297.

87. Bawazeer A, Raffa LH, Nizamuddin SH. Clinical experience with adalimumab in the treatment of ocular Behçet disease. Ocul Immunol Inflamm. 2010; 18: 226-32.

88. Fabiani C, Vitale A, Emmi G, et al. Efficacy and safety of adalimumab in Behçet's disease-related uveitis: a multicenter retrospective observational study. Clin Rheumatol. 2017; 36: 183-9.

89. Fabiani C, Sota J, Vitale A, et al. Cumulative retention rate of adalimumab in patients with Behçet's disease-related uveitis: a four-year follow-up study. Br J Ophthalmol. 2018; 102: 637-41.

90. Jaffe GJ, Dick AD, Brézin AP, et al. Adalimumab in patients with active noninfectious uveitis. N Engl J Med. 2016; 375: 932-43.

91. Nguyen QD, Merrill PT, Jaffe GJ, et al. Adalimumab for prevention of uveitic flare in patients with inactive non-infectious uveitis controlled by corticosteroids (VISUAL II): a multicentre, double-masked, randomised, placebo-controlled phase 3 trial. Lancet. 2016; 388: 1183-92.

92. Fabiani C, Sota J, Rigante D, et al. Rapid and sustained efficacy of golimumab in the treatment of multirefractory uveitis associated with Behçet's disease. Ocul Immunol Inflamm. 2019; 27: 58-63. https://doi.org/10.1080/09273948.2017.1351573.

93. Llorenç V, Mesquida M, Sainz de la Maza M, et al. Certolizumab Pegol, a new anti-TNF-α in the armamentarium against ocular inflammation. Ocul Immunol Inflamm. 2016; 24: 167-72.

94. Lopalco G, Emmi G, Gentileschi S, et al. Certolizumab Pegol treatment in Behcet's disease with different organ involvement: a multicenter retrospective observational study. Mod Rheumatol. 2017; 27: 1031-5.

95. Atienza-Mateo B, Calvo-Río V, Beltrán E, et al. Anti-interleukin 6 receptor tocilizumab in refractory uveitis associated with Behçet's disease: multicentre retrospective study. Rheumatology (Oxford). 2018; 57: 856-64.

96. Eser Ozturk H, Oray M, Tugal-Tutkun I. Tocilizumab for the treatment of Behçet uveitis that failed interferon alpha and anti-tumor necrosis factoralpha therapy. Ocul Immunol Inflamm. 2018; 26: 1005-14.

97. Cantarini L, Vitale A, Scalini P, et al. Anakinra treatment in drug-resistant Behcet's disease: a case series. Clin Rheumatol. 2015; 34: 1293-301.

98. Fabiani C, Vitale A, Emmi G, et al. Interleukin (IL)-1 inhibition with anakinra and canakinumab in Behçet's disease-related uveitis: a multicenter retrospective observational study. Clin Rheumatol. 2017; 36: 191-7.

99. Tugal-Tutkun I, Pavesio C, De Cordoue A, et al. Use of gevokizumab in patients with Behçet's disease uveitis: an international, randomized, double-masked, placebo-controlled study and openlabel extension study. OculImmunolInflamm. 2018; 26: 1023-33.

100. Gül A, Tugal-Tutkun I, Dinarello CA, et al. Interleukin-1β-regulating antibody XOMA 052 (gevokizumab) in the treatment of acute exacerbations of resistant uveitis of Behcet's disease: an open label pilot study. Ann Rheum Dis. 2012; 71: 563-6.

101. Tugal-Tutkun I, Kadayifcilar S, Khairallah M, et al. Safety and efficacy of gevokizumab in patients with Behçet's disease uveitis: results of an exploratory phase 2 study. Ocul Immunol Inflamm. 2017; 25: 62-70.

102. Buggage RR, Levy-Clarke G, Sen HN, et al. A double-masked, randomized study to investigate the safety and efficacy of daclizumab to treat the ocular complications related to Behçet's disease. Ocul Immunol Inflamm. 2007; 15: 63-70.

103. Dick AD, Tugal-Tutkun I, Foster S, et al. Secukinumab in the treatment of noninfectious uveitis: results of three randomized, controlled clinical trials. Ophthalmology. 2013; 120: 777-87.

104. Tuncer S, Yilmaz S, Urgancioglu M, Tugal-Tutkun I. Results of intravitreal triamcinolone acetonide (IVTA) injection for the treatment of panuveitis attacks in patients with Behçet's disease. J Ocul Pharmacol Ther. 2007; 23: 395-401.

105. Park UC, Park JH, Yu HG. Long-term outcome of intravitreal triamcinolone acetonide injection for the treatment of uveitis attacks in Behçet disease. Ocul Immunol Inflamm. 2014; 22: 27-33.

106. Atmaca LS, Yalcindag FN, Ozdemir O. Intravitreal triamcinolone acetonide in the management of cystoid macular edema in Behçet's disease. Graefes Arch Clin Exp Ophthal-

mol. 2007; 245: 451-6.

107. Karacorlu M, Mudun B, Ozdemir H, Karacorlu SA, Burumcek E. Intravitreal triamcinolone acetonide for the treatment of cystoid macular edema secondary to Behçet's disease. Am J Ophthalmol. 2004; 138: 289-91.

108. Ohguro N, Yamanaka E, Otori Y, Saishin Y, Tano Y. Repeated intravitreal triamcinolone injections in Behçet's disease that is resistant to conventional therapy: one-year results. Am J Ophthalmol. 2006; 141: 218-20.

109. Tugal-Tutkun I, Araz B, Cagatay A. CMV retinitis after intravitreal triamcinolone acetonide injection in a patient with Behçet's uveitis. Int Ophthalmol. 2010; 30: 591-3.

110. Co kun E, Celemler P, Kimyon G, et al. Intravitreal dexamethasone implant for treatment of refractory Behçet posterior uveitis: one-year follow-up results. Ocul Immunol Inflamm. 2015; 23: 437-43.

111. Fabiani C, Emmi G, Lopalco G, et al. Intravitreal dexamethasone implant as an adjunct weapon for severe and refractory uveitis in Behçet's disease. Isr Med Assoc J. 2017; 19: 415-9.

112. Oh EK, Lee EK, Yu HG. Long-term results of fluocinolone acetonide intravitreal implant in Behçet intractable posterior uveitis. Can J Ophthalmol. 2014; 49: 273-8.

113. Sangwan VS, Pearson PA, Paul H, Comstock TL. Use of the fluocinolone acetonide intravitreal implant for the treatment of noninfectious posterior uveitis: 3-year results of a randomized clinical trial in a predominantly Asian population. Ophthalmol Ther. 2015; 4: 1-19.

114. Mirshahi A, Namavari A, Djalilian A, et al. Intravitreal bevacizumab (Avastin) for the treatment of cystoid macular edema in Behçet's disease. Ocul Immunol Inflamm. 2009; 17: 59-64.

115. Ghassemi F, Mirak SA, Chams H, et al. Characteristics of macular edema in Behcet disease after intravitreal bevacizumab injection. J Ophthalmic Vis Res. 2017; 12: 44-52.

116. Markomichelakis NN, Aissopou EK, Maselos S, et al. Biologic treatment options for retinal neovascularization in Behçet's disease. Ocul Immunol Inflamm. 2019; 27: 51-7. https://doi.org/10.1080/092 73948.2017.1332228.

117. Hu K, Lei B, Kijlstra A, Li P, et al. Male sex, erythema nodosum, and electroretinography as predictors of visual prognosis after cataract surgery in patients with Behçet disease. J Cataract Refract Surg. 2012; 38: 1382-8.

118. Berker N, Soykan E, Elgin U, Ozkan SS. Phacoemulsification cataract extraction and intraocular lens implantation in patients with Behçet's disease. Ophthalmic Surg Lasers Imaging. 2004; 35: 215-8.

119. Krause L, Altenburg A, Bechrakis NE, et al. Intraocular surgery under systemic interferonalpha therapy in ocular Adamantiades-Behçet's disease. Graefes Arch Clin Exp Ophthalmol. 2007; 245: 1617-21.

120. Alfawaz A, Alrashidi S, Kalantan H, et al. Cataract surgery under systemic infliximab therapy in patients with refractory uveitis associated with Behcet disease. Ann Saudi Med. 2014; 34: 328-33.

121. Nishida T, Shibuya E, Asukata Y, et al. Clinical course before and after cataract and glaucoma surgery under systemic infliximab therapy in patients with Behçet's disease. Case Rep Ophthalmol. 2011; 2: 189-92.

122. Fan F, Jia Z, Li K, Zhao X, Ma Q. Cataract surgery combined with micro-incision vitrectomy in patients with Behcet's disease uveitis. BMC Ophthalmol. 2018; 18: 158.

123. Komae K, Takamoto M, Tanaka R, et al. Initial trabeculectomy with mitomycin-c for secondary glaucoma-associated with uveitis in Behçet disease patients. J Glaucoma. 2017; 26: 603-7.

124. Elgin U, Berker N, Batman A, Soykan E. Trabeculectomy with mitomycin C in secondary glaucoma associated with Behçet's disease. J Glaucoma. 2007; 16: 68-72.

125. Mesquida M, Pelegrín L, Llorenç V, et al. Pars plana vitrectomy for vitreoretinal complications of Behçet uveitis. Eur J Ophthalmol. 2013; 23: 119-28.

（译者：谢满云　罗静；审核：葛燕　唐琪　陈进伟）

第 6 章

白塞综合征神经系统受累

Ugur Uygunoglu, Aksel Siva

简介

白塞综合征的神经系统症状可能与 BS 疾病本身或在患病过程中发生的并发症直接相关[1]。以原发性神经系统受累为特征的病症被称为神经贝赫切特综合征(neuro-Behçet syndrome, NBS)。根据临床和神经影像学特征,原发性 BS 神经系统受累可分为两种主要形式:脑实质型 NBS(p-NBS)和血管型 NBS。

p-NBS 是 NBS 的主要形式表现,在 NBS 患者中大约占 75%[2]。此类患者通常表现为亚急性脑干综合征和轻偏瘫。磁共振成像(MRI)显示病灶主要位于中脑间脑交界处(MDJ),其次是脑桥/延髓[3]。血管型 NBS 与 p-NBS 相比预后较好,其临床表现因静脉血栓形成的部位和范围而异[4]。继发于全身性 BS 引起的神经系统损害包括颅内压升高(继发于上腔静脉综合征)和脑栓塞(继发于心脏受累)。与 BS 治疗相关的神经系统并发症主要由药物引起,包括环孢素相关的中枢神经系统(CNS)神经毒性和继发于沙利度胺或秋水仙碱的周围神经病[5]。在本章中,我们回顾了 NBS 的临床和 MRI 特征与尸检报告的关联,以便更好地了解 NBS 的发病机制并将 NBS 与类似 NBS 的疾病区分开来。

NBS 的诊断

在此之前,西方国家认为 BS 是一种罕见的疾病。然而,近年来由于来自 BS 流行国家的移民增多,使得 BS 的患病率在移民输入地区显著增加,因此引起了人们的关注[6]。

由于没有可以用于诊断的生物标志物,NBS 的诊断依赖于临床症状、体征和放射学特征。因此,神经科医生应与风湿科、皮肤科、眼科、放射科医生合作,共同制定 NBS 的诊断标准[7]。2014 年,NBS 专家小组建立了"确诊" 和"可能"NBS 的临床、实验室和神经影像学特征[8]。目前采用的标准是基于 2001 年引入的"Cerrahpaşa-NBS 标准"的微调版[2]。该标准可以概括为符合国际研究小组 BD 标准的患者出现的神经系统症状和体征,这些症状和体征与任何其他已知的全身性疾病或神经系统疾病或其治疗无关,但神经系统检查或 MRI 或脑脊液(CSF)分析中客观指标的异常是与 NBS 明显一致的。新标准的主要新颖之处在于现在可以通过共识识别"可能的 NBS"。当临床症状不提示其他可能的神经系统疾病时,可能的 NBS 被定义为以下任一情况:①神经系统综合征提示明确的 NBS,但全身特征不符合国际研究小组(ISG)BS 标准;②符合 ISG 标准的 BS 条件下的非特征性神经综合征。不过,国际共识建议(ICR)和 Cerrahpaşa-NBS 标准都尚未得到验证。鉴于新型生物制剂的使用增加,以及 BS 的各种合并症,我们更常遇到"可能"的 NBS

患者而非“确定”的 NBS 患者[9]。

NBS 的发病年龄(不包括儿科病例)通常在 30 岁以后，BS 发病与 NBS 之间的平均间隔约为 5 年[2]。NBS 在男性中的发病率约为女性发病率的 3 倍。当随访 BS 患者 20 年时，神经系统受累的程度在男性中增加到 13%，在女性中增加到 5.6%[10]。此外，6%的患者可能会出现不符合 ISG BS 标准的神经系统受累。因此，这给临床医生在作出准确诊断和制定长期治疗方案上带来了困难[11]。由于类似 NBS 的疾病治疗和预后不同，因此临床医生在诊断 NBS 和治疗疑似 NBS 患者时应非常谨慎[5]。

约 5%的 BS 患者神经系统受累是其死亡和发病的主要原因，与综合征本身直接(主要)或间接(次要)相关。继发于全身性 BS 的神经系统并发症，例如，由心脏并发症引起的脑栓塞或继发于上腔静脉综合征的颅内压升高，构成了与 BS 相关的间接神经系统症状。环孢素引起的 CNS 神经毒性和沙利度胺或秋水仙碱诱发的周围神经病变是 BS 治疗过程中主要的神经系统并发症[12]。

白塞综合征主要的神经系统表现包括 p-NBS、脑静脉窦血栓形成(CVST)、神经-精神-白塞综合征、认知改变、头痛(偏头痛样、非结构性)、周围神经系统受累和亚临床 NBS(表 6-1)。根据临床表现和神经影像学特征，原发性 BS 神经系统受累可分为两种主要形式：p-NBS 和血管型 NBS。

表 6-1 白塞综合征的神经受累范围[a]

原发性神经系统受累(与 BS 直接相关的神经系统受累)
神经血管性 BS——实质外血管受累
脑静脉窦血栓形成(轴外 NBS)
大动脉受累——动脉夹层、动脉瘤
实质型 NBS——中枢神经系统受累
毛细血管后小静脉受累
实质小动脉受累
神经-精神-白塞综合征 (NPBS)
伴中枢神经系统实质性疾病
不伴中枢神经系统实质性疾病
认知改变
孤立的头痛综合征(偏头痛样，非结构性)
周围神经系统受累
亚临床 NBS
继发性神经系统受累(与 BS 间接相关的神经系统受累)
继发于全身性 BS 的神经系统并发症(如 BS 心脏受累引起的脑栓塞和继发于上腔静脉综合征的颅内压升高)
与 BS 治疗相关的神经系统并发症(如环孢素引起的 CNS 神经毒性和沙利度胺或秋水仙碱诱发的周围神经病变)
与慢性病相关的躯体形式神经系统症状
偶然-无关的(非 BS)神经系统受累
原发性头痛——与一般人群相同
其他偶然发生的神经系统疾病

注：a，由 Ugur Uygunoglu 和 Aksel Siva' 2019 修改更新而来；BS，白塞综合征；NBS，神经白塞；CNS，中枢神经系统；NPBS，神经-精神白塞。

1. 脑实质型 NBS

脑实质型 NBS(p-NBS)是 BS 最易致残的并发症，在成人 NBS 中占 75%~80%。通常表现为急性或亚急性起病。在某些情况下，可能会观察到进展过程中的叠加恶化[13]。p-NBS 的主要症状包括颅神经病变、构音障碍、共济失调、偏瘫和头痛。其中，在 p-NBS 和神经血管受累的患者中，头痛是最常见的临床表现[14]。若头痛合并广泛脑膜和脑干受累，很容易被误诊[15]。

尸检显示脑干是最主要受累的结构，其次是脊髓。间脑、基底节、内囊、视神经和延髓也可受累。除了海马回外，大脑皮质较少累及。其他的异常结果包括脑萎缩、水肿和血栓形成以及与 CSF 细胞增多相关的慢性脑膜脑脊髓炎[16]。1972 年，NBS 的 CNS 病理特点被定义为选择性累及中脑、脑桥和延髓，向上延伸至间脑、内囊和海马回，向下延伸至脊髓[17]。这些早期的病理学发现与现代神经影像学特征一致，但 MRI 的结果显示脊髓受累的比例较低。MRI 研究中脊髓受累的比例较低可能是因为脑干病变患者未进行脊髓 MRI[3, 17]。Kocer 等人基于 MRI 的神经影像学研究显示最常受累的部位是 MDJ，其次是脑桥和丘脑、基底神经节、端脑、小脑和颈髓。MDJ 病变倾向于向上延伸至间脑，向下延伸至桥脑区。在向下延伸的病变中，红核不受累，表明这种疾病发生蔓延可能是水肿引起的。急性病变向上扩展的主要特征是内囊后肢受累，伴有苍白球、壳核和外囊受累[3]。

急性发作期间，脑干病变延伸到间脑和基底神经节可能会产生血管源性水肿，从而引起占位效应，因此可能被误诊为肿瘤，一些肿瘤样病变易与原发性或转移性肿瘤相混淆。脑干和大脑半球深部结构以外的部位偶有累及，如额顶叶或颞叶或小脑[18]。据报道，在随访期间，病灶周围水肿往往会消失或仅有小的残留灶，这些与静脉梗死情况一致。并非所有的闭塞性静脉疾病患者的信号强度变化都一定反映了梗死；相反，它们可能是间质内的液体积聚所致[19]。该 MRI 数据与我们的观察结果都支持 BS 的 CNS 病变可能反映了一种静脉炎症性病变这一观点。

通过脑动脉造影很难发现这些病变，因为在大多数中枢神经系统实质疾病的情况下，血管受累往往在毛细血管后小静脉中最为突出。因此，对于 p-NBS 或神经血管受累的患者，常规脑动脉造影不作为优先考虑。但由于血管炎症变化会增加动脉瘤再出血的风险，我们建议如果怀疑颅内动脉瘤，应选择高度敏感的多层计算机断层扫描血管造影（CTA）作为诊断方式[20]。由于 NBS 没有其他帮助诊断的生物标志物，所以 MRI 仍然是 p-NBS 鉴别诊断、预测预后和治疗反应的金标准[3, 21]。在这方面，还推荐对脑干（p-NBS 中非常典型的疾病部位）进行定量测量[21]。

P-NBS 的鉴别诊断：从病理到临床

柏林报告了首例 NBS 尸检病例；基底部脑膜增厚，在脑膜和脑干病变中发现圆形细胞和少量中性粒细胞[22]。此外，脊髓水肿，但周围神经正常。1951 年，Silfverskiold 在尸检样本中发现多种细胞浸润（主要在大脑脚、脑干、胸髓和右视束中）和血管周围圆形细胞浸润[23]。在另外两个 NBS 尸检报告中，小脑和脊髓前角均未受累[24]。这些发现与我们的临床和神经影像学观察结果一致。尸检显示毛细血管和静脉受损，而不是小动脉受损，这解释了脑干中明显的血管障碍，可能是血栓形成或其他形式的循环功能不全引起的。

1957 年描述了多发性硬化（MS）和 NBS 之间的主要病理差异。时至今日，MS 仍须与 NBS 进行鉴别诊断[25]。早期的尸检准确地描述了我们在临床实践和病理标本中观察到的情况。

（1）NBS 不具有广泛且多样的脱髓鞘病变（与 MS 不同）。

（2）NBS 无明显的纤维胶质增生。

（3）在 MS 中脊髓病灶趋于外周，但在 BS 中趋于中央。

（4）MS 会出现脑室周围病变，但 BS 不会。

基于与 MS 临床表型相似的分类，p-NBS 可分为：①仅限于临床单次发作；②复发-缓解；③继发性进展；④原发性进展。p-NBS 和 MS 之间存在的主要区别：一方面，在临床表现上，复发型 MS 患者初次发病时预后良好，而复发型 p-NBS 患者在初次发病时预后欠佳[26]；另一方面，在辅助检查上，MS 患者脑脊液中的细胞计数和蛋白质通常在正常范围内，并且可能存在寡克隆条带，而 p-NBS 患者脑脊液细胞数增多、蛋白质水平升高且寡克隆条带罕见[27]。

神经-精神-白塞综合征是 NBS 的一种表现形式，在早期研究中也被提到过，其中有患者表现为强哭强笑和认知下降[24]。这样的临床发现与神经-精神-白塞综合征一致，并且也可观察到部分 NBS 患者仅表现为认知障碍[28-29]。我们还发现，在某些情况下，智能减退程度较轻，但意志力和欣快感明显减退[30]。神经-精神-白塞综合征和认知障碍将在下面进一步讨论。

1965 年发表的一篇报告，题目为《一例慢性播散性脑脊髓炎并发 BS 的尸检报告》，特别提及脱髓鞘疾病尸检[31]。患者的临床综合征符合复发性脑干综合征（复视、呃逆）、视神经病变、脊髓病和 BS 的一些全身特征。然而，该患者不符合 BS 的 ISG 标准[32]。病变主要在脑干，其次是间脑、脊髓和视神经。组织病理学上，检测到血管周围存在不规则融合的脱髓鞘病变。尽管无法确定疾病病因，但该病例被认为是脱髓鞘疾病合并 BS 的一个例子。我们目前正在随访一组 BS 患者，这些患者有神经系统症状，MRI 有明显的 MS 样病变。他们符合 MS 的放射学标准，实际上可能是 MS 合并全身性 BS[25]。然而，从临床角度来看，Totsuka 等提到的病例可能患有视神经脊髓炎谱系疾病或抗髓鞘少突胶质细胞糖蛋白抗体相关的中枢神经系统脱髓鞘疾病[33]。由于该病例视神经病变非常严重，且没有葡萄膜炎，病理结果与脱髓鞘一致，因此易被误诊为 NBS，但该病例实际上更可能是 NMOSD。然而，

NBS 也会出现脑干综合征和长节段脊髓病的临床表现。BS 中的脊髓受累倾向于表现为长节段病变[13, 34-35]。我们最近根据 MRI T2 加权轴向扫描描述了 BS 长脊髓病变中脊髓受累的两种不同的影像学结构：①"百吉饼征"表现，其特征在于具有低信号核心的中央病变和高信号边缘，有或没有对比增强；②运动神经元类型表现，特征是前角细胞对称受累。"百吉饼征"可能反映脊髓内静脉充血和/或急性期血液成分渗入脊髓内[13]。

由于 MRI 直到 20 世纪 90 年代才被广泛使用，因此脑电图(EEG)常用于评估在疾病过程中出现痫性发作或精神症状的 NBS 患者。弥漫性 α 波仅见于有脑干症状的患者。而在其他患者中，脑电图上脑电波只有轻到中度的变缓表现[17]。之后的研究认为这种 EEG 变化与临床症状相关[36-37]。

结合所有已发表的尸检病例报告以及临床和 MRI 结果，NBS 的发病机制可能是血管炎，或血管周围炎/毛细血管炎，伴有淋巴细胞浸润、出血、脱髓鞘、轴突破坏、少突胶质细胞变性、脂肪颗粒细胞迁移、活化的小胶质细胞增殖、偶发的神经胶质结节和胶质间质纤维化[16-17, 22-24, 30-31, 37]。

然而，鉴于部分患者的临床表现与这些临床特征不一致且不符合目前的 BS 标准，我们担心一些报告的早期尸检病例可能患有其他全身性炎症疾病而非 NBS，如 NMOSD 或 BS 合并 MS。尽管如此，在 MRI 得到广泛应用之前，早期的病理结果为 NBS 的临床特征和发病机制提供了极其重要的信息。因此，有必要从临床和放射学上调查个别病例，并审查所有尸检数据，以更好地认识 NBS。

神经血管受累

BS 被归类为变异性血管炎[38]。在 1961 年至 1987 年记录的 251 例尸检中，18%被归类为血管 BS，包括系统性血管炎[16]。就所涉及的神经血管结构而言，BS 患者主要的血管病理类型包括静脉血栓形成、动脉闭塞和动脉瘤形成。

脑静脉窦血栓形成

脑静脉窦血栓形成(CVST)发生在多达 20%的神经系统受累的 BS 患者中。在这些患者中，主要的临床特征(严重的头痛、视乳头水肿和神经系统检查中的展神经麻痹)与颅内高压相符[2]。3908 例 BS 患者的 CVST 总发病率为每年 3.1‰。值得注意的是，30%的病例在出现 CVST 初始或之后都不符合 ISG 标准，这一比例远高于疑似 p-NBS 患者的比例[39]。大多数研究表明，相比于其他原因引起的 CVST，BS 相关的 CVST 具有良好的预后，因此在患者诊断为 CVST 时(尤其是那些生活在 BS 流行地区的患者)，应针对性地进行全身性症状的评估以筛查是否为 BS。CVST 通常是亚急性或慢性的；只有约 25%的患者临床症状持续的时间超过 1 个月[4, 39]。这种较长的临床症状可能反映了血栓形成的时间范围，对 BS-CVST 与其他原因引起的 CVST 有鉴别意义。偏瘫、意识障碍和癫痫发作在伴有 NBS 的 CVST 患者中并不常见，这是因为出现与 NBS-CVST 相关的出血性静脉梗塞的可能性极低[4, 39-40]。可以推测 BS 中的 CVST 是逐渐进展的，并为有效侧支建立留出时间，因此不会出现由其他原因导致的急性 CVST 表现。头颅 MRI 和磁共振静脉造影(MRV)显示最常受累的硬脑膜静脉窦是上矢状窦和横窦，其次是乙状窦和直窦。单个窦闭塞比多个窦闭塞更常见[4, 39]。然而，如果因为误诊而延误治疗，在 BS-CVST 后期可能会影响多个部位，少数情况下可能会损害视神经而失明。此外，临床医生应注意的是，即使临床表现高度提示可能存在静脉窦血栓形成，但头颅 MRI 和 MRV 扫描也可能不会显示。在这种情况下，应评估胸和颈静脉的 MRV。无论神经影像数据是异常还是正常，我们一般都会进行腰椎穿刺术来评估疑似病例脑脊液的压力、生化和细胞学检查。一项综述报道，除 CVST 外，有一半的 BS 患者可观察到颅外段大血管血栓形成，而在无 CVST 的 BS 患者中，颅外血管受累的发生率约为 20%[39]。因此，有 CVST 的 BS 患者应评估是否存在其他部位血管受累[39]。分析病例后发现 CVST 在年轻患者中更常见，这支持年龄在 NBS 临床特征中很重要的观点[41-42]。有趣的是，虽然 BS-CVST 患者的 CSF 压力升高，但 CSF 炎症指标可以在正常范围内。

动脉闭塞和动脉瘤形成

仅 3%~5%的 BS 患者的病变累及动脉，但这一特点是 BS 特有的。动脉瘤可发生在外周动脉、内脏动脉和肺动脉。由于动脉瘤可能是慢性炎症引起的，因此血管受累在该综合征的病程后期明显。因尸检数据显示此类动脉病变的发生率明显高于临床报告的病变发生率，所以该病实际患病率可能被低估了[16]。尸检发现囊状和多发性夹层动脉瘤较为常见，细胞浸润主要是中性粒细胞、淋巴细胞和浆细胞，混有组织细胞和嗜酸性粒细胞，还观察到血管内膜增厚。在急性期，特别是在增生的血管中，炎症细胞浸润中膜和外膜比浸润内膜更常见。这种严重的炎症会引发中膜的破坏和囊状动脉瘤的形成[43]。此外，在 BS 患者中也有双侧颈内动脉闭塞、椎动脉夹层或血栓形成，颅内动脉炎和轴内小动脉闭塞的报道[20]。

在图 6-1 中，磁共振成像（MRI）和磁共振静脉造影（MRV）显示了 BS 神经受累的各种类型。

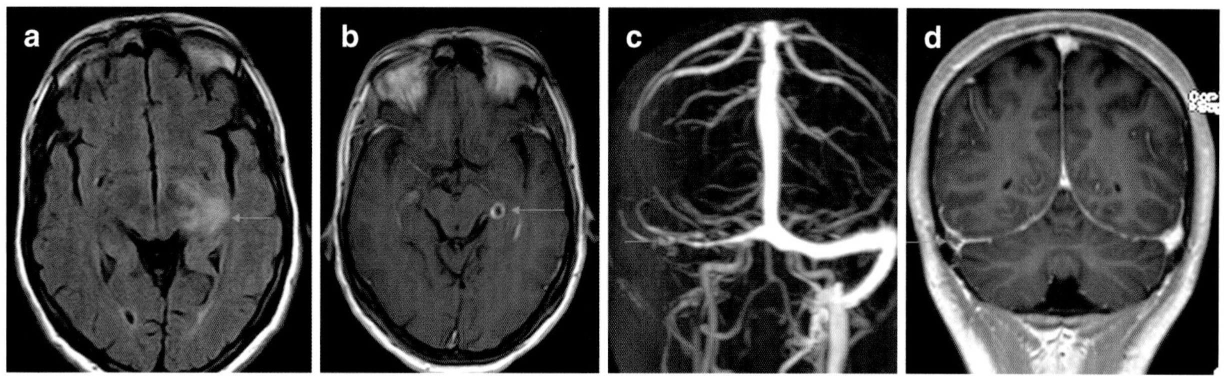

（a）轴位 FLAIR 图像显示伴水肿的间脑病变；（b）轴向 Gd+T1W 显示环状增强；（c）MR 静脉造影显示横窦闭塞；（d）冠状位 Gd+T1W 显示横窦闭塞。

图 6-1　BS 中神经系统受累的两种主要形式

p-NBS 和神经血管受累以外的原发性神经系统疾病

（1）神经-精神-白塞综合征：一种神经行为综合征，可能表现为多种症状，如欣快感、自知力缺乏、去抑制、淡漠、精神运动性兴奋或带有偏执的迟钝、强迫症，可见于少数 BS 患者。这种与糖皮质激素或任何其他疗法无关的综合征被称为神经-精神-白塞综合征[28]。这种神经行为综合征可能与 p-NBS 相关，但有时可能是孤立的，并且没有任何器质性病变。

（2）认知改变：除了注意力缺陷和额叶执行功能缺陷外，认知变化还伴随着以延迟回忆形式出现的记忆障碍、语言和/或视觉方式异常、获得和存储过程中的障碍，都在 BS 病例中被报道过[44-45]。这些认知变化可能在 BS 患者中观察到，与其他形式的神经系统受累无关或与 p-NBS 相关。

（3）头痛：头痛是 BS 中最常见的神经系统症状，可由多种原因引起[5]。它可能是任何一种 NBS 的症状，也可能是眼部炎症的伴随症状，还可能与疾病无关，只是偏头痛或紧张型原发性头痛[5]。20%的 BS 患者可能会有双侧额部中度严重、阵发性偏头痛样搏动性疼痛，这些都不是真正的偏头痛，并且经常伴随 BS 全身症状的恶化，如口腔溃疡或皮肤病变[14, 46-47]。这种与 p-NBS 或 CVST 无关的头痛很可能是易感个体的免疫介导的疾病活动引发的中毒性血管性头痛[14]。然而，对于有近期发作的严重头痛且无任何神经功能缺损的 BS 患者，若头痛特点与任何原发性头痛不一致，应仔细评估以排除 NBS 的发作。

（4）周围神经系统（PNS）受累：具有临床表现的 PNS 疾病在 BS 中极为罕见[2, 5, 48-49]。少数 BS 患者的临床表现和电生理结果可诊断为多发性单神经炎、多发性神经根神经炎、感觉运动轴索神经病或肌炎复发。由于沙利度胺或秋水仙碱的使用，我们可能观察到更多的神经病变病例。

（5）亚临床 NBS：既往一些队列研究中的病例报道了在没有神经系统症状的 BS 患者中，偶然发现了神经系统体征阳性，其中少数患者在病程中可出现轻度神经功能异常[5, 49]。这些仅在测试时才明显出现的认知功能障碍也提示神经系统亚临床的损害[45]。在一些没有任何神经系统症状和体征的 BS 患者中，MRI、SPECT 和体感诱发电位也可能检测到异常[50]。

脑脊液结果

p-NBS 的急性期，在大多数 p-NBS 病例中，脑脊液（CSF）显示炎症性变化，细胞数量增加，每毫升高达数百，有时甚至更多，中性粒细胞是主要升高的细胞，蛋白质水平也轻度升高。不过，p-NBS早期患者脑脊液中淋巴细胞增多也不罕见。可在发病初期出现中性粒细胞增多，后期转变为淋巴细胞增多。此外，寡克隆带阳性率较低，不超过20%[5, 27]。如前所述，除压力增加外，BS-CVST患者的CSF未见明显异常[5, 49]。

有报道称p-NBS患者脑脊液中IL-6浓度升高与疾病活动相关[51-53]。最近，有报道称CSF IL-10和基质金属蛋白酶-9的CSF/血清比值是升高的（多发性硬化患者血清中两者是升高的，而CSF中是降低的），并建议将其作为NBS和多发性硬化的区分标志物[54-55]。

预后

BS的神经系统并发症有较高的致残率。大约50%的NBS患者在发病10年后出现中度至重度残疾[2]。早期出现小脑症状和病程进展与不良预后相关，而CVST和单一疾病发作可能有较好的预后。CSF蛋白水平升高和CSF细胞增多与预后不良有关[2, 49]。在一项大型系列研究中，预计1/3的p-NBS患者从发病开始会出现进展性病程，伴或不伴进一步复发，在长达6年的随访中，1/4的NBS患者不能自理或死亡[56]。HLA-B51阳性（在本系列病例中约有一半病例为阳性）是提示不良预后的独立危险因素。

治疗

p-NBS急性发作期的治疗包括大剂量静脉注射甲基强的松龙，然后口服类固醇并逐渐减量[15]。在出现急性p-NBS发作的患者中，我们的经验是首先给予大剂量甲泼尼龙静脉注射7~10天，然后口服类固醇，并在3~6个月内逐渐减量。然而，由于BS的神经系统疾病在临床上具有异质性，并且无法在第一次发作时预测大多数患者的病程，因此尚无循证医学证据证明对NBS进行长期治疗的方案是有效的。此外，NBS相对罕见，难以进行治疗试验。秋水仙碱、硫唑嘌呤、环孢菌素-A、环磷酰胺、甲氨蝶呤和苯丁酸氮芥，以及一些免疫调节剂，如干扰素-α和沙利度胺，可能对BS的一些全身性症状有效。但是在针对NBS设计的试验中，这些药物未取得可靠疗效。此外，由于环孢素可能引发神经毒性，因此不建议应用于有神经系统受累的BS患者，并且对于有眼部症状或其他全身症状，怀疑进展为p-NBS的患者应立即停用环孢素治疗[11]。目前，基于Ⅳ类证据被证明治疗p-NBS唯一有效的药物是英夫利昔单抗[57-58]。虽然硫唑嘌呤在NBS中的疗效尚不明确，但一些报告表明它可能有效，并且在2018年更新的欧洲抗风湿病联盟（EULAR）建议，患者出现p-NBS后，硫唑嘌呤可以作为一线用药[59]。我们倾向于在硫唑嘌呤疗效欠佳的患者中使用英夫利昔单抗，英夫利昔单抗也可作为p-NBS严重急性发作和预后不良的患者的一线治疗[57]。

在血管受累方面，欧洲抗风湿病联盟（EULAR）建议对有BS相关血栓形成的患者进行免疫抑制而不是抗凝治疗[58]。免疫抑制治疗可能比抗凝治疗更有效，因为中性粒细胞会引起纤维蛋白原的翻译后修饰，并降低纤维蛋白对纤溶酶溶解的敏感性[60]。因此，我们在神经血管疾病的急性期开始静脉注射甲基强的松龙（intravenous methylprednisolone，IVMP，持续7~10天），随后口服类固醇及硫唑嘌呤，在接下来的几个月以血管炎形式发病的NBS逐渐减少。

参考文献

1. Kantarci OH, Siva A. Behçet's disease: diagnosis and management. In: Noseworthy JH, editor. Neurological therapeutics: principles and practice. 2nd ed. London: Informa Healthcare; 2006. p. 1196-206.
2. Siva A, Kantarci OH, Saip S, et al. Behçet's disease: diagnostic & prognostic aspects of neurological involvement. J Neurol. 2001; 248: 95-103.
3. Kocer N, Islak C, Siva A, et al. CNS involvement in neuro-Behcet's syndrome: an MR study. Am J Neuroradiol. 1999; 20: 1015-24.
4. Uluduz D, Midi I, Duman T, et al. Behçet's disease as a causative factor of cerebral venous sinus thrombosis: subgroup analysis of data from the VENOST study. Rheumatology (Oxford). 2018; 58: 600. https://doi.org/10.1093/rheumatology/key153. [Epub ahead of print].
5. Siva A, Saip S. The spectrum of nervous system involvement in Behçet's syndrome and its differential diagnosis. J Neurol. 2009; 256(4): 513-29.
6. Yazici H, Seyahi E, Hatemi G, Yazici Y. Behcet syndrome: a contemporary approach. Nat Rev Rheumatol. 2018; 14: 119.

7. Esatoglu SN, Kutlubay Z, Ucar D, et al. Behçet's syndrome: providing integrated care. J Multidiscip Healthc. 2017; 10: 309-19.
8. Kalra S, Silman A, Akman-Demir G, et al. Diagnosis and management of neuro-Behçet's disease: international consensus recommendations. J Neurol. 2014; 261(9): 1662-76.
9. Siva A, Esatoglu SN, Uygunoglu U, et al. Could neurological involvement in Behçet's disease occur atypically? Neurology. 2018; 90(15 Supplement). (P5. 410).
10. Kural-Seyahi E, Fresko I, Seyahi N, et al. The longterm mortality and morbidity of Behcet syndrome: a 2-decade outcome survey of 387 patients followed at a dedicated center. Medicine (Baltimore). 2003; 82: 60-76.
11. Uygunoglu U, Saip S, Siva A. Behcet's syndrome and nervous system involvement. In: Lisak RP, Truong DD, Carroll WM, et al., editors. International neurol-ogy, Chapter 28, vol. 2016. 2nd ed. Chichester, West Sussex, Hoboken: John Wiley & Sons, Ltd. p. 88-93.
12. Uygunoğlu U, Siva A. Behçet's syndrome and nervous system involvement. Curr Neurol Neurosci Rep. 2018; 18(7): 35.
13. Uygunoglu U, Zeydan B, Ozguler Y, et al. Myelopathy in Behçet's disease: the bagel sign. Ann Neurol. 2017; 82(2): 288-98.
14. Saip S, Siva A, Altintas A, et al. Headache in Behcet's syndrome. Headache. 2005; 45: 911-9.
15. Saip S, Akman-Demir G, Siva A. Neuro-Behçet syndrome. Handb Clin Neurol. 2014; 121: 1703-23.
16. Lakhanpal S, Tani K, Lie JT, Katoh K, Ishigatsubo Y, Ohokubo T. Pathologic features of Behçet's syndrome: a review of Japanese autopsy registry data. Hum Pathol. 1985; 16(8): 790-5.
17. Totsuka S, Midorikawa T. Some clinical and pathological problems in neuro-Behçet's syndrome. Folia Psychiatr Neurol Jpn. 1972; 26(4): 275-84.
18. Cohen-Aubart F, Psimaras D, Galanaud D, et al. Cerebral pseudo-tumoral neuro-Behcet: histological demonstration of an inflammatory and vascular disease. Clin Neurol Neurosurg. 2017; 161: 48-50.
19. Matsuo K, Yamada K, Nakajima K, Nakagawa M. Neuro-Behçet disease mimicking brain tumor. AJNR Am J Neuroradiol. 2005; 26(3): 650-3.
20. Kizilkilic O, Albayram S, Adaletli I, et al. Endovascular treatment of Behçet's disease-associated intracranial aneurysms: report of two cases and review of the literature. Neuroradiology. 2003; 45(5): 328-34.
21. Kikuchi H, Takayama M, Hirohata S. Quantitative analysis of brainstem atrophy on magnetic resonance imaging in chronic progressive neuro-Behçet's disease. J Neurol Sci. 2014; 337(1-2): 80-5.
22. Berlin C. Behçet syndrome with involvement of the central nervous system. Arch Derm Syph. 1944; 49: 227-33.
23. Silfverskiold BP. Recurrent uveitis (Behçet syndrome) and encephalomyelomeningitis. Acta Psychiatr Neurol Scand. 1951; 26: 443-53.
24. McMenemey WH, Lawrence BJ. Encephalomyelopathy in Behçet disease: report of necropsy findings in two cases. Lancet. 1957; 2: 353-8.
25. Siva A. Common clinical and imaging conditions misdiagnosed as multiple sclerosis: A Current Approach to the Differential Diagnosis of Multiple Sclerosis. Neurol Clin. 2018; 36(1): 69-117.
26. Conway BL, Zeydan B, Uygunoğlu U, et al. Age is a critical determinant in recovery from multiple sclerosis relapses. Mult Scler. 2018: 1352458518800815. Epub ahead of print.
27. Saruhan-Direskeneli G, Yentür SP, Mutlu M, et al. Intrathecal oligoclonal IgG bands are infrequently found in neuro-Behçet's disease. Clin Exp Rheumatol. 2013; 31(3 Suppl 77): 25-7.
28. Siva A, Özdogan H, Yazici H, et al. Headache, neuro-psychiatric and computerized tomography findings in Behçet's syndrome. In: Lehner T, Barnes CG, editors. Recent advances in Behçet's disease: Royal Society of Medicine Service; 1986. p. 247-54.
29. Gündüz T, Emir Ö, Kürtüncü M, et al. Cognitive impairment in neuro-Behcet's disease and multiple sclerosis: a comparative study. Int J Neurosci. 2012; 122(11): 650-6.
30. Midorikawa T, Totsuka S, Matsumoto Y, Yokota S. Mental manifestations in neuro-Behçet's syndrome-especially on six cases revealed hallucinatory and delusional state. Clin Psychiat (Tokyo). 1969; (11): 526-45.
31. Totsuka S, Matsumoto Y, Tanikawa K. An autopsy case of chronic disseminated encephalomyelitis complicated by Behçet's syndrome, with special reference to the demyelinating diseases. Folia Psychiatr Neurol Jpn. 1965; 19(1): 17-28.
32. Criteria for diagnosis of Behçet's disease. International study Group for Behçet's disease. Lancet. 1990; 335: 1078-80.
33. Weinshenker BG, Wingerchuk DM. Neuromyelitis Spectrum disorders. Mayo Clin Proc. 2017; 92(4): 663-79.
34. Lee HS, Kim do Y, Shin HY, et al. Spinal cord involvement in Behcet's disease. Mult Scler. 2016; 22: 960-3.
35. Uygunoglu U, Pasha M, Saip S, Siva A. Recurrent longitudinal extensive transverse myelitis in a neuroBehcet syndrome treated with infliximab. J Spinal Cord Med. 2015; 38: 111-4.
36. Kutlu G, Semercioglu S, Ucler S, Erdal A, Inan LE. Epileptic seizures in neuro-Behcet disease: why some patients

develop seizure and others not? Seizure. 2015; 26: 32-5.

37. Matsumoto K. Correlation between EEG and clinicopathological change in neuro-Behçet's syndrome. Folia Psychiatr Neurol Jpn. 1984; 38: 65-79.

38. Jennette JC, Falk RJ, Bacon PA, et al. 2012 revised international Chapel Hill consensus conference nomenclature of Vasculitides. Arthritis Rheum. 2013; 65(1): 1-11.

39. Aguiar de Sousa D, Mestre T, Ferro JM. Cerebral venous thrombosis in Behçet's disease: a systematic review. J Neurol. 2011; 258(5): 719-27.

40. Yesilot N, Bahar S, Yilmazer S, et al. Cerebral venous thrombosis in Behçet's disease compared to those associated with other etiologies. J Neurol. 2009; 256(7): 1134-42.

41. Uluduz D, Kürtüncü M, YapıcıZ, et al. Clinical characteristics of pediatric-onset neuro-Behçet disease. Neurology. 2011; 77(21): 1900-5.

42. Shi J, Huang X, Li G, Wang L, Liu J, Xu Y, Zeng X, Zheng W. Cerebral venous sinus thrombosis in Behçet's disease: a retrospective case-control study. Clin Rheumatol. 2018; 37(1): 51-7.

43. Matsumoto T, Uekusa T, Fukuda Y. Vasculo-Behçet's disease: a pathologic study of eight cases. Hum Pathol. 1991; 22(1): 45-51.

44. Oktem-Tanor O, Baykan-Kurt B, Gurvit IH, Akman-Demir G, Noel SP. Neuropsychological follow-up of 12 patients with neuro-Behcet disease. J Neurol. 1999; 246(2): 113-9.

45. Cavaco S, da Silva AM, Pinto P, et al. Cognitive functioning in Behçet's disease. Ann N Y Acad Sci. 2009; 1173: 217-26.

46. Borhani Haghighi A, Aflaki E, Ketabchi L. The prevalence and characteristics of different types of headache in patients with Behçet's disease, a case-control study. Headache. 2008; 48(3): 424-9.

47. Kale N, Agaoglu J, Icen M, Yazici I, Tanik O. The presentation of headache in neuro-Behçet's disease: a case-series. Headache. 2009; 49(3): 467-70.

48. Essaadouni L, Jaafari H, Abouzaid CH, Kissani N. Neurological involvement in Behçet's disease: evaluation of 67 patients [Article in French]. Rev Neurol (Paris). 2010; 166(8-9): 727-33.

49. Al-Araji A, Kidd DP. Neuro-Behçet's disease: epidemiology, clinical characteristics, and management. Lancet Neurol. 2009; 8(2): 192-204.

50. Avci O, Kutluay E, Argon M, Erdem S, Tahsin Gunes A. Subclinical cerebral involvement in Behcet's disease: a SPECT study. Eur J Neurol. 1998; 5(1): 49-53.

51. Hirohata S, Isshi K, Oguchi H, et al. Cerebrospinal fluid interleukin-6 in progressive neuro-Behçet's syndrome. Clin Immunol Immunopathol. 1997; 82(1): 12-7.

52. Akman-Demir G, Tuzun E, Icoz S, et al. Interleukin-6 in neuro-Behçet's disease: association with disease subsets and long-term outcome. Cytokine. 2008; 44(3): 373-6.

53. Hirohata S, Kikuchi H. Changes in biomarkers focused on differences in disease course or treatment in patients with neuro-Behçet's disease. Intern Med. 2012; 51(24): 3359-65.

54. Aldinucci A, Bonechi E, Biagioli T, et al. CSF/serum matrix metallopeptidase-9 ratio discriminates neuro Behçet from multiple sclerosis. Ann Clin Transl Neurol. 2018; 5(4): 493-8.

55. Belghith M, Bahrini K, Kchaou M, Maghrebi O, Belal S, Barbouche MR. Cerebrospinal fluid IL-10 as an early stage discriminative marker between multiple sclerosis and neuro-Behçet disease. Cytokine. 2018; 108: 160-7.

56. Noel N, Bernard R, Wechsler B, et al. Long-term outcome of neuro-Behçet's disease. Arthritis Rheumatol. 2014; 66(5): 1306-14.

57. Zeydan B, Uygunoglu U, Saip S, et al. Infliximab is a plausible alternative for neurologic complications of Behçet disease. Neurol Neuroimmunol Neuroinflamm. 2016; 3(5): e258.

58. Ozguler Y, Leccese P, Christensen R, et al. Management of major organ involvement of Behçet's syndrome: a systematic review for updateof the EULAR recommendations. Rheumatology (Oxford). 2018; 57(12): 2200-12.

59. Hatemi G, Christensen R, Bang D, et al. 2018 update of the EULAR recommendations for the management of Behçet's syndrome. Ann Rheum Dis. 2018; 77(6): 808-18.

60. Becatti M, Emmi G, Silvestri E, et al. Neutrophil activation promotes fibrinogen oxidation and Thrombus formation in Behçet disease. Circulation. 2016; 133(3): 302-11.

（译者：刘俊见　卢伟；审核：葛燕　唐琪　陈进伟）

第 7 章

白塞综合征血管心脏受累

Yesim Ozguler, Sinem Nihal Esatoglu, Emire Seyahi, Melike Melikoglu

引言

一般特征

白塞综合征区别于其他血管炎有以下几点。

(1)该病静脉受累比动脉受累常见。下肢深静脉血栓是最常见的静脉受累的临床表现。下腔静脉、上腔静脉、肝静脉、脑静脉窦和右心较少累及。

(2)白塞综合征具有反复发作的特点，复发既可侵犯同一部位血管，又可侵犯他处血管。

(3)血栓形成与血管炎症相关，与血栓形成常见的原因似乎无关[1]。

(4)肺动脉瘤是白塞综合征特有的临床表现[2]。肺动脉管壁较薄、弹性较差、压力较低，类似于静脉结构。

(5)动脉受累最常表现为动脉瘤，很少发生血栓性闭塞。BS 动脉病变既不像大血管炎表现为动脉壁向心性增厚[2]，又不符合小血管炎，如白细胞破碎性血管炎或多发性单神经炎的病变特点。

(6)BS 血管受累可出现在皮肤黏膜病变之前，如 Hughes-Stovin 综合征(Hughes-Stovin 综合征又称肺动脉栓塞综合征，指除了肺动脉瘤，还有周围静脉血栓、肺栓塞和支气管动脉变性等病变同时存在)[3]。

发生率、人口学特征以及发病时间

BS 血管受累发生率从 15%到 50%不等，可能是由于存在种族差异(远东地区人群罕见)与诊疗中心(皮肤科/风湿科)类型不同。其中静脉病变约占 85%[4-10]。男性患者血管病变更严重。例如男性罹患深静脉血栓(deep vein thrombosis, DVT)的风险明显高于女性(40% vs 5%)[4-7, 11]。75%的患者发病 5 年内经历首次血管事件[4, 6-8]。值得注意的是，10%的患者达到 ISG 标准前就出现了血管受累，20%的患者在发病的同时出现血管受累[8]。是否将血管受累纳入 ISG 标准，这存在一定争论[12-13]。尽管血管受累(包括动静脉)具有高度的特异性，但由于敏感性低，目前未纳入 ISG 诊断标准[14]。不同类型的血管受累，在 BS 病程中出现的时间也不同。下肢深静脉血栓(deep vein thrombosis of lower extremities, LEDVT)与脑静脉窦血栓(CVST)发生较早，约在 BS 发病 1 年后(中位时间)[8]。肺动脉受累(pulmonary artery involvement, PAI)、腔静脉血栓和布加综合征(Budd-Chiari syndrome, BCS)在发病数年后出现，而肺外动脉受累则多见于年龄较大的 BS 患者，且出现在病程后期，中位时间为 5 年[7-8]。

深静脉血栓是白塞综合征最常见的血管病变，可发生在任何部位的静脉，但最常见的还是下肢，上腔静脉、下腔静脉、脑静脉窦和肝静脉也可累及[4-10]。

归类

回顾性调查研究发现 13%~35%的血管受累患者可出现多种类型的血管事件[6, 8-9]。将血管事件归类，形成BS症状群中的一大类，即血管白塞[15-16]。这对精确评估BS患者发生潜在致命的血管并发症的风险尤为重要。一项回顾性调查（研究对象为882例BS血管受累患者）确定了3种显著关联模式，分别是：CVST（颅内静脉窦血栓）和PAI（肺动脉受累）（31%），BCS（布加综合征）和IVCS（下腔静脉综合征）（57%），IVCS（下腔静脉综合征）和SVCS（上腔静脉综合征）（20%）[8]。

复发病程

回顾882例BS血管受累患者中，2年血管事件的复发率是23%，5年复发率是38%[8]。法国的一项回顾性研究显示5年复发率为36.5%，结论基本一致[9]。

一项仅纳入下肢深静脉血栓（LEDVT）患者的前瞻性研究发现：6个月、12个月和24个月时复发率分别为29%、37%和45%[17]。证据表明，复发风险仅与免疫抑制剂治疗呈负相关[9-10, 18]。单用抗凝药不能降低血管事件复发的风险，而使用免疫抑制剂，不管是否联用抗凝药物都可减少复发率[9-10, 18-19]。浅表血栓性静脉炎是BS突出的皮肤表现，常与大血管受累并存[4-5, 15]，但两者的相关性尚不清楚。

血栓风险增加

BS患者发生血栓风险的确切分子机制尚不清楚。闭塞性炎症性血栓一般紧密黏附在炎症性血管壁上，通常不会并发血栓栓塞[20-22]。目前证据表明，BS患者血栓形成的机制可能不是高凝状态，而是炎症或内源性内皮功能障碍诱导的血管损伤，或许其本身就是刺激血栓形成的来源[23-25]。

静脉壁炎症

静脉壁厚度（vein wall thickness，VWT）是静脉疾病的评估指标。静脉功能不全、高压导致静脉壁重塑，急性炎症和慢性血栓都可造成VMT增加[26-28]。一项磁共振（MR）研究显示，7例没有静脉受累临床表现的BS患者存在下肢静脉血管壁增厚、信号增强[29]。另一项超声研究显示，与强直性脊柱炎患者以及健康对照组相比，无血管症状的BS患者VWT增加[30]。

近期我们团队运用B型超声测量了50例（男：女=43：7）表现为LEDVT的BS患者；50例（男：女=43：7）无血管受累的BS患者以及50例年龄和性别匹配的健康对照人群的双侧股总静脉、股静脉和大隐静脉的VWT[31]。两名超声医生采取盲法，评估结果一致。研究显示，与健康对照组相比，伴有LEDVT以及没有血管受累的两组BS患者的平均VWT都显著增加；伴有LEDVT的BS患者，VWT增加最明显。静脉壁的增厚提示BS血管炎，可作为静脉血栓形成的预测指标。

下肢深静脉血栓

70%的BS血管受累的患者表现为下肢深静脉血栓，首发患者可高达82%[8, 10]。最常受累的静脉是股静脉（浅静脉、深静脉和总静脉）与腘静脉，其次是足静脉、髂外静脉和髂总静脉[32]。来自土耳其的横断面研究发现：与其他病因相比，BS相关LEDVT患者多见于年轻男性，双侧静脉受累更常见，更易复发，血管再通不完全及侧支形成更多[32]。一项前瞻性队列研究发现LEDVT首发年龄、性别、血管再通率、新发浅表血栓性静脉炎、低于CEAP评分C3级等5个因素可预测LEDVT复发[17]。其中血管再通率是复发的唯一危险因素。反复发作和静脉广泛受累导致一半患者发生严重的血栓栓塞后综合征（post-thrombotic syndrome，PTS），1/3患者发生静脉跛行[32]。血栓病程超过5年，且双侧股总静脉、股深静脉、股浅静脉受累，未使用免疫抑制剂及抗凝剂的患者发生PTS的风险增加，当然这需要开展更多的针对抗凝剂的随机对照试验来证实。

进行性恶化的腿部溃疡是PTS的临床表现（图7-1），应与血管炎性病变和坏疽性脓皮病相鉴别[33]。腿部溃疡通常是下肢静脉疾病的早期并发症，血管炎的表现很少见，46%的患者因腿部溃疡而失业，54%的患者对治疗不敏感[34]。

多普勒超声是检测急慢性血栓的优选方法。正电子发射断层扫描（PET）/计算机断层扫描（CT）也可用于评估BS患者的血管病变，但其对静脉病变的检测能力差[35]。

腔静脉血栓

出现腔静脉血栓要考虑BS，尤其是年轻男性[36-38]。上腔静脉（SVC）血栓和下腔静脉（IVC）血栓分别占BS主要血管病变的9%和8%[5, 8-10]。上

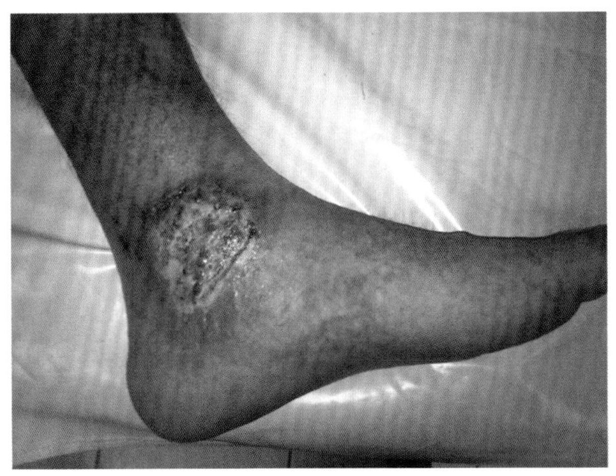

图 7-1　血栓后综合征所致的腿部溃疡

腔静脉血栓、下腔静脉血栓常与 BS 其他血管病变如布加综合征、肺动脉受累、颅内静脉窦血栓(CVST)伴随出现[8, 36-38]。

白塞综合征患者的 SVC 血栓通常具有 SVCS 的典型体征：面部、颈部、上肢的肿胀、发绀，SVC 回流区域形成明显的侧支循环。侧支循环往往提示良性病程[1]。一项针对 28 例 BS 相关的 SVCS 患者的回顾性研究发现，阻塞性睡眠呼吸暂停障碍的风险增加，可能是上呼吸道受到明显的静脉侧支外压所致[39]。SVC 血栓复发罕见，也很少合并胸腔积液、乳糜胸和纵隔纤维化[40]。增强 CT 和 MRA 作为无创放射学技术，是诊断 SVC 血栓的首选影像学方法[41]。

下腔静脉解剖学上分为 3 段：肝上段、肝内段和肝下段。肝内段和肝上段下腔静脉血栓会导致 BCS。下腔静脉受累最常见于肝下段。双侧股总静脉血栓的 BS 患者有 50% 的风险发生髂静脉血栓，20% 的风险发生下腔静脉血栓[32]。下腔静脉血栓形成是一个慢性、渐进的过程，表现为下肢肿胀疼痛、皮肤硬结、顽固性下肢溃疡和静脉侧支形成(图 7-2)，有潜在致残风险。急性发作时，患者可能出现腰背部疼痛或腹痛。

布加综合征

尽管 BS 是 BCS 的主要原因之一(占 9%～13%)，但 BCS 本身仍是 BS 罕见的血管表现(2%～4%)[8, 42-45]。任何原因所致的肝静脉和/或下腔静脉(肝段和/或肝上段)血栓都会造成 BCS。相比其他原因(18%～51%)，下腔静脉血栓仍是 BS 相关

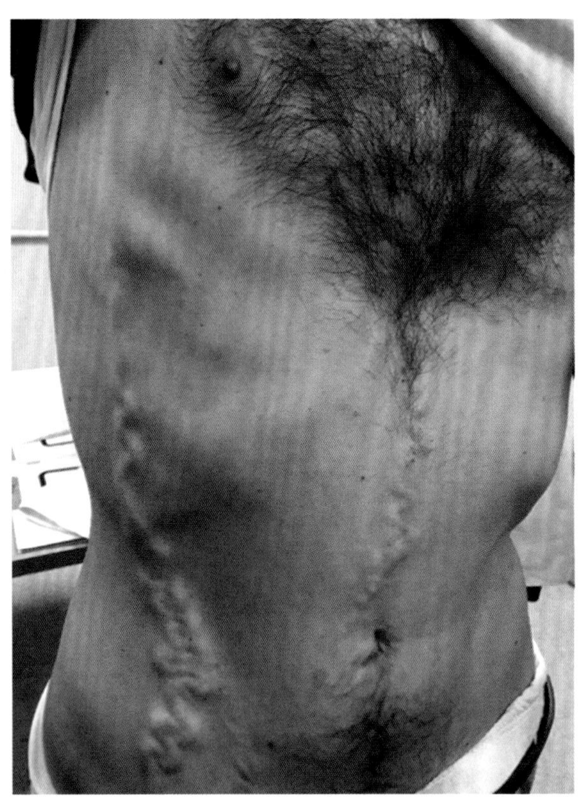

图 7-2　下腔静脉血栓所致的静脉侧支

BCS 的主要原因(71%～90%)[42, 46]，且多见于年轻男性[42, 46]。根据我们中心的数据，BCS 有两种临床表现：有症状与无症状[46]。

有症状的 BCS 患者在初诊时即出现腹痛、腹水、腹壁侧支形成、阴囊水肿、下肢弥漫性肿胀等临床特点。该型病情严重，常伴有肝衰竭表现，如黄疸、肝性脑病、脾大、脾功能亢进和食管静脉曲张出血。预计在诊断后平均 10 个月内的病死率为 60%，死亡原因通常是肝性脑病或食管静脉曲张大出血。存活者表现为明显静脉侧支形成，肝脏尾状叶增大、脾大[46]。

无症状的 BCS 患者发展隐匿，无腹水或任何肝衰竭相关的症状。预后好，预期病死率低于 10%。这些“沉默”病例往往偶发，很可能已经形成了有效的侧支循环。

各国报道的 BCS 患者病死率不同。法国的一项随访 53 个月的研究显示，病死率仅为 14%，而土耳其的两项研究显示，一年内 BCS 患者病死率分别为 26% 和 50%[42, 46-47]。这一差异很可能是因为纳入了 1990 年之前确诊的病例(且未使用过免疫抑制剂)。这些研究有一项结果也需要大家关注：对于白塞综合征所致的 BCS，血管介入治疗并不成功[46]。

静脉血栓的治疗

与其他原因引起的DVT不同，白塞综合征所致的DVT，主要采用免疫抑制剂治疗。免疫抑制剂可降低血栓复发率[9-10, 18]。2008年，Ahn等报道，免疫抑制组的复发率为12.5%，单纯抗凝组的复发率为75%。2012年，Desbois等研究发现，使用免疫抑制剂联合抗凝药的患者，血栓复发率是5.8%，单独使用抗凝药的患者为43.5%[9]。2015年，Alibaz-Oner等研究报道，单独使用免疫抑制剂组的复发率为29%，联合使用免疫抑制剂和抗凝药组的复发率是22%，单独使用抗凝药组的复发率为92%[10]。以上3项研究的荟萃分析结果表明，免疫抑制剂能显著降低DVT复发风险（RR 0.17，95%CI 0.08~0.35），联合抗凝药并不会在降低复发风险方面显著获益（RR 0.75，95%CI 0.48~1.17）[19]。

免疫抑制剂联合抗凝药的效果存在争议。我们的回顾性研究表明，仅使用免疫抑制剂，不使用抗凝药，似乎增加血栓形成后综合征的风险（RR 3.8，95%CI 1.04~14.1）[32]。正如此前所述，结果存在差别可能是因为各白塞病专科医院存在转诊偏倚。

那么，我们应该选用哪种免疫抑制剂呢？目前没有对各种免疫抑制剂的疗效评估的研究。硫唑嘌呤（Azathioprine，AZA）最常用，其次是环磷酰胺（Cyclophosphamide，CTX）、甲氨蝶呤、环孢素-A和英夫利昔单抗（Infliximab）[19]。这些药物大多与糖皮质激素合用。一项非盲法小样本研究报道，口服环孢素A 1个月成功治疗了7例白塞综合征合并DVT患者，并阻止复发[48]。另一项非盲法研究显示，IFN-α治疗10例白塞综合征患者，9例完全缓解[49]。Ozguler前瞻性研究显示，17例白塞综合征患者接受IFN-α治疗，平均（29±20）个月的随访期间只有2例（12%）患者复发；而29例患者接受AZA治疗，平均（20.2±15.8）个月的随访期间，有13例（45%）患者复发[17]。IFN-α组的血管再通率明显高于AZA组[17]。

生物制剂也被用于深静脉血栓。Emmi回顾性研究纳入了70例静脉血栓的白塞综合征患者，研究显示阿达木单抗治疗有效[50]。

根据2018年欧洲抗风湿病联盟（EULAR）推荐指南，糖皮质激素联合免疫抑制剂（如AZA、Cy或环孢素A）被推荐用于白塞综合征的急性DVT患者。Cy推荐用于广泛的大静脉血栓，如VCI。难治性病例可以考虑使用肿瘤坏死因子抑制剂（tumor necrosis factor inhibitors，TNFi）如英夫利昔单抗和阿达木单抗[51]。

动脉受累

白塞综合征可累及任何动脉，无论动脉的大小，主要表现为动脉瘤或动脉闭塞[1]。通常动脉瘤比闭塞更常见，但也有相反报道[52-53]。动脉瘤容易形成血栓，导致闭塞。动脉受累的发病率，各国报道不一，大部分报道约为5%[4, 6, 54-57]，也可高达18%[52-53]。表7-1列出了不同白塞综合征队列研究中的血管受累、动脉受累和肺动脉受累（PAI）的发病率[6-8, 53-54, 56-71]。动脉受累占白塞综合征患者所有血管并发症的15%，低于静脉受累[7]。

发病年龄和血管事件在BS的PAI和其他类型的动脉受累之间不同。与其他类型的动脉受累相比，患者发生PAI的年龄要小得多。在一项调查中，90例患者发生PAI时的平均年龄为31岁，而其他类型动脉受累的69例患者的平均年龄为39岁。PAI患者在BS发病时的平均年龄比其他类型动脉受累的患者年轻（27岁 vs 33岁，$P<0.01$）。出现PAI和其他类型动脉受累的中位病程分别为3.1年（IQR为0.4~6年）和4.9年（IQR为0.9~9.9）。然而，值得一提的是，动脉受累的发展有时可以先于BS的发生，一些患者在动脉受累开始时可能不符合ISG标准[8, 53]。

表7-1 不同白塞综合征队列研究中的血管受累情况

作者（年份/年）	国家	白塞病患者总数/例	血管受累患者/%	动脉受累患者/%	肺动脉受累患者/%	肺动脉瘤/例	孤立性肺动脉血栓/例数
Hamuryudan（1994）[58]	土耳其	2179	未报道	未报道	1.1	24	0
al-Dalaan（1994）[59]	沙特阿拉伯	119	31	18.5	12.6	未报道	未报道

续表7-1

作者(年份/年)	国家	白塞病患者总数/例	血管受累患者/%	动脉受累患者/%	肺动脉受累患者/%	肺动脉瘤/例	孤立性肺动脉血栓/例数
Gurler (1997)[60]	土耳其	2147	16.8	未报道	0.2	4	0
Kural-Seyahi (2003)[7]	土耳其	387	35	5.4	2.6	10	0
Tohme (2003)[54]	黎巴嫩	140	13	5	0.7	0	1
Saba (2003)[61]	土耳其	534	未报道	3.9	1.5	8	0
Hamuryudan (2004)[62]	土耳其	4400	未报道	未报道	0.6	26	0
Sarica-Kucukoglu (2006)[6]	土耳其	2319	14.3	1	0.6	未报道	未报道
Hamzaoui (2006)[63]	突尼斯	519	25.4	4.2	3.3	14	3
Düzgün (2006)[56]	土耳其	180	39.4	11	5.5	2	8
Neves (2009)[64]	巴西	106	16	6.6	未报道	未报道	未报道
Davatchi (2010)[65]	伊朗	6500	8.3	未报道	0.3	11	10
Ideguchi (2011)[66]	日本	412	6	2	1.2	0	5
Seyahi (2012)[67]	土耳其	2500	未报道	未报道	2	34	13
Saadoun (2012)[53]	法国	820	未报道	12.3	2.6	未报道	未报道
Li (2014)[68]	中国	161	16.8	7.4	2.5	2	2
Fei (2013)[57]	中国	796	12.8	7	1.6	5	8
Lennikov (2015)[69]	俄罗斯	250	25.2	3.6	未报道	未报道	未报道
Tascilar (2014)[8]	土耳其	5970	14.7	未报道	1.5	76	14
Zhang (2015)[70]	中国	106	未报道	未报道	8	6	3
Liu (2016)[71]	中国	874	20	9	0.5	未报道	未报道

BS 动脉受累的一个重要特征是并发静脉血栓[8, 53]，以肺动脉受累最多见[8, 58]。动脉受累易复发[53]。动脉瘤可在不同部位同时发生，也可在不同时间发生。同一患者可同时并发动脉瘤和动脉闭塞[72]。

肺动脉受累

白塞综合征可能累及整个肺动脉及其分支，表现为肺动脉瘤(pulmonary artery aneurysm，PAA)和/或肺动脉血栓(pulmonary artery thrombosis，PAT)[73-74]。PAI 通常发生在中等直径及以上的肺动脉，是白塞综合征患者死亡的主要原因[7, 75]。PAI 的发病率低于 5%，不同队列研究的结果显示发病率介于 0.2%至 12.6%之间(表 7-1)。既往报道 PAI 几乎只见于男性；然而近年来女性 PAI 的病例数也在逐渐增加[57, 67, 70]。我们早期队列研究(1994[58] 和 2004 年[62])显示，PAA 是 PAI 的主要表现，PAT 通常伴随 PAA。然而随着影像学技术的发展，最近的研究发现 28%的 PAI 仅表现为 PAT[67]，PAT 可以出现在 PAA 之前。肺实质也可受累，表现为结节、空洞和实变[67, 70, 76]，分别占 PAI 患者的 85%、47%和 45%[67]。15%的患者肺实质病变可先于 PAI 出现[67]。有学者认为，单独肺实质病变与肺微血管受累相关，应归类为 PAI[76]。

在白塞综合征患者中，PAI 可并发多种静脉受累(包括 BCS、SVCS、IVCS、CVST)[8, 53]。1959 年，Hughes 报道了 4 例没有白塞综合征临床表现的男性 PAA 患者，伴有静脉血栓的病例，并命名为 Hughes-Stovin 综合征[3]。Hughes-Stovin 综合征与白塞综合征的临床表现、组织学特征具有相似性，很可能是白塞综合征的不完全型。

(a)临床特征

咯血是最常见的症状，90%的PAA患者表现为咯血，而仅有50%孤立性PAT患者会发生咯血。PAA患者可出现肺动脉瘤破裂，血液流入受侵蚀的支气管导致大咯血，威胁生命，但在孤立性PAT患者中罕见。其他常见表现，如呼吸困难、咳嗽和胸痛，在PAA和孤立性PAT患者中的发生概率接近。急性PAI患者常出现发热、疲劳等全身性症状，提示病情活动。仅表现为肺实质病变的患者在随访中可能会出现PAA或PAT[67]。

多发肺动脉瘤(PAAs)通常双侧且多发(图7-3)。一项纳入146例患者381处PAAs的文献综述显示，最常累及肺叶动脉(77%)，其次是肺段动脉(12%)以及主肺动脉(11%)[77]。Tunaci采用CT技术发现13例BS患者中存在46处PAAs，每例患者有2~7处PAAs[78]；11处(24%)发生在主肺动脉，25处(54%)位于肺叶动脉，10处(22%)位于肺段动脉分支，15处(33%)动脉瘤有部分或完全性血栓形成。我们研究了47例BS患者，57%为双侧PAI，最常见的受累部位为肺动脉降支[67]。孤立性PAT与PAA的累及肺动脉部位相似，但总数较少。

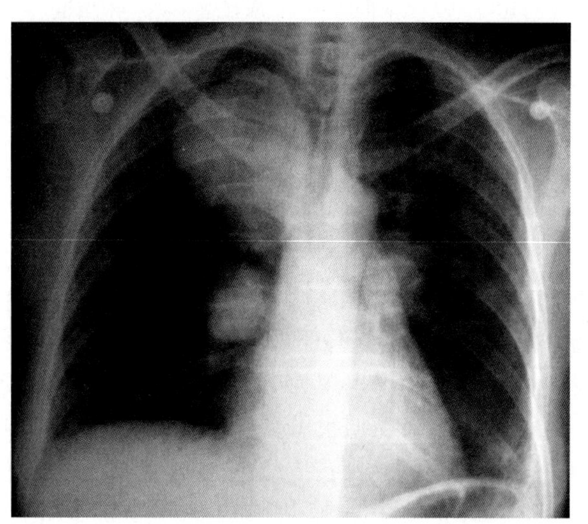

图7-3　胸部X线片显示多发肺动脉瘤

PAI常伴随BS其他血管病变[8, 53, 73]。BS患者总体静脉血栓发生率低于25%；而PAI的BS患者中有77%~81%伴发静脉血栓[62, 67]，如腔静脉血栓(15%~39%)、心内血栓(12%~28%)以及外周动脉瘤(4%~15%)[62, 67, 73]。尽管BS存在广泛的血栓，但栓塞并不常见，可能是因为整个血栓都紧贴在病变血管内膜上(图7-4)[1]。

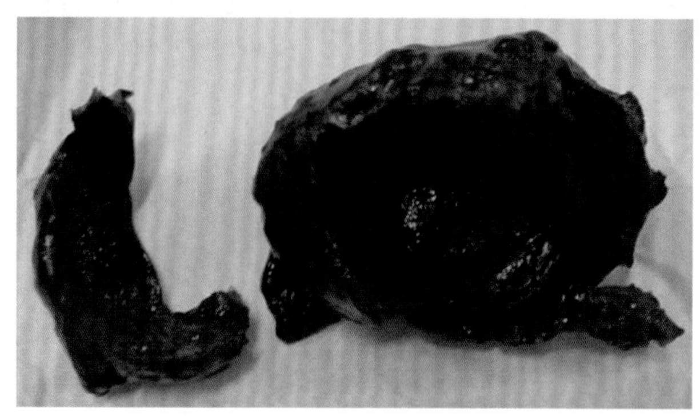

照片由Hasan Tüzün医生提供。

图7-4　白塞综合征血栓的肉眼外观

(b)影像学表现

PAA胸部X线片通常表现为肺门处圆形或分叶状不透明影。近50%的孤立性PAT患者的胸部X线片可能正常[67]。肺部增强CT血管造影(contrast-enhanced computed tomography angiography，CTA)(图7-5)，是诊断PAI与监测疗效的最好方法[79]。连续CT扫描显示PAA在药物治疗下会缩小甚至完全消失[67, 78]。60%的PAA会消失，大部分孤立性PAT会闭塞再通[67]。MRA及其三维重建图像可作为诊断PAI的另一选择[80]。但在显示小动脉瘤方面，CTA优于MRA[74]。

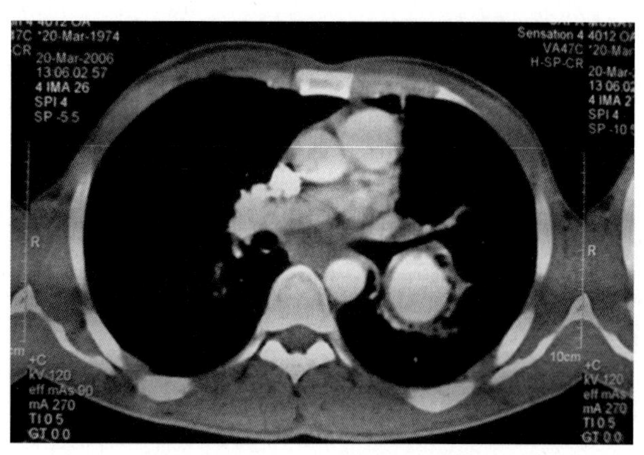

图7-5　肺动脉瘤的CT图像

传统的肺动脉造影存在穿刺部位形成动脉瘤或血栓的风险，因此只在准备实施血管介入手术时才考虑。此外，血管造影并不能充分显示有血栓的血管[80]。研究报道，FDG-PET/CT在显示肺动脉炎症方面有价值[81-82]。然而我们的研究发现11例PAI患者中仅1例FDG摄取增高[35]。另一研究发现 4 例 PAI 患者，肺动脉和肺实质 FDG 摄取增高的患者各占 2 例[83]。

(c) 肺动脉高血压

超声可用于肺动脉高压的检测。一项研究显示，64% 的患者存在肺动脉收缩压(systolic pulmonary artery pressure，sPAP)升高(≥30 mmHg①)[67]。11 例 sPAP 升高的 BS 患者，随访 3 年(中位数)后，6 例 sPAP 降至正常。另一项研究调查了 PAI 患者(中位病程达 4 年)、非 PAI 血管受累 BS 患者、无血管受累的 BS 患者、硬皮病患者以及健康受试者的肺动脉高压发生率[84]。17% 的 PAI 患者、8% 的非 PAI 血管受累 BS 患者以及 26% 的硬皮病患者，超声心动图估测的 sPAP 高于 35 mmHg。无血管受累的 BS 患者与健康受试者均无 sPAP 升高。超声心动图也可用于检测心内血栓(见于约 30% 的 PAI 患者)[67]。

(d) 鉴别诊断

白塞综合征所特有的 PAA 发生在肺动脉近端大分支[85]。虽然大动脉炎(takayasu arteritis，TA)可累及肺动脉，但狭窄或闭塞比动脉瘤更常见，肺段或亚段肺动脉受累比肺叶动脉和主肺动脉更常见[86]。

当白塞综合征未明确时，咯血可能被误诊为肺结核[58]。结核在白塞综合征流行地区特别常见。PAA 患者咯血量更大、胸部 X 线片显示肺门影更模糊，这两点有助于鉴别两者。但应该记住：同一患者可以并发肺结核和 PAI[62, 70]。

PAI 患者经常并发静脉血栓，易被误诊为肺栓塞。由于 BS 血栓在 PAA 中很常见，通气灌注显像表现为血栓栓塞征象：灌注减少，因此延误了 PAA 的诊断，如果给初诊 PAI 的患者使用抗凝药，还可能导致严重后果[58, 73]。另外，孤立性 PAT 患者可能合并 PAA，抗凝治疗导致这类患者咯血。肺小血管原位血栓在胸部 X 线片或 CT 片上表现为结节或空洞性肺结节和毛玻璃样实变[67, 76, 80]，须与感染鉴别[46]。肺血管内血栓也可导致肺动脉高压[79]。

急性 PAI 可出现少量胸腔积液和胸膜增厚。合并上腔静脉血栓时，可并发大量胸腔积液，但较罕见。

(e) 病理

宏观病理表现为出血进入邻近肺实质或与邻近支气管发生动脉-支气管瘘。肺动脉的滋养血管壁内及周围可见致密的单核细胞炎性浸润，并伴有新生滋养血管[85]。一方面，受累动脉缺血，引起弹性板、肌细胞和跨壁坏死等破坏性病变，最终形成动脉瘤。PAA 通常为真性动脉瘤，周围由致密的外膜纤维包绕，可防止早期破裂。另一方面，局部出血和梗死区伴血栓闭塞和再通，导致血管壁破裂形成假性动脉瘤(缺乏弹性层)。真性动脉瘤和假性动脉瘤在白塞综合征患者中同时出现并非罕见[85]。

结节和磨玻璃样改变的肺实质病变，病理表现为伴或不伴有明显血管炎的机化性肺炎，以及肺小动脉受损，出现梗死、坏死和出血[87]。

(f) 治疗选择

由于 PAI 是导致白塞综合征患者死亡的首要原因，及时诊断并启动免疫抑制剂治疗对改善预后非常重要[7, 75]。1994 年，我们报告了 24 例白塞综合征患者，确诊 PAI 后 1 年内的病死率达 50%[58]。10 年后另一研究发现 1 年病死率为 15%，5 年生存率为 62%。两组研究对象的临床特征相似，治疗无变化，唯一的区别是后者的诊断和治疗早于前者。2012 年我们调查发现：47 例 PAI 患者在随访 7 年后，74% 的患者仍存活，PAA 与孤立性 PAT 患者的存活率接近[67]。

目前尚缺乏 PAI 治疗的随机对照研究。2018 年欧洲抗风湿病联盟(EULAR)推荐每月使用环磷酰胺与高剂量皮质类固醇[51, 62, 67]。我们的治疗方案是：初始治疗采用甲基强的松龙 1 g 冲击 3 天，然后强的松 1 mg/(kg·d)维持，联合每月一次环磷酰胺 1 g 与美司钠(mesna，升白细胞药物)。强的松的剂量根据临床反应逐渐减少，如有可能 6～12 个月内停用。每月给予环磷酰胺，疗程 6～12 个月。环磷酰胺和大剂量甲基强的松诱导缓解后，维持治疗方案可使用硫唑嘌呤 2.5 mg/(kg·d)。我们通常持续使用硫唑嘌呤至少 10 年，以防止复发(见于 20% 的 PAI 患者)。不耐受硫唑嘌呤的患者会出现胃肠道症状、白细胞减少、肝酶异常等表现，可用霉酚酸酯代替硫唑嘌呤。不过仅少数中枢神经系统受累的患者报道过使用霉酚酸酯疗效好[19]，该药可能加重皮肤黏膜病变[88]。

注：① 1 mmHg≈133.32 Pa。

对于难治或复发患者，我们分别在第0、2、6周，然后每6~8周使用英夫利昔单抗，剂量为5~10 mg/kg。根据治疗反应，英夫利昔单抗的剂量可增加到10 mg/kg。出现输液反应或继发性失效的患者可改用阿达木单抗。我们的研究发现13例接受TNFi治疗的难治性患者(12例英夫利昔单抗和1例阿达木单抗)，缓解率为85%[89]。除了我们的系列研究，鲜有病例报道支持英夫利昔单抗和阿达木单抗治疗PAI患者的良好结果[19]。不过，对严重感染的病例须谨慎，我们观察到2例(总数13例)患者出现曲霉菌和结核，导致治疗中止[89]。迄今为止，报道过2例白塞综合征患者，因为难治性PAI而接受自体造血干细胞治疗，其中1例完全缓解，另1例部分缓解[90]，随访5年，2人均存活。

尽管针对静脉血栓是否进行抗凝治疗仍存在争议，但与单独免疫抑制剂治疗相比，在免疫抑制剂基础上加用抗凝药并无益处[19]。此外，PAT可能会随时间推移演变为PAA[67]。因此，孤立性PAT患者应避免使用抗凝药。

紧急情况下，导管介入栓塞术可替代手术。一篇文献综述报道17例接受血管内栓塞治疗的患者均即刻控制咯血[91]。术后3例患者发生并发症(2例肺梗死，1例肺动脉高压恶化)，7例患者发生咯血复发，4例患者进行了支气管动脉栓塞术，其中2例成功。我们中心对6例病情缓解又再发咯血的患者实施了支气管动脉栓塞术[79](图7-6)。3例患者出现肺动脉梗死、轻度偏瘫、肺动脉高压恶化等并发症，1例患者发生肺动脉高压死亡。随访6个月至9年，其中5/6的患者仍存活，2/5的患者仍有小量咯血。

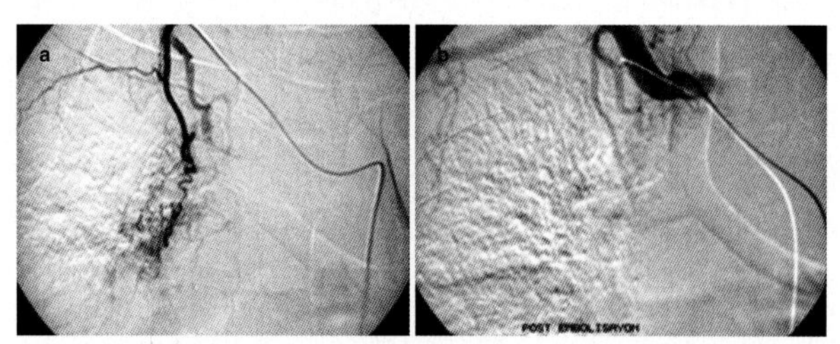

数字减影血管造影显示栓塞前(a)及栓塞后(b)支气管动脉增粗、弯曲。

图7-6　一例肺动脉受累的BS患者接受支气管动脉栓塞术

以往报道的肺部手术效果常不理想。我们中心对4例存在巨大PAA且免疫抑制剂治疗无效的患者进行了肺叶切除术[92]。无围术期并发症发生，其中2例患者术后2~7年仍存活；3例患者术后1年死亡，原因是BCS；1例患者术后3个月死于大咯血。考虑到巨大PAA通常系破裂后的动脉瘤(假性动脉瘤)，对药物治疗无反应，因此，目前我们认为肺叶切除术可能是治疗难治性巨大PAA的一种选择。对PAA患者的肺叶切除术应由经验丰富且熟知白塞综合征的外科医生实施，因为动脉壁炎症反应重，波及邻近组织，手术难度大。

慢性血栓栓塞性肺动脉高压(chronic thromboembolic pulmonary hypertension，CTEPH)是PAI罕见并发症。土耳其一项回顾性研究报道，9例PAI所致CTEPH的白塞综合征患者，接受手术(肺动脉内膜切除术)治疗效果较好[93]。术后出现并发症的2例患者中，1例患者术后1个月因大咯血而死亡，1例患者因肺部空洞而接受全肺切除术。随访24个月，9例患者中有8例存活，所有患者的肺部症状均得以改善。不过很有必要仔细选择患者，并且应当在经验丰富的中心进行该项手术。

外周动脉受累

(a)临床特点

早期可出现全身性症状，如发热和疲劳，伴急性期反应物升高。动脉闭塞可无症状，也可能引发缺血性症状，这取决于受累部位与有效的侧支循环建立。缺血性症状表现为无脉、间歇性跛行、肢体坏疽、偏瘫、冠状动脉闭塞所致的急性心肌梗死、肠系膜动脉栓塞所致的肠梗死[1, 94]。

最常见的动脉瘤形成部位是腹主动脉、股动脉、腘动脉和颈动脉[1, 94]。下肢动脉病变较上肢动脉病变常见。与大动脉炎相比，白塞综合征很少累及胸主动脉[95]。冠状动脉[57]、内脏动脉(供应腹部脏器)、大脑中动脉受累的情况也不常见[94]。

外周动脉瘤表现为疼痛、充血、搏动性肿块，因此容易早期识别(图7-7)[1]。外周动脉瘤通常不引起远端缺血，但存在破裂或渗漏的风险[96-97]。它们大多是呈囊状、具有穿透性、有或没有血栓的假性动脉瘤[52]。

与外周动脉瘤不同，腹主动脉瘤通常在晚期才得以诊断，因为该病呈非特异性症状，如背痛或腹痛、腹部不适、便秘，这些常被认为与其他原因相关[97]。腹主动脉瘤有破裂风险，可导致急症或死亡。腹主动脉瘤起源于主动脉后壁或侧壁的穿透性缺损(图7-8)，为假性动脉瘤。动脉瘤通常位于主

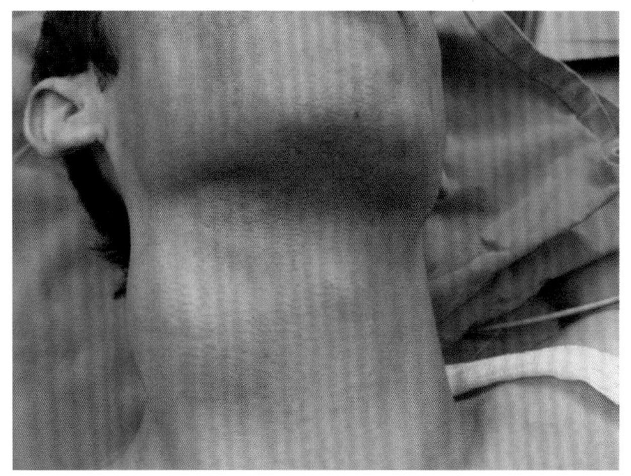

照片由 Hasan Tüzün 医生提供。

图 7-7　颈动脉瘤

动脉和脊柱之间的腹膜后区域，可能侵蚀椎体，甚至引起肾盂积水[97]。主动脉通常被增厚的纤维组织以及增大的淋巴结所包围。发病期间，主动脉后壁可能出现新发的穿透性缺损。体格检查发现腹部搏动性肿块对诊断至关重要。但体格检查没法发现位于后方有纤维组织包绕的动脉瘤[97]。

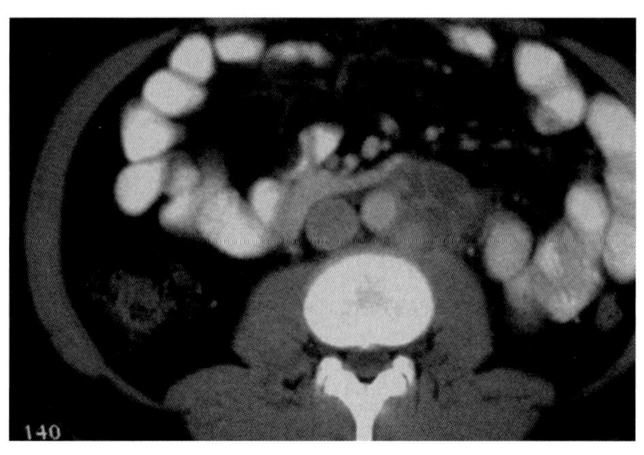

图 7-8　电脑断层扫描显示腹主动脉瘤

(b) 病理

早期中膜和外膜可见以中性粒细胞和淋巴细胞大量浸润为特征的急性炎症，而内膜炎性细胞少。滋养血管内也有炎症细胞浸润，伴有内膜严重破坏，弹性纤维和肌纤维丢失（图 7-9）[20-21, 96-97]。不同于大动脉炎，BS 特征性表现是肉芽肿性炎症，弹性层严重破坏，内膜、中膜、外膜均明显增厚[98]。BS 的中膜内以 CD3⁺T 淋巴细胞浸润为主，滋养血管内的中性粒细胞、淋巴细胞和内皮细胞表达 IL-1、TNF-β[21]。此外，BS 患者的滋养血管内炎性细胞数量显著多于大动脉炎患者。

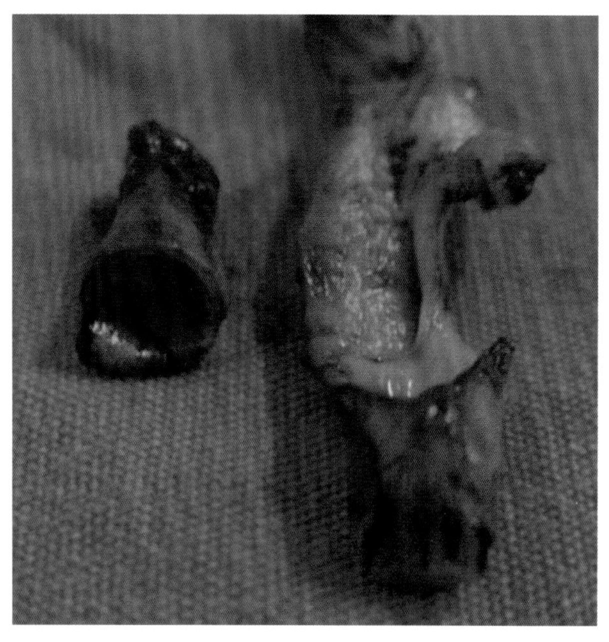

照片由 Hasan Tüzün 医生提供。

图 7-9　切除动脉瘤壁受破坏的髂动脉

慢性期的特征是中膜破坏、内膜纤维增厚、外膜及其周围纤维化[96-97]。动脉粥样硬化的病理表现：内膜增生、中层变性、伴或不伴纤维化的细胞外脂质沉积以及钙化[21]。滋养血管的闭塞加速了透壁性坏死，从而导致血管壁穿孔，形成假性动脉瘤[22]。

2015 年心血管病理学会与欧洲心血管病理学会就主动脉外科病理学发表了一份共识[99]。共识指出主动脉病变可分为动脉粥样硬化、过度炎症的动脉粥样硬化和主动脉炎/主动脉周围炎。主动脉炎/主动脉周围炎这一亚型的确定是基于炎症浸润程度。巨细胞性动脉炎、大动脉炎以及抗中性粒细胞胞浆抗体相关血管炎均是肉芽肿/巨细胞性血管炎的例子，而混合炎症型则认为与白塞综合征相关。肉芽肿性炎症并不是白塞综合征主动脉炎的特征，也可能存在坏死。

(c) 影像学

动脉穿刺存在动脉瘤形成的风险[100]。因此，除非是准备血管介入手术，否则应避免常规血管造影。首选检查是增强 CTA 和 MRA[80]。多探测器 CT 的进展使得短时间内重建三维高分辨图像成为可能，可用于评估血管壁，显示血管壁增厚和附壁血栓。PET 扫描的经验非常有限[83]。

(d)治疗选择

1997 年，我们观察到外周动脉受累的患者 4 年病死率为 17%[97]。15 年后，我们报道的结果显示：92%的患者在平均(7.4±3)年的随访中仍然存活[96]。原因可能是我们的外科医生经验日益丰富。有 50%的患者在随访结束时会主诉跛行[96]。

与肺动脉瘤不同，白塞综合征的外周动脉瘤在药物治疗下很少消退，按照 2018 年更新的 EULAR 建议该类患者应该接受手术治疗[51]。与不用药物相比，大剂量激素联合免疫抑制治疗已被证实可降低术后并发症和复发率[53, 100]。因此，最好在手术前启动免疫抑制剂治疗，全身炎症控制后再考虑手术。有学者认为，无论动脉瘤大小其都有破裂倾向[101]。然而我们认为，小的囊状动脉瘤可以在严密监测下仅使用免疫抑制剂治疗[96]。

手术可能会因吻合处形成动脉瘤和移植物血栓而复杂化(图 7-10)[1, 102]。即使在术前和术后接受免疫抑制剂治疗的患者中，复发和移植物血栓也很常见。我们和其他团队报道了近 40%的外周动脉瘤患者出现移植物血栓形成[96, 103-104]。在腔内植入术中也观察到这一现象[105]。当瘤内压力超过 50 mmHg，提示侧支循环通畅，我们倾向于结扎处理四肢动脉瘤，加用抗凝药并不能降低移植物血栓形成[53]。有闭塞症状的患者，必须施行动脉旁路手术[102]。血管炎可以影响静脉血管，增加新血管瘤形成的风险，因此白塞综合征患者手术应该使用人工血管[96]。

过去 15 年内，由于开放式手术的并发症多，血管内支架置入术已成为外科手术的一种替代方案[101]。虽然报道成功率高，但术后并发症常见。此外，这类研究大多样本量小，随访时间相对较短。

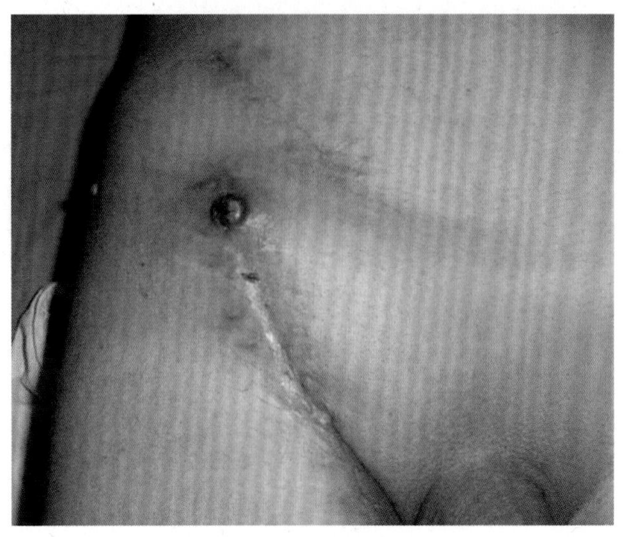

照片由 Hasan Tüzün 医生提供。

图 7-10　手术部位新动脉瘤形成

冠状动脉受累与动脉粥样硬化

动脉粥样硬化加速是炎症性疾病(如类风湿关节炎和系统性红斑狼疮)的常见问题。全身炎症和血管炎本身可能在动脉粥样硬化的发病机制中发挥作用。据报道，白塞综合征患者中也存在内皮功能障碍、动脉壁僵硬和脂质过氧化异常，这三者均是加重动脉粥样硬化的因素。2016 年的一项 Meta 分析表明，白塞综合征患者出现亚临床动脉粥样硬化增多[106]。由于存在明显的统计异质性，该 Meta 分析结果还有待商榷。我们认为 BS 患者发生亚临床动脉粥样硬化的概率并未增加，依据如下[107]。

(1)BS 早期病死率高，冠状动脉粥样硬化程度较低，与其他炎症性疾病相反。

(2)累及多处血管的白塞综合征患者，冠状动脉钙化评分并未升高。

(3)我们观察了 239 例 BS 患者，100 例 RA 患者，74 例 AS 患者，156 例健康人群的冠状动脉粥样硬化斑块和颈动脉内中膜厚度(IMT)情况，发现仅在 RA 患者中增加。

(4)一项对照研究显示，BS 患者心绞痛和心肌梗死的发生率均未增加。

BS 患者动脉粥样硬化程度并未增加的可能原因包括：①炎症间断发生，炎症指数通常轻度升高；②大部分患者的疾病活动度趋于降低；③静脉病变更多，而非动脉；④白塞综合征可能并非一种自身免疫性疾病。

动脉瘤或冠状动脉血管炎所致的闭塞可能造成心肌梗死或动脉瘤破裂[108]，一般极为罕见，据报道，在血管受累的 BS 患者中约占 0.5%[57]。少数报道，年轻 BS 患者冠状动脉造影中具有特征性的共同点是病变为血管炎而非动脉粥样硬化斑块。一项 170 例(男性 122 例，女性 48 例)BS 患者的尸检研究显示，29%的病例中观察到提示血管炎的动脉病变，如动脉瘤、血栓、动脉炎和狭窄[20]。

心脏损害

白塞综合征患者心脏受累的发生率低于 5%[109]，表现为心内血栓形成、心包炎、心肌炎、心内膜炎伴瓣膜返流、心内膜纤维化、冠状动脉炎和动脉窦瘤[109-115]。

心内血栓最常见，常位于心脏右侧（图 7-11）[1]。患者通常有发热、咯血、呼吸困难和咳嗽等症状，一般不会引起肺动脉高压或心力衰竭。心脏瓣膜很少受累。男性发病率较高。我们回顾了 2000 年发表的 24 例来自地中海盆地和中东地区的病例[110]，约半数患者以心内症状起病，病理结果显示机化性血栓形成，内含单个核炎症细胞浸润，累及或不累及心内膜下方的心脏组织。

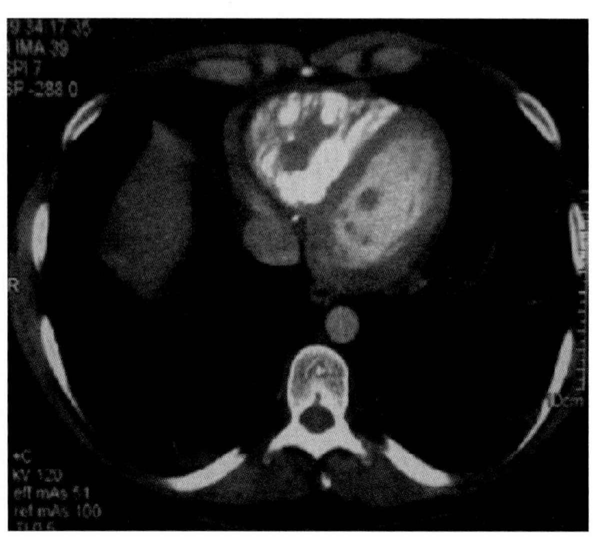

图 7-11 右室心内血栓 CT 图像

心内血栓形成与 PAI 密切相关[67, 110]。因此当发现心内血栓时，我们强烈建议进行胸部 CT 检查以评估肺动脉。免疫抑制剂是主要的治疗方法。如同时合并 PAI，不建议使用抗凝药。一项纳入 22 例合并心内血栓的白塞综合征患者的研究发现，单独使用免疫抑制剂或联合使用抗凝药，两组间无差异[19, 115]。经过治疗心内血栓可在心内膜上消失，或变成纤维带或钙化组织瘢痕[67]。如果没有严重的并发症（如瓣膜关闭不全或肺动脉高压），不建议手术[1]。

瓣膜关闭不全主要发生在主动脉瓣，其次是二尖瓣和三尖瓣[109, 113]。心力衰竭可能出现在诊断白塞综合征之前。一项组织病理学研究显示，纳入 8 例主动脉瓣炎的白塞综合征患者，观察到不同阶段的混合急慢性炎症，伴有微脓肿形成和纤维蛋白沉积[113]。主动脉根部也可累及，伴有主动脉瓣炎，在瓣膜置换术后可导致严重的瓣周漏，极少数情况下，瓣膜增厚并纤维化[113]。由于血栓紧附于心内膜或心肌，栓塞的情况并不常见[113]。严重者需要手术联合免疫抑制剂治疗，术后出现并发症（如瓣周漏和复发）可能需要再次手术[113]。

参考文献

1. Seyahi E. Behcet's disease: how to diagnose and treat vascular involvement. Best Pract Res Clin Rheumatol. 2016; 30(2): 279-95.
2. Yazici H, Seyahi E, Hatemi G, Yazici Y. Behcet syndrome: a contemporary view. Nat Rev Rheumatol. 2018; 14(2): 119.
3. Hughes JP, Stovin PG. Segmental pulmonary artery aneurysms with peripheral venous thrombosis. Br J Dis Chest. 1959; 53(1): 19-27.
4. Koc Y, Gullu I, Akpek G, Akpolat T, Kansu E, Kiraz S, et al. Vascular involvement in Behcet's disease. J Rheumatol. 1992; 19(3): 402-10.
5. Kuzu MA, Ozaslan C, Koksoy C, Gurler A, Tuzuner A. Vascular involvement in Behcet's disease: 8-year audit. World J Surg. 1994; 18(6): 948-53. discussion 953-4
6. Sarica-Kucukoglu R, Akdag-Kose A, Kayabal IM, Yazganoglu KD, Disci R, Erzengin D, Azizlerli G. Vascular involvement in Behcet's disease: a retrospective analysis of 2319 cases. Int J Dermatol. 2006; 45(8): 919-21.
7. Kural-Seyahi E, Fresko I, SeyahiN, OzyazganY, Mat C, Hamuryudan V, et al. The long-term mortality and morbidity of Behcet syndrome: a 2-decade outcome survey of 387 patients followed at a dedicated center. Medicine (Baltimore). 2003; 82(1): 60-76.
8. Tascilar K, Melikoglu M, Ugurlu S, Sut N, Caglar E, Yazici H. Vascular involvement in Behcet's syndrome: a retrospective analysis of associations and the time course. Rheumatology (Oxford). 2014; 53(11): 2018-22.
9. Desbois AC, Wechsler B, Resche-Rigon M, Piette JC, Huong Dle T, Amoura Z, et al. Immunosuppressants reduce venous thrombosis relapse in Behcet's disease. Arthritis Rheum. 2012; 64(8): 2753-60.
10. Alibaz-Oner F, Karadeniz A, Ylmaz S, Balkarl A, Kimyon G, Yazc A, et al. Behcet disease with vascular involvement: effects of different therapeutic regimens on the incidence of new relapses. Medicine (Baltimore). 2015; 94(6): e494.

11. Tursen U, Gurler A, Boyvat A. Evaluation of clinical findings according to sex in 2313 Turkish patients with Behcet's disease. Int J Dermatol. 2003; 42(5): 346-51.

12. Silman A, Gul A. Is there a place for large vessel disease in the diagnostic criteria of Behcet's disease? J Rheumatol. 2000; 27(8): 2050-1.

13. Schirmer M, Calamia KT, O'Duffy JD. Is there a place for large vessel disease in the diagnostic criteria of Behcet's disease? J Rheumatol. 1999; 26(12): 2511-2.

14. International Study Group for Behcet's Disease. Criteria for diagnosis of Behcet's disease. Lancet. 1990; 335(8697): 1078-80.

15. Tunc R, Keyman E, Melikoglu M, Fresko I, Yazici H. Target organ associations in Turkish patients with Behcet's disease: a cross sectional study by exploratory factor analysis. J Rheumatol. 2002; 29(11): 2393-6.

16. Krause I, Leibovici L, Guedj D, Molad Y, Uziel Y, Weinberger A. Disease patterns of patients with Behcet's disease demonstrated by factor analysis. Clin Exp Rheumatol. 1999; 17(3): 347-50.

17. Ozguler Y, Hatemi G, Cetinkaya F, Tascilar K, Ugurlu S, Seyahi E, et al. Interferon-alpha for the Management of Lower Extremity Deep Vein Thrombosis in Behcet's syndrome: a case series. Arthritis Rheumatol. 2018; 70(suppl 10).

18. Ahn JK, LeeYS, Jeon CH, Koh EM, Cha HS. Treatment of venous thrombosis associated with Behcet's disease: immunosuppressive therapy alone versus immunosuppressive therapy plus anticoagulation. Clin Rheumatol. 2008; 27(2): 201-5.

19. Ozguler Y, Leccese P, Christensen R, Esatoglu SN, Bang D, Bodaghi B, et al. Management of major organ involvement of Behcet's syndrome: a systematic review for update of the EULAR recommendations. Rheumatology (Oxford). 2018; 57(12): 2200-12.

20. Lakhanpal S, Tani K, Lie JT, Katoh K, Ishigatsubo Y, Ohokubo T. Pathologic features of Behcet's syndrome: a review of Japanese autopsy registry data. Hum Pathol. 1985; 16(8): 790-5.

21. Kobayashi M, Ito M, Nakagawa A, Matsushita M, Nishikimi N, Sakurai T, et al. Neutrophil and endothelial cell activation in the vasa vasorum in vasculo-Behcet disease. Histopathology. 2000; 36(4): 362-71.

22. Matsumoto T, Uekusa T, FukudaY. Vasculo-Behcet's disease: a pathologic study of eight cases. Hum Pathol. 1991; 22(1): 45-51.

23. Espinosa G, Font J, Tassies D, Vidaller A, Deulofeu R, Lopez-Soto A, et al. Vascular involvement in Behcet's disease: relation with thrombophilic factors, coagulation activation, and thrombomodulin. Am J Med. 2002; 112(1): 37-43.

24. Leiba M, Seligsohn U, Sidi Y, Harats D, Sela BA, Griffin JH, et al. Thrombophilic factors are not the leading cause of thrombosis in Behcet's disease. Ann Rheum Dis. 2004; 63(11): 1445-9.

25. Chambers JC, Haskard DO, Kooner JS. Vascular endothelial function and oxidative stress mechanisms in patients with Behcet's syndrome. J Am Coll Cardiol. 2001; 37(2): 517-20.

26. Labropoulos N, Summers KL, Sanchez IE, Raffetto J. Saphenous vein wall thickness in age and venous reflux-associated remodeling in adults. J Vasc Surg Venous Lymphat Disord. 2017; 5(2): 216-23.

27. Chandrashekar A, Garry J, Gasparis A, Labropoulos N. Vein wall remodeling in patients with acute deep vein thrombosis and chronic postthrombotic changes. J Thromb Haemost. 2017; 15(10): 1989-93.

28. Lau GT, Ridley LJ, Bannon PG, Wong LA, Trieu J, Brieger DB, et al. Lumen loss in the first year in saphenous vein grafts is predominantly a result of negative remodeling of the whole vessel rather than a result of changes in wall thickness. Circulation. 2006; 114(1. Suppl): I435-40.

29. Ambrose N, Pierce IT, Gatehouse PD, Haskard DO, Firmin DN. Magnetic resonance imaging of vein wall thickness in patients with Behcet's syndrome. Clin Exp Rheumatol. 2014; 32(4. Suppl 84): S99-102.

30. Alibaz-Oner F, Ergelen R, Mutis A, Erturk Z, Asadova R, Ergun T, et al. Venous Vessel Wall thickness in lower extremity is increased in male Behcet's disease patients. Arthritis Rheumatol. 2018; 70. (suppl 10).

31. Seyahi E, Gjoni M, Durmaz ES, Akbas S, Sut N, Dikici AS, et al. Increased vein wall thickness in Behçet's syndrome. J Vas Surgery. 2019; Seyahi E, Gjoni M, Durmaz ES, Akbas S, Sut N, Dikici AS, et al. Increased vein wall thickness in Behçet's syndrome. J Vas Surgery. 2019.

32. Seyahi E, Cakmak OS, Tutar B, Arslan C, Dikici AS, Sut N, et al. Clinical and Ultrasonographic evaluation of lower-extremity vein thrombosis in Behcet syndrome: an observational study. Medicine (Baltimore). 2015; 94(44): e1899.

33. Jung JY, Kim DY, Bang D. Leg ulcers in Behcet's disease. Br J Dermatol. 2008; 158(1): 178-9.

34. Ozguler Y, Kutlubay Z, Dikici AS, Melikoglu M, Mat C, Yazici H, et al. Leg ulcers in Behçet's syndrome: an observational survey in 24 patients. Arthritis Rheumatol. 2018; 70. (suppl 10).

35. Seyahi E, Hallac M, Vatankulu B, Ugurlu S, Melikoglu M, Yurdakul S, et al. 18F-FDG PET/CT in vascular disease due to Behçet's syndrome. Arthritis Rheumatol. 2014; 66 (Suppl 10).

36. Kansu E, Ozer FL, Akalin E, Guler Y, Zileli T, Tanman E,

et al. Behcet's syndrome with obstruction of the venae cavae. A report of seven cases. Q J Med. 1972; 41(162): 151-68.

37. Houman H, Lamloum M, Ben Ghorbel I, Khiari-Ben Salah I, Miled M. Vena cava thrombosis in Behcet's disease. Analysis of a series of 10 cases. Ann Med Interne (Paris). 1999; 150(8): 587-90.

38. Oh SH, Lee JH, Shin JU, Bang D. Dermatological features in Behcet disease-associated vena cava obstruction. Br J Dermatol. 2008; 159(3): 555-60.

39. Gokturk A, Esatoglu SN, Ozguler Y, Atahan E, Musellim B, Hamuryudan V, et al. Increased frequency of obstructive sleep apnea syndrome in Behcet's syndrome patients with vena cava superior thrombosis. Arthritis Rheumatol. 2018; 70(suppl 10).

40. Benjilali L, Harmouche H, Alaoui-Bennesser H, Mezalek ZT, Adnaoui M, Aouni M, et al. Chylothorax and chylopericardium in a young man with Behcet's disease. Joint Bone Spine. 2008; 75(6): 743-5.

41. Tunaci A, Berkmen YM, Gokmen E. Thoracic involvement in Behcet's disease: pathologic, clinical, and imaging features. AJR Am J Roentgenol. 1995; 164(1): 51-6.

42. Desbois AC, Rautou PE, Biard L, Belmatoug N, Wechsler B, Resche-Rigon M, et al. Behcet's disease in Budd-Chiari syndrome. Orphanet J Rare Dis. 2014; 9: 104.

43. Uskudar O, Akdogan M, Sasmaz N, Yilmaz S, Tola M, Sahin B. Etiology and portal vein thrombosis in Budd-Chiarisyndrome. World J Gastroenterol. 2008; 14(18): 2858-62.

44. Harmanci O, Kav T, Peynircioglu B, Buyukasik Y, Sokmensuer C, Bayraktar Y. Long-term followup study in Budd-Chiari syndrome: single-center experience in 22 years. J Clin Gastroenterol. 2013; 47(8): 706-12.

45. Sakr M, Barakat E, Abdelhakam S, Dabbous H, Yousuf S, Shaker M, et al. Epidemiological aspects of Budd-Chiari in Egyptian patients: a single-center study. World J Gastroenterol. 2011; 17(42): 4704-10.

46. Seyahi E, Caglar E, Ugurlu S, Kantarci F, Hamuryudan V, Sonsuz A, et al. An outcome survey of 43 patients with Budd-Chiari syndrome due to Behcet's syndrome followed up at a single, dedicated center. Semin Arthritis Rheum. 2015; 44(5): 602-9.

47. Bayraktar Y, Balkanci F, Bayraktar M, Calguneri M. Budd-Chiari syndrome: a common complication of Behcet's disease. Am J Gastroenterol. 1997; 92(5): 858-62.

48. Cantini F, Salvarani C, Niccoli L, Padula A, Arena AI, Bellandi F, et al. Treatment of thrombophlebitis of Behcet's disease with low dose cyclosporin A. Clin Exp Rheumatol. 1999; 17(3): 391-2.

49. Calguneri M, Ozturk MA, Ertenli I, Kiraz S, Apras S, Ozbalkan Z. Effects of interferon alpha treatment on the clinical course of refractory Behcet's disease: an open study. Ann Rheum Dis. 2003; 62(5): 492-3.

50. Emmi G, Vitale A, Silvestri E, Boddi M, Becatti M, Fiorillo C, et al. Adalimumab-based treatment versus disease-modifying Antirheumatic drugs for venous thrombosisin Behcet's syndrome: a retrospective study of seventy patients with vascular involvement. Arthritis Rheumatol. 2018; 70(9): 1500-7.

51. Hatemi G, Christensen R, Bang D, Bodaghi B, Celik AF, Fortune F, et al. 2018 update of the EULAR recommendations for the management of Behcet's syndrome. Ann Rheum Dis. 2018; 77(6): 808-18.

52. Ko GY, Byun JY, Choi BG, Cho SH. The vascular manifestations of Behcet's disease: angiographic and CT findings. Br J Radiol. 2000; 73(876): 1270-4.

53. Saadoun D, Asli B, Wechsler B, Houman H, Geri G, Desseaux K, et al. Long-term outcome of arterial lesions in Behcet disease: a series of 101 patients. Medicine (Baltimore). 2012; 91(1): 18-24.

54. Tohme A, Aoun N, El-Rassi B, Ghayad E. Vascular manifestations of Behcet's disease. Eighteen cases among 140 patients. Joint Bone Spine. 2003; 70(5): 384-9.

55. Kabbaj N, Benjelloun G, Gueddari FZ, Dafiri R, Imani F. Vascular involvements in Behcet disease. Based on 40 patient records. J Radiol. 1993; 74(12): 649-56.

56. Duzgun N, Ates A, Aydintug OT, Demir O, Olmez U. Characteristics of vascular involvement in Behcet's disease. Scand J Rheumatol. 2006; 35(1): 65-8.

57. Fei Y, Li X, Lin S, Song X, Wu Q, Zhu Y, et al. Major vascular involvement in Behcet's disease: a retrospective study of 796 patients. Clin Rheumatol. 2013; 32(6): 845-52.

58. Hamuryudan V, Yurdakul S, Moral F, Numan F, Tuzun H, Tuzuner N, et al. Pulmonary arterial aneurysms in Behcet's syndrome: a report of 24 cases. Br J Rheumatol. 1994; 33(1): 48-51.

59. al-Dalaan AN, al Balaa SR, el Ramahi K, al-Kawi Z, Bohlega S, Bahabri S, et al. Behcet's disease in Saudi Arabia. J Rheumatol. 1994; 21(4): 658-61.

60. Gurler A, Boyvat A, Tursen U. Clinical manifestations of Behcet's disease: an analysis of 2147 patients. Yonsei Med J. 1997; 38(6): 423-7.

61. Saba D, Saricaoglu H, Bayram AS, Erdogan C, Dilek K, Gebitekin C, et al. Arterial lesions in Behcet's disease. Vasa. 2003; 32(2): 75-81.

62. Hamuryudan V, Er T, Seyahi E, Akman C, Tuzun H, Fresko I, et al. Pulmonary artery aneurysms in Behcet syndrome. Am J Med. 2004; 117(11): 867-70.

63. B'Chir Hamzaoui S, HarmelA, Bouslama K, Abdallah M,

Ennafaa M, M'Rad S, et al. Behcet's disease in Tunisia. Clinical study of 519 cases. Rev Med Interne. 2006; 27 (10): 742-50.

64. Neves FS, Caldas CA, Lage LV, Goldenstein-Schainberg C, Goncalves CR. Faraway from the silk route: demographic and clinical features of Behcet's disease in 106 Brazilian patients. Clin Rheumatol. 2009; 28(5): 543-6.

65. Davatchi F, Shahram F, Chams-Davatchi C, Shams H, Nadji A, Akhlaghi M, et al. Behcet's disease in Iran: analysis of 6500 cases. Int J Rheum Dis. 2010; 13(4): 367-73.

66. Ideguchi H, Suda A, Takeno M, Ueda A, Ohno S, Ishigatsubo Y. Characteristics of vascular involvement in Behcet's disease in Japan: a retrospective cohort study. Clin Exp Rheumatol. 2011; 29(4 Suppl 67): S47-53.

67. Seyahi E, Melikoglu M, Akman C, Hamuryudan V, Ozer H, Hatemi G, et al. Pulmonary artery involvement and associated lung disease in Behcet disease: a series of 47 patients. Medicine (Baltimore). 2012; 91(1): 35-48.

68. Li S. Analysis of 27 cases of large vascular lesions in 161 cases of Behcet's disease: clinical manifestations and treatment outcome. Clin Rheumatol. 2014; 33(5): 671-5.

69. Lennikov A, Alekberova Z, Goloeva R, Kitaichi N, Denisov L, Namba K, Takeno M, Ishigatsubo Y, Mizuki N, Nasonov E, Ishida S, Ohno S. Single center study on ethnic and clinical features of Behcet's disease in Moscow, Russia. Clin Rheumatol. 2015; 34(2): 321-7.

70. Zhang X, Dai H, Ma Z, Yang Y, Liu Y. Pulmonary involvement in patients with Behcet's disease: report of 15 cases. Clin Respir J. 2015; 9(4): 414-22.

71. Liu Q, Ye W, Liu C, Li Y, Zeng R, Ni L. Outcomes of vascular intervention and use of perioperative medications for nonpulmonary aneurysms in Behcet disease. Surgery. 2016; 159(5): 1422-9.

72. Wechsler B, Le Thi Huong Du LT, de Gennes C, Bletry O, Piette JC, Mathieu A, et al. Arterial manifestations of Behcet's disease. 12 cases. Rev Med Interne. 1989; 10 (4): 303-11.

73. Uzun O, Akpolat T, Erkan L. Pulmonary vasculitis in behcet disease: a cumulative analysis. Chest. 2005; 127(6): 2243-53.

74. Erkan F, Gul A, Tasali E. Pulmonary manifestations of Behcet's disease. Thorax. 2001; 56(7): 572-8.

75. Saadoun D, Wechsler B, Desseaux K, Le Thi Huong D, Amoura Z, Resche-Rigon M, et al. Mortality in Behcet's disease. Arthritis Rheum. 2010; 62(9): 2806-12.

76. Uzun O, Erkan L, Akpolat I, Findik S, Atici AG, Akpolat T. Pulmonary involvement in Behcet's disease. Respiration. 2008; 75(3): 310-21.

77. Yuan S. Pulmonary artery aneurysms in Behçet disease. J Vasc Bras. 2014; 13(3): 217-28.

78. Tunaci M, Ozkorkmaz B, Tunaci A, Gul A, Engin G, Acunas B. CT findings of pulmonary artery aneurysms during treatment for Behcet's disease. AJR Am J Roentgenol. 1999; 172(3): 729-33.

79. Esatoglu SN, Seyahi E, Ugurlu S, Gulsen F, Akman C, Cantasdemir M, et al. Bronchial artery enlargement may be the cause of recurrent haemoptysis in Behcet's syndrome patients with pulmonary artery involvement during follow-up. Clin Exp Rheumatol. 2016; 34(6 Suppl 102): 92-6.

80. Mehdipoor G, Davatchi F, Ghoreishian H, Arjmand Shabestari A. Imaging manifestations of Behcet's disease: key considerations and major features. Eur J Radiol. 2018; 98: 214-25.

81. Trad S, Bensimhon L, ElHajjam M, Chinet T, Wechsler B, Saadoun D. 18F - fluorodeoxyglucose - positron emission tomography scanning is a useful tool for therapy evaluation of arterial aneurysm in Behcet's disease. Joint Bone Spine. 2013; 80(4): 420-3.

82. Cho SB, Yun M, Lee JH, Kim J, Shim WH, Bang D. Detection of cardiovascular system involvement in Behcet's disease using fluorodeoxyglucose positron emission tomography. Semin Arthritis Rheum. 2011; 40(5): 461-6.

83. Toz BEB, Kamali S, Inanc M, Ocal L, Gul A. PET/CT imaging in patients with vascular Behcet disease [abstract]. Arthritis Rheumatol. 2016; 68(suppl 10).

84. Seyahi E, Baskurt M, Melikoglu M, Akman C, Olgun DC, Simsek E, et al. The estimated pulmonary artery pressure can be elevated in Behcet's syndrome. Respir Med. 2011; 105(11): 1739-47.

85. Hamuryudan V, Oz B, Tuzun H, Yazici H. The menacing pulmonary artery aneurysms of Behcet's syndrome. Clin Exp Rheumatol. 2004; 22(4 Suppl 34): S1-3.

86. Serra G, Brun AL, Toledano D, Cluzel P, Grenier PA. Thoracic involvement in systemic primary vasculitis: radiological patterns and follow-up. JBR-BTR. 2014; 97(2): 57-68.

87. Gul A, Yilmazbayhan D, Buyukbabani N, Lie JT, Tunaci M, Tunaci A, et al. Organizing pneumonia associated with pulmonary artery aneurysms in Behcet's disease. Rheumatology(Oxford). 1999; 38(12): 1285-9.

88. Leccese P, Ozguler Y, Christensen R, Esatoglu SN, Bang D, Bodaghi B, et al. Management of skin, mucosa and joint involvement of Behcet's syndrome: a systematic review for update of the EULAR recommendations for the management of Behcet's syndrome. Semin Arthritis Rheum. 2018. pii: S0049-0172(18)30240-3.

89. Hamuryudan V, Seyahi E, Ugurlu S, Melikoglu M, Hatemi G, OzgulerY, et al. Pulmonary artery involvement in Behcets syndrome: effects of anti-Tnf treatment. Semin Arthritis Rheum. 2015; 45(3): 369-73.

90. Maurer B, Hensel M, Max R, FiehnC, Ho AD, Lorenz HM. Autologous haematopoietic stem cell transplantation for Behcet's disease with pulmonary involvement: analysis after 5 years of follow up. Ann Rheum Dis. 2006; 65(1): 127-9.
91. Voiriot G, Parrot A, Antoine M, Gibelin A, Haddad S, Carette MF. Transcatheter embolotherapy of pulmonary artery aneurysms as emergency treatment of hemoptysis in Behcet patients: experience of a referral center and a review of the literature. Intern Emerg Med. 2018; 13(4): 491-500.
92. Tuzun H,Seyahi E, Guzelant G, Oz B, Batur S, Demirhan O, et al. Surgical treatment of pulmonary complications in Behcet's syndrome. Semin Thorac Cardiovasc Surg. 2018; 30(3): 369-78.
93. Yildizeli SO, Yanartas M,Tas S,Direskeneli H, Mutlu B, Ceyhan B, et al. Outcomes of patients with Behcet's syndrome after pulmonary endarterectomy. Thorac Cardiovasc Surg. 2018; 66(2): 187-92.
94. Chae EJ, Do KH, Seo JB, Park SH, Kang JW, Jang YM, et al. Radiologic and clinical findings of Behcet disease: comprehensive review of multisystemic involvement. Radiographics. 2008; 28(5): e31.
95. Suzuki K, Kazui T,Yamashita K, Terada H, Washiyama N, Suzuki T. Emergency operation for distal aortic arch aneurysm in Behcet's disease. Jpn J Thorac Cardiovasc Surg. 2005; 53(7): 389-92.
96. Tuzun H, Seyahi E, Arslan C, Hamuryudan V, Besirli K, Yazici H. Management and prognosis of nonpulmonary large arterial disease in patients with Behcet disease. J Vasc Surg. 2012; 55(1): 157-63.
97. Tuzun H, Besirli K, Sayin A, Vural FS, Hamuryudan V, Hizli N,et al. Management of aneurysms in Behcet's syndrome: an analysis of 24 patients. Surgery. 1997; 121(2): 150-6.
98. Hoffman GS. (2003) Large-vessel vasculitis: unresolved issues. Arthritis Rheum. 2003; 48(9): 2406-14.
99. Stone JR,Bruneval P,Angelini A,Bartoloni G, Basso C, Batoroeva L, et al. Consensus statement on surgical pathology of the aorta from the Society for Cardiovascular Pathology and the Association for European Cardiovascular Pathology: I. inflammatory diseases. Cardiovasc Pathol. 2015; 24(5): 267-78.
100. Le Thi Huong D,Wechsler B,Papo T,Piette JC,Bletry O, Vitoux JM, et al. Arterial lesions in Behcet's disease. A study in 25 patients. J Rheumatol. 1995; 22(11): 2103-13.
101. Kim WH, Choi D, Kim JS, Ko YG, Jang Y, Shim WH. Effectiveness and safety of endovascular aneurysm treatment in patients with vasculo-Behcet disease. J Endovasc Ther. 2009; 16(5): 631-6.
102. Ozeren M,Mavioglu I,Dogan OV, Yucel E. Reoperation results of arterial involvement in Behcet's disease. Eur J Vasc Endovasc Surg. 2000; 20(6): 512-9.
103. Koksoy C, Gyedu A, Alacayir I, Bengisun U, Uncu H, Anadol E. Surgical treatment of peripheral aneurysms in patients with Behcet's disease. Eur J Vasc Endovasc Surg. 2011; 42(4): 525-30.
104. Hosaka A, Miyata T, Shigematsu H, Shigematsu K, Okamoto H, Ishii S, et al. Long-term outcome after surgical treatment of arterial lesions in Behcet disease. J Vasc Surg. 2005; 42(1): 116-21.
105. Yin H, Li S, Wang M, Hu Z, Wang J, Yao C, et al. The value of endografts in the surgical management of arterial lesions secondary to Behcet disease. J Vasc Surg. 2017; 65(2): 471-7.
106. Merashli M,Ster IC, Ames PR. Subclinical atherosclerosis in Behcet's disease: a systematic review and meta-analysis. Semin Arthritis Rheum. 2016; 45(4): 502-10.
107. Yazici H, Seyahi E. Behcet syndrome: the vascular cluster. Turk J Med Sci. 2016; 46(5): 1277-80.
108. Farouk H, Zayed HS, El-Chilali K. Cardiac findings in patients with Behcet's disease: facts and controversies. Anatol J Cardiol. 2016; 16(7): 529-33.
109. Geri G, Wechsler B,Thi Huong d L,Isnard R, Piette JC, Amoura Z,et al. Spectrum of cardiac lesions in Behcet disease: a series of 52 patients and review of the literature. Medicine (Baltimore). 2012; 91(1): 25-34.
110. Mogulkoc N, Burgess MI, Bishop PW. Intracardiac thrombus in Behcet's disease: a systematic review. Chest. 2000; 118(2): 479-87.
111. Seyahi E, Memisoglu E, Hamuryudan V, Tepe S, Aker UT, Balci H, et al. Coronary atherosclerosis in Behcet's syndrome: a pilot study using electronbeam computed tomography. Rheumatology (Oxford). 2004; 43(11): 1448-50.
112. Yue C, LiJ, Li M, Zhang F, Zhao D, Cui Q. Cardiac mass in Behcet's disease. Clin Exp Rheumatol. 2012; 30(3 Suppl 72): S27-31.
113. Lee I, Park S, Hwang I, Kim MJ, Nah SS, Yoo B, et al. Cardiac Behcet disease presenting as aortic valvulitis/aortitis or right heart inflammatory mass: a clinicopathologic study of 12 cases. Am J Surg Pathol. 2008; 32(3): 390-8.
114. Sacre K, Ducrocq G, Hernigou A, Laissy JP, Papo T. Unusual cardiovascular events in Behcet's disease. Clin Exp Rheumatol. 2010; 28(4 Suppl 60): S82-5.
115. Emmungil H, Yasar Bilge NS, Kucuksahin O, Kilic L, Okutucu S, Gucenmez S, et al. A rare but serious manifestation of Behcet's disease: intracardiac thrombus in 22 patients. Clin Exp Rheumatol. 2014; 32(4 Suppl 84): S87-92.

（译者：刘紫菡　周志昂；审核：廖晓波　田静　陈进伟）

第 8 章

白塞综合征运动系统受累

Sebahattin Yurdakul, Pietro Leccese

Hulusi Behçet 于 1937 年报道了 3 例口疮、生殖器溃疡、葡萄膜炎以及结节性红斑病变的患者[1, 2]。1 年后，他接着报道了"风湿痛"[3]，然后将该病的临床症状扩大到其他一些我们现在众所周知的特征，如痤疮样病变、血栓性静脉炎、肌炎和咯血，所有这些都与该病的急性加重有关[4-5]。

本章将回顾白塞综合征（BS）对运动系统的影响。关节受累是 BS 的一个重要组成部分，一半的 BS 患者有关节炎或关节痛。可能伴随出现纤维肌痛，特别是女性患者。广泛性或局限性肌炎和骨坏死偶尔可见。

关节受累

关节受累的发生率因患者就诊科室的不同而有很大差异。皮肤科报告这一比例很低，为 9%～12%[6-7]，而在风湿免疫科的报告中，这一比例则相当高，达 68%～70%[8-9]。最常报道的关节受累发生率为 50%左右，患者主要表现为关节炎或关节痛[10-39]。

在一个专门的多学科每周一次的 BS 门诊里，Cerrahpasa 团队观察到 184 例患者中有 71 例关节炎患者，29 例患者有单纯关节痛[38]。在这项前瞻性研究中，他们确定了关节炎的特征，如关节的分布、对称性、关节数量以及关节炎发作的持续时间。在 71 例患者中，47 例患者在平均（19±14）个月的随访期间发生了 80 次关节炎。BS 临床病程是反复发作和不可预测的加重和缓解，这也适用于关节受累。虽然口腔溃疡和生殖器溃疡是最常见的症状，但 9%～23% 的患者以关节受累为首发症状[9, 17-18, 25, 27, 30, 33-34]。如果关节的表现早于 BS 的其他特征数月或数年，临床上很难将其与其他炎症性关节炎相区分。当累及腕关节和肘关节时，患者表现为亚急性病程或慢性病程，甚至以对称的方式出现时，临床表现就与血清阴性类风湿关节炎（RA）相似。

受累关节通常肿胀且可能出现皮温升高，但皮肤发红并不常见[12, 38]，除非伴有结节性红斑。在许多病例中没有观察到关节畸形，即使在慢性关节炎患者中[8-11, 14, 16-22, 38]。然而，少数患者的肘关节和踝关节出现轻度畸形[26-27, 35]。

受累关节的类型

根据 Cerrahpasa 的前瞻性研究以及伊朗[39]近期的另一项前瞻性研究，关节炎发作最常见的关节是膝关节，其次是踝关节、腕关节、肘关节。其他关节如髋关节和肩关节，受影响的可能性较小[38-39]（图 8-1）。虽然在绝大多数研究中都观察到类似的关节受累模式[10-35, 39]，但少数报告显示肩关节是主要的受累关节[8-9, 17, 31]。然而，几乎所有这些研究都是回顾性研究，疾病所涉及关节的数量和分布均未见报道，除了 1 项研究外[26]。

几年前，关于骶髂关节炎是否是 BS 的症状一直有很大的争议。虽然很少有报道任何骶髂关节炎[8, 17]，但有一位作者报道 106 例[18]患者中骶髂关节炎（Ⅰ～Ⅲ级骶髂关节炎）和强直性脊柱炎的发生率很高。1974 年，在 Moll 等人的一篇很有影响的论文[40]中，BS 被归类为血清阴性脊柱关节病。

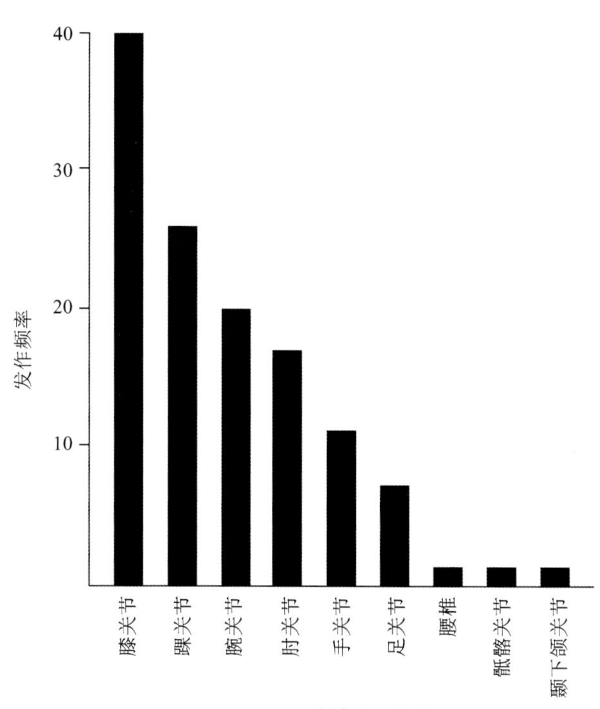

经 Yurdakul et al.[38] 许可转载。

图 8-1　受累关节分布

然而，在描述骶髂关节炎的报告中，没有使用盲法或纳入对照组。随后，Cerrahpasa 团队用盲法研究了 37 例 BS 患者、28 例年龄和性别匹配的健康对照者和 4 例强直性脊柱炎患者作为阳性对照[41]的骶髂关节炎影像学资料。在这项研究中，没有证据表明，与健康对照组[41]相比，BS 患者中骶髂关节炎的发生率增加。随后的报告也证实了这一点[42-45]。此外，背部疼痛不是 BS 的症状。

除了存在盲法以及纳入健康对照的问题外，一个更重要的问题是骨盆 X 片诊断骶髂关节炎时存在高度的观察者差异。此外，最近同一团队观察一组有痤疮、关节炎和神经病变的 BS 患者时，骶髂关节炎在有痤疮和关节炎的 BS 患者中发病率为 20%，在无关节炎的 BS 患者中发病率为 7%，在 RA 患者中发生率为 25%，在强直性脊柱炎患者中发生率为 100%[47]。在这些有骶髂关节炎的 BS 患者中，只有 2 例 HLA-B27 阳性。最后，值得注意的是，正如报道所指出的，骶髂关节炎在 RA 患者中的发病率也在增加——事实上，一项研究报告其发病率达 33%[48]。表 8-1 总结了 BS 与血清阴性脊柱关节病的临床差异。

表 8-1　白塞综合征与血清阴性脊柱关节病（SNSA）的差异

白塞综合征的特点
系统性血管炎
背部疼痛罕见
骶髂关节炎不增加
与 SNSA 疾病无家族相关性
与 HLA-B5 密切相关
BS 与 SNSA 临床表现的不同点：
生殖器溃疡通常发生在阴囊
无泌尿生殖系统感染
无指甲改变
眼部病变的特点和预后

肌腱附着点病变

关于 BS 中发生肌腱附着点病变的频率，报道不一。这可能是研究中不同的评估方法和不同的患者群体所致。Hamza 等人研究 174 例患者，通过体检和 X 线片诊断 5 例肌腱附着点病变[49]。在 Caporn 等人的研究中，14 例患者中有 5 例患者有附着点病变[19]。Chang 等通过体检，报道了 58 例 BS 患者中有 2 例出现附着点炎[44]。有研究报道 59 例患者中有 3 例检测到骨刺[9]。一项调查显示，65 例患者中有 1 例为肌腱炎[50]。Cerrahpasa 团队报道 47 例 BS 关节炎患者中有 2 例跟腱炎和 1 例跟骨磨损[38]。

Cerrahpasa 团队先前提出了 BS 疾病症状群的存在[51]。痤疮和关节炎属于这些集群[52]。此外，丘疹脓疱性病变和关节炎这一集群的 BS 患者表现为家族聚集性[53]。为进一步明确附着点病变在这个集群中是否会特异性增加，研究纳入了 35 例痤疮伴关节炎的 BS 患者、38 例无关节炎的 BS 患者、37 例强直性脊柱炎患者、25 例 RA 患者和 25 例健康对照者，对受试者进行了超声检查[54]。在体格检查中，69% 的痤疮伴关节炎的 BS 患者出现附着点疼痛，17% 的患者出现附着点肿胀，而强直性脊柱炎患者相应的频率分别为 54% 和 16%，RA 患者相应的频率分别为 48% 和 16%。无关节炎的 BS 患者组发生附着点疼痛的频率为 26%，健康对照组为

12%，两组患者均未发生附着点肿胀。在超声检查中，强直性脊柱炎患者的附着点病变评分最高，其次是痤疮伴关节炎的 BS 患者，其余三组间的附着点病变平均评分相似。能量多普勒评分在痤疮伴关节炎的 BS 患者中最高，其次是强直性脊柱炎患者、RA 患者、无关节炎的 BS 患者和健康对照者[54]。这种与痤疮和关节炎相关的附着点病变支持了以下论点：BS 的发病机制之一可能与痤疮相关的反应性关节炎类似。

受累关节数量

在 Cerrahpasa 的前瞻性研究系列中[38]，随访期间的 47 例患者，80 次关节炎发作中有 54 次为单关节炎(图 8-2)。在其余患者中，平均每个患者有 3 个关节受累。在单次发作中最多 5 个关节受累，且仅发生在 2 个患者中[38]。Çalgüneri 等人的报道结果也类似，63%的发作为单关节炎[26]。在一些报道中也称单关节炎是最常见的[23, 27-28, 36, 39]，少关节炎[9, 19, 21-22, 24-25, 30, 33, 35]和多关节炎[8, 11, 14-15, 18, 29]也被其他研究人员报道过。

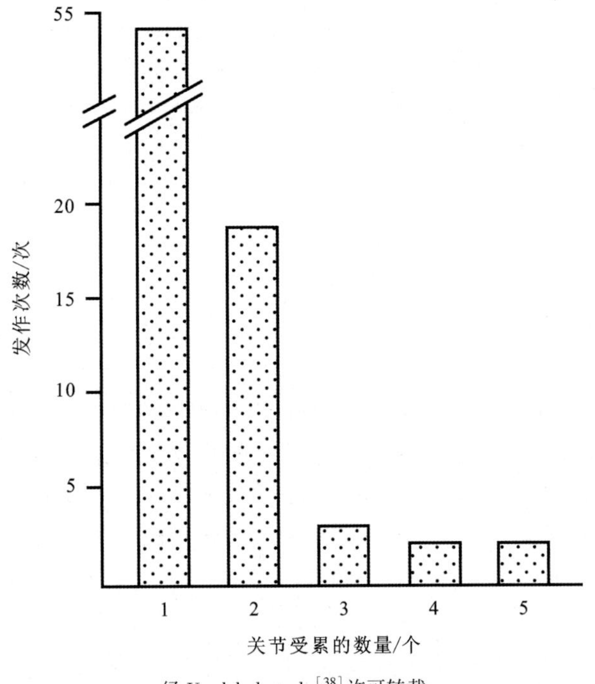

经 Yurdakul et al.[38]许可转载。

图 8-2 单次发作中关节受累的数量

对称性

根据我们的经验[38]和其他三项研究[8, 24, 29]，关节受累通常是对称的，即使它是小关节炎。而在其他一些系列研究中，关节受累是不对称的[17, 26, 28, 35]。

持续时间

我们对 37 例患者的 56 次关节炎发作的持续时间进行了研究。46 次发作持续 2 个月或更短，尽管少数病例(图 8-3)[38]以及在其他研究中的病例[9, 18, 21, 33, 39]出现了持续数月至 4 年的慢性关节炎。在 Mason、Barnes 报道[8]和一些其他研究中[15, 27]，患者通常表现为亚急性病程或慢性病程。

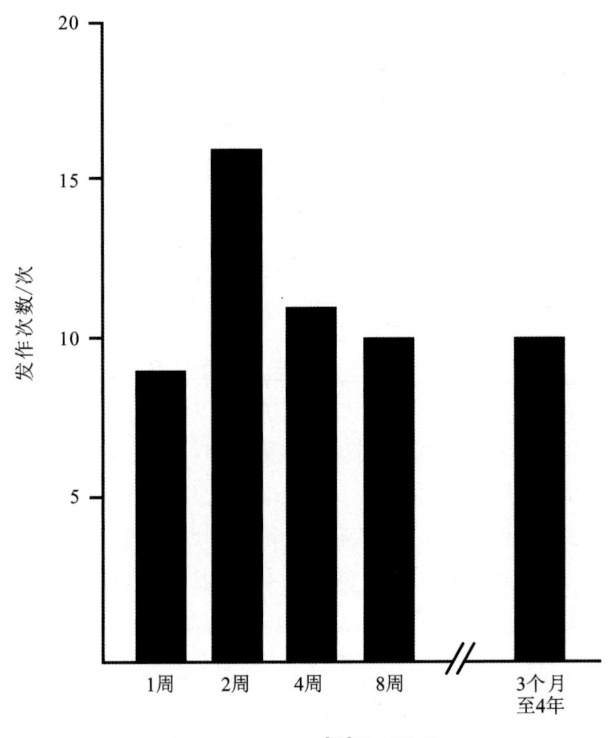

经 Yurdakul et al.[38]许可转载。

图 8-3 关节炎发作的持续时间

晨僵

在 Cerrahpasa 的研究中[38]，34%的患者晨僵程度较轻，最多持续半小时。Kim 提出 59 例患者中 60%的患者晨僵持续了 30 分钟以上。Mason 和 Barnes 描述 80%的患者有“显著”晨僵[8]，Mousa 等人提到了 17 例患者有关节痛和晨僵[21]，但这两项研究都没有给出具体持续时间[8, 21]。然而，Ek 报道的 7 例关节炎患者中并没有晨僵[23]。

皮下结节

皮下类风湿结节很少见。Chamberlain 报道了 2 例 BS 患者有皮下结节[17]。然而，其中一例患者合并血清阳性的 RA，另一例患者是“可能”的 BS。这些患者没有进行结节的组织学检查[17]。另外有报道指出 1 例确诊有关节炎的 BS 患者肘部有皮下类风湿样结节[55]。组织学显示浅表区以多形核细胞为主，深层以淋巴细胞为主。血管周围有富含纤维蛋白的肉芽组织和炎症细胞。丰富的纤维蛋白和类纤维蛋白存在其中，特别是结节表面。这种组织学明显不同于经典的类风湿结节，具有明显的区隔和栅栏状结构。这例患者的组织学更像风湿热的结节。

假血栓性静脉炎(贝克囊肿破裂)和假性化脓性关节炎

膝关节滑膜炎可能与膝后腘窝的滑膜囊肿(贝克囊肿)有关，类似于其他炎症性关节病。该囊肿可能破裂，引起小腿压痛、肿胀和 Homans’征阳性，因此这很容易与急性深静脉血栓性静脉炎(假性血栓性静脉炎)混淆[15, 56-57]。超声检查有助于两者的鉴别。

假性化脓性关节炎也被描述为受累关节出现的严重炎症。在这种情况下，滑液白细胞计数水平非常高。这种情况可能在关节液抽吸或膝关节镜下滑膜活检后自发出现，提示了滑膜局部病理改变[58-61]。

实验室发现

在关节炎发作期间，红细胞沉降率(ESR)、C 反应蛋白(CRP)等急性期反应物通常升高[8-9, 21, 26-28, 33-35, 38]。活动期关节炎患者平均 ESR 为(30.8±21.9)(SD) mm/h，缓解期 ESR 为(18.7±14.9)(SD) mm/h，没有关节受累的患者 ESR 为(18.7±14.9)(SD) mm/h[38]。此外，在一项有 150 例患者的前瞻性研究中，结节性红斑、血栓性静脉炎和关节炎依次是与 ESR 和 CRP 升高最密切相关的疾病表现[62]，但这些可能与关节炎发作的严重程度无关[38, 62]。类风湿因子和抗核抗体均为阴性[8-9, 22, 27, 33-35, 38]，抗环瓜氨酸抗体也为阴性[63]。

HLA-B5 在关节受累患者中的发生频率(83%)高于关节未受累患者(64%)(X^2=5.99，$P<0.02$)，这进一步证明了关节受累是 BS 的重要组成部分[38]。

滑液

滑液为炎症型，以多形核白细胞为主[9, 13, 15, 26, 38, 64]。然而，大多数标本(59%)形成了良好的黏蛋白凝块[38]。滑液中葡萄糖含量在正常范围内[26, 38]。滑液中补体水平通常升高，这与 RA 中出现的低补体水平不同。BS 患者的血液补体水平正常(表 8-2)[15, 65]。

表 8-2　白塞综合征患者的滑液[a]

白细胞计数：mm³			
15000±10000；75% PMN(*n*=32)(Yurdakul，1983 年)			
4900±3400；75% PMN(*n*=18)(Çalgüneri，1997 年)			
黏蛋白凝块良好：59%的标本(Yurdakul，1983 年)			
葡萄糖水平通常正常：			
滑液：(70.3 ± 34.5) mg/dL(*n*=9)			
血液(同时)：(82.2 ± 30.5) mg/dL(*n*=9)(Yurdakul，1983 年)			
补体水平一般升高(Hamza，1984 年)			
	CH50 (U/mL)	C3 (mg/dL)	C4 (mg/dL)
白塞综合征(*n*=17)	30.2±6.9	76.1±25.9	32.3±15.1
类风湿关节炎(*n*=15)	11.5±7.8	43.7±32.4	14.6±11.5

注：[a] 多形核白细胞；平均值±标准差。

影像学改变

外周关节影像学上提示侵蚀破坏是罕见的，即使在慢性关节炎患者中。大多数系列研究表明 BS 关节受累没有影像学改变[10-11, 13, 15-17, 20-23, 33-34]，或仅有少数患者出现侵蚀破坏[8-9, 11, 19, 25-27, 35, 38]。然而，日本一项对 20 例有 5 年以上关节炎患者的手 X 线片研究显示，11 例患者出现近关节骨矿质丢失，9 例患者出现腕关节旋转，3 例患者出现关节间隙狭窄，2 例患者出现不对称骨破坏[66]。各种类型的关节侵蚀，包括笔帽征已在不同的病例中被报告[67-73]。一份报告还提到了多发和可逆的溶骨性病变[74]。

滑膜组织学

滑膜组织学显示为非特异性滑膜炎。广泛的病理改变，包括血管翳形成与侵蚀性改变已被报道。

Vernon-Roberts 等研究了 6 例患者的 8 个滑膜标本[75]。只有滑膜的浅表区域受到影响，8 个标本中有 7 个被密集的炎性肉芽组织所取代，这些肉芽组织由淋巴细胞与巨噬细胞、血管成分、成纤维细胞和中性粒细胞组成。仅在一个标本中见到明显的浆细胞浸润和淋巴滤泡形成。3 个标本均有血管翳和糜烂性改变。

Gibson 等人比较了 7 例 BS 患者和 7 例早期 RA 患者的滑膜组织[76]。他们无法通过普通光镜或电子显微镜来区分两者。然而，免疫荧光研究表明，IgG 在 BS 中普遍沉积。在另一项研究中，来自 3 例患者的 5 个受累关节的滑膜组织手术标本的组织学表现与既往报道的病理改变非常相似[75]。不仅是浅表区，深层也有炎症改变和淋巴细胞浸润。1 例患者有明显的浆细胞浸润和淋巴滤泡形成，类似于 RA[77]。

在 Cerrahpasa 的研究中，12 个穿刺活检标本中有 6 个滑膜浅层细胞被炎性肉芽组织所取代。浆细胞稀少，5 例可见淋巴滤泡形成。这个系列研究中未见滑膜深层受累[38]。

纤维肌痛

我们调查了 108 例 BS 患者、64 例 RA 患者、54 例系统性红斑狼疮患者以及 50 例年龄和性别匹配的健康对照者的纤维肌痛发生率[78]。一名观察员提供问卷，另一名不知道诊断的观察员按照 1990 年 ACR 纤维肌痛分类标准依次检查了他们的压痛点。总的来说，10 例 BS 患者与 1 例健康对照者符合纤维肌痛标准。这一大体较高的频率仅在女性中具有统计学意义（16. 1% vs 2. 5%，$X^2=4.6$，$P=0.042$）[78]。另一项土耳其研究发现，100 例 BS 患者中有 18 例出现纤维肌痛，但没有对照组[79]。一项来自伊拉克的研究显示，有 58.9% 的 BS 患者伴有广泛疼痛，而健康对照组只有 15%（$P<0.001$）。然而，只有 8 例（7 例女性和 1 例男性）BS 患者与 1 例健康对照组患者具有明确的纤维肌痛症（$X^2=1.75$，$P=\mathrm{NS}$）[80]。一项韩国研究也指出，与系统性红斑狼疮患者和健康对照组患者相比，BS 患者确实明显更频繁地出现纤维肌痛（26/70，37. 1% vs 14/90，15. 6%，$P=0.003$；26/70，37. 1% vs 2/100，2%，$P<0.001$）。此外，纤维肌痛与焦虑和抑郁的存在有关，而与疾病的活动无关[81]。

肌炎

肌炎在 BS 中有记载但是罕见。它可以是局部的，也可以是广泛的。体格检查中可能发现轻微到严重的肌无力，广泛型的血清肌酶可能升高。活检和尸检的肌肉显示典型的肌炎变化，有明显的炎症细胞浸润和肌纤维改变，类似于多发性肌炎或皮肌炎[82-84]。在局限性肌炎患者中也有类似的组织学改变。其特征是在有或没有血清肌酶升高的情况下，受累区域有疼痛和肿胀。儿童和成人都有可能发生[85-88]。

在一项研究中，尽管光镜检查结果正常，但电镜检查显示所有 7 例患者的肌肉都有变化，这 7 例患者中 2 例轻度肌无力，5 例无神经肌肉症状和体征[89]。电镜下的改变包括毛细血管基底膜增厚，不同程度的肌纤维紊乱和减少，肌膜下线粒体和溶酶体聚集，缺乏收缩物质区域的中央成核，最显著的是胞浆内包涵体的存在。由于本研究中没有对照组，这些发现的临床意义尚不明确[89]。1 例儿童 BS 患者的神经源性肌肉萎缩也被报道[90]。

骨坏死

骨坏死是一种罕见的表现。几乎没有系列研究报道提到它[9-38]，除了一项研究发现 29 例患者中有 1 例出现股骨和肱骨头的骨坏死[8]。髋关节、膝关节等负重关节是较常见的受累关节，在病例报道和小型系列研究报道中，观察到的骨坏死通常是由于全身使用大剂量皮质激素类药物[91-94]。一项回顾性的病例分析发现 0. 03% 的患者有骨坏死。同样，最常见的部位是髋关节，除一人外其他人都使用过皮质激素类药物[95]。2 例 BS 患者出现与抗磷脂抗体阳性相关的骨坏死和骨梗死[92]。

运动系统疾病的功能结局评价

近年来，针对风湿性疾病制定了多种结果测量方法。这些工具被用来评估患者各方面的状态，如疼痛、功能和心理健康。尽管研究数量有限，但结果提示 BS，主要是关节受累的患者，残疾评分增加。根据诺丁汉健康量表（NHP）和生活满意度量表（LSI）评估，与 40 例健康对照组相比，41 例 BS 患者的生存质量（QoL）较差和生活满意度（LS）降低。关节受累是导致 BS 患者生活质量和 LS 降低的重要因素之一[96]。在另一项研究中，关节炎显著影响患者的疼痛水平、生存质量和健康状况。

来自美国的一项使用多维健康评估问卷（MDHAQ）对 129 例 BS 患者和 116 例早期 RA 患者进行的比较研究显示，BS 患者和早期 RA 患者在疼痛和医生对疾病活动的整体评估结果上相似，但 BS 患者表现出更高的功能残疾、疲劳以及整体的疾病活动[97]。此外，患有关节炎的 BS 患者（$n=68$）在功能残疾评分、疲劳和患者整体评价上明显高于 RA 患者，而疼痛和医生整体评估的结果相似。此外，与无关节炎的 BS 患者相比，有关节炎的患者在功能丧失、疼痛、疲劳以及患者和医生整体疾病活动度评估方面的得分明显增高[97]。

治疗

BS 关节炎是自限性的，通常可用秋水仙碱治疗[98]。在一项双盲、安慰剂对照研究中，秋水仙碱有助于预防关节炎的发作[99]。虽然非甾体类抗炎药物被广泛用于关节炎，但在我们的双盲安慰剂对照研究中阿扎丙酮的表现令人失望[100]。除了第 7 天的疼痛外，阿扎丙酮并不优于安慰剂[100]。关节内皮质激素的疗效在病例报道中一直是不明确的。

硫唑嘌呤是治疗复发性关节炎或耐药性病例的选择。在一项双盲安慰剂对照研究中，硫唑嘌呤 2.5 mg/(kg·d)对眼、皮肤黏膜病变和关节炎有显著疗效。此外，至少需要 3 个月才获得最佳疗效[101]。

一项开放研究表明，苄星青霉素和秋水仙碱联用对关节炎有益[102]。一项没有对照研究的用药经验显示青霉胺对控制 BS 的慢性关节炎没有任何效果[103]。

干扰素 α[104-106]和抗 TNF-α 药物[107-108]可以考虑在难治性患者中进行尝试，但这样的病例很少。

参考文献

1. Behçet H. Über rezidivierende aphthöse, durch ein Virus verursachte Geschwüre am Mund, am Auge und an den Genitalien. Dermatol Monatsschr. 1937; 105: 1152-7.
2. Behçet H. Ag1z ve tenasül uzuvlar1nda husule gelen aftöz tegayyürlerle, ayni zamanda gözde görünen virütik olmas1 muhtemel tesevvüsler üzerine müla-hazalar, ve mihrakı intan hakkında süpheler. Deri Hastaliklari ve Frengi Arsivi. 1937; 4: 1369-78. in Turkish.
3. Behçet H, Gözcü N. Üc nahiyede nüksi tavazzular yapan, ve hususi bir virus tesirile umumi intan hasil ettigine kanaatimiz artan (Entite morbide) hakkinda. Deri Hastaliklari ve Frengi Arsivi. 1938; 5: 1863-73. in Turkish.
4. Behçet H. Some observations on the clinical picture of the so-called triple symptom complex. Dermatologica. 1940; 81: 73-83.
5. Behçet H. Trisentomkompleks veya sendrom veyahut morbus Behçet nasil tespit edilmistir? Deri Hastaliklari ve Frengi Arsivi. 1942; 9: 2663-73. in Turkish.
6. Haim S, Sherf K. Behçet's disease: presentation of 11 cases and evaluation of treatment. Isr J Med. 1966; 2: 69-74.
7. Tursen U, Gurler A, Boyvat A. Evaluation of clinical findings according to sex in 2313 Turkish patients with Behçet's disease. Int J Dermatol. 2003; 42: 346-51.
8. Mason RM, Barnes CG. Behçet's syndrome with arthritis. Ann Rheum Dis. 1969; 28: 95-103.
9. Kim HA, Choi KW, Song YW. Arthropathy in Behçet's disease. Scand J Rheumatol. 1997; 26: 125-9.
10. Oshima Y, Shimizu T, Yokohari R, et al. Clinical studies on Behçet's syndrome. Ann Rheum Dis. 1963; 22: 36-45.
11. Strachan RW, Wigzell FW. Polyarthritis in Behçet's multiple symptom complex. Ann Rheum Dis. 1963; 22: 26-35.
12. Mamo GJ, Baghdassarian A. Behçet's disease: a report of 28 cases. Arch Ophtalmol. 1964; 71: 38-48.
13. O'Duffy JD, Carney A, Deodhar S. Behçet's disease, report of 10 cases, 3 with new manifestations. Ann Intern Med. 1971; 75: 561-70.
14. Cooper DA, Penny R. Behçet's syndrome: clinical, immunological and therapeutic evaluation of 17 patients. Aust NZ J Med. 1974; 4: 585-96.
15. Zizic MT, Stevens MB. The arthropathy of Behçet's disease. Johns Hopkins Med J. 1975; 136: 243-50.
16. Chajek T, Fainaru M. Behçet's disease: report of 41 cases and a review of the literature. Medicine. 1975; 54: 179-96.
17. Chamberlain MA. Behçet's syndrome in 32 patients in Yorkshire. Ann Rheum Dis. 1977; 36: 491-9.
18. Dilsen N, Koniçe M, Övül C. Arthritic patterns in Behçet's disease. In: Dilşen N, Konice M, Övül C, editors. Behçet's disease: proceedings of an international symposium on Behçet's disease. Amsterdam: Excerpta Medica; 1979. p. 145-55.
19. Caporn N, Higgs RE, Dieppe PA, Watt I. Arthritis in Behçet's syndrome. Br J Radiol. 1983; 56: 87-91.
20. Oto A, Oktay A, Dündar S, et al. Behçet's disease: an analysis of 190 cases. Asian Med J. 1985; 28: 580-9.
21. Mousa AR, Marafie AA, Rifai KM, Dajani AI, Mukhtar

MM. Behçet's disease in Kuwait, Arabia: a report of 29 cases and a review. Scand J Rheumatol. 1986; 15: 310-32.
22. Al-Rawi ZS, Sharquie KE, Khalifa SJ, Al-Hadithi FM, Munir JJ. Behçet's disease in Iraqi patients. Ann Rheum Dis. 1986; 45: 987-90.
23. Ek L, Hedfors E. Behçet's disease: a review and a report of 12 cases from Sweden. Acta Derm Venereol. 1993; 73: 251-4.
24. Pande I, Uppal SS, Kailash S, Kumar A, Malaviya AN. Behçet's disease in India: a clinical, immunological, immunogenetic and outcome study. Br J Rheumatol. 1995; 34: 825-30.
25. Zierhut M, Saal J, Player U, Kotter I, Durk H, Fierlbeck G. Behçet's disease: epidemiology and eye manifestations in German and Mediterranean patients. Ger J Opthalmol. 1995; 4: 246-51.
26. Çalgüneri M, Kiraz S, Ertenli, Erman M, Karaaslan Y, Celik. Characteristics of peripheral arthritis in Behçet's disease. N Z Med J. 1997; 110: 80-1.
27. Benamour S, Zeroual B, Alaoui FZ. Joint manifestations in Behçet's disease: a review of 340 cases. Rev Rhum Engl Ed. 1998; 65: 299-307.
28. Chang HK, Kim JW. The clinical features of Behçet's disease in Yongdong districts: analysis of a cohort followed from 1997 to 2001. J Korean Med Sci. 2002; 17: 784-9.
29. Mok CC, Cheung TC, Ho CT, et al. Behçet's disease in southern Chinese patients. J Rheumatol. 2002; 29: 1689-93.
30. Cheng YK, Tong BY, Chng HH. Behçet's disease: experience in a tertiary rheumatology Centre in Singapore and a review of the literature. Ann Acad Med Singap. 2004; 33: 510-4.
31. Hamdan A, Mansour W, Uthman I, Masri AF, Nasr F, Arayssi T. Behçet's disease in Lebanon: clinical profile, severity and two-decade comparison. Clin Rheumatol. 2006; 25: 364-7.
32. Salvarani C, Pipitone N, Catanoso MG, et al. Epidemiology and clinical course of Behçet's disease in the Reggio Emilia area of northern Italy: a seventeen-year population-based study. Arthritis Rheum. 2007; 57: 171-8.
33. Ait Badi MA, Zyani M, Kaddouri S, Niamane R, Hda A, Algayres JP. Les manifestations articulaires de la maladie de Behçet. A propos de 79 cas. Rev Med Interne. 2008; 29: 277-82.
34. Bono W, Khammar Z, Lamchachti L, Lahlou M, Rabbi S, Harzy T. Joint involvement of Behçet's disease: review study of 62 cases in 5 years. Clin Exp Rheumatol. 2008; 26: S17. abstract.
35. Gur A, Sarac AJ, Burkan YK, Nas K, Cevik R. Arthropathy, quality of life, depression, and anxiety in Behçet's disease: relationship between arthritis and these factors. Clin Rheumatol. 2006; 25: 524-31.
36. B'chir Hamzaoui S, Harmel A, Bouslama K, Abdallah M, Ennafaa M, M'rad S, Ben DM. le groupe tunisien d'étude sur la maladie de Behçet. La maladie de Behçet en Tunisie. Étude clinique de 519 cas [Behçet's disease in Tunisia. Clinical study of 519 cases]. Rev Med Interne. 2006; 27: 742-50.
37. Houman MH, Neffati H, Braham A, et al. Behçet's disease in Tunisia. Demographic, clinical and genetic aspects in 260 patients. Clin Exp Rheumatol. 2007; 25: S58-64.
38. Yurdakul S, Yazici H, Tüzün Y, et al. The arthritis of Behçet's disease: a prospective study. Ann Rheum Dis. 1983; 42: 505-15.
39. Fatemi A, Shahram F, Akhlaghi M, Smiley A, Nadji A, Davatchi F. Prospective study of articular manifestations in Behçet's disease: five-year report. Int J Rheum Dis. 2017; 20(1): 97-102.
40. Moll JM, Haslock I, Macrae IF, Wright V. Associations between ankylosing spondylitis, psoriatic arthritis, Reiter's disease, the intestinal arthropathies, and Behçet's syndrome. Medicine. 1974; 53: 343-64.
41. Yazici H, Tuzlaci M, Yurdakul S. A controlled survey of sacroiliitis in Behçet's disease. Ann Rheum Dis. 1981; 40: 558-9.
42. Chamberlain MA, Robertson RJ. A controlled study of sacroiliitis in Behçet's disease. Br J Rheumatol. 1993; 32: 693-8.
43. Maghraoui AE, Tabache F, Bezza A, et al. A controlled study of sacroiliitis in Behçet's disease. Clin Rheumatol. 2001; 20: 189-91.
44. Chang HK, Lee DH, Jung SM, et al. The comparison between Behçet's disease and spondyloarthritides: does Behçet's disease belong to the spondyloarthropathy complex? J Korean Med Sci. 2002; 17: 524-9.
45. Olivieri I, Salvarani C, Cantini F. Is Behçet's disease part of the spondyloarthritis complex? J Rheumatol. 1997; 24: 1870-1.
46. Yazici H, Turunc M, Ozdogan H, Yurdakul S, Akinci A. Observer variation in grading sacroiliac radiographs might be cause of sacroiliitis reported in certain disease states. Ann Rheum Dis. 1987; 46: 1439-45.
47. Hatemi G, Fresko I, Yurdakul S, et al. Sacroiliitis and HLA B27 positivity in Behçet's syndrome patients with acne, arthritis and enthesopathy. Arthritis Rheum. 2010; 62: 305-6.
48. Martel W, Duff I. Pelvo-spondylitis in rheumatoid arthritis. Radiology. 1961; 77: 744-55.
49. Hamza M. Enthesitis in Behçet's disease. In: Wechsler B, Godeau P, editors. Behçet's disease. Amsterdam: Excerpta

Medica; 1993. p. 251-3.

50. Imbert I, Legros P, Prigent D, et al. Articular manifestations of Behçet's disease. Apropos of 65 cases. Rev Rhum Mal Osteoartic. 1987; 54: 93-6.

51. Tunc R, Keyman E, Melikoglu M, Fresko I, Yazici H. Target organ associations in Turkish patients with Behçet's disease: a cross sectional study by exploratory factor analysis. J Rheumatol. 2002; 29: 2393-6.

52. Diri E, Mat C, Hamuryudan V, Yurdakul S, Hizli N, Yazici H. Papulopustular skin lesions are seen more frequently in patients with Behçet's syndrome who have arthritis: a controlled and masked study. Ann Rheum Dis. 2001; 60: 1074-6.

53. Karaca M, Hatemi G, Sut N, Yazıcı H. The papulopustular lesion/arthritis cluster of Behçet's syndrome also clusters in families. Rheumatology. 2012; 51: 1053-60.

54. Hatemi G, Fresko I, Tascilar K, Yazici H. Increased enthesopathy among Behçet's syndrome patients with acne and arthritis: an ultrasonography study. Arthritis Rheum. 2008; 58: 1539-45.

55. Yurdakul S, Yazici H, Tüzüner N, Aytac S, Müftüoglu A. Olecranon nodules in a case of Behçet's disease. Ann Rheum Dis. 1981; 40: 182-4.

56. Mulhern LM, Pollock BH. Pseudothrombophlebitis and Behçet's syndrome. Arthritis Rheum. 1980; 25: 477-8.

57. Dawes PT, Raman D, Haslock I. Acute synovial rupture in Behçet's syndrome. Ann Rheum Dis. 1983; 42: 591-2.

58. Giacomello A, Taccari E, Zoppini A. Marked synovial sensitivity to pricking in Behçet's syndrome. Arthritis Rheum. 1980; 23: 259-60.

59. Volpe A, Caramaschi P, Marchetta A, Desto E, Arcar G. Pseudoseptic arthritis in a patient with Behçet's disease. Clin Exp Rheumatol. 2006; 24: S123.

60. Humby F, Gullick N, Kelly S, Pitzalis C, Oakley SP. A synovial pathergy reaction leading to a pseudo-septic arthritis and a diagnosis of Behçet's disease. Rheumatology. 2008; 47: 1255-6.

61. Sifuentes Giraldo WA, Guillén Astete CA, Murillo Romero C, Amil Casas I, Rodríguez García AM, Bachiller Corral FJ. Refractory pseudoseptic arthritis in Behçet's disease successfully treated with infliximab: a case report and literature review. Mod Rheumatol. 2014; 24: 199-205.

62. Müftüoglu A, Yazici H, Yurdakul S, et al. Behçet's disease: relation of serum C-reactive protein and erythrocyte sedimentation rate to disease activity. Int J Dermatol. 1986; 25: 235-9.

63. Koca SS, Akbulut H, Dag S, Artas H, Isik A. Anticyclic citrullinated peptide antibodies in rheumatoid arthritis and Behçet's disease. Tohoku J Exp Med. 2007; 213: 297-304.

64. El-Ramahi KM, Al-Dalaan A, Al-Balaa S, Al-Kawi MZ, Bohlega S. Joint fluid analysis in Behçet's disease. In: Wechsler B, Godeau P, editors. Behçet's disease. Amsterdam: Excerpta Medica; 1993. p. 279-82.

65. Hamza M, Ayed K, el Euch M, Moalla M, Ben Ayed H. Synovial fluid complement levels in Behçet's disease. Ann Rheum Dis. 1984; 43: 767.

66. Takeuchi A, Mori M, Hashimoto A. Radiographic abnormalities in patients with Behçet's disease. Clin Exp Rheumatol. 1984; 2: 259-62.

67. Currey HLF, Elson RA, Mason RM. Surgical treatment of manubriosternal pain in Behçet's syndrome: report of a case. J Bone Joint Surg Br. 1968; 50: 836-40.

68. Jawad AS, Goodwill CJ. Behçet's disease with erosive arthritis. Ann Rheum Dis. 1986; 45: 961-2.

69. Takeuchi A, Hashimoto T. Arthropathy of Behçet's disease: a case with "pencil-in-cup" deformities. Arthritis Rheum. 1989; 32: 1629-30.

70. Tan J, Gögüs F, Sepici V. 'Pencil-in-cup' deformity in Behçet's disease. BrJ Rheumatol. 1993; 32: 644-5.

71. Crozier F, Arlaud J, Tourniaire P, et al. Arthrite manubrio-sternale et syndrome de Behçet: a propos de 3 observations. J Radiol. 2003; 84: 1978-81.

72. Düzgün N, Ates A. Erosive arthritis in a patient with Behçet's disease. Rheumatol Int. 2003; 23: 265-7.

73. Aydin G, Keles I, Atalar E, Orkun S. Extensive erosive arthropathy in a patient with Behçet's disease: case report. Clin Rheumatol. 2005; 24: 645-7.

74. Sciuto M, Porciello G, Occhipini G, Trippi D, Cagno MC, Vitali C. Multiple and reversible osteolytic lesions: an unusual manifestation of Behçet's disease. J Rheumatol. 1996; 23: 564-6.

75. Vernon-Roberts B, Barnes CG, Revell PA. Synovial pathology in Behçet's syndrome. Ann Rheum Dis. 1978; 37: 139-45.

76. Gibson T, Laurent R, Highton J, Wilton M, Dyson M, Millis R. Synovial histopathology of Behçet's syndrome. Ann Rheum Dis. 1981; 40: 376-81.

77. Nanke Y, Kotake S, Momohara S, Tateishi M, Yamanaka H, Kamatani N. Synovial histology in three Behçet's disease patients with orthopedic surgery. Clin Exp Rheumatol. 2002; 20: S35-9.

78. Yavuz Ş, Fresko I, Hamuryudan V, Yurdakul S, Yazici H. Fibromyalgia in Behçet's syndrome. J Rheumatol. 1998; 25: 2219-20.

79. Melikoglu M, Melikoglu MA. The prevalence of fibromyalgia in patients with Behcet's disease and its relation with disease activity. Rheumatol Int. 2013; 33: 1219-22.

80. Al-Izzi MK, Jabber AS. Fibromyalgia in Iraqi patients with Behçet's syndrome. J Med Liban. 2004; 52: 86-90.

81. Lee SS, Yoon HJ, Chang HK, Park KS. Fibromyalgia in Behçet's disease is associated with anxiety and depression, and not with disease activity. Clin Exp Rheumatol. 2005; 23: S15-9.

82. Arkin CR, Rothschild BM, Florendo NT, Popoff N. Behçet's syndrome with myositis: a case report with pathologic findings. Arthritis Rheum. 1980; 23: 600-4.

83. Finucane P, Doyle CT, Ferriss JB, Molloy M, Murnaghan D. Behçet's syndrome with myositis and glomerulonephritis. Br J Rheumatol. 1985; 24: 372-5.

84. Lingenfelser T, Duerk H, Stevens A, Grossmann T, Knorr M, Saal JG. Generalized myositis in Behçet's disease: treatment with cyclosporine. Ann Intern Med. 1992; 116: 651-3.

85. Yazici H, Tuzuner N, Tuzun Y, et al. Localized myositis in Behçet's disease. Arthritis Rheum. 1982; 24: 636.

86. Di Giacomo V, Carmenini G, Meloni F, Valesini G. Myositis in Behçet's disease. Arthritis Rheum. 1982; 25: 1025.

87. Sarui H, Maruyama T, Ito I, et al. Necrotizing myositis in Behçet's disease: characteristic features on magnetic resonance imaging and a review of the literature. Ann Rheum Dis. 2002; 61: 751-2.

88. Lang BA, Laxer RM, Thorner P, Greenberg M, Silverman ED. Pediatric onset of Behçet's syndrome with myositis: case report and literature review illustrating unusual features. Arthritis Rheum. 1990; 33: 418-25.

89. Frayha R. Muscle involvement in Behçet's disease. Arthritis Rheum. 1982; 24: 636-7.

90. Frayha RA, Afifi AK, Bergman RA, Nader S, Bahuth NB. Neurogenic muscular atrophy in Behçet's disease. Clin Rheumatol. 1985; 4: 202-11.

91. Ronco P, Wechsler B, Saillant G, Godeau P. Aseptic osteonecrosis during corticosteroid treatment of Behçet's disease. Nouv Press Med. 1981; 10: 1707-10.

92. Chang HK, Choi YJ, Baek SK, Lee DH, Won KS. Osteonecrosis and bone infarction in association with Behçet's disease: report of two cases. Clin Exp Rheumatol. 2001; 19: S51-4.

93. Yapar Z, Kibar M, Soy M, Ozbek S. Osteonecrosis in Behçet's disease seen on bone scintigraphy. Clin Nucl Med. 2001; 26: 267-8.

94. Jäger M, Thorey F, Wild A, Voede M, Krauspe R. Osteonekrosen bei morbus Adamantiades-Behçet: diagnostik, therapie und verlauf. Z Rheumatol. 2003; 62: 390-4.

95. Gogus F, Fresko I. Avascular necrosis in Behçet's syndrome. Clin Exp Rheumatol. 2006; 24: S44, abstract.

96. Bodur H, Borman P, Ozdemir Y, Atan C, Kural G. Quality of life and life satisfaction in patients with Behçet's disease: relationship with disease activity. Clin Rheumatol. 2006; 25: 329-33.

97. Moses AN, Fisher M, Yazici Y. Behçet's syndrome patients have high levels of functional disability, fatigue and pain as measured by a multi-dimensional health assessment questionnaire(MDHAQ). Clin Exp Rheumatol. 2008; 26: S110-3.

98. Hatemi G, Christensen R, Bang D et al. 2018 update of the EULAR recommendations for the management of Behçet's syndrome. Ann Rheum Dis. 2018; 77: 808-18.

99. Yurdakul S, Mat C, Tüzün Y, et al. A double blind study of colchicine in Behçet's syndrome. Arthritis Rheum. 2001; 44: 2686-92.

100. Moral F, Hamuryudan V, Yurdakul S, Yazici H. Inefficacy of azapropazone in the acute arthritis of Behçet's syndrome: a randomized, double blind, placebo controlled study. Clin Exp Rheumatol. 1995; 13: 493-5.

101. Yazici H, Pazarlı H, Barnes CG, et al. A controlled trial of azathioprine in Behçet's syndrome. N Engl J Med. 1990; 322: 281-5.

102. Çalguneri M, Kiraz S, Ertenli I, Benekli M, Karaarslan Y, Celik I. The effect of prophylactic penicillin treatment on the course of arthritis of Behçet's disease: a randomised clinical trial. Arthritis Rheum. 1996; 39: 2062-5.

103. Yurdakul S, Ozdogan H, Yazici H. D-Penillamine therapy in the arthritis of Behçet's syndrome. In: Lehner T, Barnes CG, editors. Behçet's disease. Royal Society of Medicine Services International Congress and Symposium Series No 103. London: Royal Society of Medicine Services; 1986. p. 315, abstract.

104. Hamuryudan V, Moral F, Yurdakul S, et al. Systemic interferon α2b treatment in Behçet's syndrome. J Rheumatol. 1994; 21: 1098-100.

105. Kötter I, Vonthein R, Zierhut M, et al. Differential efficacy of human recombinant interferon-alpha2a on ocular and extraocular manifestations of Behçet's disease: results of an open 4-center trial. Semin Arthritis Rheum. 2004; 33: 311-9.

106. Calgüneri M, Oztürk MA, Ertenli I, Kiraz S, Apraş S, Ozbalkan Z. Effects of interferon alpha treatment on the clinical course of refractory Behçet's disease: an open study. Ann Rheum Dis. 2003; 62: 492-3.

107. Sfikakis PP, Markomichelakis N, Alpsoy E, et al. Anti-TNF therapy in the management of Behçet's disease-review and basis for recommendations. Rheumatology. 2007; 46: 736-41.

108. Vallet H, Riviere S, Sanna A, et al. Efficacy of anti-TNF alpha in severe and/or refractory Behçet's disease: multicenter study of 124 patients. J Autoimmunity. 2015; 62: 67-74.

（译者：何春荣　何金深；审核：葛燕　唐琪　陈进伟）

第 9 章

白塞综合征胃肠道受累

Jae Hee Cheon, Ibrahim Hatemi, Aykut Ferhat Çelik

背景

白塞综合征的胃肠道受累最早在 1940 年由 Bechgaard 提及[1]。与其他肠炎相比，白塞综合征相关的血管炎和炎症通常更容易导致严重并发症，如穿孔或大出血。因此，它是高发病率和病死率的主要原因。

流行病学

虽然全世界炎症性肠病(IBD)的患病率有上升的趋势[2]，但是白塞综合征(BS)或胃肠道白塞综合征(gastrointestinal Behçet syndrome，GIBS)的患病率似乎是稳定的。胃肠道相关症状是大多数 BS 患者的主诉[3-6]，它在日本 BS 患者中至少占 50%[3]。胃肠道不适在普通人群中相当常见，很难辨别 BS 患者的胃肠道症状是否与 BS 直接相关。目前报道的 GIBS 的发病率具有较大的差异性(表 9-1)[3, 8-48]。

在解释 GIBS 流行病学研究时，需要考虑以下问题。

(1)事实上，所有关于 GIBS 发病率的现有数据都是基于不同且独立的临床学科的经验，如胃肠病学、皮肤科等。这可能导致真实的发生率被高估或低估。

(2)不同的报告使用不同的诊断标准来诊断原发病。例如，在日本存在胃肠道病变是 BS 的诊断标准之一[49]。上述标准使得胃肠道受累的患者更有可能被诊断为 BS。

(3)为了明确 GIBS 的诊断，必须用客观的方法来鉴别胃肠道病变。然而，在一些研究中(表 9-1)，只要存在胃肠道症状就被诊断为 GIBS。例如，土耳其一项来自多学科的研究[14]没有专业偏倚，但在评估 GIBS 的发病率时，作者只考虑了胃肠道症状，并没有内镜或影像学的依据。一项韩国[50]研究报道，15%的患者存在胃肠道症状，其中仅 8%的患者经内镜检查发现存在胃肠道受累。然而，就如在鉴别诊断中详细讨论的特异性问题，即使是内镜检查发现胃肠道病变也不一定能确诊 GIBS。此外，除非在某些病例中出现严重炎症、溃疡或出血，否则胃肠道受累可能不会受到太多的关注。没有胃肠道受累的皮肤黏膜病例更容易被漏诊，这似乎会增加 GIBS 的患病率，尤其在患病率较低的国家[12, 51-52]。

(4)虽然 GIBS 通常累及小肠和大肠，但在极少数情况下，食道和胃也会受累，并可能被忽略。

(5)BS 患者的胃肠道内镜病变可能归因为其他因素，如非甾体抗炎药(NSAID)相关的胃肠道病变(见鉴别诊断)。这一问题在以前有关 GIBS 发病率的讨论中几乎没有被提及。

表 9-1 不同研究中 BS 胃肠道受累的频率

引用文献	作者	国家	年份/年	白塞综合征患者总数/例	胃肠道受累/%
[3]	Shimizu	日本	1971	未提供	50
[8]	O'Duffy	美国	1971	10	30
[9]	Yamamato	日本	1974	2031	25
[10]	Chamberlain	英国	1977	32	6
[11]	Eun	韩国	1984	32	5. 3
[12]	Jankowski	英国	1992	114	40
[13]	Dilsen	土耳其	1993	15	5
[14]	Yurdakul	土耳其	1996	496	0. 7
[15]	Gürler	土耳其	1997	2147	2. 8
[16]	Bang	韩国	1997	1155	4
[17]	Bang	韩国	2003	1901	3. 2
[18]	Tursen	土耳其	2003	2313	1. 4
[19]	Seyahi	土耳其	2003	121	0. 8
[20]	Yi	韩国	2008	842	8
[21]	Alli	土耳其	2009	213	2. 8
[22]	Neves	巴西	2009	106	6. 6
[23]	El Menyawi	埃及	2009	35	19
[24]	Davatchi	伊朗	2010	6500	7. 4
[25]	Oliveira	巴西	2011	60	3. 3
[26]	Zhang	中国	2012	334	17
[27]	Kobayashi	日本	2012	135	37
[27]	Kobayashi	日本	2012	634	34
[28]	Singal	印度	2013	29	3. 4
[29]	Olivieri	意大利	2013	11	18
[30]	Mohammad	瑞典	2013	40	0
[31]	Sibley	土耳其	2014	107	0
[31]	Sibley	美国	2014	112	37. 5
[32]	Kim	韩国	2014	3674	8
[33]	Rodríguez-Carballeira	西班牙	2014	496	1. 4
[34]	Khabbazi	伊朗	2014	166	0. 6
[35]	Hamzaoui	突尼斯	2014	430	1. 6
[36]	Ndiaye	塞内加尔	2015	50	2
[37]	Lennikov	俄罗斯	2015	250	25. 2
[38]	Ajose	尼日利亚	2015	15	20
[39]	Bonitsis	德国	2015	747	11. 5

续表9-1

引用文献	作者	国家	年份/年	白塞综合征患者总数/例	胃肠道受累/%
[40]	Kirino	日本	2016	578	12.3
[41]	Nanthapisal	英国	2016	46	58.7
[42]	Cansu	土耳其	2016	329	0
[43]	Ryu	韩国	2016	193	11.4
[44]	Hatemi	土耳其	2016	8763	0.8
[45]	Davatchi	伊朗	2016	7187	7
[46]	Gallizzi	意大利	2017	未提供	42.7
[47]	Ghembaza	阿尔及利亚	2017	61	7.5
[48]	Han	韩国	2017	未提供	3.9

然而，在发病率方面研究人员已经发现了一些明显且可重现的真实地理趋势。尽管 BS 的发病率很高，但据报道地中海 BS 患者的肠道受累很少见(0~5%)[14, 18, 53-54]。然而，在东亚，包括韩国和日本，同样作为 BS 高发地区，肠道受累相对更常见(5%~25%)[16, 55]。然而，来自韩国的最新报告显示，与 10 年前相比，胃肠道受累患病率有所降低，与地中海地区的数据更加一致[48]。

有关食道受累的数据很少，其中大部分数据基于患者的症状。所引用的 11%和 66%的患病率可能过高[56-57]。韩国的一项内镜检查报告的食管受累的发病率相当低(0.7%)[50]。根据两项对手术患者的调查研究发现，胃十二指肠受累的频率与食道受累的频率一样低[58-59]。然而，内镜研究显示：有上消化道症状的 BS 患者的胃溃疡和十二指肠溃疡(14%)是食道溃疡(4.7%)的 3 倍。非甾体抗炎药的使用可以部分解释这些发现。虽然 BS 多见于 20~30 岁的患者[60-61]，但 GIBS 的发病一般在 40 岁或 50 岁早期。此外，没有任何一个年龄段的人能幸免[65]，甚至在 11 个月大的婴儿中也有 GIBS 的报道[66]。据报道，青少年 BS 占所有 GIBS 病例的 3%~7%[67]。据报道，日本 BS 儿童肠道受累率(69%)高于成人肠道受累率(25%~50%)[68]。

土耳其的一项研究发现，GIBS 患者的男女比例为 1∶1[18]。相比之下，韩国[62-64]和日本[58]的研究显示男性略占优势(1.2~2.0∶1)。患有 GIBS 的男性是否有更严重的疾病，就像 BS 的许多其他表现一样，需要进一步评估。然而，在韩国的另一项研究中，男性和女性 BS 患者严重胃肠道疾病的发病率并不一致[17]。

临床表现

胃肠道受累表现

GIBS 的症状可以从轻微的胃肠道不适到更严重的症状，如出血、瘘管或穿孔[3, 53]。最常见的症状是腹痛，其次是腹泻、出血、呕吐、排便习惯改变和体重减轻。这与炎症性肠病(IBD)的常见情况相似[3, 62-64]。疼痛的位置和性质通常与病变部位相关。与克罗恩病(Crohn's disease，CD)一样，GIBS 的常见疼痛类型是回盲部溃疡患者右下腹的痉挛性疼痛。深部溃疡、穿透性溃疡会增加并发症的发病率[53, 58]，穿孔溃疡往往在多个部位反复发生。

BS 的胃肠道受累可发生在从口腔到肛门的所有区域。和其他肠炎一样，溃疡最常见于回肠末端和盲肠，结肠较少见，通常不累及直肠[58, 72]。小于 15%的病例累及结肠(图 9-1)[63, 73]。

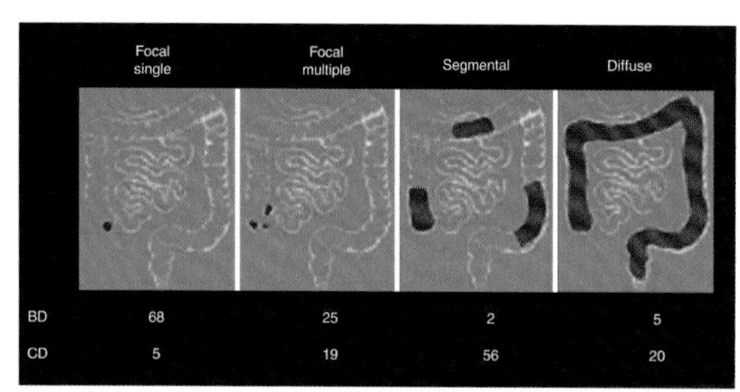

CD，克罗恩病；BD，白塞病；Focal single，单个局灶；Focal multiple，多个局灶；Segmental，节段性；Diffuse，弥漫性。

图 9-1　GIBS 肠道病变的分布模式(以百分比显示)

与口腔—生殖器溃疡不同，GIBS 很少伴有肛周溃疡[74]。在一些患者中，出血可能危及生命[75-76]。胃肠道表现通常在口腔溃疡发病后 4～6 年出现。便秘或里急后重不常见。与其他炎症性肠病相似，随着时间的推移，GIBD 的临床特征出现明显的差异性[77-79]。

食道受累多见于男性[80]，引起胸骨后疼痛、吞咽困难和呕血。食管病变通常位于食管中部，且无特异性。其他形式的食管病变包括糜烂、阿弗他溃疡、线状或穿孔性溃疡、广泛性食管炎、黏膜剥离、静脉曲张和狭窄[50, 81-83]均有报道。通常，需要活检和培养将这些病变与感染性和恶性病变鉴别。此外，受累程度可能与全身性疾病活动、疾病持续时间或任何其他疾病方面无关。在超过 50% 的病例中，食道受累者同时伴有其他胃肠道表现，主要是空肠和回结肠溃疡[50]。此外，还有一些罕见的严重并发症，如狭窄、出血、瘘管或穿孔[84]。

胃十二指肠黏膜似乎是胃肠道中受累最少的部分。阿弗他溃疡可能发生在十二指肠[59]。GIBS 的胃肠道受累与胃十二指肠溃疡之间可能很难鉴别。有报道称 BS 可能累及其他腹腔内器官，包括肝、胰腺或脾脏[53]。然而，很难说它们与 BS[85]之间有因果关系。

肠外表现

其中许多表现见表 9-2[95]。布加综合征是一种重要的肠外表现，通常预后较差[96]，但也有预后较好的肠外表现[97]。相对于普通人群，GIBS 患者更易患血液系统疾病，尤其是白血病[98]。

实验室结果

在一项前瞻性研究中，ESR 和 CRP 在确诊 GIBD 和疑似 GIBS 患者中作为疾病活动性的标志物并不理想[99]。此外，如果不是因为 BS[100]的其他表现而升高，通常在 BS 中 CRP 不会明显升高。因此，如果 GIBS 患者的 CRP 水平非常高，则提示有并发症，如狭窄、瘘管、穿孔和脓肿形成。另一方面，这些病理以及明显高的 CRP 水平在 CD 中更为常见，有助于与 GIBS 的鉴别诊断（表 9-2）。目前暂无准确反映 GIBS 的特定实验标记物。据报道，抗酿酒酵母抗体（ASCA）是 CD[101]的一个众所周知的标志，在 BS 和 GIBS 患者中也可能是高水平的[90-91, 102-104]。另一方面，肠结核也可能与高 ASCA 水平有关[104]。GIBS 自身的 HLA-B51 阳性率为 20%～35%，略低于 BS[105]。

表 9-2 比较 GIBS 和 CD 的特点

	GIBS	CD
肠外表现[86-89]		
口腔溃疡	100%a	20%
生殖器溃疡/生殖器疤痕	95%～60%[a]	4%[c]/无案例
结节样病变	50%[a]	2%～10%
关节炎	20%	5%
静脉血栓形成	15%[a]	<1%
眼部受累	45%[a]	3%～6%[d]
神经系统受累	5%[a]	<1%
肠道受累[58, 72-73]		
回盲肠	50%～90%	40%～60%
直肠	<1%	10%
上消化道	1%	5%
肛周	1%[b]	10%～15%
并发症[53, 58, 73]		
穿孔/瘘管/狭窄	25%～50%/5%～10%[b]/8%	2%/20%～30%/17%
坏疽脓皮病	<1%	1%～10%
实验室评估[73, 90-94]		
ASCA（IgA 或 IgG）	28%～49%	62%～41%
肠溃疡的分布及内镜形态学观察	圆形、焦点、孤立	纵向、弥漫节段性
肉芽肿（黏膜活检）	<1%	10%～15%

注：[a]女性明显较少。
[b]无肛瘘形成。
[c]基于病史；没有典型生殖器溃疡的真实描述。
[d]很少会进展到失明。

内镜和影像学结果

GIBS 的影像学和内镜表现与 CD 非常相似。当怀疑肠道受累时，结肠镜检查是必要的。为了确定末端回肠近端可能存在的小肠病变，以前进行小肠钡剂随访或小肠灌肠检查。目前，CT/MRI 小肠造影术的应用越来越广泛。无线胶囊内镜或双气囊内镜也可以对整个小肠直接进行评估[106]。一系列病例显示胶囊内镜检查在 GIBS 患者中也很有前景[107-108]。然而，由于胶囊内镜检查可在 7%～10% 的正常人群[109-110]中发现类似的胃肠道病变，因此 BS 患者中 GIBS 的发生率可能被高估。因此，对有症状、常规内镜检查（胃镜/结肠镜检查）阴性、临床指标提示胃肠道病变的患者（如 CRP 水平高、粪便钙卫蛋白阳性和/或存在不明原因的铁缺乏），应考虑胶囊内镜检查的必要性。

边界清楚的穿孔溃疡或阿弗他溃疡是 GIBS 最常见的病变[63, 72]。较小的溃疡被认为在组织学上和病理上类似于阿弗他溃疡[111]。较大的溃疡通常呈椭圆形或不规则形状。溃疡穿透的深度各不相同。浅表的溃疡偶尔会消失，但更深的溃疡通常会延伸到肠壁[92, 112-113]。据报道，GIBS 的典型结肠镜检查结果是一个或几个深圆形/椭圆形溃疡，在回盲区或吻合口有不连续的隆起边缘（图 9-2）[4-5, 63]。虽然溃疡多见于回盲部，但也可能出现在整个消化系统的任何部位。韩国的一项研究显示，孤立的大溃疡更为明显[92]，这与土耳其 GIBS 患者的结肠镜检查结果非常一致。

GIBS 的影像表现与内镜检查结果同等重要。钡餐检查可能有助于显示 BS 胃肠道受累的特征性病变，并有助于确定这些病变的范围，特别是大尺寸溃疡。特征性的影像表现包括单个或多个分散的、纽扣状或环状病变，周围黏膜皱褶明显增厚（图 9-3）[114-115]。双造影技术被认为在诊断上更有价值；然而，即使是小肠灌肠造影也有可能将小肠小尺寸非特异性溃疡误诊为 GIBS。

CT 有助于显示肠壁增厚和腔外病变，推荐用于早期发现并发症以及排除其他腹部病理情况[117]。有时，GIBS 表现为回盲部肿块，或阻塞和聚集的肠环，需要手术切除以区分炎性肿块和肿瘤[114]。它对评估回盲瓣近端的病变特别有用。在做钡剂检查或小肠灌肠检查之前，CT 可能是定位病变的必要和适当的工具，特别是考虑有肠梗阻和/或局限性腹痛的时候。最后，它还有助于评估脓肿或穿孔的可能性。

CT 和 MR 肠造影是诊断 IBD 和 GIBS 的很有前途的技术（图 9-4）。它们越来越受欢迎，特别是在经验丰富的影像科。虽然腹部超声对肠道评估的作用相对有限，但基于腹部超声在 IBD 诊所的广泛应用，以避免不必要的再次内镜检查，并获得有关肠壁及其周围环境的信息，通过将肠壁厚度和多普勒活动的相对变化作为炎症指标，腹部超声可用于 GIBS 患者的随访[118]。

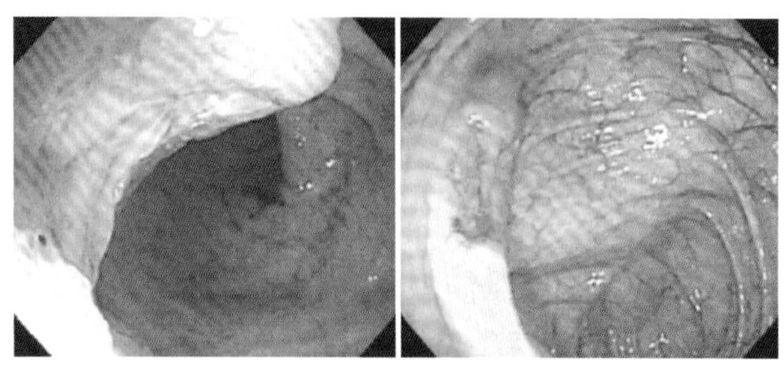

结肠镜示回盲部可见单个或几个深圆形/椭圆形溃疡，边缘离散隆起。

图 9-2　GIBS 患者结肠镜检查

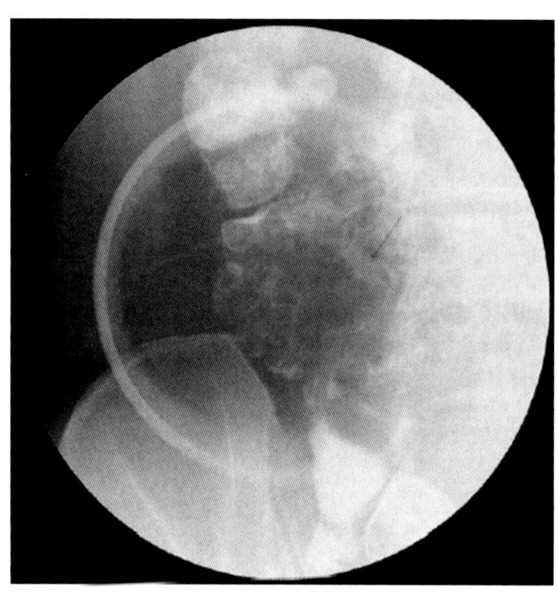

钡灌肠所见回盲瓣可见约 2 cm 大小的地图状溃疡（箭头）。

图 9-3　GIBS 患者钡灌肠检查

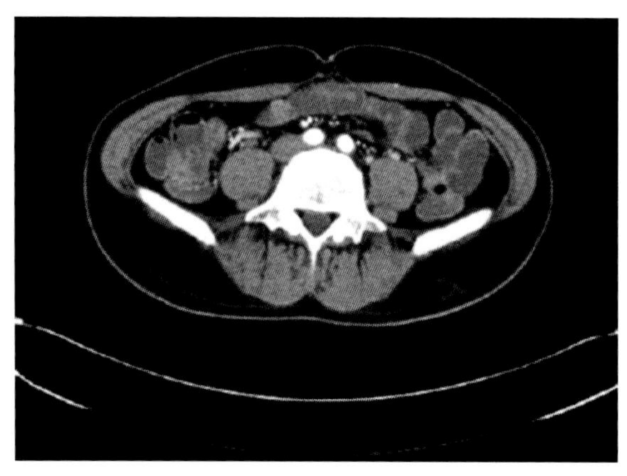

小肠 CT 造影示局灶壁增厚，累及回盲瓣和回肠末端。

图 9-4　GIBS 患者小肠 CT 造影检查

发病机制

免疫异常

BS 和 GIBS 的发病机制仍不明确(第 14 章)。胃肠道是各种环境免疫刺激因子的主要侵袭地之一，因此有一种假设认为，胃肠道炎症代表了对潜在的感染性病原体的肠道免疫反应。虽然 HLA-B51 是与 BS 关系最密切的遗传因子，但荟萃分析显示，在不同地区的患者中，只有 32%到 53%的患者 HLA-B51 呈阳性。有趣的是，在另一个荟萃分析中，HLA-B51 与胃肠道受累呈负相关[119-120]。

M 细胞可优化抗原黏附和转运，是肠道相关淋巴组织中潜在病原体进入的门户[121]，BS 回肠病变常与 Peyer's 斑重合[122-123]。最近的一项研究表明，Toll 样受体(TLR)-2 和 TLR-4 表达细胞在 BS 肠道病变中聚集，提示 TLR-2 表达细胞产生的 IL-12 可能参与了 GIBS 中 Th1 显性免疫应答的诱导。BS 肠道病变中 TLR-2 和 TLR-4 mRNA 均有表达[124]。一种尚未确定的病原体可能刺激 GIBS 中的 TLR-2 和 TLR-4。由 TLR-2 或 TLR-4 信号转导引起的血管内皮细胞和中性粒细胞高功能的改变被认为参与了肠 BS 的病理机制[125-127]。白细胞和内皮细胞的黏附分子也可能在发病机制中起重要作用[127-128]。细胞间黏附分子(ICAM)-1 在 GIBS 中炎症变化的大多数小静脉中高表达。这些 LFA-1/ICAM-1 相互作用可能导致中性粒细胞通过毛细血管后静脉或集合静脉内皮细胞传递[125]。在活动期，BS 病变中是以浸润的中性粒细胞为主的炎症细胞，而没有感染[58, 125, 129]，组织学研究在肠道区域发现了中性粒细胞介导的血管炎[53, 72]。在 BS 中，中性粒细胞与胃肠道溃疡形成或血管炎的关系也得到了令人信服的证明。来自肠壁的慢性持续缺氧被认为是溃疡形成[53]的原因。中性粒细胞异常活跃的确切机制仍在研究中，特别是在 HLA-B51 阳性患者中观察到自发中性粒细胞功能的增强[130]。此外，一项对外周血淋巴细胞的研究也报道了活化的 $CD8^+$ T 细胞参与 GIBS 的发病机制[131]。最近的研究表明，表达 Txk 的 Th1 细胞在 GIBS 的 T 细胞免疫反应中占主导地位，提示 Th1 相关的细胞因子可能在该疾病的发病机制中起关键作用[132]。与 CD 和强直性脊柱炎(AS)相比，GIBS 患者血清和组织样本中的 Th1 而不是 Th17 反应，表明尽管临床表型相似，但免疫相互作用在 BS 免疫发病机制中的作用可能不同于 CD 和 AS[133]。在一项研究中，CD 和 GIBS 之间 IL-23R 和 IL-10 易感性的共享，表明先天免疫在两者中都有作用[134]。BS 患者 Th1 细胞释放 INF-α、IL-12、TNF-α、IL-2、IL-18 等细胞因子。其中，TNF-α 在 BS 中起关键作用，抗 TNF-α 治疗既减少 TNF-α 的产生，又调节 Th1 细胞的功能活性。这为使用沙利度胺或抗 TNF-α 抑制剂如英夫利昔单抗提供了免疫学背景[135]。

遗传学

几项全基因组关联研究(GWAS)发现了 BS 的易感基因或位点。然而，很少有研究针对与 BS 肠道受累相关的遗传易感基因。CARD15/NOD2 基因多态性在 CD 中的关联性较好，而在溃疡性结肠炎(UC)中的关联性并不明显。两项独立的研究没有发现土耳其和英国的 BS 患者与 CARD15/NOD2 变异有关联[136-137]。同时，在土耳其也没有发现 CARD15/NOD2 多态性与 CD 有很强的相关性[138-139]。GIBS 与 CARD15/NOD2 基因多态性在与 CD 相关的地区的患者中的相关性到目前为止还没有被研究过。中国台湾 BS 患者胃十二指肠溃疡的发生可能与 A2/B46/CW1 或 A11/B46/CW1 基因型有关[59]。有两个病例报告表明，同卵双胎之间的胃肠道受累是一致的，这表明遗传因素对 GIBS 有影响[140-141]。最近，一项 GWAS 研究为肠 BS 特异性遗传变异 NAALADL2 和 YIPF7 提供了新的见解，这值得进一步验证[142]。

环境

研究表明，戒烟可能会加重口腔溃疡[143]，在 BS[144]中，尼古丁贴片可以降低口腔溃疡出现的频率和严重程度。然而，目前并没有关于吸烟对 BS 患者肠道疾病的可能影响的权威说法，就像 IBD 的情况一样[145-146]。尽管全球 IBD 流行率急剧而稳定地上升，包括在以前已知的低流行地区，如亚洲和非洲[2]，但 BS/GIBS 的流行率没有类似的趋势。这可能表明，在 GIBS 的发病机制中，环境因素，如化学毒素和其他非病原体抗原，并不像在 IBD 中那样重要[147]。

肠道通透性

有两篇关于肠通透性增加的报道[148-149]。这是原发性改变还是继发于肠道炎症和缺血，尚不清楚，因此这一发现与疾病机制的相关性仍有待观察。

诊断

GIBS的诊断通常需要两个步骤：①患者必须有BS；②其他原因无法解释的肠道病变。例如，如果小肠或大肠有较大的、典型的椭圆形或圆形溃疡，并且临床结果符合BS的诊断标准，就可以诊断GIBS，排除传染性小肠结肠炎、肠结核（I-TBC）、CD和其他可能的原因，包括非甾体抗炎药结肠炎。BS患者的一些胃肠道溃疡很难与IBD和I-TBC中的溃疡相鉴别（图9-5）。后者在BS和TBC都很常见的地区尤为重要。

为了有助于鉴别诊断，目前研究人员已经提出了正式的指南。其中一套是基于共识的GIBS诊断和治疗实践指南，使用日本建议的改良Delphi方法（表9-3）[150]。然而，并不是所有的GIBS患者在结肠镜检查时都符合全身BS标准，而且全身症状可能会在多年的时间里持续进展[151-152]。在此基础上，研究人员制定了新的GIBS诊断标准，反映了BS全身性表现的时间变化[153]。在这个方案中，患者被分成4组用于GIBS的诊断：确诊组、可能组、疑似组和非诊断组（图9-6）。确诊组、可能组和疑似组的敏感度为99%，特异度为83.0%，这还需要进一步的具有国际验证的前瞻性研究。

表9-3　肠白塞诊断指南（日本）

肠白塞可在以下情况下诊断：
回肠末端有典型的椭圆形大溃疡
小肠或大肠有溃疡或炎症
临床表现符合BS的诊断标准

鉴别诊断

炎症性肠病

IBD和BS可能关系密切，一些作者报道说，它们是疾病谱的一部分，而不是不同的疾病实体[154-155]。两者通常都好发于年轻人，非特异性的胃肠道症状，相似的肠外表现，以及慢性、反复的病程。在IBD尤其是CD病例中，大多数病例的病史可以追溯到几年前。然而，GIBS虽然与CD类似，多为少数单发和深部溃疡，GIBS的症状通常为急性，如果消化科医生明确诊断时没有犹豫而耽搁的话，那么首次出现胃肠道症状后GIBS的诊断延迟就会比CD短得多。相当多的GIBS病例可能同时被诊断为BS[44]。急性穿孔和大出血通常提示GIBS及其血管炎症而不是IBD的慢性进行性炎症。CD穿孔很少见，但是它可以出现在I-TBC患者中，其临床表现明显比GIBS和CD患者更差[7, 156-157]。

GIBS在许多方面与CD有相似的发现，包括肠道、肠外受累、并发症和实验室指标（表9-2）[87]。一般认为，与CD或UC相比，GIBS的预后更为保守。有病例报道BS患者出现伴或不伴有肉芽肿的纵向结肠溃疡，这种溃疡在CD中更典型[158-159]。此外，也有一些关于BS和CD共存的报道[160]。很难区分这些患者实际上是BS或CD合并肠外并发症，还是BS和CD并存。UC也可能类似于BS的结肠病变[161]。如上所述，直肠受累在GIBS中很少见[73]。

在针对IBD和BS的第三专业中心的一项研究中，对ISGBD标准[162]在区分IBD和BS方面进行了性能测试。ISGBD标准的表现令人相当满意。然而，这些结果是否会在低BS流行区中保持，还需要进一步研究。此外，有至少50%的胃肠道病变但不完全符合ISGBD标准的患者可能在达到ISGBD标准后多年没有得到诊断。一项研究显示了这一点：30%和50%的病例确诊可能需要33个月和66个月的时间[163]。

疑似GIBS病例可能会明显增加GIBS的过度诊断，正如日本的研究方法所显示的那样，只有50%的病例有明确的诊断。相反，如果必须满足ISGBD标准才能确诊GIBS的话可能会增加漏诊率。这可能是导致亚洲和非亚洲人群GIBS发生率差异较大的主要因素之一。

根据最近的内镜报告，通过内镜检查溃疡的形状和分布模式，可以区分90%以上的GIBS和CD病例[73]。目前，已经提出了一种简单而准确的分类树方法（图9-7）[73]。然而，缺乏区分这两种疾病的金标准可能会对这项研究的结果产生一些影响。

肠结核(I-TBC)

I-TBC 也必须与 GIBS 鉴别(图 9-5)。I-TBC 患者缺乏 BS 的肠外特征，超过 50%的患者以前有肺结核或粟粒性肺结核的病史[157]。

排除肠炎并发症引起的发热，而且在相对较短的时间内存在明显的体重下降，可能高度提示 I-TBC[157]。虽然这些症状和体征对于 I-TBC 可能还不够敏感和特异，但当通过详细的病史记录和体格检查时，这些症状和体征可能会有提示意义。

内镜引导下的 I-TBC 形态学检查可以显示几个不同位置的环状、孤立的单个或多个溃疡。在相对较晚的阶段，I-TBC 溃疡可能会变得肥大，结节突出，但仍保持其环状形态。它们可能偶尔穿孔或大出血[164]。肠壁增厚在相对较短的节段出现，特别是在盲肠破坏较多的回盲部，CT 下多个肿大的淋巴结中心低密度或钙化有助于 I-TBC 的诊断[165]。

黏膜活检中肉芽肿的存在，在大多数病例中甚至是非干酪性的，在 I-TBC 中非常常见(88%)[164]。在疑似病例中，内镜穿刺活检培养和组织 PCR 检测结核分枝杆菌可能有助于客观诊断[166]。

正如前面所强调的，无论有没有临床指标，GIBS 溃疡的形态学都是一个主要的诊断标准。消化科医生可以识别提示 I-TBC 的溃疡形态，取活检进行 PCR/培养，并推动诊断级联反应向下进行，以寻找上述先前缺失的临床体征。

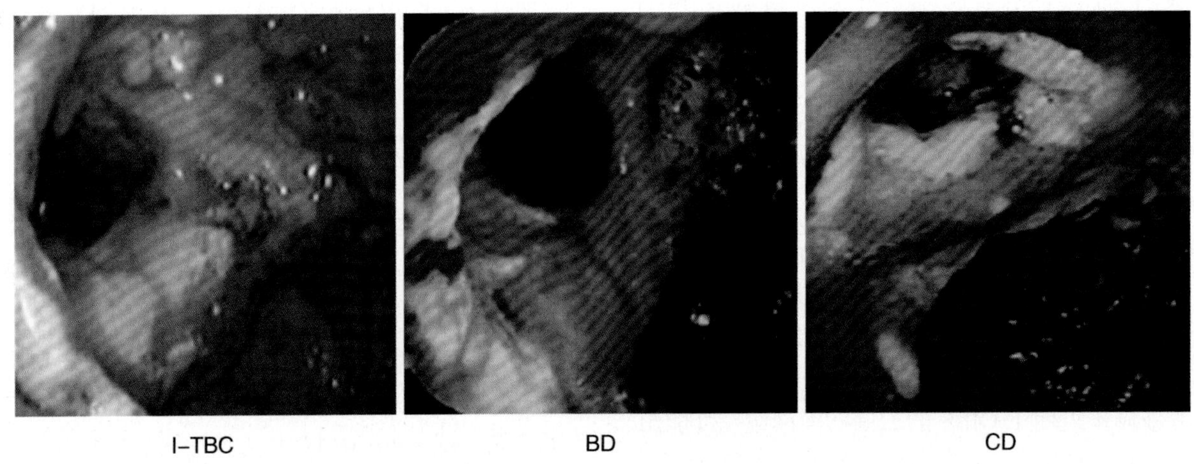

它们是 3 种相似的炎性病理，具有共同的回盲部定位和大部分难以区分的形态学(来自圣利克博士的个人档案)。

图 9-5　白塞综合征(BS)、克罗恩病(CD)和肠结核(I-TBC)的内镜检查

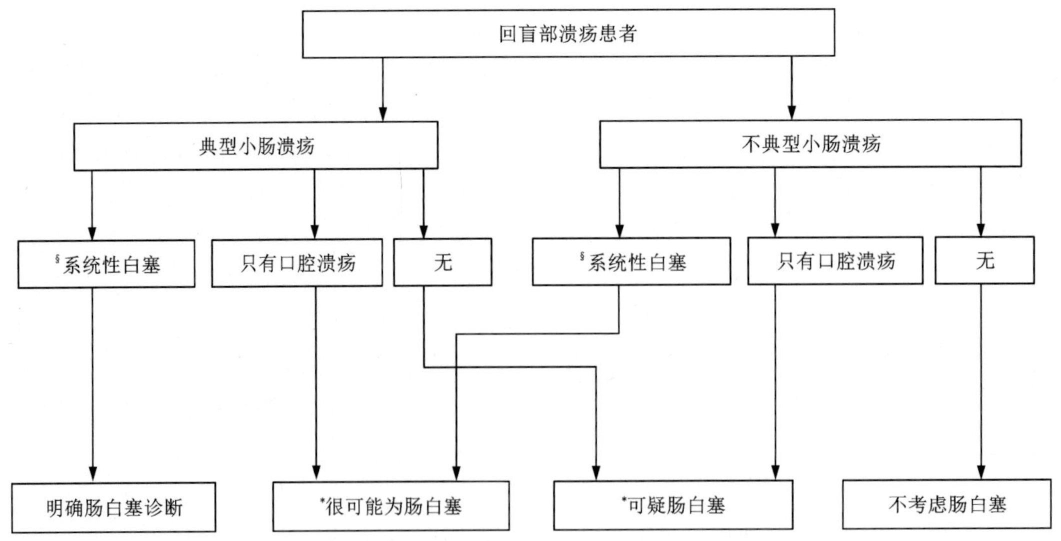

§：根据日本研究委员会的诊断标准，对完全型、不完全型和疑似全身性白塞综合征亚型进行分类。*：需密切随访。

图 9-6　基于回结肠溃疡类型和临床表现的肠白塞综合征诊断公式

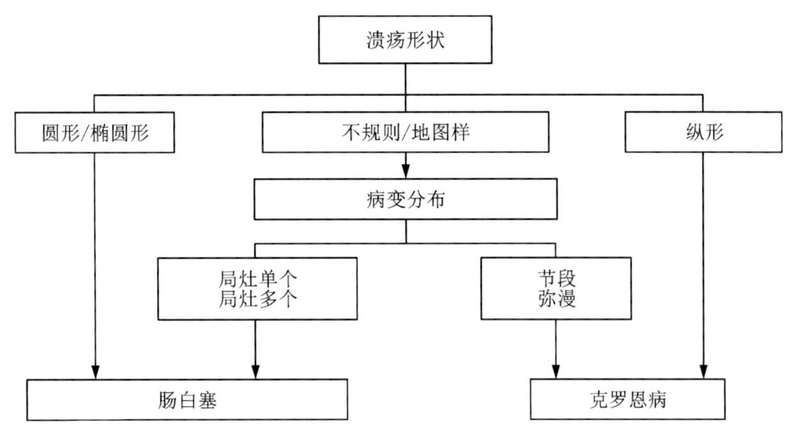

图 9-7　分类分析回归树在 GIBS 与 CD 鉴别诊断中的应用

非甾体抗炎药(NSAIDs)相关性小肠结肠炎

虽然缺乏大系列研究，但病例报告和没有对照组的内镜队列[167-168]清楚地表明存在非甾体抗炎药相关性小肠结肠炎。BS 患者经常使用非甾体抗炎药来控制关节痛或关节炎。在土耳其的一个多学科 Behçet's 中心，25%的 BS 患者在结肠镜检查发现有 GIBS 征兆的情况下被排除 GIBS[144, 169]，因为他们的肠道溃疡在停用非甾体抗炎药 2~3 个月后愈合。这一观察结果与因其他原因接受非甾体抗炎药治疗的患者的内镜检查结果一致[170]。在 20 世纪 60 年代末和 70 年代初，灵活的结肠镜检查程序的广泛使用(一位来自日本的同事是这方面的先驱)帮助我们识别了与非甾体抗炎药相关的或非特异性的下消化道病变和溃疡。也许这就是早些年报告的来自日本的 GIBS 频率相当高的原因(表 9-1)。

最近的一项研究表明，非甾体抗炎药相关性溃疡在小肠中的大小可能不同，大肠和空肠病变可能与回肠病变一样常见。小肠溃疡较小且呈口疮状，而大肠溃疡相对较大，形状可能是椭圆形，也可能是纵向的[171]。

尽管首次到三级 IBD 医院就诊的 IBD 患者的非甾体抗炎药使用率为 9%~27%，且非甾体抗炎药相关性小肠结肠炎是一种相对罕见的疾病[172-173]，临床上仍考虑给 BS 患者使用 NSAIDs，因为 50%的病例可能是在关节痛和关节炎时使用非甾体抗炎药。与正常人群相比，在炎症性疾病的背景下(如骶髂关节炎、IBD 或 GIBS)，非甾体抗炎药的潜在黏膜危害是否显著增加，这仍是一个需要解答的问题。

恶性肿瘤

浸润性胃肠淋巴瘤累及回肠末端，肠壁增厚，可能类似 GIBS。然而，通过对比增强 CT，淋巴瘤中病变的肠段比 GIBS 强化要弱[117]。巨大的炎症后息肉偶尔会在结肠中形成并与癌症相似。有活检的内镜检查是区分这些肿瘤和恶性肿瘤的必要手段。

其他小肠结肠炎

阑尾炎或憩室炎也必须与 GIBS 鉴别。CT 在这种鉴别诊断中是有用的。在阑尾炎中，肠周或结肠周围浸润通常比观察到的肠壁变化更严重[117]。在被诊断为 BD 的病例中，任何有急性直肠出血的结肠炎都可能被误认为是 GIBS。因此，其他形式的结肠炎在这里可能值得一提。

缺血性结肠炎是一种急性发生的疾病，常见于有广泛动脉粥样硬化的老年患者，大多数患者症状在 2~3 周趋于消失，不会留下任何临床和内镜征象[174]。典型的内镜特征表现为肠腔肠系膜边界的单线或双线长(>5 cm)、线状溃疡，多数患者称之为“单条纹征”[175]。缺血性结肠炎可表现为溃疡性结肠炎型弥漫性黏膜炎症，不累及直肠。很少能在 GIBS 和其他血管炎中观察到缺血性结肠炎的内镜表现(个人观察)。

节段性缺血可能会造成持续性溃疡，并在相对年轻的有血栓栓塞倾向或伴有血管炎(包括 GIBS)的患者中发生炎症爆发，并伴有或不伴有全身反应。慢性节段性缺血引起的溃疡可能有血管性缺血背景，可能不容易与慢性缺血性病理的形态学区分。不典型的黏膜形态和溃疡形成，伴或不伴外周血栓形成可能是节段性缺血的一个指标，因此有必要检查是否有血栓形成倾向。

抗生素相关性出血性结肠炎应考虑广谱抗生素的使用(主要是β-内酰胺类)；然而，其在几天到几周内消失的趋势，以及其倾向于溃疡性结肠炎的形态学而不是CD形态学，使得它在BD的鉴别诊断中变得相对不太可能[176]。

对上述相对常见的情况不给予足够的重视可能会增加误诊的可能，因为在最初的诊断之后，在常规的临床实践中，回顾性征集总是被忽视。临床状况在没有治疗的情况下迅速改善，这应该是在诊断为特定肠炎之前进行结肠镜检查确认的一个原因。

骨髓增生异常综合征与GIBS

大约10%的骨髓增生异常综合征(myelodysplastic syndrome，MDS)患者有获得性三倍体，通常是8号染色体三倍体。伴有8号染色体三倍体的MDS可能与BS/GIBS的临床特征相似，特别是在溃疡的形态和分布上[177]。虽然这种伴发症状在GIBS中更为常见，但它也可以见于既往没有任何BS症状的老年MDS患者。因此，这是否是一种单独的类似BS的疾病，尤其是在GIBS病例中尚未有明确的文献记载。MDS可能要到后期才能被认识到。MCV升高是临床医生通常关注的MDS的实验室指标之一，但人们通常忽视因使用硫唑嘌呤或因空肠炎症抑制叶酸和维生素B_{12}的吸收而发展成的巨幼细胞性贫血。此外，即使在做骨髓活检的随访下，MDS的诊断也可能需要几个月或几年的时间，通常在病理学家和血液学家明确诊断之后才会开始治疗。发热、感染和血栓形成作为BS/GIBS的指标，在伴有8号染色体三倍体的MDS患者中很常见，在GIBS和/或MDS的鉴别中也应予以考虑。

疾病活动性指数/炎症性肠病问卷

尽管GIBS患者的临床疾病活动随着时间的推移有相当大的波动，但目前还没有针对GIBS的特定疾病活动指数。一些医生采用克罗恩疾病活动指数(CDAI)[77-78, 150]。

炎症性肠病问卷(IBDQ)经常用于评估内科治疗或外科治疗对IBD患者的疗效[178]。它也可以应用于UC或CD中，IBDQ已被证明是评估与健康相关的生活质量的一种稳定和有用的工具。在韩国的一项研究中，虽然与内镜检查的相关性很差，但与CD中观察到的结果相似，它与BS疾病活动性指数有很强的相关性。

病理学

BS是一种变异性血管炎，胃肠道受累被认为与小血管受累有关。这类似于其他涉及胃肠道系统的血管炎，如ANCA相关性血管炎。GIBS患者的肠穿孔活检通常缺乏血管炎的典型组织学表现，因为大多数此类活检缺乏黏膜下层。血管病变经常被病理学家报告，并被认为是血管炎的晚期发现，但临床医生通常对此并不接受。

治疗

尽管GIBS的病程通常起伏不定，但它可能很难治愈，而且其并发症可能是死亡的直接原因[179]。胃肠道受累的内科治疗类似于炎症性肠病，包括皮质类固醇、5-氨基水杨酸(5-ASA)、免疫调节剂和生物制剂。

医学治疗的目标是在有症状的患者中实现临床和内镜下的缓解。有严重内镜检查结果(如深部溃疡或大面积溃疡)的患者必须迅速获得临床和内镜缓解，以避免穿孔和出血等并发症，这些并发症可能需要手术治疗。对BS[180]主要脏器受累的系统综述显示，目前尚无GIBS内科治疗对照试验。

据报道，几乎所有胃肠道受累的患者都有腹泻和严重绞痛等症状，在类固醇耐药病例中，立即使用类固醇，然后逐渐减少，并联合抗肿瘤坏死因子药物和AZA可能是实现缓解的必要措施[181]。诱导缓解后，治疗目标是延长病程而不加重。5-ASA或AZA加或不加抗肿瘤坏死因子均可在随访中获得长期缓解。虽然一些组仍然使用症状或总体幸福感评分来确定治疗步骤，但另一些组使用溃疡大小和穿孔潜力(溃疡面积>1 cm^2)作为严重程度评估工具[44, 182]。对于轻度疾病的患者，例如，在结肠镜检查中有口疮损害的无症状或轻度症状的患者，治疗可以从5-ASA衍生物开始，最好可以根据内镜检查结果进行调整。

药物治疗

5-ASA或柳氮磺胺吡啶

在一些非对照的研究和病例系列中，柳氮磺胺吡啶或 5-ASA 已被证明对治疗肠道或食道 BS 有效[183-185]，而在其他研究中没有报道其有效[186]。美沙拉胺对口腔和食管溃疡的治疗作用[185]可能是由于外周血中 5-ASA 活性形式的全身抗炎作用，即未乙酰化的 5-ASA。通常 5-ASA 的剂量为 2~4 g/d 。在一项队列研究中，GI 黏膜溃疡(阿氏病变)的大小被作为内镜活动的衡量标准，在随访或 5-ASA 治疗 64 个月[44]期间，观察到 2~4 g/d 的 5-ASA 衍生物治愈 62%的患者的溃疡。在韩国的一项研究中，当 DAIBD 作为疾病活动和缓解评估方法时，5-ASA 和类固醇序贯 AZA 作为一线治疗，在第 8 周确实达到了 67%的缓解率[182]。

另一项来自韩国的研究表明，在 5-ASA 的 1 年、3 年、5 年和 10 年随访中，缓解后的复发率分别为 8%、22%、31% 和 47%[186]。使用柳氮磺胺吡啶时，最佳剂量为 3~4 g/d。作者一致认为，对于内镜下和临床活动较轻的病例，5-ASA 可能是首选。

糖皮质激素

据报道，糖皮质激素对 GIBS[60]有效。它们通常可以减少溃疡的大小，并作为疾病急性期的一线药物。它们通常用于 5-ASA 难治性病例或有严重全身症状、复发性消化道出血或中度/重度疾病活动的患者。剂量视症状的严重程度而定。初始剂量为泼尼松龙 0.5~1 mg/(kg·d)，持续 1~2 周。临床缓解后，可以 5 mg/周的速度减量。一项回顾性队列研究报告 1 个月临床反应率为 46%[187]。为实现临床快速缓解，糖皮质激素常与主要治疗药物(5-ASA、AZA 或 anti-TNF 药物)联合使用[44, 186, 188]。偶尔使用甲泼尼龙冲击治疗(1 g/d)[60]。激素减量容易导致症状复发。类固醇的使用是否增加了穿孔的风险或隐藏穿孔的症状仍需要研究。

免疫抑制剂

当患者对皮质类固醇依赖或耐药[5]，需要使用免疫抑制剂。建议硫唑嘌呤剂量为 2~2.5 mg/(kg·d)，如 IBD。在韩国的一项回顾性研究中，硫唑嘌呤维持治疗对术后再手术率有积极影响[62]。在土耳其的一项回顾性研究中，硫唑嘌呤在随访期内的临床和内镜缓解率为 65%；在本研究中，AZA 的适应证是存在大溃疡或对 5-ASA 治疗效果欠佳的轻症患者[44]。在另一项回顾性研究中，一线治疗方案为 5-ASA 和糖皮质激素，如果不能实现缓解，则随后使用硫唑嘌呤，第 8 周的缓解率为 66.7%[186]。硫唑嘌呤诱导缓解后 1 年、3 年和 5 年的复发率分别为 5.8%、43.7%和 51.7%[188]。

沙利度胺

一项对病例报告和研究的回顾显示，在 19 例 GIBS 患者中，84%的患者使用沙利度胺获得了临床缓解[189]。沙利度胺的使用受到严格控制，由于其致畸性，其使用仅限于特定病例。此外，在临床实践中，它的使用由于严重的不良反应受到限制，在大多数病例中为神经病变。

生物制剂

生物制剂对于常规治疗无效的患者或需要快速缓解以避免并发症的重症患者是有用的。一项系统回顾性研究[180]纳入 5 组共 67 例患者，该研究将基于症状的评估表作为疾病活动和缓解的评估工具，结果表明，使用英夫利昔单抗(5 mg/kg 在第 0 周、第 2 周和第 6 周，然后每隔 6~8 周)的临床缓解率为 54%。在其中两项研究中，硫唑嘌呤的伴随治疗为 33%~75%。需要注意的是，内镜下缓解评估仅在其中两项研究中使用，10 例患者中的 5 例患者和 7 例患者中的 6 例患者获得了缓解[189-190]。为了防止手术，在发现严重病变或扩大的肠道病变之前，应使用英夫利昔单抗。这种策略与最近关于 CD 的研究结果一致，被称为降阶梯疗法[191]。简单引流术联合英夫利昔单抗成功治疗 BD 食管溃疡穿孔患者[192-193]。英夫利昔单抗的注射频率通常按照 CD 的治疗方案进行，即第 0 周、第 2 周和第 6 周的方案。一项前瞻性研究报告了 MTX 联合英夫利昔单抗治疗 12 个月的疗效。内镜下缓解定义为溃疡消失，该研究报告 90%(10 例患者中的 9 例患者)的患者在 12 个月内获得缓解。尽管缓解率很可观，但需要注意的是，50% 的患者使用了皮质类固醇[190]。

在一项开放研究中，阿达木单抗(第 0 周 160 mg，第 2 周 80 mg，此后每隔一周 40 mg)的缓解率为 45%。在同一队列中，阿达木单抗的长期疗效显示，内镜和临床定义的完全缓解在第 52 周和第 100 周分别为 20% 和 15%。值得注意的是，在该队列中，15 例患者中有 3 例患者在第 100 周时仍在使用糖皮质激素，只有 1 例患者在使用阿达木单抗的同时服用硫唑嘌呤[194]。

在 GIBS 的一项开放研究中使用了对炎症性肠病无效的抗肿瘤坏死因子制剂依那西普。据报道，依那西普的溃疡愈合率(89%)优于糖皮质激素和甲氨蝶呤联合治疗(51%)。溃疡愈合的相对风险为 1.66(95%置信区间 1.22~2.25)[195]。

就像 CD 一样，BS 的治疗方案主要为两种，一种为降阶梯方案(初始使用生物制剂或生物制剂和免疫抑制剂联用)，一种为升级治疗(初始治疗使用皮质类固醇和 5-ASA，难治病例加用硫唑嘌呤和生物制剂)。对于胃肠道受累的一线治疗有不同的建议，例如，在日本共识中，严重病例推荐使用生物制剂联合糖皮质激素作为一线治疗[196]，但 EULAR 对于胃肠道受累的建议更为保守，推荐在难治性病例中使用生物制剂[181]。

由于涉及胃肠道的药物治疗的数据主要为非对照研究，临床上明智的做法是根据症状的严重程度和内镜下的表现采取基于病例的个体化的治疗决定。此外，关于联合治疗(硫唑嘌呤/甲氨蝶呤和抗 TNF 药物联合)在 GIBS 中的疗效的数据很少，我们对联合免疫抑制治疗在 GIBS 中的疗效不如我们在 CD 中的疗效有信心。由于在 IBD 诊所经常有生物制剂失效的患者，一些研究的作者通常在抗 TNF 治疗时合用低剂量的免疫抑制剂(AZA/MTX)。

自体造血干细胞移植

在 3 个病例报告中，严重难治性 GIBS 患者接受高剂量免疫抑制治疗后的淋巴细胞清除自体干细胞移植治疗[197-199]后得到成功救治。这种疗法的原理是，假设一个强有力的免疫清除方案可以去除攻击自身的淋巴细胞，从而允许免疫系统的重置。

内镜治疗

梗阻和纤维化狭窄很少发生，可以通过球囊扩张得到充分治疗。消化道出血是 GIBS 严重而常见的并发症。喷洒无水乙醇已在日本的一系列案例中被证明是有效的[200]。乙醇的作用被认为是通过减少或清除溃疡表面的中性粒细胞或单核细胞而实现。然而，在 IBD 诊所使用的任何一种局部治疗都有治疗 GIBS 的潜力。

手术治疗

对药物治疗无反应或有肠穿孔或持续出血等肠道并发症的患者可考虑手术。关于最佳的手术程序和切除正常肠管的长度仍有争议。一些报道认为，更广泛的手术切除，如半结肠切除术，回肠切除 60~100 cm 是可取的[58, 201]。然而，其他人建议采用保守的方法，仅切除严重受损的肠段[62, 202]，因为两种方法的复发率似乎没有差异。肠道病变通常发生在回盲部，在吻合部位复发，由于穿孔和瘘管形成，往往需要多次手术[112]。

由于机械性创伤诱导的炎症，针刺反应现象可能对此很重要[203]。为了防止这种情况，作者不建议术后短期使用皮质类固醇[60, 204]。在一组手术病例中，手术类型、病变位置和溃疡数量似乎与复发无关[112]。术后 2 年肠病变的复发率约为 50%[130]。术后复发有几种类型，最常见的类型是 1~2 个新的深溃疡，其次是多发性口腔溃疡和肠瘘。80%的复发病例发生在吻合口或吻合口附近。急诊手术通常与初次肠切除手术后的早期再手术(6 个月内)相关[205]。通常的做法是在手术中检查肠道，肠切除应包含大致的正常切缘并避开病变。根据以下分类来描述肠白塞术后复发：0，无病变；1，单发溃疡 <20 mm；2，单发溃疡≥20 mm；3，多发性溃疡，不论大小[206]。由于术前诊断困难，复发率高，术后强烈建议定期内镜随访，特别注意吻合口部位。有报道指出，术后使用硫唑嘌呤可以预防或延缓术后临床复发[62, 207-208]。

预后

GIBS 患者的预后似乎比 CD 更保守。GIBS 的药物治疗在最初诱导临床缓解方面相当有效[182]。在一项韩国回顾性调查中，8 周内这一比例为 67%[182]。在其他包括既往有腹部手术患者的研究中，药物治疗的初始反应率较低，为 38%~46%[62, 131]。

然而，最终的复发率很高。肠道病变在药物治疗后经常复发(25%~78%)。在一项研究中，GIBS 患者的临床预后较差，诊断 2 年和 5 年的累计复发率分别为 25%和 43%，累计手术率分别为 7%和 15%[182]。根据韩国的另一项研究，治疗成功后的总体复发率为 28%，药物治疗缓解后复发率为 13%，手术治疗缓解后复发率为 50%[92]。日本的一项调查报告显示，在确诊 2 年和 5 年后，累计复发率分别为 25%和 49%，累计手术率分别为 28%和 32%[131]。2 年再手术的累计概率为 18%，5 年为 38%。

人们提出了一系列不良预后因素，包括初始药物治疗后无缓解和诊断时出现胃肠道症状[182]。此外，肠道溃疡的形状与预后相关，典型的火山型溃疡需要更多的手术[92]。涉及回肠的广泛病变、眼病和 ASCA 的存在也被认为是不良预后的标志[102]。由于穿孔或瘘管形成而接受手术的患者复发率也相对较高。韩国最近的一项研究表明，首次紧急手术和高血沉率是预测再次手术的独立变量[205]。

关于术后超过 10 年的随访我们没有太多的公

开资料。与 BS[19] 的其他表现一样，GIBS 负担可能局限于病程的早期，因为随访中超过 50%的患者可在没有任何治疗[44] 的情况下保持内镜下缓解。

随访

GIBS 的主要血管特征提示疾病进展迅速，而不是在慢性活动性病变黏膜中的一些较弱的活动。然而，肠道黏膜的炎症活动可能对某些病例的临床行为有一定的影响。与任何其他慢性炎症性肠病（如 CD 或 UC）一样，在内镜确诊的 GIBS 患者的随访中，借助症状、急性期反应蛋白和粪便钙卫蛋白（评估粪便白细胞更敏感和可靠的方法）[209] 评估疾病的复发相比重复结肠镜检查是更为方便的方法[210]。

同时进行 IBD 临床研究的作者们建议，结肠镜检查时的钙卫蛋白基线水平可帮助临床医生从随访中获得患者更清晰的临床预后。钙卫蛋白的增加或减少都可能增加评估的敏感性。内镜检查的频率和必要性，以及粪便钙卫蛋白和急性时相反应物在预测复发和缓解、确定无症状合并潜在溃疡患者中的作用需要进一步的研究和证实。

总结

BS 通常累及胃肠道，临床表现与 IBD 相似。尽管 GIBS 的真实发生率仍有争议，但在 BS 患者中可能不超过 10%。虽然急性血管炎所致的血管壁缺血可能导致肠穿孔，并作为黏膜炎症的触发因素，但较轻的缺血和炎症可能导致结肠炎并自愈。

尽管 GIBS 的诊断、IBD 的治疗和随访取得了新的进展，但白塞综合征胃肠道受累的预后仍不令人满意。

参考文献

1. Bechgaard P Et tilfaelds af recidiverende aphtos stomatitis ledsaget af conjunctivitis og ulcerationer paa genitalia og hud. UgeskrLaeger. 1940; 102: 1019-23.
2. Molodecky NA, Soon IS, Rabi DM, Ghali WA, Ferris M, Chernoff G, et al. Increasing incidence and prevalence of the in flammatory bowel diseases with time, based on systematic review. Gastroenterology. 2012; 142: 46-54.
3. Shimizu T, Ehrlich GE, Inaba G, Hayashi K. Behçet's disease (Behçet syndrome). Semin Arthritis Rheum. 1979; 8(4): 223-60.
4. Lee SK, Kim WH. Diagnostic challenges in Asia: intestinal Behçet's disease. Falk Symp. 2006; 151: 1-13.
5. Yang SK. Intestinal Behçet's disease. Intest Res. 2005; 3(1): 1-10.
6. Kaklamani VG, Vaiopoulos G, Kaklamanis PG. Behçet's disease. Semin Arthritis Rheum. 1998; 27(4): 197-217.
7. Hatemi I, Hatemi G, Çelik AF. Gastrointestinal involvement in Behçet disease. Rheum Dis Clin N Am. 2018; 44(1): 45-64.
8. O'Duffy JD, Carney JA, Deodhar S. Behçet's disease. Report of 10 cases, 3 with new manifestations. Ann Intern Med. 1971; 75: 561-70.
9. Yamamato T, Toyokkawa H, Matsubara JT. A nation-wide survey of Behçet's disease in Japan. Jpn J opthalmol. 1974; 18: 282-90.
10. Chamberlain MA. Behcet's syndrome in 32 patients in Yorkshire. Ann Rheum Dis. 1977; 36: 491-9.
11. Eun HC, Chung H, Choi SJ. Clinical analysis of 114 patients with Behçet's disease. J Korean Med Assoc. 27: 933-9.
12. Jankowski J, Crombie I, Jankowski R. Behçet's syndrome in Scotland. Postgrad Med J. 1992; 68: 566-70.
13. Dilsen N, Konice M, Aral O, et al. Risk factors of vital organ involvement in Behçet's disease. In: Weschle B, Godeau F, editors. Behçet's disease. Proceedings of the sixty International conference on Behçet's disease. Amsterdam: Excrepta Medica. p. 165-9.
14. Yurdakul S, Tüzüner N, Yurdakul I, Hamuryudan V, Yazici H. Gastrointestinal involvement in Behçet's syndrome: a controlled study. Ann Rheum Dis. 1996; 55: 208-10.
15. Gürler A, Boyvat A, Türsen U. Clinical manifestations of Behçet's disease: an analysis of 2147 patients. Yonsei Med J. 1997; 38: 423-7.
16. Bang D, Yoon KH, Chung HG, Choi EH, Lee ES, Lee S. Epidemiological and clinical features of Behçet's disease in Korea. Yonsei Med J. 1997; 38: 428-36.
17. Bang DS, Oh SH, Lee KH, Lee ES, Lee SN. Influence of sex on patients with Behçet's disease in Korea. J Korean Med Sci. 2003; 18: 231-5.
18. Tursen U, Gurler A, Boyvat A. Evaluation of clinical findings according to sex in 2313 Turkish patients with Behçet's disease. Int J Dermatol. 2003; 42: 346-51.
19. Kural-Seyahi E, Fresko I, Seyahi N, Ozyazgan Y, Mat C, Hamuryudan V, et al. The long-term mortality and morbidity of Behçet syndrome: a 2-decade outcome survey of 387 patients followed at a dedicated center. Medicine (Baltimore). 2003; 82: 60-76.
20. Yi SW, Kim JH, Lim KY, Bang D, Lee S, Lee ES. The

Behcet's Disease Quality of Life: reliability and validity of the Korean version. Yonsei Med J. 2008; 49: 698-704.

21. Alli N, Gur G, Yalcin B, Hayran M. Patient characteristics in Behçet disease: a retrospective analysis of 213 Turkish patients during 2001-4. Am J Clin Dermatol. 2009; 10: 411-8.

22. Neves FS, Caldas CA, Lage LV, Goldenstein-Schainberg C, Gonçalves CR. Faraway from the silk route: demographic and clinical features of Behçet's disease in 106 Brazilian patients. Clin Rheumatol. 2009; 28: 543-6.

23. El Menyawi MM, Raslan HM, Edrees A. Clinical features of Behcet's disease in Egypt. Rheumatol Int. 2009; 29: 641-6.

24. Davatchi F, Shahram F, Chams-Davatchi C, Shams H, Nadji A, Akhlaghi M, et al. Behcet's disease in Iran: analysis of 6500 cases. Int J Rheum Dis. 2010; 13: 367-73.

25. Oliveira AC, Buosi AL, Dutra LA, de Souza AW. Behçet disease: clinical features and management in a Brazilian tertiary hospital. J Clin Rheumatol. 2011; 17: 416-20.

26. Zhang Z, He F, Shi Y. Behcet's disease seen in China: analysis of 334 cases. Rheumatol Int. 2013; 33: 645-8.

27. Kobayashi T, Kishimoto M, Swearingen CJ, Filopoulos MT, Ohara Y, Tokuda Y, et al. Differences in clinical manifestations, treatment, and concordance rates with two major sets of criteria for Behçet's syndrome for patients in the US and Japan: data from a large, three-center cohort study. Mod Rheumatol. 2013; 23: 547-53.

28. Singal A, Chhabra N, Pandhi D, Rohatgi J. Behcet's disease in India: A dermatological perspective. Indian J Dermatol Venereol Leprol. 2013; 79: 199-204.

29. Olivieri I, Leccese P, Padula A, Nigro A, Palazzi C, Gilio M, et al. High prevalence of Behçet's disease in southern Italy. Clin Exp Rheumatol. 2013; 31: 28-31.

30. Mohammad A, Mandl T, Sturfelt G, Segelmark M. Incidence, prevalence and clinical characteristics of Behcet's disease in southern Sweden. Rheumatology (Oxford). 2013; 52: 304-10.

31. Sibley C, Yazici Y, Tascilar K, Khan N, Bata Y, Yazici H, et al. Behçet syndrome manifestations and activity in the United States versus Turkey a cross-sectional cohort comparison. J Rheumatol. 2014; 41: 1379-84.

32. Kim DY, Choi MJ, Cho S, Kim DW, Bang D. Changing clinical expression of Behçet disease in Korea during three decades (1983-2012): chronological analysis of 3674 hospital-based patients. Br J Dermatol. 2014; 170: 458-61.

33. Rodríguez-Carballeira M, Alba MA, Solans-Laqué R, Castillo MJ, Ríos-Fernández R, Larrañaga JR, et al. Registry of the Spanish network of Behçet's disease: a descriptive analysis of 496 patients. Clin Exp Rheumatol. 2014; 32: S33-9.

34. Khabbazi A, Noshad H, Shayan FK, Kavandi H, Hajialiloo M, Kolahi S. Demographic and clinical features of Behcet's disease in Azerbaijan. Int J Rheum Dis. 2014.

35. Hamzaoui A, Jaziri F, Ben Salem T, Said Imed Ben Ghorbel F, Lamloum M, Smiti Khanfir M, et al. Comparison of clinical features of Behcet disease according to age in a Tunisian cohort. Acta Med Iran. 2014; 52: 748-51.

36. Ndiaye M, Sow AS, Valiollah A, Diallo M, Diop A, Alaoui RA, et al. Behçet's disease in black skin. A retrospective study of 50 cases in Dakar. J Dermatol Case Rep. 2015, 31 (9): 98-102.

37. Lennikov A, Alekberova Z, Goloeva R, Kitaichi N, Denisov L, Namba K, et al. Single center study on ethnic and clinical features of Behcet's disease in Moscow, Russia. Clin Rheumatol. 2015; 34: 321-7.

38. Ajose FO, Adelowo O, Oderinlo O. Clinical presentations of Behçet's disease among Nigerians: a 4-year prospective study. Int J Dermatol. 2015; 54: 889-97.

39. Bonitsis NG, Luong Nguyen LB, LaValley MP, Papoutsis N, Altenburg A, Kötter I, et al. Genderspecific differences in Adamantiades-Behçet's disease manifestations: an analysis of the German registry and metaanalysis of data from the literature. Rheumatology (Oxford). 2015; 54: 121-33.

40. Kirino Y, Ideguchi H, Takeno M, Suda A, Higashitani K, Kunishita Y, et al. Continuous evolution of clinical phenotype in 578 Japanese patients with Behçet's disease: a retrospective observational study. Arthritis Res Ther. 2016; 3 (18): 217.

41. Nanthapisal S, Klein NJ, Ambrose N, Eleftheriou D, Brogan PA. Paediatric Behçet's disease: a UK tertiary centre experience. Clin Rheumatol. 2016; 35: 2509-16.

42. Cansu DÜ, Kaşifoğ lu T, Korkmaz C. Do clinical findings of Behçet's disease vary by gender?: A single-center experience from 329 patients. Eur J Rheumatol. 2016; 3: 157-60.

43. Ryu HJ, Seo MR, Choi HJ, Baek HJ. Clinical phenotypes of Korean patients with Behcet disease according to gender, age at onset, and HLA-B51. Korean J Intern Med. 2018; 33(5): 1025-31.

44. Hatemi I, Esatoglu SN, Hatemi G, et al. Characteristics, treatment, and long-term outcome of gastrointestinal involvement in Behcet's syndrome: a strobe-compliant observational study from a dedicated multidisciplinary center. Medicine (Baltimore). 2016; 95: e3348.

45. Davatchi F, Chams-Davatchi C, Shams H, Nadji A, Faezi T, Akhlaghi M, et al. Adult Behcet's disease in Iran: analysis of 6075 patients. Int J Rheum Dis. 2016; 19(1): 95-103.

46. Gallizzi R, Pidone C, Cantarini L, Finetti M, Cattalini M, Filocamo G, et al. A national cohort study on pediatric

Behçet's disease: cross-sectional data from an Italian registry. Pediatr Rheumatol Online J. 2017; 15(1): 84.

47. Ghembaza ME, Bouabdallah N, Lounici A. Behçet disease in Western Algeria. Med Sante Trop. 2017; 27(1): 101-4.

48. Han M, Jung YS, Kim WH, Cheon JH, Park S. Incidence and clinical outcomes of intestinal Behçet's disease in Korea, 2011-2014: a nationwide population-based study. J Gastroenterol. 2017; 52: 920-8.

49. Mizushima Y, Inaba G, Mimura Y, Ono S. Diagnostic criteria for Behçet's disease in 1987, and guidelines for treating Behçet's disease. Saishin Igaku. 1988; 43: 382-91.

50. Yashiro, Cheon JH, Kim JH, Lee SK, Kim TI, Lee YC, et al. The prevalence and clinical characteristics of esophageal involvement in patients with Behçet's disease: a single center experience in Korea. J Korean Med Sci. 2009; 24(1): 52-6.

51. O'Duffy JD, Carney A, Deodhar S. Behçet's disease: report of 10 cases, 3 with new manifestation. Ann Intern Med. 1971; 75: 561-70.

52. Chamberlain MA. Behçet's syndrome in 32 patients in Yokshire. Ann Rheum Dis. 1977; 36: 491-9.

53. Bayraktar Y, Ozaslan E, Van Thiel DH. Gastrointestinal manifestations of Behçet's disease. J Clin Gastroenterol. 2000; 30(2): 144-54.

54. Yazici H, Tuzun Y, Pazarli H, Yurdakul S, Yalcin B. Muftuoglu A Behçet's disease as seen in Turkey. Haematologica. 1980; 65(3): 381-3.

55. Chang HK, Kim JW. The clinical features of Behçet's disease in Yongdong district: analysis of a cohort followed from 1997 to 2001. J Korean Med Sci. 2002; 17: 784-9.

56. Bottomley WW, Dakkak M, Walton S, Bennett JR. Esophageal involvement in Behçet's disease. Is endoscopy necessary? Dig Dis Sci. 1992; 37(4): 594-7.

57. Houman MH, Ben Ghorbel I, Lamloum M, Khanfir M, Braham A, Haouet S, et al. Esophageal involvement in Behçet's disease. Yonsei Med J. 2002; 43(4): 457-60.

58. Kasahara Y, Tanaka S, Nishino M, Umemura H, Shiraha S, Kuyama T. Intestinal involvement in Behçet's disease: review of 136 surgical cases in the Japanese literature. Dis Colon Rectum. 1981; 24(2): 103-6.

59. Ning-Sheng L, Ruay-Sheng L, Kuo-Chih T. High frequency of unusual gastric/duodenal ulcers in patients with Behçet's disease in Taiwan: a possible correlation of MHC molecules with the development of gastric/duodenal ulcers. Clin Rheumatol. 2005; 24(5): 516-20.

60. Sakane T, Takeno M, Suzuki N, Inaba G. Behçet's disease. N Engl J Med. 1999; 341(17): 1284-91.

61. Yazici H, Tuzun Y, Pazarli H, Yurdakul S, Ozyazgan Y, Ozdogan H, et al. Influence of age of onset and patient's sex on the prevalence and severity of manifestations of Behçet's syndrome. Ann Rheum Dis. 1984; 43(6): 783-9.

62. Choi IJ, Kim JS, Cha SD, Jung HC, Park JG, Song IS, et al. Long-term clinical course and prognostic factors in intestinal Behçet's disease. Dis Colon Rectum. 2000; 43(5): 692-700.

63. Lee CR, Kim WH, Cho YS, Kim MH, Kim JH, Park IS, et al. Colonoscopic findings in intestinal Behçet's disease. Inflamm Bowel Dis. 2001; 7(3): 243-9.

64. Kim DK, Yang SK, Byeon JS, Myung SJ, Jo JY, Choi KD, et al. Clinical manifestations and course of intestinal Behçet's disease: an analysis in relation to disease subtypes. Intest Res. 2005; 3(1): 48-54.

65. Lang BA, Laxer RM, Thorner P, Greenberg M, Silverman ED. Pediatric onset of Behçet's syndrome with myositis: case report and literature review illustrating unusual features. Arthritis Rheum. 1990; 33(3): 418-25.

66. Wu PS, Chen HL, Yang YH, Jeng YM, Lee PI, Chang MH. Intestinal Behçet's disease presenting as neonatal onset chronic diarrhea in an 11-month-old male baby. Eur J Pediatr. 2005; 164(8): 523-5.

67. Fujikawa S, Suemitsu T. Behçet's disease in children: a nationwide retrospective survey in Japan. Acta Paediatr Jpn. 1997; 39(2): 285-9.

68. Tabata M, Tomomasa T, Kaneko H, Morikawa A. Intestinal Behçet's disease: a case report and review of Japanese reports in children. J Pediatr Gastroenterol Nutr. 1999; 29(4): 477-81.

69. Ng FH, Cheung TC, Chow KC, Wong SY, Ng WF, Chan HC, et al. Repeated intestinal perforation caused by an incomplete form of Behçet's syndrome. J Gastroenterol Hepatol. 2001; 16(8): 935-9.

70. Isik B, Ara C, Kirimlioglu H, Sogutlu G, Yilmaz M, Yilmaz S, et al. Single or multiple perforations with varying locations as a complication of intestinal Behçet's disease: report of three cases. Scand J Gastroenterol. 2005; 40(5): 599-603.

71. Pirildar T, Keser G, Tunc E, Alkanat M, Tuncyurek M, Doganavsargil E. An unusual presentation of Behçet's disease: intestinal perforation. Clin Rheumatol. 2001; 20(1): 61-2.

72. Lee RG. The colitis of Behçet's syndrome. Am J Surg Pathol. 1986; 10(12): 888-93.

73. Lee SK, Kim BK, Kim TI, Kim WH. Differential diagnosis of intestinal Behçet's Disease and Crohn's disease by colonoscopic findings. Endoscopy. 2009; 41(1): 9-16.

74. Iwama T, Utzunomiya J. Anal complication in Behçet's syndrome. Jpn J Surg. 1977; 7(3): 114-7.

75. Kim SU, Cheon JH, Lim JS, Paik SH, Kim SK, Lee SK,

et al. Massive gastrointestinal bleeding due to aneurysmal rupture of ileo-colic artery in a patient with Behçet's disease. Korean J Gastroenterol. 2007; 49(6): 400-4.

76. Smith JA, Siddiqui D. Intestinal Behçet's disease presenting as a massive acute lower gastrointestinal bleed. Dig Dis Sci. 2002; 47(3): 517-21.

77. Kim WH, Cho YS, Yoo HM, Park IS, Park EC, Lim JG. Quality of life in Korean patients with inflammatory bowel diseases: ulcerative colitis, Crohn's disease and intestinal Behçet's disease. Int J Color Dis. 1999; 14(1): 52-7.

78. Best WR, Becktel JM, Singleton JW, Kern F Jr. Development of a Crohn's disease activity index. National cooperative Crohn's disease study. Gastroenterology. 1976; 70(3): 439-44.

79. Cheon JH, Han DS, Park JY, Ye BD, Jung SA, Park YS, Kim YS, Kim JS, Nam CM, Kim YN, Yang SK, Kim WH, Korean IBD Study Group. Development, validation, and responsiveness of a novel disease activity index for intestinal Behçet's disease. Inflamm Bowel Dis. 2011; 17(2): 605-13.

80. Mori S, Yoshihira A, Kawamura H, Takeuchi A, Hashimoto T, Inaba G. Esophageal involvement in Behçet's disease. Am J Gastroenterol. 1983; 78(9): 548-53.

81. Yashiro K, Nagasako K, Hasegawa K, Maruyama M, Suzuki S, Obata H. Esophageal lesions in intestinal Behçet's disease. Endoscopy. 1986; 18(2): 57-60.

82. Anti M, Marra G, Rapaccini GL, Barone C, Manna R, Bochicchio GB, et al. Esophageal involvement in Behçet's syndrome. J Clin Gastroenterol. 1986; 8(5): 514-9.

83. Brodie TE, Ochsner JL. Behçet's syndrome with ulcerative oesophagitis: report of the first case. Thorax. 1973; 28(5): 637-40.

84. Morimoto Y, Tanaka Y, Itoh T, Yamamoto S, Kurihara Y, Nishikawa K. Esophagobronchial fistula in a patient with Behçet's disease: report of a case. Surg Today. 2005; 35(8): 671-6.

85. Celik AF, Hatemi I. Gastrointestinal involvement of Behçet's syndrome. Turkiye Klinikleri J Int Med Sci. 2005; 1: 48-54.

86. Kural-Seyahi E, Ozdogan H, Yurdakul S, Ugurlu S, Ozyazgan Y, Mat C, et al. The outcome of the children with Behçet's syndrome. Clin Exp Rheumatol. 2004; 22. (Suppl 34: 116a.

87. Hatemi I, Hatemi G, Celik AF, Melikoglu M, Arzuhal N, Mat C, et al. Frequency of pathergy phenomenon and other features of Behçet's syndrome among patients with inflammatory bowel disease. Clin Exp Rheumatol. 2008; 26. (Suppl 50: S91-5.

88. Iscimen A, Imren S, Serdaroglu S, Kutlar M, et al. The significance of genital scars in the diagnosis of Behçet's syndrome. In: 11th European congress of rheumatology. Athens, Greece; June 28 to July 4, 1987. p. F327.

89. Mat CM, Goksungur N, Engin B, Yurdakul S, Yazici H. The frequency of scarring after ulcers in Behçet's syndrome: a prospectives tudy. Int J Dermatol. 2006; 45: 554-6.

90. Fresko I, Ugurlu S, Ozbaklr F, Celik A, Yurdakul S, Hamuryudan V, et al. Anti-Saccharomyces cerevisiae antibodies (ASCA) in Behçet's syndrome. Clin Exp Rheumatol. 2005; 23(Suppl 38): S67-70.

91. Byeong GK, You SK, Joo SK, Hyun CJ, In SS. Diagnostic role of anti-Saccharomyces cerevisiae mannan antibodies combined with antineutrophil cytoplasmic antibodies in patients with inflammatory bowel diseases. Dis Colon Rectum. 2002; 45: 1062-9.

92. Kim JS, Lim SH, Choi IJ, Moon H, Jung HC, Song IS, et al. Prediction of the clinical course of Behçet's colitis according to macroscopic classification by colonoscopy. Endoscopy. 2000; 32(8): 635-40.

93. Pulimood AB, Ramakrishna BS, Kurian G, Peter S, Mathan MM. Endoscopic mucosal biopsies are useful in distinguishing granulomatous colitis due to Crohn's disease from tuberculosis. Gut. 1999; 45: 537-41.

94. Cigerciogulları E, Goksel S, Dogusoy B, Erdamar S, Celik AF, Erzin Y, et al. An analysis of the reliability of detection and diagnostic value of various pathologic features in Crohn's disease. Virchows Arch. 2005; 447(2): P507.

95. Kim DH, Cheon JH. Intestinal Behçet's disease: a true inflammatory bowel disease or merely an intestinal complication of systemic vasculitis? Yonsei Med J. 2016; 57(1): 22-32.

96. Ben Ghorbel I, Ennaifer R, Lamloum M, Khanfir M, Miled M, Houman MH. Budd-Chiari syndrome associated with Behçet's disease. Gastroenterol Clin Biol. 2008; 32(3): 316-20.

97. Seyahi E, Caglar E, Ugurlu S, Kantarci F, Hamuryudan V, Sonsuz A, Melikoglu M, Yurdakul S, Yazici H. An outcome survey of 43 patients with Budd-Chiari syndrome due to Behçet's syndrome followed up at a single, dedicated center. Semin Arthritis Rheum. 2015; 44(5): 602-9.

98. Han M, Jung YS, Kim WH, Cheon JH, Park S. Cancer risk in patients with intestinal Behçet's disease: a Nationwide Population-Based Study. Gut Liver. 2018; 12(4): 433-9.

99. Park JJ, Cheon JH, Kim TI, Kim WH. Correlation of erythrocyte sedimentation rate and C-reactive protein with clinical disease activity in intestinal Behçet's disease. Gut. 2009; 58(suppl 2): A461.

100. Muftuoglu AU, Yazici H, Yurdakul S, Tuzun Y, Pazarli H, Gungen G, et al. Behçet's disease. Relation of serum C-reactive protein and erythrocyte sedimentation rates to

disease activity. Int J Dermatol. 1986; 25(4): 235-9.

101. Quinton J-F, Sendid B, Reumaux D, Cortot A, Grandbastien B, Charrier G, et al. Anti-Saccharomyces cerevisiae mannan antibodies combined with antineutrophil cytoplasmic autoantibodies in inflammatory bowel disease: prevalence and diagnostic role. Gut. 1988; 42: 788-91.

102. Choi CH, Kim TI, Kim BC, Shin SJ, Lee SK, Kim WH, et al. Anti-Saccharomyces cerevisiae antibody in intestinal Behçet's disease patients: relation to clinical course. Dis Colon Rectum. 2006; 49(12): 1849-59.

103. Krause I, Monselise Y, Milo G, Weinberger A. Anti-Saccharomyces cerevisiae antibodies - a novel serologic marker for Behçet's disease. Clin Exp Rheumatol. 2002; 20(Suppl 26): S21-4.

104. Makharia GK, Sachdev V, Gupta R, Lal S, Pandey RM. Anti-Saccharomyces cerevisiae antibody does not differentiate between Crohn's disease and intestinal tuberculosis. Dig Dis Sci. 2007; 52(1): 33-9.

105. Kim SW, Jung YS, Ahn JB, Shin ES, Jang HW, Lee HJ, et al. Identification of genetic susceptibility loci for intestinal Behçet's disease. Sci Rep. 2017; 7: 39850.

106. Chang DK, Kim JJ, Choi H, Eun CS, Han DS, Byeon JS, et al. Double balloon endoscopy in small intestinal Crohn's disease and other inflammatory diseases such as cryptogenic multifocal ulcerous stenosing enteritis (CMUSE). Gastrointest Endosc. 2007; 66(Suppl 3): S96-8.

107. Hamdulay SS, Cheent K, Ghosh C, Stocks J, Ghosh S, Haskard DO. Wireless capsule endoscopy in the investigation of intestinal Behçet's syndrome. Rheumatology (Oxford). 2008; 47(8): 1231-4.

108. Gubler C, Bauerfeind P. Intestinal Behçet's disease diagnosed by capsule endoscopy. Endoscopy. 2005; 37(7): 689.

109. Goldstein JL, Eisen GM, Lewis B, Gralnek IM, Zlotnick S, Fort JG. Video capsule endoscopy to prospectively assess small bowel injury with celecoxib, naproxen plus omeprazole, and placebo. Clin Gastroenterol Hepatol. 2005; 3(2): 133-41.

110. Graham DY, Opekun AR, Willingham FF, Qureshi WA. Visible small-intestinal mucosal injury in chronic NSAID users. Clin Gastroenterol Hepatol. 2005; 3(1): 55-9.

111. Thach BT, Cummings NA. Behçet's syndrome with "aphthous colitis". Arch Intern Med. 1976; 136(6): 705-9.

112. Lee KS, Kim SJ, Lee BC, Yoon DS, Lee WJ, Chi HS. Surgical treatment of intestinal Behçet's disease. Yonsei Med J. 1997; 38(6): 455-60.

113. Lebwohl O, Forde KA, Berdon WE, Morrison S, Challop R. Ulcerative esophagitis and colitis in a pediatric patient with Behçet's syndrome. Response to steroid therapy. Am J Gastroenterol. 1977; 68(6): 550-5.

114. Kim JH, Choi BI, Han JK, Choo SW, Han MC. Colitis in Behçet's disease: characteristics on double-contrast barium enema examination in 20 patients. Abdom Imaging. 1994; 19(2): 132-6.

115. Chung SY, Ha HK, Kim JH, Kim KW, Cho N, Cho KS, et al. Radiologic findings of Behçet's syndrome involving the gastrointestinal tract. Radiographics. 2001; 21(4): 911-24.

116. Korman U, Cantasdemir M, Kurugoglu S, Mihmanli I, Soylu N, Hamuryudan V, et al. Enteroclysis findings of intestinal Behçet's disease: a comparative study with Crohn disease. Abdom Imaging. 2003; 28(3): 308-12.

117. Ha HK, Lee HJ, Yang SK, Ki WW, Yoon KH, Shin YM, et al. Intestinal Behçet's syndrome: CT features of patients with and patients without complications. Radiology. 1998; 209(2): 449-54.

118. Moreno N, Ripollés T, Paredes JM, Ortiz I, Martínez MJ, López A, et al. Usefulness of abdominal ultrasonography in the analysis of endoscopic activity in patients with Crohn's disease: changes following treatment with immunomodulators and/or anti-TNF antibodies. J Crohns Colitis. 2014; 8(9): 1079-87.

119. de Menthon M, Lavalley MP, Maldini C, Guillevin L, Mahr A. HLA-B51/B5 and the risk of Behçet's disease: a systematic review and meta-analysis of case-control genetic association studies. Arthritis Rheum. 2009; 61: 1287-96.

120. Maldini C, Lavalley MP, Cheminant M, et al. Relationships of HLA-B51 or B5 genotype with Behcet's disease clinical characteristics: systematic review and meta-analyses of observational studies. Rheumatology (Oxford). 2012; 51: 887-900.

121. Gullberg E, Soderholm JD. Peyer's patches and M cells as potential sites of the inflammatory onset in Crohn's disease. Ann N Y Acad Sci. 2006; 1072: 218-32.

122. Isomoto H, Shikuwa S, Suematsu T, Migita K, Ito M, Kohno S. Ileal lesions in Behçet's disease originate in Peyer's patches: findings on magnifying endoscopy. Scand J Gastroenterol. 2008; 43(2): 249-50.

123. Takada Y, Fujita Y, Igarashi M, Katsumata T, Okabe H, Saigenji K, et al. Intestinal Behçet's disease pathognomonic changes in intramucosal lymphoid tissues and effect of a "rest cure" on intestinal lesions. J Gastroenterol. 1997; 32(5): 598-604.

124. Nara K, Kurokawa MS, Chiba S, Yoshikawa H, Tsukikawa S, Matsuda T, et al. Involvement of innate immunity in the pathogenesis of intestinal Behçet's disease. Clin Exp Immunol. 2008; 152(2): 245-51.

125. Hayasaki N, Ito M, Suzuki T, Ina K, Ando T, Kusugami K, et al. Neutrophilic phlebitis is characteristic of intesti-

nal Behçet's disease and simple ulcer syndrome. Histopathology. 2004; 45(4): 377-83.
126. Kobayashi M, Ito M, Nakagawa A, Matsushita M, Nishikimi N, Sakurai T, et al. Neutrophil and endothelial cell activation in the vasa vasorum in vasculo-Behçet disease. Histopathology. 2000; 36(4): 362-71.
127. Zimmerman GA, Prescott SM, McIntyre TM. Endothelial cell interactions with granulocytes: tethering and signaling molecules. Immunol Today. 1992; 13(3): 93-100.
128. Senturk T, Aydintug O, Kuzu I, Duzgun N, Tokgoz G, Gurler A, et al. Adhesion molecule expression in erythema nodosum-like lesions in Behçet's disease. A histopathological and immunohistochemical study. Rheumatol Int. 1998; 18(2): 51-7.
129. Lakhanpal S, Tani K, Lie JT, Katoh K, Ishigatsubo Y, Ohokubo T. Pathologic features of Behçet's syndrome: a review of Japanese autopsy registry data. Hum Pathol. 1985; 16(8): 790-5.
130. Direskeneli H. Behçet's disease: infectious aetiology, new autoantigens, and HLA-B51. Ann Rheum Dis. 2001; 60(11): 996-1002.
131. Naganuma M, Iwao Y, Inoue N, Hisamatsu T, Imaeda H, Ishii H, et al. Analysis of clinical course and longterm prognosis of surgical and nonsurgical patients with intestinal Behçet's disease. Am J Gastroenterol. 2000; 95(10): 2848-51.
132. Imamura Y, Kurokawa MS, Yoshikawa H, Nara K, Takada E, Masuda C, et al. Involvement of Th1 cells and heat shock protein 60 in the pathogenesis of intestinal Behçet's disease. Clin Exp Immunol. 2005; 139(2): 371-8.
133. Ferrante A, Ciccia F, Principato A, et al. A Th1 but not a Th17 response is present in the gastrointestinal involvement of Behçet's disease. Clin Exp Rheumatol. 2010; 28: S27-30.
134. Ortiz-Ferna'ndez L, Garcl'a-Lozano JR, Montes-Cano MA, et al. Association of haplotypes of the TLR8 locus with susceptibility to Crohn's and Behçet's diseases. Clin Exp Rheumatol. 2015; 33: S117-22.
135. Sfikakis PP. Behçet's disease: a new target for antitumour necrosis factor treatment. Ann Rheum Dis. 2002; 61 (Suppl 2): ii51-3.
136. Uyar FA, Saruhan-Direskeneli G, Gül A. Common Crohn's disease predisposing variants of the CARD15/NOD2 genes are not associated with Behçet's disease in Turkey. Clin Exp Rheumatol. 2004; 22(Suppl 34): S50-2.
137. Ahmad T, Zhang L, Gogus F, Verity D, Wallace G, Madanat W, et al. CARD15 polymorphisms in Behçet's disease. Scand J Rheumatol. 2005; 34: 233-7.
138. Ozen SC, Dagli U, Kilic MY, Toruner M, Celik Y, Ozkan M, et al. NOD2/CARD15, NOD1/CARD4, and ICAM-1 gene polymorphism in Turkish patients with inflammatory bowel disease. J Gastroenterol. 2006; 41: 304-10.
139. Uyar FA, Over-Hamzaoglu H, Ture F, Gul A, Tozun N, Saruhan-Direskeneli G. Distribution of common CARD15 variants in patients sporadic Crohn's disease cases from Turkey. Dig Dis Sci. 2006; 51(4): 706-10.
140. Kobayashi T, Sudo Y, Okamura S, Ohashi S, Urano F, Hosoi T, et al. Monozygotic twins concordant for intestinal Behçet's disease. J Gastroenterol. 2005; 40(4): 421-5.
141. Hamuryudan V, Yurdakul S, Ozbakir F, Yazici H, Hekim H. Monozygotic twins concordant for Behçet's syndrome. Arthritis Rheum. 1991; 34(8): 1071-2.
142. Kim SW, Jung YS, Ahn JB, Shin ES, Jang HW, Lee HJ, Il Kim T, Kim DY, Bang D, Kim WH, Cheon JH. Identification of genetic susceptibility loci for intestinal Behçet's disease. Sci Rep. 2017; 7: 39850.
143. Soy M, Erken E, Konca K, Ozbek S. Smoking and Behçet's disease. Clin Rheumatol. 2000; 19: 508-9.
144. Kaklamani VG, Markkomichelakis N, Kaklamanis PG. Could nicotine be beneficial for Behçet's disease. Clin Rheumatol. 2002; 21: 341-2.
145. Edward JB, Koepsell TD, Prera DR, Inuni TS. Risk of ulcerative colitis among former and current cigarette smokers. N Engl J Med. 1987; 316: 707-10.
146. Somerville KW, Logan RFA, Edmond M, Langman MJS. Smoking and Crohn's disease. Br Med J. 1984; 289: 954-6.
147. Ananthakrishnan AN. Epidemiology and risk factors for IBD. Nat Rev Gastroenterol Hepatol. 2015; 12: 205-17.
148. Fresko I, Hamuryudan V, Demir M, Hizli N, Sayman H, Melikoglu M, et al. Intestinal permeability in Behçet's syndrome. Ann Rheum Dis. 2001; 60: 65-6.
149. Koc B, Aymelek S, Sonmez A, Yilmaz MI, Kocar H. Increased sucrose permeability in Behçet's disease. Rheumatol Int. 2004; 24(6): 347-50.
150. Kobayashi K, Ueno F, Bito S, Iwao Y, Fukushima T, Hiwatashi N, et al. Development of consensus statements for the diagnosis and management of intestinal Behçet's disease using a modified Delphi approach. J Gastroenterol. 2007; 42(9): 737-45.
151. Shin SJ, Kim BC, Park SY, Kim TI, Kim WH. Systemic manifestations of Behçet's disease in diagnosis of intestinal Behçet's disease. Gut. 2005; 55: A120.
152. Jung HC, Rhee PL, Song IS, Choi KW, Kim CY. Temporal changes in the clinical type or diagnosis of Behçet's colitis in patients with aphthoid or punched-out colonic ulcerations. J Korean Med Sci. 1991; 6(4): 313-8.
153. Cheon JH, Kim ES, Shin SJ, et al. Development and Validation of Novel Diagnostic Criteria for Intestinal Behçet's

Disease in Korean Patients with Ileo-colonic Ulcers. Am J Gastroenterol. 2009; 104(10): 2492-9.
154. Yim CW, White RH. Behçet's syndrome in a family with inflammatory bowel disease. Arch Intern Med. 1985; 145(6): 1047-50.
155. Kim DH, Cheon JH. Intestinal Behçet's disease: a true inflammatory bowel disease or merely an intestinal complication of systemic vasculitis? Yonsei Med J. 2016; 57(1): 22-32.
156. Af C, Hatemi I, Hatemi G, Satir E, Erzin Y, Sisman G, et al. A comparative study of clinical, endoscopic and histologic findings in patients with gastrointestinal Behçet's disease and crohn's disease. Clin Exp Dermatol. 2010; 28(4 SUPPL 60): S-111.
157. Hatemi I, Erzin Y, Kochan K, Aygun G, Dogusoy G, Erdamar S, et al. Celik Comparison of Crohn's disease and intestinal tuberculosis by clinical, laboratory, endoscopic, radiologic and histologic parameters. J Crohn's Coli. 2012; 6: 76-7.
158. Kim ES, Chung WC, Lee KM, Lee BI, Choi H, Han SW, et al. A case of intestinal Behçet's disease similar to Crohn's colitis. J Korean Med Sci. 2007; 22: 918-22.
159. Naganuma M, Iwao Y, Kashiwagi K, Funakoshi S, Ishii H, Hibi T. A case of Behçet's disease accompanied by colitis with longitudinal ulcers and granuloma. J Gastroenterol Hepatol. 2002; 17(1): 105-8.
160. Tolia V, Abdullah A, Thirumoorthi MC, Chang CH. A case of Behçet's disease with intestinal involvement due to Crohn's disease. Am J Gastroenterol. 1989; 84(3): 322-5.
161. Smith GE, Kime LR, Pitcher JL. The colitis of Behçet's disease: a separate entity? Colonoscopic findings and literature review. Am J Dig Dis. 1973; 18(11): 987-1000.
162. International Study Group for Behçet's Disease. Criteria for diagnosis of Behçet's disease. Lancet. 1990; 335(8697): 1078-80.
163. Jung HC, Rhee PL, Song IS, Choi KW, Kim CY. Temporal changes in the clinical type or diagnosis of Behcet's colitis in patients with aphthoid or punched-out colonic ulcerations. J Korean Med Sci. 1991; 6: 313-8.
164. Erzin Y, Esatoglu SN, Hatemi I, Demir N, Dogusoy G, Erdamar S, et al. Comparative retrospective assessment of prospectively recorded endoscopic and histological findings between CD and GI-TB; the first Eastern European registry data. J Crohn's Coli. 2014; 8(Supplement 1): 171.
165. Balthazar EJ, Gordon R, Hulnick D. Ileocecal tuberculosis: CT and radiologic evaluation. AJR Am J Roentgenol. 1990; 154(3): 499-503.
166. Erzin Y, Hatemi I, Kuskucu M, Aygun G, Midilli K, Esatoglu SN, et al. What is the real value of acidfast staining, PCR, and culture of endoscopically obtained tissue samples in diagnosis of gastrointestinal tuberculosis in patients with ileocecal inflammation? Comparative data from an Eastern European registry. J Crohn's Coli. 2014; 8: 103-4.
167. Puspok A, Keiner H, Oberhuber G. Clinical, endoscopic, and histologic spectrum of nonsteroidal antiinflammatory drug-induced lesions in the colon. Dis Colon Rectum. 2000; 43: 685-91.
168. Laine L, Connors LG, Reicin A, Hawkey CJ, Burgos-Vagas R, Schnitzer TJ, et al. Serious lower gastrointestinal clinical events with nonselective NSAID or Coxib use. Gastroenterology. 2003; 124: 288-92.
169. Celik AF, Pamuk ON, Melikoglu M, Yazici H. How to diagnose Behçet's and intestinal Behçet's disease? In: Tozun N, Mantzaris DU, Schölmerich J, editors. IBD 2007-achievements in research and clinical practice. Dordrecht: Springer; 2008. p. 118-28.
170. Kurahara K, Matsumoto T, Iida M, Honda K, Yao T, Fujishima M. Clinical and endoscopic features of nonsteroidal anti-inflammatory drug induced colonic ulcerations. Am J Gastroenterol. 2001; 96(2): 473-80.
171. Xu N, Yu Z, Cao X, Wang Z, Yan M. Characteristics of nonsteroidal anti-inflammatory drugs (NSAIDs)-induced small bowel injury identified by single-balloon endoscopy or capsule endoscopy. Med Sci Monit. 2017; 23: 5237-45.
172. Vavricka SR, Spigaglia SM, Rogler G, Pittet V, Michetti P, Felley C, Swiss IBD Cohort Study Group, et al. Systematic evaluation of risk factors for diagnostic delay in inflammatory bowel disease. Inflamm Bowel Dis. 2012; 18(3): 496-505.
173. Wang YF, Ou-Yang Q, Xia B, Liu LN, Gu F, Zhou KF, et al. Multicenter case-control study of the risk factors for ulcerative colitis in China. World J Gastroenterol. 2013; 19(11): 1827-33.
174. Brandt LJ, Feuerstadt P, Longstreth GF, Boley SJ, American College of Gastroenterology. ACG clinical guideline: epidemiology, risk factors, patterns of presentation, diagnosis, and management of colon ischemia. Am J Gastroenterol. 2015; 110(1): 18-44.
175. Zuckerman GR, Prakash C, Merriman RB, Sawhney MS, DeSchryver-Kecskemeti K, Clouse RE. The colon single-stripe sign and its relationship to ischemic colitis. Am J Gastroenterol. 2003; 98(9): 2018-22.
176. Yilmaz M, Bilir YA, Aygün G, Erzin Y, Ozturk R, Celik AF. Prospective observational study on antibiotic-associated bloody diarrhea: report of 21 cases with a long-term follow-up from Turkey. Eur J Gastroenterol Hepatol. 2012; 24(6): 688-94.

177. Esatoglu SN, Hatemi G, Salihoglu A, Hatemi I, Soysal T, Celik AF. A reappraisal of the association between Behçet's disease, myelodysplastic syndrome and the presence of trisomy 8: a systematic literature review. Clin Exp Rheumatol. 2015; 33: S145-51.
178. Pallis AG, Mouzas IA, Vlachonikolis IG. The inflammatory bowel disease questionnaire: a review of its national validation studies. Inflamm Bowel Dis. 2004; 10(3): 261-9.
179. Park KD, Bang D, Lee ES, Lee SH, Lee S. Clinical study on death in Behçet's disease. J Korean Med Sci. 1993; 8(4): 241-5.
180. Ozguler Y, Leccese P, Christensen R, Esatoglu SN, Bang D, Bodaghi B, et al. Management of major organ involvement of Behçet's syndrome: a systematic review for update of the EULAR recommendations. Rheumatology (Oxford). 2018; https://doi.org/10.1093/rheumatology/key242.
181. Hatemi G, Christensen R, Bang D, Bodaghi B, Celik AF, Fortune F, et al. 2018 update of the EULAR recommendations for the management of Behçet's syndrome. Ann Rheum Dis. 2018; 77(6): 808-18.
182. Chung MJ, Cheon JH, Kim SU, et al. Response rates to medical treatments and long-term clinical outcomes of nonsurgical patients with intestinal Behçet disease. J Clin Gastroenterol. 2010; 44: 116-22.
183. Yoo HM, Han KH, Kim PS, Kim WH, Kang JK, Park IS, et al. Clinical features of intestinal Behçet's disease and therapeutic effects of sulfasalazine. Korean J Gastroenterol. 1997; 29: 465-72.
184. Houman MH, Hamzaoui K. Promising new therapies for Behçet's disease. Eur J Intern Med. 2006; 17(3): 163-9.
185. Sonta T, Araki Y, Koubokawa M, Tamura Y, Ochiai T, Harada N, et al. The beneficial effect of mesalazine on esophageal ulcers in intestinal Behçet's disease. J Clin Gastroenterol. 2000; 30(2): 195-9.
186. Jung YS, Hong SP, Kim TI, et al. Long-term clinical outcomes and factors predictive of relapse after 5-aminosalicylate or sulfasalazine therapy in patients with intestinal Behcet disease. J Clin Gastroenterol. 2012; 46: e38-45.
187. Park JJ, Kim WH, Cheon JH. Outcome predictors for intestinal Behçet's disease. Yonsei Med J. 2013; 54: 1084-90.
188. Jung YS, Cheon JH, Hong SP, Kim TI, Kim WH. Clinical outcomes and prognostic factors for thiopurine maintenance therapy in patients with intestinal Behcet's disease. Inflamm Bowel Dis. 2012; 18: 7507.
189. Hatemi I, Hatemi G, Pamuk ON, Erzin Y, Celik AF. TNF-alpha antagonists and thalidomide for the management of gastrointestinal Behçet's syndrome refractory to the conventional treatment modalities: a case series and review of the literature. Clin Exp Rheumatol. 2015; 33: S129-37.
190. Iwata S, Saito K, Yamaoka K Tsujimura S, Nawata M, Hanami K, et al. Efficacy of combination therapy of anti-TNF-alpha antibody infliximab and methotrexate in refractory entero-Behçet's disease. Mod Rheumatol. 2011; 21: 184-91.
191. Hanauer SB. Crohn's disease: step up or top down therapy. Best Pract Res Clin Gastroenterol. 2003; 17(1): 131-7.
192. Mussack T, Landauer N, Ladurner R, Schiemann U, Goetzberger M, Burchardi C, et al. Successful treatment of cervical esophageal perforation in Behçet's disease with drainage operation and infliximab. Am J Gastroenterol. 2003; 98(3): 703-4.
193. Ju JH, Kwok SK, Seo SH, Yoon CH, Kim HY, Park SH. Successful treatment of life-threatening intestinal ulcer in Behçet's disease with infliximab: rapid healing of Behçet's ulcer with infliximab. Clin Rheumatol. 2007; 26 (8): 1383-5.
194. Tanida S, Inoue N, Kobayashi K, Naganuma M, Hirai F, Iizuka B, et al. Adalimumab for the treatment of Japanese patients with intestinal Behcet's disease. Clin Gastroenterol Hepatol. 2015; 13: 9408 e3.
195. Ma D, Zhang CJ, Wang RP, Wang L, Yang H. Etanercept in the treatment of intestinal Behçet's disease. Cell Biochem Biophys. 2014; 69: 735-9.
196. Hisamatsu T, Ueno F, Matsumoto T, et al. The 2nd edition of consensus statements for the diagnosis and management of intestinal Behçet's disease: indication of anti-TNFa monoclonal antibodies. J Gastroenterol. 2014; 49: 156-62.
197. Rossi G, Moretta A, Locatelli F. Autologous hematopoietic stem cell transplantation for severe/refractory intestinal Behçet's disease. Blood. 2004; 103(2): 748-50.
198. Yamato K. Successful cord blood stem cell transplantation for myelodysplastic syndrome with Behçet's disease. Int J Hematol. 2003; 77(1): 82-5.
199. Soysal T, Salihoğlu A, Esatoğlu SN, Gültürk E, Eşkazan AE, Hatemi G, et al. Bone marrow transplantation for Behçet's disease: a case report and systematic review of the literature. Rheumatology (Oxford). 2014; 53(6): 1136-41.
200. Matsukawa M, Yamasaki T, Kouda T, Kurihara M. Endoscopic therapy with absolute ethanol for postoperative recurrent ulcers in intestinal Behçet's disease, and simple ulcers. J Gastroenterol. 2001; 36(4): 255-8.
201. Sayek I, Aran O, Uzunalimoglu B, Hersek E. Intestinal Behçet's disease: surgical experience in seven cases. Hepato-Gastroenterology. 1991; 38(1): 81-3.

202. Lida M, Kobayayashi H, Matsumoto T, Okada M, Fuchigami T, Yao T, et al. Postoperative recurrence in patients with intestinal Behçet's disease. Dis Colon Rectum. 1994; 37(1): 16-21.
203. Bozkurt M, Torin G, Aksakal B, Ataoglu O. Behçet's disease and surgical intervention. Int J Dermatol. 1992; 31(8): 571-3.
204. Bradbury AW, Milne AA, Murie JA. Surgical aspects of Behçet's disease. Br J Surg. 1994; 81(12): 1712-21.
205. Park YE, Cheon JH, Park J, Lee JH, Lee HJ, Park SJ, et al. The outcomes and risk factors of early reoperation after initial intestinal resective surgery in patients with intestinal Behçet's disease. Int J Color Dis. 2017; 32(4): 591-4.
206. Park JW, Park Y, Park SJ, Kim TI, Kim WH, Cheon JH. Development of a novel endoscopic scoring system to predict relapse after surgery in intestinal Behçet's disease. Gut Liver. 2018; https://doi.org/10.5009/gnl17547.
207. Lee HW, Cheon JH, Lee HJ, Park SJ, Hong SP, Kim TI, Postoperative Effects of Thiopurines in Patients with Intestinal Behçet's Disease, et al. Dig Dis Sci. 2015; 60(12): 3721-7.
208. Park YE, Cheon JH, Park J, Lee JH, Lee HJ, Park SJ, Kim TI, Kim WH, et al. The outcomes and risk factors of early reoperation after initial intestinal respective surgery in patients with intestinal Behçet's disease. Int J Color Dis. 2017; 32: 591-4.
209. Mosli MH, Zou G, Garg SK, Feagan SG, MacDonald JK, Chande N, et al. C-Reactive protein, fecal calprotectin, and stool lactoferrin for detection of endoscopic activity in symptomatic inflammatory bowel disease patients: a systematic review and meta analysis. Am J Gastroenterol. 2015; 110: 802-19.
210. Kim DH, Park Y, Kim B, Kim SW, Park SJ, Hong SP, et al. Fecal calprotectin as a non-invasive biomarker for intestinal involvement of Behçet's disease. J Gastroenterol Hepatol. 2017; 32(3): 595-601.

（译者：张洁　王永俊；审核：唐琪　凌光辉　陈进伟）

第 10 章

白塞综合征的多种表现

Johannes Nowatzky, Izzet Fresko

前言

白塞综合征是多系统炎症性疾病，其发病机制尚不清楚。然而，很明显，这种疾病可累及血管全层，尽管部分缺乏病理相关的血管炎症的组织学证据。虽然 BS 患者亚群与 HLA 的相关性，以及与自身炎症和自身免疫相关的基因的多态性，目前在机制上不清楚，但这些基因提示异常免疫反应在白塞发病机制中的重要作用。近期认识到一种类似 BS 的疾病——A20 单倍体不足(HA20)，类似单基因疾病，具有高表型差异[1-3]，但典型的 BS 显然保留了复杂多基因疾病的特征，在患者的亚群中具有良好的家族聚集性。

BS 的核心临床表现可能已知超过 2000 年，具有口腔溃疡、生殖器溃疡和葡萄膜炎三联征。后来的工作表明，BS 的临床表现还包括中枢神经系统和大血管。皮损和关节、胃肠道受累也是疾病表现的一部分，但鉴于其是非特异性的，临床上往往需要临床医生仔细鉴别其是否为 BS 的部分表现。目前，BS 的诊断仅依赖于诊断标准和临床判断。这强调了丰富的临床经验对 BS 的临床表型判读的相关性和重要性。

显而易见的是，一些相对罕见或认识不足的症状和表现是 BS 疾病谱的一部分，包括与其他血管性疾病共有的一些特征，如附睾炎和听力损失。除了这些认识较多、普遍接受的疾病表现外，还有大量文献描述 BS 多样性的临床表现。这些文献通常基于系列病例或病例研究，且因实验方法的局限性其临床意义难以被评估，这些局限性包括使用不同的诊断标准、样本量小，以及临床调查人员对 BS 临床表现和自然病程的熟悉程度不足。

发热和 BS

发热可发生在 BS 中，但通常限于特定的器官表现，即主要血管和神经系统受累。据报道，BS 中的关节炎与发热有关[4]。在 BS 没有任何器官受累表现的情况下，发热不是常见或典型的表现。因此，在没有器官受累的情况下，针对持久性或经常性发热的发生，临床医生应该质疑 BS 的诊断并积极寻找其他的病因。除了不相关的并发或慢性疾病外，许多 BS 模拟疾病，如 PFAPA 综合征、其他周期性发热综合征、A20 单倍体不足[5]，或者中重度克罗恩病和溃疡性结肠炎，都存在或可能出现发热，这有助于将它们与 BS 区分开来。整体来看，具有 BS 症状且有无法解释的发热的患者还应考虑恶性疾病的可能，比如 BS 样表现或 BS 兼容表型的 MDS[6]。

BS 和血液系统疾病

总体而言，BS 的血液系统表现罕见。当 BS 患者出现血细胞减少，应考虑以下可能：出血、血栓性血管阻塞导致脾功能亢进、药物性骨髓毒性或外周血细胞破坏[7-8]等。与许多其他血管炎一样，不治疗或病情活跃的患者可能出现轻度白细胞增多和慢性病性贫血。血小板增多可能是由于肠道溃疡或肺部血管的慢性或急性出血，也可能归因于在疾病活动间歇缓解期间出现复发，但很少缘于 BS 慢性炎症。白细胞增多在全身使用糖皮质激素的患者中很常见，BS 的激素治疗过程中也一样。全血细胞减少症或单独由免疫介导的溶血性贫血或血小板减少症不是 BS 疾病谱的一部分。在大多数情况下，如果出现上述免疫因素所致的外周血细胞计数的显著异常，且上述常见原因无法解释时，我们就应重新审视 BS 的诊断。

各种血液系统疾病，包括 MDS，可以模拟 BS，并且混淆其诊断。MDS 患者可出现复发性阿弗他口炎（RAS）和复杂口疮病（complex aphthosis，CAP），也可出现血红素和其他物质缺乏的表现，如铁、叶酸、锌和 B 族维生素以及维生素 C 等。IgA 缺乏，最常见的是原发性免疫缺陷病，它也可以表现为 RAS 或 CAP，伴或不伴乳糜泻。RAS 和 CAP 也可能发生在罕见的血液病中，如特发性或周期性中性粒细胞减少症[9-10]或低渗综合征[11]。慢性髓性白血病（chronic myeloid leukemia，CML）患者也被报告可出现 BS 或 BS 型疾病表现，尤其是使用干扰素 α（INF-α）后，可能是通过增强中性粒细胞功能，但这种关联并不常见，也可能只是一个巧合[12-13]。前瞻性研究表明，29 例接受 INF-α 治疗的 CML 患者中有 24%存在针刺反应，但 INF-α 治疗前的 15 例患者，或者其他原因使用 INF-α 的患者针刺反应为阴性[14]。值得注意的是，针刺反应的鉴别诊断非常狭窄，包括 BS、原发性或继发性坏疽性脓皮病，以及伴或不伴恶性肿瘤的 Sweet's 综合征。有研究报道，BS 或 BS 型症状和生殖器病变加重可见于羟基脲治疗后的 CML 患者[15-16]以及 CML 异基因骨髓移植后的移植物抗宿主反应（graft versus host disease，GVHD）[17]。

MDS

与白塞病相关的最常被引用的血液系统疾病是 MDS。MDS 是一系列不同恶性程度的造血干细胞的紊乱，具有不同的临床表现，其中一些具有自身免疫的特征。所有形式的 MDS 都有一个共同点，即驱动疾病病理的造血干细胞克隆，但很明显，局部免疫活性微环境能调节 MDS 的进程和进展，并且可能是其发展的先决条件[18-22]。

MDS 患者亚群中自身免疫表现已很明确[23-24]，包括各种临床表型，如血管炎、多软骨炎、SLE、IBD、RA 及血清阴性关节炎等[25]。总的来说，10%～30%的 MDS 患者受 MDS 相关的自身免疫性疾病的影响[23, 26]。许多报告的与 BS 相关的 MDS 案例，被某些作者称为“MDS-BS”，显示了不完整或非典型的 BS 表型。这些病例中的大多数疾病表现出具有较低的 BS 特异性，如霉菌受累和 GI 疾病，而通常对 BS 具有较大诊断价值的眼部疾病似乎罕见[6, 27-28]。MDS-BS 中 HLA-B51 阳性率也低于 BS-无 MDS 对照组和同一人群中真正 BS 的参考队列[28]。这些观察可能支持这样的观点，即许多报告中的患者实际上可能更好地被归类为具有副肿瘤 BS 样自身免疫表现的 MDS，而不是“与 MDS 相关的 BS”。其他流行病学观察结果也可能不同意这两者之间密切关联的概念，例如，MDS 和 MDS 相关的自身免疫现象在 50 岁之前是罕见的（10%），而 BS 则相反。虽然这种年龄差异可能支持 MDS 继发或 MDS 来源的概念，但可以想象 MDS 可能在生命的早期阶段通过 BS 中存在的异常炎性途径来介导或促进 MDS 发展。然而，反对者认为长期存在的 BS 可能是一个先决条件，但并没有强有力的支持：在大多数情况下，BS 型症状先于 MDS 起病不到 5 年[29]。总体而言，有或没有 BS 特征的 MDS 仍然是老年人的疾病，尽管大多数亚洲研究中的发病年龄略低，但 BS 通常在 30 岁左右首次出现，而肺外动脉血管病往往发生较晚[30]。实际上，起病年龄较晚的“BS 型”疾病表现应该考虑是否继发于其他疾病（包括恶性疾病如 MDS），而不是匆忙诊断 BS。如果在这种情况下出现其他不明原因的细胞减少，应高度怀疑 MDS[31]。

大多数病例报道的患者都是日本人、韩国人和中国人[32-34]。肠溃疡很常见，偶尔累及食道，发生于 60%～75%的被认为与远东地区 MDS 患者相关的“BS”病例中[6, 32, 34]。虽然结肠溃疡在日本 BS 患者中相对常见，但“MDS-BS”受试者的表型显示出更高的肠道疾病发病率。重要的是，据报道，MDS 在没有其他 BS 型症状的情况下表现出胃肠道溃疡[35]，这可能与这些更接近 MDS 患者的胃肠道受累有关[6]。一些涉及胃肠道的 MDS-BS 患者对抗肿瘤坏死因子治疗缺乏反应，这可能进一步强调了这些患者在本质上是副肿瘤，而不是真正的 BS[36]。

绝大多数表现为 BS 型症状的 MDS 患者具有核

型异常，特别是8号染色体三体异常。8号染色体三体是MDS中常见的染色体异常之一，约有10%的患者发生。约30%的MDS患者通过免疫抑制改善细胞减少，而8号染色体三体MDS患者似乎是这一组中反应最好的[21, 37]，这表明免疫驱动因素在这类MDS的发病机制中起着关键作用。8号染色体三体MDS中BS模拟症状的高发生率，以及有报道在非MDS的8号染色体三体病例中出现未发展为BS的口腔溃疡和生殖器溃疡[38]，这些证据表明在BS模拟疾病中存在与8号染色体三体相关的病理生理机制。8号染色体三体也与发热[6]相关，可能与MDS的关系比真正的BS的关系更密切。有BS样特征的8号染色体三体MDS患者长期以来被认为更容易出现胃肠道病变[35, 39-40]，但这些支持数据受到了质疑。

来自意大利的一项包括70例MDS的前瞻性队列研究表明，出现自身免疫症状(包括血管炎)的MDS患者的预后与国际预后评分系统(International Prognostic Scoring System，IPSS)分类的MDS潜在恶性类型有关，不是自身免疫表现或“自身免疫疾病”的类型[41]。虽然该研究不包括BS表型的患者，但它似乎支持了这一理念：恶性过程是这些患者的主要驱动因素，而不是相关的自身免疫表型。来自韩国的一项研究没有显示BS型疾病或其他自身免疫表现(包括其他血管炎)的患者的存活差异，但无BS的中性粒细胞皮肤病(Sweet's综合征和坏疽性脓皮病)确实会增加死亡风险，在调整IPPS后仍然显著[42]。最近的一项大型研究表明，MDS相关自身免疫患者的生存率较高，但不包括具有BS样表型的患者[26]。可能是迄今为止最大的一项分析MDS自身免疫表现的研究显示，与无自身免疫的MDS相比，BS型症状(均为不完全BS)的患者生存率差异无统计学意义[25]。

MDS中BS型疾病表现的治疗应侧重于基础疾病的治疗，即基于血液学家确定的治疗分层。有一些对MDS-定向治疗的反应的例子，包括骨髓移植[32, 43-45]。在BS型MDS中糖皮质激素和免疫抑制剂通常是必要的，其中包括硫唑嘌呤和环磷酰胺，但这也有可能在MDS发生发展中起到致病因素的作用[29, 46, 47]，且可能需要使用在原发BS中使用的肿瘤坏死因子抑制剂治疗。越来越多的证据表明，低甲基化剂氮杂胞苷除了能够提高高危MDS[50]和骨髓增生异常型CMML[51-52]的存活率，还能对免疫调节有正面影响。

BS和癌症风险

普遍观念中很少有人认为BS是实体瘤发展的风险因素[53]，但最近来自亚洲东部的几项研究给出了相互矛盾的结果[54-56]，包括来自韩国的一项全国性的基于人群的研究，对2400多例BS患者的医疗保险索赔记录进行分析，该研究发现BS中几种实体恶性肿瘤的总体癌症风险增加[57]。BS患者中结直肠癌、前列腺癌、骨癌、中枢神经系统癌、口腔/鼻/咽癌、肺癌和肝癌以及女性生殖器癌和眼癌的发病率显著高于普通人群[57]。与不使用硫唑嘌呤的患者相比，使用硫唑嘌呤的BS患者的整体癌症风险更低。由于接受肿瘤坏死因子抑制剂治疗的BS癌症患者数量太少，故无法进行有意义的分析。该研究还显示MDS的发病率显著增加，但其他血液系统恶性肿瘤的发病率则没有增加。这与来自中国台湾地区的一项全国性研究形成对比，该研究纳入了1314例被诊断为BS的受试者[58]，尽管这项研究也证实了BS的总体癌症风险较高，但仅限于女性和不同形式的癌症，尤其是血液系统恶性肿瘤，包括非霍奇金淋巴瘤，以及女性乳腺癌。这些研究都缺乏对所包括的BS受试者的临床表型的描述，并且都是利用政府资助的系统进行的，该系统通过罕见疾病项目给被诊断为BS的患者提供经济支持。这在很大程度上阻碍了研究结果解读的一致性。然而，评估BS的整体风险和器官特异性癌症风险，以及区分药物诱导的肿瘤与BS相关的癌症易感性仍然只是一个理想的目标。

BS和检查点抑制剂治疗

在大多数工业化国家，继发于肿瘤免疫治疗(CIT)检查点抑制剂的自身免疫性疾病是一个短时间内出现的问题[59-60]。与CIT相关的一些严重的自身免疫表现可能累及与BS有关的器官系统，特别是胃肠道系统、皮肤系统和神经系统。葡萄膜炎发生在约1%接受CIT治疗的患者中，其眼部表现从孤立的前房炎症到完全性全葡萄膜炎，有时为视网膜炎或视网膜血管炎[61-62]。

尽管到目前为止，只有极少数报告称BS患者接受了检查点抑制剂治疗[63-64]，但我们相信CIT的使用在未来会更为广泛，尤其是在BS相对普遍且具有BS易感遗传背景的国家。这可能有助于未来对 CIT 诱发或加重 BS 的病理生理学机制进行深入了解。

对 CIT 自身免疫性并发症的深入研究将揭示使用这些药物的后果是否与 BS 群体相关，以及在多大程度上与 BS 群体相关。

BS 的听觉和前庭功能障碍

听力损失是老化的生理过程。超过听觉功能生理年龄依赖性减少的听力损失通常被认为是 BS 疾病谱的一部分。然而，在致残率、严重性和发病率方面，我们很难评估这种表现的真正影响。听力损失的发病率介于 12% 和 80% 之间[65-66]。鉴于听力损失的不同定义，量化技术的应用以及研究对象的相对较少，这些数据并不直接。大多数研究发现，在高于 4000 Hz 的范围内，BS 患者中存在感音神经性听力损失（sensorineural hearing loss，SNHL），这种年龄相关的听力损失最早开始于生命的第 20 年，在 40 岁以上的健康个体中以更快的速度发展。与健康个体类似，大多数研究中发现有 SNHL 的大多数 BS 受试者都是“无症状”的，这可能表明 SNHL 对整体生活质量的影响很小。然而，也有因 BS 引起的严重 SNHL 的病例[67-70]，这种情况可能发生于单侧[71-73]或双侧[71, 74]，通常演变为双侧 SNHL。在 63 例 BS 患者中，55%的患者在至少两个频率的纯音听力图上的听力损失≥30 dB，而对照组为 5%（$P=0.001$）[75-76]。使用类似的定义，在 62 人的研究组中，32%的 BS 患者有听力损失，而对照组中没有[72]。与这些发现相反，其他研究并未显示 BS 患者和对照组在使用纯音测听的听力测试中差异有统计学意义[77]。系列报告中的听力测量结果也不尽相同，但在较大系列中，双侧高频感觉神经性听力损失（通常为下降型）最为常见[72, 75-76]。由于是高频损失而不是言语频率的损失，所以如果不进行听力方面的检查，可能会导致临床医生无法发现这类听力障碍。

耳蜗功能的另一项试验是耳声发射。这些来自耳蜗的音频信号源于 Corti 器外毛细胞的振动运动，听力正常的患者能够从外耳道测得这种来源于外毛细胞的音频信号，并通过瞬时诱发耳声发射（transiently evoked otoacoustic emission，TEOAE）和畸变产物耳声发射（distortion product otoacoustic emission，DPOAE），完成 BS 患者听力和耳蜗功能的敏感性分析[77-80]。这些测试检测声音刺激后的反应。耳蜗的不同区域可以通过使用不同的频率刺激来评估。在 20 例 BS 患者和 20 例对照者的前瞻性研究中，25%的患者纯音测试异常，60%的患者高频测听异常，且 BS 患者比对照组患者出现频率更高。BS 患者和对照组之间的 TEOAE 平均值也显著降低[79]。一组 BS 患者的 DPOAE 振幅在 1 Hz 和 2 Hz 时显著高于对照组患者，所有患者的纯音测听均正常[77]。在另一项研究中，26 例 BS 患者的 DPOAE 反应在所有频率上都与匹配的对照组存在显著差异[78]。这些数据表明在耳蜗反应时外毛细胞受损或神经纤维或神经功能丧失的可能性。这些测试的特殊价值可能在于早期检测 BS 中的亚临床听觉缺陷[80]。

目前研究认为，听力损失是外周原因而非中枢原因引起[80]，并且支持原发性耳蜗受累[71-72, 75, 80]。这就需要仔细测试来识别 BS 患者的听力损失的其他原因。中枢听觉缺陷，伴有特征性脑干听觉诱发电位的异常，有时可能是神经 BS 患者听力损失的原因[80]。有报道 1 例内淋巴积水伴耳鸣和双侧听力损失的 BS 病例[81]。在其他个体中，声反射测试（测量响声后鼓膜的运动和硬度，取决于脑干中的多个核团）或脑干诱发电位（测量耳蜗神经和其他脑干和中脑核团对声音的复合动作电位）支持蜗后损害[67, 80]。

一些研究表明，年龄较大的 BS 患者和病程较长的 BS 患者听力受损的风险更大，这可能支持了由于与年龄相关的 HL 混淆，BS 中 SNHL 的患病率可能被高估的观点[82-83]。有人认为听力损失可能与葡萄膜炎相关[84]，最近的一项研究发现，皮肤和关节受累的 BS 患者听力损失更多[66]，而其他研究无法确定任何关联[85]。一些作者发现，与无听力障碍的 BS 患者相比，有听力障碍的患者中 HLA-B51 阳性的比例更高[71-72]。在另一项研究中，听力障碍 BS 患者相比对照组 BS 患者针刺反应阳性率更低[76]。

总的来说，目前仍然很难评估由 BS 引起的“临床相关”听力损失的原因来帮助制定治疗方案。因此，出于实际原因，采用一种用于自身免疫性感音神经性听力损失（ASHL）的治疗方法似乎是合理的——BS 相关听力损失的疾病谱可能是其中的一部分。ASHL 的诊断主要基于听力损失的进展速度和对免疫抑制治疗的反应。它在数周到数月内发展明显快于年龄相关的听力损失，但慢于 72 小时内发展的突发性听力损失[86]。皮质类固醇是 ASHL 中使用的一线药物，在使用 1 mg/kg 强的松治疗 1 个月后，与基线相比，声调测听显著改善，可证明这些病例听力损失的可能原因为免疫介导[86]。这种方法可以降低与年龄相关或与 BS 相关的其他形式的听力损失过度治疗的风险。

任何治疗 BS 听力损失的有效性证据都是病例报道。皮质类固醇，包括激素冲击，环磷酰胺和氨苯脲，已成功用于治疗 BS 患者的进行性或突然性听力损失。据报道，环孢菌素对 BS 特别有帮助[87]，但其他人发现该药无效[67, 84]。在某些情况下，人工耳蜗已被用于治疗 BS 患者的重度听力损失[74, 88]，包括有该病的失明患者[89]。虽然接受治疗和报告的 BS 患者数量非常小，但人工耳蜗植入的效果似乎与因其他原因而植入的患者相似。目前还没有关于针刺样并发症导致治疗失败的报道。TNF 拮抗剂对某些患者有效[69]。

虽然对于被认为有快速进行性耳聋的 BS 患者来说，积极的治疗似乎合理，但我们需要更多的研究来剖析 BS 中听力损失的自然过程，以帮助在听力下降高发的年龄阶段的 BS 患者出现慢性听力下降时可靠地鉴别与年龄相关的慢性听力损失和其他原因所致的听力损失。目前，关于快速进行性听力损失的 BS 患者对初期免疫抑制治疗有反应后如何进行长期持续治疗，目前还没有数据指导。

前庭功能障碍的症状包括头晕、眩晕、不平衡等。据报道，20%~40%的 BS 患者前庭受累，但在不同病例报道中为确定前庭功能障碍进行的检查方法有所不同。在 BS 患者中，头晕症状非常常见，在 17 例 BS 患者中，29%的患者在冷热测试中检测到异常，59%的患者在旋转椅测试中检测到异常，但在匹配的对照组中均未检测到异常[74]。单侧外周功能障碍是出现症状的主要原因[80]。一些前庭功能障碍患者的外周前庭功能障碍测试（包括冷热测试）正常，提示中枢前庭功能缺陷。这些病例最好通过前庭功能综合测试来确认。眼震电图、球囊-椭圆囊测试和前庭-耳蜗反射测试的异常支持中枢性原因，而不是外周性[72, 80]。然而，磁共振成像在 20 例有中枢前庭功能障碍的患者中没有提示中脑或脑干受累的证据[72]。孤立性前庭中枢受累的患者通常没有支持神经 BS 诊断的其他症状或发现。另一方面，中枢前庭缺陷的症状也可能是更典型的 BS 中枢神经系统受累的一部分。

目前没有数据支持前庭功能障碍与 BS 的其他表现之间的任何关联。一组患者观察研究发现 BS 患者的听觉和前庭功能障碍之间没有明显的相关性，并认为耳蜗和前庭动脉血供不同应该是造成这种差异的原因[80]。然而，在患有其他系统性血管炎或自身免疫性疾病如系统性红斑狼疮、Cogan 综合征和韦格纳肉芽肿[90]的患者中，高达 50%的病例中可观察到急性感音神经性听力损失（AIHL）与前庭功能障碍有关[86]，表明了两种功能障碍发生可能基于类似的致病机制。

肾脏受累与淀粉样变

与 ANCA 相关和其他血管炎不同，肾脏受累通常不是 BS 临床表现的一部分。然而，大量病例报告和多个队列表明，BS 偶尔会累及肾脏。据报道，累及频率差异很大，高者达 29%，低者小于 1%，而缺乏系统化和标准的定义似乎是造成这种差异的原因[99-95]。

最常见的表现是无症状血尿和/或蛋白尿。然而，其他肾损害相关表现包括水肿和肾病综合征、高血压和肾功能衰竭等都可以出现[96]。淀粉样变性、肾小球肾炎、肾脏血管疾病和可能的间质受累是其主要形式。在鉴别诊断中还应考虑环孢素肾毒性[97]。

淀粉样变（AA 型）是 BS 患者肾脏受累的主要形式之一。在不同的病例系列中，其发生率为 0.01%~4.8%[98]，并且在地理上似乎以地中海和中东国家为中心，在远东似乎更少见。

肾脏受累的男性远远多于女性，在大多数病例系列报道中男性占 80%。主要血管受累包括静脉血栓、动脉瘤和血管闭塞是发生肾病的主要危险因素，另外关节炎也被认为是相关因素[99-101]。在一项文献调查中，诊断 BS 的平均年龄为 36.5 岁（13~70 岁），BS 从出现首发症状到发展为并发症的平均间隔时间约为 10 年[96]。这一时期男性比女性短（9 年 vs 13 年），这可能是由于 BS 在男性中通常比在女性中表现更为严重。它是 BS 最致命的并发症，5 年累计病死率约为 50%[100]。

淀粉样变最常见的表现是肾病综合征，伴或不伴肾功能衰竭。在土耳其透析中心进行的一项研究表明，淀粉样变 BS 患者终末期肾功能衰竭和透析是最常见原因[97]。有淀粉样变性伴微量蛋白尿或无蛋白尿的案例报告[102]。胃肠道淀粉样变性表现为局部黏膜淀粉样变性伴丘疹脓疱性病变引起的便血和腹泻[103-104]。一项研究检查了淀粉样变性的组织病理学特征，并将病理分类为血管入口处、系膜结节和系膜毛细血管三种类型，其中系膜毛细血管类型预后最差[105]。

一些作者提出淀粉样变是 BS 的固有特征，不依赖于慢性炎症或特定的易感因素[106]。然而，这在更大的研究中尚未得到支持，现有证据强调重要血管疾病是主要风险，从首发症状到淀粉样变之间有大约 10 年的时间间隔。

淀粉样变的地域性促使研究人员寻找其遗传因素。MEFV 突变，包括纯合 M680i[98] 和血清淀粉样蛋白 A 基因多态性如 SAA1α/α 基因型均与发病机制有关[107]，但结果不确定。

秋水仙碱在家族性地中海热相关的继发性淀粉样变中有效，但其在 BS 淀粉样变中的作用尚未在正式的研究中得到证实。一些病例报告显示秋水仙碱改善了肾功能，减少了蛋白尿和水肿[108]，而另一些病例则表明没有任何效果[100]。IL-1 抑制剂阿那白滞素和 IL-6 抑制剂托珠单抗已在个别病例报道中取得疗效，但需要更大规模的研究来证实[108, 110]。

肾小球性肾炎

在一个大型系列研究中，肾小球肾炎的发生率<1%[111]。鉴于其罕见性，其与 BS 的关系存在争议，但一些人推测，在大多数病例中肾小球肾炎发生在其他 BS 表现之后，这可能表明它是疾病的固有部分。一项研究将有肾小球肾炎的 BS 患者与普通 BS 患者的临床特征进行比较，未发现肾小球肾炎发生的危险因素[112]。

BS 患者中肾小球肾炎的临床表现多样，从微量白蛋白尿至无症状血尿和/或蛋白尿到快速进展的肾疾病[93, 113]，偶尔会出现高血压。还可观察到急性肾小球肾炎、快速进展性肾小球肾炎、肾病综合征和肾功能衰竭。然而，一些病例在临床上无症状，在筛查尿检异常时被发现[111]。偶尔会有关于无症状肾小球疾病进展为明显肾小球受累的报道[114-115]。总体而言，患者病情一般较轻，只有极少数患者进展为终末期肾病。

组织病理学检查显示多种病变，从轻微的肾小球改变到新月体肾炎。还有病例报道了其他病理类型，如局灶增殖性、系膜增殖性、膜性、微小病变性肾小球硬化和纤维性肾小球肾炎[116]。免疫荧光检查显示 IgG、IgA、IgM 和 C3 沿毛细血管和系膜沉积[117-122]。一项研究表明 BAFF（B 细胞活化因子，属于 TNF 家族）是 IgA 肾病的病因[123]。非免疫性和 ANCA 相关的病例是罕见的[124]。

目前还没有针对 BS 患者肾小球肾炎的治疗的正式研究。皮质类固醇、硫唑嘌呤、环磷酰胺、环孢素和血浆置换已有使用，但这些药物对自然病程的确切作用尚不清楚。最近的一篇报道描述了 1 例局灶节段性肾小球硬化合并肾病综合征的 BS 患者使用依那西普治疗成功[125]。

肾血管疾病

在一篇综述中发现，在有血管受累的患者中，肾血管病变是 BS 主要血管受累的一部分[126]。

最常见的类型是肾动脉性动脉瘤。动脉瘤没有特定的位置，可以在沿肾动脉的任何地方发现[127, 129]。破裂和梗死是常见的，有些病例是双侧的。最常见的临床表现是高血压。与其他主要血管疾病一样，它们主要见于男性，可形成多发性动脉瘤[130]或广泛的血管累及，如布加综合征[131]。肾动脉狭窄也有报道[132]。

肾内微动脉瘤和梗死偶有报道。由于 Chapel Hill 分级系统将这些类型的病变定义为典型的结节性多动脉炎，因此会发生诊断争议，但 BS 的其他表现通常有助于鉴别诊断[119]。

BS 肾血管累及的另一种形式是肾静脉血栓形成，几乎总是与其他主要血管病变或肾病综合征相关[133]。

一种特殊类型的血管受累是微血管，如小叶间动脉和小动脉周围的血管纤维化，血管壁周围有纤维素样沉积物，在偶尔出现血尿和轻度蛋白尿的患者中可见[134]。然而，由于缺乏数据，很难确定一个单独的由微血管变化组成的类别。

肾脏血管受累可经由超声、计算机断层扫描、磁共振血管造影及经典血管造影来评估。经典的血管造影术可以收集到最好的信息，尽管这种成像技术已经报道了导管插入引起的类似针刺反应的问题。

肾血管病变的处理大多是经验性的。糖皮质激素、环磷酰胺和血管内治疗如植入支架和线圈等[92]已被应用，但由于病例较少，这些治疗措施的价值尚不清楚[135]。但是也有对一例腹主动脉和肾动脉瘤患者进行对侧肾移植手术干预的报道[136]。

终末期肾功能衰竭和 BS

在土耳其透析中心进行的一项调查显示，在20596例因各种情况接受血液或腹膜透析的患者中，BS的患病率为0.07%[96]。与对照组相比，这些患者更易累及血管、眼部和关节，他们与终末期肾脏疾病相关的主要危险因素是淀粉样变、肾小球肾炎和使用环孢霉素。血栓形成和过度动脉扩张等血管通路问题并不少见。

透析似乎减轻了BS的症状，尽管无法区分症状减轻归因于透析还是BS综合征的自然病程缓解。

已有文献报道肾移植病例[137]，其短期预后良好。

BS的泌尿系表现

除生殖器溃疡外，附睾炎和睾丸炎是BS男性患者最常见的泌尿系统表现，在土耳其100例新诊断的BS患者中有6%报道了这些症状[138]。在其他国家的调查发现，睾丸和睾丸周围受累的比率不同，这表明可能存在地理或种族差异[139]。差异可能反映了不同的调查方法。在一系列前瞻性调查的伊拉克男性BS患者中报告的最高比率为31%[140]。

附睾炎和/或睾丸炎的临床特征包括睾丸自发性疼痛，压痛和肿胀，通常为单侧。从自发到症状缓解通常在几天至2周内，但复发很常见[141]。如果肿胀明显，临床上可能将炎症原发部位定位于附睾或睾丸。用附睾睾丸炎来描述临床表现反映了这种不确定性。影像学方法如睾丸超声或阴囊磁共振成像等可以帮助准确定位病变以及排除共病诊断。反复发作的附睾炎病史可能与体检发现的附睾增厚和结节有关[138]。也有关于因怀疑感染或脓肿而手术切除睾丸的报道[138]。

附睾睾丸炎的发生可能很少先于BS的其他症状和体征[142]，或作为临床表现的一部分，但通常发生在已确诊疾病的患者中[140-141]。有报道称精索静脉曲张的发生率增加[143]。

BS患者附睾睾丸炎的发病机制和组织学尚不清楚。据推测，炎症是由血管炎引起的，而血管炎被认为是其他器官系统疾病表现的基础。睾丸在其他血管炎综合征中受累[144]，包括结节性多动脉炎[145]、类风湿血管炎[146]和孤立性睾丸血管炎[147]，说明该器官有参与炎症性血管疾病的倾向。一例复发性附睾炎与MEFV变异Q311H相关，尽管其机制尚不清楚[148]。在BS患者附睾睾丸炎的病例中，没有明确的证据表明感染病原的参与。前列腺炎可能发生[149-150]，但这种共病的原因尚不明确。用于BS治疗的免疫抑制剂可诱发感染性前列腺炎，包括机会性感染[151]。在一项调查中，多达3%的患者中发现了无菌性尿道炎[147, 152]。复发性输卵管炎在BS中有报道[149]，但由于不常见，其发生可能是巧合。

当考虑BS患者非典型部位的症状时，局限性血管受累的可能性，特别是静脉血栓形成可能是原因。阴茎静脉血栓形成已经被确认，膀胱静脉血栓形成与跨壁炎症和黏膜血管累及卵巢周围组织并导致炎症也在BS患者的尸检中被发现[153]。血管性BS患者有阴茎异常勃起的报道。在一个病例中，阴茎内中等大小动脉的血栓性闭塞导致阴茎体和海绵体梗死，需要行远端阴茎切除术。患者当时正因广泛的血栓性静脉炎接受肝素、阿司匹林和类固醇治疗[154]。在另一个病例，腔静脉体血栓性静脉炎导致血管源性阴茎异常勃起[155]。还有其他病例的报告[156]。

前瞻性研究发现，多达63%的BS神经系统症状患者存在勃起功能障碍[157-158]。在这些病例中，动脉、静脉闭塞或混合性血管阳痿通常是主要原因。

泌尿系统表现也可见于BS患儿。在一项来自5个国家的86个儿童的合作研究中，发现3名儿童患有尿道炎，4例男性患儿患有睾丸炎和附睾炎[159]。在对患有BS的伊朗儿童调查中发现，52例患有BS的男童中有7.7%的患儿有附睾睾丸炎[160-161]。

BS有膀胱受累的报道。炎症过程可直接累及膀胱，也可继发于中枢神经系统受累[162]。在日本对170例BS患者的一系列尸检中发现10例膀胱炎，1例膀胱破裂[163]。在一例以盆腔肿块为表现的BS患者的手术中发现膀胱黏膜溃疡伴跨壁炎症和白细胞破碎性输精管炎[164]。在伊斯坦布尔的白塞中心对8例下尿路症状患者进行了为期5年的评估。组织病理学发现包括膀胱壁增厚和单核炎性细胞浸润，提示缺血性改变，一例患者出现淋巴细胞性血管炎[165]。0.07%的BS患者有膀胱受累[165]。膀胱阴道瘘、肠膀胱瘘和阴道尿道瘘可发生在BS患者中，可能是炎症坏死过程扩展至邻近组织所致[166-167]。

目前还没有针对 BS 泌尿系统症状治疗的对照研究。Behçet 患者泌尿生殖系统疾病的经验性治疗取决于并发症的性质和严重程度，以及其他部位疾病的存在。阴囊内炎症通常在使用非甾体类抗炎药物后消退，但对于难治性病例，可以考虑使用其他药物[141]。系统性使用糖皮质激素和秋水仙碱也有益，而硫唑嘌呤和环孢素，主要用于治疗葡萄膜炎，在一例有复发性附睾睾丸炎的患者中治疗有效[142]。干扰素-α 对包括附睾炎在内的多种疾病表现的患者有诱导和维持缓解的效果[168]。

BS 中神经源性膀胱有被报道，但没有中枢神经系统功能障碍的明确证据[169-170]。典型的尿动力学表现包括逼尿肌反射亢进导致尿潴留，以及逼尿肌括约肌协同作用障碍伴继发性排尿功能障碍。有报道称存在固有括约肌功能障碍、逼尿肌过度活动和无反射。更典型的是，BS 患者的神经源性膀胱与中枢神经系统受累有关，但排尿症状的发展与中枢神经系统进程之间的时间关系是多变的[169]。典型的排尿症状是膀胱过度活动综合征，包括尿频、尿急和急迫性尿失禁。脑干的脑桥区被认为与膀胱功能的控制有关[157, 171]，而神经白塞患者的这一区域的频繁活动可能解释了这些患者的排尿功能障碍[157]。BS 患者脊髓受累与括约肌协同失调、排空症状和性功能障碍有关[173]。对 BS 的神经并发症的认识应包括排尿困难，排尿问题的患者应评估中枢神经系统疾病的可能性。

BS 患者的尿崩症也可与中枢神经系统受累相关的尿崩症(DI)有关[174-175]。在报告的病例中，磁共振成像发现垂体后叶的高强度信号丢失。脑静脉血栓形成已显示与 DI 相关，但缺乏病理研究，这些病例垂体后叶功能丧失的机制尚不清楚。

使用抗胆碱药物如奥昔布宁治疗 BS 相关的排尿功能障碍，并结合间歇导尿，50% 的患者能增加逼尿肌顺应性和完全控尿[157]。当内科治疗不充分时，采用回肠或乙状结肠行肠膀胱成形术的外科治疗已取得令人满意的结果[165, 176]（图 10-1）。

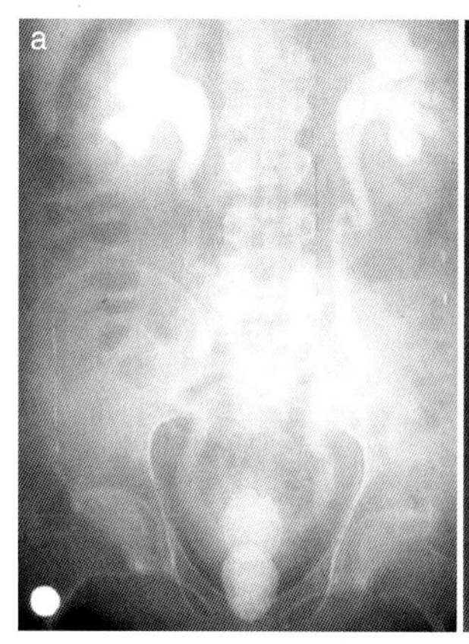

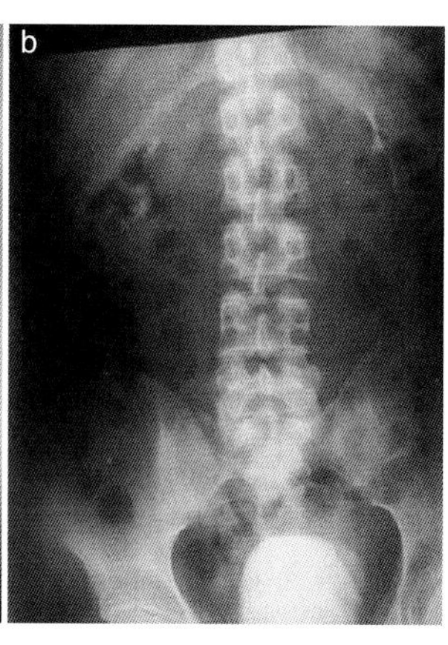

(a) BS 患者因神经源性膀胱和膀胱内压增加引起的肾积水；(b) BS 患者回肠膀胱成形术后肾积水消失（由 B. Cetinel 提供）。

图 10-1　BS 患者出现神经源性膀胱

参考文献

1. Zhou Q, Wang H, Schwartz DM, Stoffels M, Park YH, Zhang Y, et al. Loss-of-function mutations in TNFAIP3 leading to A20 haploinsufficiency cause an early-onset autoinflammatory disease. Nat Genet. 2016; 48(1): 67-73.
2. Aeschlimann FA, Batu ED, Canna SW, GoE, Gul A, Hoffmann P, et al. A20 haploinsufficiency (HA20): clinical phenotypes and disease course of patients with a newly recognised NF-kB-mediated autoinflammatory disease. Ann Rheum Dis. 2018; 77(5): 728-35.
3. Kadowaki T, Ohnishi H, Kawamoto N, Hori T, Nishimura K, Kobayashi C, et al. Haploinsufficiency of A20 causes autoinflammatory and autoimmune disorders. J Allergy Clin Immunol. 2018; 141(4): 1485-8 e11.
4. Seyahi E, Karaaslan H, Ugurlu S, Yazici H. Fever in Behçet's syndrome. Clin Exp Rheumatol. 2013; 31(3 Suppl 77): 64-7.
5. Aeschlimann FA, Batu ED, Canna SW, GoE, Hoffmann P, Leavis HL, Gül A, et al. A20 haploinsufficiency (HA20): clinical phenotypes and disease course of patients with a newly recognised NF-kB-mediated autoinflammatory disease. Ann Rheum Dis. 2018; 77: 728-35.
6. Esatoglu SN, Hatemi G, Salihoglu A, Hatemi I, Soysal T, Celik AF. A reappraisal of the association between Behçet's disease, myelodysplastic syndrome and the presence of trisomy 8: a systematic literature review. Clin Exp Rheumatol. 2015; 33(6 Suppl 94): S145-51.
7. Lee KY, Kim DY, Chang JY, Bang D. Two cases of acute leukopenia induced by colchicine with concurrent immunosuppressants use in Behcet's disease. Yonsei Med J. 2008; 49(1): 171-3.

8. Rosenthal NS, Farhi DC. Myelodysplastic syndromes and acute myeloid leukemia in connective tissue disease after single-agent chemotherapy. Am J Clin Pathol. 1996; 106(5): 676-9.
9. Demiroglu H, Dundar S. Behcet's disease and neutropenia. Int J Dermatol. 1997; 36(7): 557-9.
10. Rogers RS. Recurrent aphthous stomatitis: clinical characteristics and associated systemic disorders. Semin Cutan Med Surg. 1997; 16(4): 278-83.
11. Leiferman KM, O'Duffy JD, Perry HO, Greipp PR, Giuliani ER, Gleich GJ. Recurrent incapacitating mucosal ulcerations. A prodrome of the hypereosinophilic syndrome. JAMA. 1982; 247(7): 1018-20.
12. Budak-Alpdogan T, Demircay Z, Alpdogan O, et al. Behçet's disease in patients with chronic myelogenous leukemia: possible role of interferon-alpha treatment in the occurrence of Behçet's symptoms. Ann Hematol. 1997; 74(1): 45-8.
13. Segawa F, Shimizu Y, Saito E, Kinoshita M. Behçet's disease induced by interferon therapy for chronic myelogenous leukemia. J Rheumatol. 1995; 22(6): 1183-4.
14. Budak-Alpdogan T, Demirçay AO, Direskeneli H, Ergun T, Oztürk A, et al. Skin hyperreactivity of Behçet's patients (pathergy reaction) is also positive in interferon alpha-treated chronic myeloid leukaemia patients, indicating similarly altered neutrophil functions in both disorders. Br J Rheumatol. 1998; 37(11): 1148-51.
15. Karincaoglu Y, Kaya E, Esrefoglu M, Aydogdu I. Development of large genital ulcer due to hydroxyurea treatment in a patient with chronic myeloid leukemia and Behcet's disease. Leuk Lymphoma. 2003; 44(6): 1063-5.
16. Vaiopoulos G, Terpos E, Viniou N, Nodaros K, Rombos J, Loukopoulos D. Behcet's disease in a patient with chronic myelogenous leukemia under hydroxyurea treatment: a case report and review of the literature. Am J Hematol. 2001; 66(1): 57-8.
17. Cakmak SK, Gül U, Kiliç A, Gönül M, SoyluS, Demirel O. Behçet's disease associated with chronic myelogenous leukemia and chronic graft-vs-host disease. Leuk Lymphoma. 2006; 47(12): 2674-5.
18. Barreyro L, Chlon TM, Starczynowski DT. Chronic immune response dysregulation in MDS pathogenesis. Blood. 2018; 132(15): 1553-60.
19. Gangat N, Patnaik MM, Tefferi A. Myelodysplastic syndromes: contemporary review and how we treat. Am J Hematol. 2016; 91(1): 76-89.
20. Ivy KS, Brent Ferrell P Jr. Disordered immune regulation and its therapeutic targeting in myelodysplastic syndromes. Curr Hematol Malig Rep. 2018; 13(4): 244-55.
21. Sperling AS, Gibson CJ, Ebert BL. The genetics of myelodysplastic syndrome: from clonal haematopoiesis to secondary leukaemia. Nat Rev Cancer. 2017; 17(1): 5-19.
22. Wang C, Yang Y, Gao S, Chen J, Yu J, Zhang H, et al. Immune dysregulation in myelodysplastic syndrome: clinical features, pathogenesis and therapeutic strategies. Crit Rev Oncol Hematol. 2018; 122: 123-32.
23. Braun T, Fenaux P. Myelodysplastic Syndromes (MDS) and autoimmune disorders (AD): cause or consequence? Best Pract Res Clin Haematol. 2013; 26(4): 327-36.
24. Shimanovsky A, Alvarez Argote J, Murali S, Dasanu CA. Autoimmune manifestations in patients with multiple myeloma and monoclonal gammopathy of undetermined significance. BBA Clin. 2016; 6: 12-8.
25. Mekinian A, Grignano E, Braun T, Decaux O, Liozon E, Costedoat-Chalumeau N, et al. Systemic inflammatory and autoimmune manifestations associated with myelodysplastic syndromes and chronic myelomonocytic leukaemia: a French multicentre retrospective study. Rheumatology (Oxford). 2016; 55(2): 291-300.
26. Komrokji RS, Kulasekararaj A, Al Ali NH, Kordasti S, Bart-Smith E, Craig BM, et al. Autoimmune diseases and myelodysplastic syndromes. Am J Hematol. 2016; 91(5): E280-3.
27. Shen Y, Ma HF, Luo D, Cai JF, Zou J, Guan JL. High incidence of gastrointestinal ulceration and cytogenetic aberration of trisomy 8 as typical features of Behcet's disease associated with myelodysplastic syndrome: a series of 16 consecutive Chinese patients from the Shanghai Behcet's disease database and comparison with the literature. Biomed Res Int. 2018; 2018: 8535091.
28. Tada Y, Koarada S, Haruta Y, Mitamura M, Ohta A, Nagasawa K. The association of Behçet's disease with myelodysplastic syndrome in Japan: a review of the literature. Clin Exp Rheumatol. 2006; 24(5 Suppl 42): S115-9.
29. Eder L, Rozenbaum M, Boulman N, Aayubkhanov E, Wolfovitz E, Zisman D, et al. Behçet's disease, myelodysplastic syndrome, trisomy 8, gastroenterological involvement--an association. Clin Exp Rheumatol. 2005; 23(4 Suppl 38): S91-5.
30. Tascilar K, Melikoglu M, Ugurlu S, Sut N, Caglar E, Yazici H. Vascular involvement in Behcet's syndrome: a retrospective analysis of associations and the time course. Rheumatology(Oxford). 2014; 53(11): 2018-22.
31. Wang S, Broder N, Marchetta P, Nowatzky J. Myelodysplastic syndrome presenting as a Behcet's-like disease with aortitis. BMJ Case Rep. 2018; 2018.
32. Ahn JK, Cha HS, Koh EM, Kim SH, Kim YG, Lee CK, et al. Behcet's disease associated with bone marrow failure in Korean patients: clinical characteristics and the association of intestinal ulceration and trisomy 8. Rheumatology

(Oxford). 2008; 47(8): 1228-30.

33. Fine LA, Hoffman LD, Hoffman MD. Aphthous ulcerations associated with trisomy 8 - positive myelodysplastic syndrome. J Am Acad Dermatol. 2007; 57(2 Suppl): S38-41.

34. Lin YC, Liang TH, Chang HN, Lin JS, Lin HY. Behcet disease associated with myelodysplastic syndrome. J Clin Rheumatol. 2008; 14(3): 169-74.

35. Kimura S, Kuroda J, Akaogi T, Hayashi H, Kobayashi Y, Kondo M. Trisomy 8 involved in myelodysplastic syndromes as a risk factor for intestinal ulcers and thrombosis -- Behçet's syndrome. Leuk Lymphoma. 2001; 42(1-2): 115-21.

36. Toyonaga T, Nakase H, Matsuura M, Minami N, Yamada S, Honzawa Y, et al. Refractoriness of intestinal Behçet's disease with myelodysplastic syndrome involving trisomy 8 to medical therapiesour case experience and review of the literature. Digestion. 2013; 88(4): 217-21.

37. Sloand EM, Wu CO, Greenberg P, Young N, Barrett J. Factors affecting response and survival in patients with myelodysplasia treated with immunosuppressive therapy. J Clin Oncol. 2008; 26(15): 2505-11.

38. Becker K, Fitzgerald O, Green AJ, Keogan M, Newbury-Ecob R, Greenhalgh L, et al. Constitutional trisomy 8 and Behçet syndrome. Am J Med Genet A. 2009; 149A(5): 982-6.

39. Kawabata H, Sawaki T, Kawanami T, Shimoyama K, Karasawa H, Fukushima T, et al. Myelodysplastic syndrome complicated with inflammatory intestinal ulcers: significance of trisomy 8. Intern Med. 2006; 45(22): 1309-14.

40. Ohno E, Ohtsuka E, Watanabe K, Kohno T, Takeoka K, Saburi Y, et al. Behçet's disease associated with myelodysplastic syndromes. A case report and a review of the literature. Cancer. 1997; 79(2): 262-8.

41. Giannouli S, Voulgarelis M, Zintzaras E, Tzioufas AG, Moutsopoulos HM. Autoimmune phenomena in myelodysplastic syndromes: a 4-yr prospective study. Rheumatology (Oxford). 2004; 43(5): 626-32.

42. Lee SJ, Park JK, Lee EY, Joo SH, Jung KC, Lee EB, et al. Certain autoimmune manifestations are associated with distinctive karyotypes and outcomes in patients with myelodysplastic syndrome: a retrospective Cohort Study. Medicine. 2016; 95(13): e3091.

43. Nonami A, Takenaka K, Sumida C, Aizawa K, Kamezaki K, Miyamoto T, et al. Successful treatment of myelodysplastic syndrome (MDS)-related intestinal Behçet's disease by up-front cord blood transplantation. Intern Med. 2007; 46(20): 1753-6.

44. Tomonari A, Tojo A, Takahashi T, Iseki T, Ooi J, Takahashi S, et al. Resolution of Behçet's disease after HLA-mismatched unrelated cord blood transplantation for myelodysplastic syndrome. Ann Hematol. 2004; 83(7): 464-6.

45. Yamato K. Successful cord blood stem cell transplantation for myelodysplastic syndrome with Behcet disease. Int J Hematol. 2003; 77(1): 82-5.

46. Bangerter M, Griesshammer MV, Tirpitz C, Krauter J, Heil G, Hafner M, et al. Myelodysplastic syndrome with monosomy 7 after immunosuppressive therapy in Behçet's disease. Scand J Rheumatol. 1999; 28(2): 117-9.

47. Michels SD, McKenna RW, Arthur DC, Brunning RD. Therapy-related acute myeloid leukemia and myelodysplastic syndrome: a clinical and morphologic study of 65 cases. Blood. 1985; 65(6): 1364-72.

48. Fraison J-B, Mekinian A, Grignano E, Kahn J-E, Arlet J-B, Decaux O, et al. Efficacy of Azacitidine in autoimmune and inflammatory disorders associated with myelodysplastic syndromes and chronic myelomonocytic leukemia. Leuk Res. 2016; 43: 13-7.

49. Grignano E, Jachiet V, Fenaux P, Ades L, Fain O, Mekinian A. Autoimmune manifestations associated with myelodysplastic syndromes. Ann Hematol. 2018; 97(11): 2015-23.

50. Fenaux P, Mufti GJ, Hellstrom-Lindberg E, Santini V, Finelli C, Giagounidis A, et al. Efficacy of azacitidine compared with that of conventional care regimens in the treatment of higher-risk myelodysplastic syndromes: a randomised, open-label, phase III study. Lancet Oncol. 2009; 10(3): 223-32.

51. Costa R, Abdulhaq H, Haq B, Shadduck RK, Latsko J, Zenati M, et al. Activity of azacitidine in chronic myelomonocytic leukemia. Cancer. 2011; 117(12): 2690-6.

52. Fianchi L, Criscuolo M, Breccia M, Maurillo L, Salvi F, Musto P, et al. High rate of remissions in chronic myelomonocytic leukemia treated with 5-azacytidine: results of an Italian retrospective study. Leuk Lymphoma. 2013; 54(3): 658-61.

53. Kaklamani VG, Tzonou A, Kaklamanis PG. Behçet's disease associated with malignancies. Report of two cases and review of the literature. Clin Exp Rheumatol. 2005; 23(4 Suppl 38): S35-41.

54. Ahn JK, Oh JM, Lee J, Koh E-M, Cha H-S. Behcet's disease associated with malignancy in Korea: a single center experience. Rheumatol Int. 2010; 30(6): 831-5.

55. Lin Y, Li G, Zheng W, Tian X, Zhang F. Behcet's disease associated with malignancy: a report of 41 Chinese cases. Int J Rheum Dis. 2014; 17(4): 459-65.

56. Na SY, Shin J, Lee E-S. Morbidity of solid cancer in Behşet's disease: analysis of 11 cases in a series of 506 patients. Yonsei Med J. 2013; 54(4): 895-901.

57. Jung YS, Han M, Kim DY, Cheon JH, Park S. Cancer risk in Korean patients with Behcet's disease: a nationwide population - based study. PLoS One. 2017; 12 (12): e0190182.
58. Wang L-H, Wang W-M, Hsu S-M, Lin S-H, Shieh C-C. Risk of overall and site-specific cancers in Behçet disease: a nationwide population-based study in Taiwan. J Rheumatol. 2015; 42(5): 879-84.
59. Calabrese LH, Calabrese C, Cappelli LC. Rheumatic immune-related adverse events from cancer immunotherapy. Nat Rev Rheumatol. 2018; 14(10): 569-79.
60. Postow MA, Sidlow R, Hellmann MD. Immunerelated adverse events associated with immune checkpoint blockade. N Engl J Med. 2018; 378(2): 158-68.
61. Dalvin LA, Shields CL, Orloff M, Sato T, Shields JA. CHECKPOINT INHIBITOR IMMUNE THERAPY: systemic indications and ophthalmic side effects. Retina. 2018; 38 (6): 1063-78.
62. Sun MM, Levinson RD, Filipowicz A, Anesi S, Kaplan H, Wang W, et al. Uveitis in patients treated with CTLA-4 and PD-1 checkpoint blockade inhibition. Ocul Immunol Inflamm. 2019: 1-11.
63. Abdel-Wahab N, Shah M, Lopez-Olivo MA, Suarez-Almazor ME. Use of immune checkpoint inhibitors in the treatment of patients with cancer and preexisting autoimmune disease: a systematic review. Ann Intern Med. 2018; 168 (2): 121-30.
64. Pedersen M, Andersen R, Nørgaard P, Jacobsen S, Thielsen P, Thor Straten P, et al. Successful treatment with Ipilimumab and Interleukin-2 in two patients with metastatic melanoma and systemic autoimmune disease. Cancer Immunol Immunother. 2014; 63(12): 1341-6.
65. Sonbay ND, Saka C, Tatlican S, Vuralkan E, Aygener N, Eren C, et al. Audiological evaluation in patients with Behcet's disease. J Laryngol Otol. 2014; 128(8): 694-7.
66. Sota J, Vitale A, Orlando I, Lopalco G, Franceschini R, Fabiani C, et al. Auditory involvement in Behcet's disease: relationship with demographic, clinical, and therapeutic characteristics. Clin Rheumatol. 2017; 36(2): 445-9.
67. Adler YD, Jovanovic S, Jivanjee A, Krause L, Zouboulis CC. Adamantiades-Behçet's disease with inner ear involvement. Clin Exp Rheumatol. 2002; 20(4 Suppl 26): S40-2.
68. Mancini P, Atturo F, Di Mario A, Portanova G, Ralli M, De Virgilio A, et al. Hearing loss in autoimmune disorders: prevalence and therapeutic options. Autoimmun Rev. 2018; 17(7): 644-52.
69. Marsili M, Marzetti V, Lucantoni M, Lapergola G, Gattorno M, Chiarelli F, et al. Autoimmune sensorineural hearing loss as presenting manifestation of paediatric Behçet disease responding to adalimumab: a case report. Ital J Pediatr. 2016; 42(1): 81.
70. Narvaez J, Valverde-Garcia J, Alegre-Sancho JJ, Juanola X, Clavaguera MT, Roig-Escofet D. Sudden cochlear hearing loss in a patient with Behcet's disease. Rev Rhum Engl Ed. 1998; 65(1): 63-4.
71. Gemignani G, Berrettini S, Bruschini P, Sellari-Franceschini S, Fusari P, Piragine F, et al. Hearing and vestibular disturbances in Behçet's syndrome. Ann Otol Rhinol Laryngol. 1991; 100(6): 459-63.
72. Kulahli I, Balci K, Koseoglu E, Yuce I, Cagli S, Senturk M. Audio-vestibular disturbances in Behcet's patients: report of 62 cases. Hear Res. 2005; 203(1-2): 28-31.
73. Smith LN. Unilateral sensorineural hearing loss in Behcet's disease. Am J Otolaryngol. 1994; 15(4): 286-8.
74. Choung Y-H, Cho MJ, Park K, Choi SJ, Shin YR, LeeE-S. Audio-vestibular disturbance in patients with Behçet's disease. Laryngoscope. 2006; 116(11): 1987-90.
75. Ak E, Harputluoglu U, Oghan F, Baykal B. Behçet's disease and hearing loss. Auris Nasus Larynx. 2004; 31(1): 29-33.
76. Bakhshaee M, Mahdi B, Ghasemi MM, Mehdi GM, Hatef MR, Reza HM, et al. Hearing loss in Behçet syndrome. Otolaryngol Head Neck Surg. 2007; 137(3): 439-42.
77. Bayazit YA, Yilmaz M, Gunduz B, Altinyay S, Kemaloglu YK, Onder M, et al. Distortion product otoacoustic emission findings in Behcet's disease and rheumatoid arthritis. ORL J Otorhinolaryngol Relat Spec. 2007; 69(4): 233-8.
78. Dagli M, Eryilmaz A, Tanrikulu S, Aydin A, Gonul M, Gul U, et al. Evaluation of cochlear involvement by distortion product otoacoustic emission in Behçet's disease. AurisNasusLarynx. 2008; 35(3): 333-7.
79. Muluk NB, Birol A. Effects of Behçet's disease on hearing thresholds and transient evoked otoacoustic emissions. J Otolaryngol. 2007; 36(4): 220-6.
80. Pollak L, Luxon LM, Haskard DO. Labyrinthine involvement in Behçet's syndrome. J Laryngol Otol. 2001; 115 (7): 522-9.
81. Igarashi Y, Watanabe Y, Aso S. A case of Behçet's disease with otologic symptoms. ORL J Otorhinolaryngol Relat Spec. 1994; 56(5): 295-8.
82. Brama I, Fainaru M. Inner ear involvement in Behçet's disease. Arch Otolaryngol. 1980; 106(4): 215-7.
83. Evereklioglu C, Cokkeser Y, Doganay S, Er H, Kizilay A. Audio-vestibular evaluation in patients with Behçet's syndrome. J Laryngol Otol. 2001; 115(9): 704-8.
84. Soylu L, Aydoğan B, Soylu M, Ozsahinoğlu C. Hearing loss in Behçet's disease. Ann Otol Rhinol Laryngol. 1995; 104 (11): 864-7.
85. Süslü AE, Polat M, Köybaşi S, Biçer YO, Funda YO,

Parlak AH. Inner ear involvement in Behçet's disease. Auris Nasus Larynx. 2010; 37(3): 286-90.

86. Mijovic T, Zeitouni A, Colmegna I. Autoimmune sensorineural hearing loss: the otologyrheumatology interface. Rheumatology (Oxford). 2013; 52(5): 780-9.

87. Elidan J, Levi H, Cohen E, BenEzra D. Effect of cyclosporine A on the hearing loss in Behcet's disease. Ann Otol Rhinol Laryngol. 1991; 100(6): 464-8.

88. Quaranta N, Bartoli R, Giagnotti F, Di Cuonzo F, Quaranta A. Cochlear implants in systemic autoimmune vasculitis syndromes. Acta Otolaryngol Suppl. 2002; (548): 44-8.

89. Szilvassy J, Czigner J, Jori J, Toth F, Szilvassy Z, Mieszkowski JM, et al. Cochlear implantation of a Hungarian deaf and blind patient with discharging ears suffering from Behçet's disease. J Laryngol Otol. 1998; 112(2): 169-71.

90. Barna BP, Hughes GB. Autoimmunity and otologic disease: clinical and experimental aspects. Clin Lab Med. 1988; 8(2): 385-98.

91. Akpolat T, Dilek M, Aksu K, Keser G, Toprak O, Cirit M, et al. Renal Behçet's disease: an update. Semin Arthritis Rheum. 2008; 38(3): 241-8.

92. Cho SB, Kim J, Kang SW, Yoo TH, Zheng Z, Cho S, et al. Renal manifestations in 2007 Korean patients with Behcet's disease. Yonsei Med J. 2013; 54(1): 189-96.

93. Kaklamani VG, Nikolopoulou N, Sotsiou F, Billis A, Kaklamanis P. Renal involvement in Adamantiades-Behçet's disease. Case report and review of the literature. Clin Exp Rheumatol. 2001; 19(5 Suppl 24): S55-8.

94. Rosenthal T, Weiss P, Gafni J. Renal involvement in Behçet's syndrome. Arch Intern Med. 1978; 138(7): 1122-4.

95. Zheng W, Li G, Zhou M, Chen L, Tian X, Zhang F. Renal involvement in Chinese patients with Behcet's disease: a report of 16 cases. Int J Rheum Dis. 2015; 18(8): 892-7.

96. Akpolat T, Akkoyunlu M, Akpolat I, Dilek M, Odabas AR, Ozen S. Renal Behçet's disease: a cumulative analysis. Semin Arthritis Rheum. 2002; 31(5): 317-37.

97. Akpolat T, Diri B, Oğız Y, Yilmaz E, Yavuz M, Dilek M. Behçet's disease and renal failure. Nephrol Dial Transplant. 2003; 18(5): 888-91.

98. Akpolat T, Yilmaz E, Akpolat I, Dilek M, Karagoz F, Balci B, et al. Amyloidosis in Behçet's disease and familial Mediterranean fever. Rheumatology (Oxford). 2002; 41(5): 592-3.

99. Dilsen N, Konice M, Aral O, Erbengi T, Uysal V, Kocak N, et al. Ozdogan et's disease associated with amyloidosis in Turkey and in the world. Ann Rheum Dis. 1988; 47(SRC-BaiduScholar): 157-63.

100. Melikoglu M, Altiparmak MR, Fresko I, Tunc R, Yurdakul S, Hamuryudan V, et al. A reappraisal of amyloidosis in Behçet's syndrome. Rheumatology (Oxford). 2001; 40(SRC-BaiduScholar): 212-5.

101. Yurdakul S, Tüzüner N, Yurdakul I, Hamuryudan V, Yazici H. Amyloidosis in Behçet's syndrome. Arthritis Rheum. 1990; 33(10): 1586-9.

102. Chiba M, Inoue Y, Arakawa H, Masamune O, Ohkubo M. Behçet's disease associated with amyloidosis. Gastroenterol Jpn. 1987; 22(4): 487-95.

103. Erten S, Perçlnel S, Olmez U, Ensarı A, Düzgün N. Behçet's disease associated with diarrhea and secondary amyloidosis. Turk J Gastroenterol. 2011; 22(1): 106-7.

104. Sato S, Yashiro M, Matsuoka N, Kawana S, Asano T, Kobayashi H, et al. Behcet disease associated with gastrointestinal amyloidosis manifested as hematochezia: a case report. Medicine (Baltimore). 2018; 97(26): e11153.

105. Kosemehmetoglu K, Baydar DE. Renal amyloidosis in Behçet's disease: clinicopathologic features of 8 cases. Int Urol Nephrol. 2013; 45(3): 785-94.

106. Rosenthal T, Bank H, Aladjem M, David R, Gafni J. Systemic amyloidosis in Behçet's disease. Ann Intern Med. 1975; 83(2): 220-3.

107. Utku U, Dilek M, Akpolat I, Bedir A, Akpolat T. SAA1 alpha/alpha alleles in Behçet's disease related amyloidosis. Clin Rheumatol. 2007; 26(6): 927-9.

108. Tasdemir I, Sivri B, Turgan C, Emri S, Yasavul U, Caglar S. The expanding spectrum of a disease. Behçet's disease associated with amyloidosis. Nephron. 1989; 52(2): 154-7.

109. Bilginer Y, Ayaz NA, Ozen S. Anti-IL-1 treatment for secondary amyloidosis in an adolescent with FMF and Behçet's disease. Clin Rheumatol. 2010; 29(2): 209-10.

110. Ilbay A, Erden A, Sari A, Armagan B, Aktas BY, Bolek EC, et al. Successful treatment of amyloid A-type amyloidosis due to Behçet disease with Tocilizumab. J Clin Rheumatol. 2018; 25(4): 43.

111. Altiparmak MR, Tanverdi M, Pamuk ON, Tunç R, Hamuryudan V. Glomerulonephritis in Behçet's disease: report of seven cases and review of the literature. Clin Rheumatol. 2002; 21(1): 14-8.

112. Gürler A, Boyvat A, Türsen U. Clinical manifestations of Behçet's disease: an analysis of 2147 patients. Yonsei Med J. 1997; 38(6): 423-7.

113. Kavala M, Menteş F, Kocaturk E, Ergin H, Zindanci I, Can B, et al. Microalbuminuria as an early marker of renal involvement in Behcet's disease: it is associated with

neurological involvement and duration of the disease. J Eur Acad Dermatol Venereol. 2010; 24(7): 840-3.

114. Finucane P, Doyle CT, Ferriss JB, Molloy M, Murnaghan D. Behçet's syndrome with myositis and glomerulonephritis. Br J Rheumatol. 1985; 24(4): 372-5.

115. Tietjen DP, Moore WJ. Treatment of rapidly progressive glomerulonephritis due to Behçet's syndrome with intravenous cyclophosphamide. Nephron. 1990; 55(1): 69-73.

116. Kim HJ, Kang SW, Park SJ, Kim TH, Kang MS, Kim YH. Fibrillary glomerulonephritis associated with Behçet's syndrome. Ren Fail. 2012; 34(5): 637-9.

117. Donnelly S, Jothy S, Barré P. Crescentic glomerulonephritis in Behçet's syndrome--results of therapy and review of the literature. Clin Nephrol. 1989; 31(4): 213-8.

118. El Ramahi KM, Al Dalaan A, Al Shaikh A, Al Meshari K, Akhtar M. Renal involvement in Behçet's disease: review of 9 cases. J Rheumatol. 1998; 25(11): 2254-60.

119. Fukuda T, Hayashi K, Sakamoto I, Mori M. Acute renal infarction caused by Behçet's disease. Abdom Imaging. 1995; 20(3): 264-6.

120. Sudo J, Matsubara T, Iwai H, Ueda Y, Kameda S, Iwata T, et al. IgA nephropathy developed in a patient with Behçet's disease. Kidney Dial. 1987; 22 SRC - BaiduScholar: 893-7.

121. Sugiyama E, Suzuki H, Akagawa N, Yamashita N, Yano S, Iida H, et al. Behçet's disease associated with IgA nephropathy: report of a case. Nippon Naika Gakkai Zasshi. 1984; 73(12): 1818-22.

122. Hamuryudan V, Yurdakul S, Kural AR, Ince U, Yazici H. Diffuse proliferative glomerulonephritis in Behcet's syndrome. Br J Rheumatol. 1991; 30(1): 63-4.

123. Park SJ, Oh JY, Shin JI. Could increased IgA induced by BAFF be the cause of IgA nephropathy development in Behcet's disease? Comment on: Behcet's disease and IgA nephropathy (Rheumatol Int. 2012 Jul; 32(7): 2227-9). Rheumatol Int. 2014; 34(2): 283-4.

124. Oygar DD, Morris Y. Behçet's disease and antineutrophil cytoplasmic antibody (ANCA)-associated vasculitis. Intern Med. 2016; 55(16): 2225-8.

125. Leonard D, Cortese C, Wadei HM, Porter Ii IE, Aslam N. Behcet's syndrome and focal segmental glomerulosclerosis with nephrotic syndrome-successful treatment with etanercept. Clin Nephrol. 2018; 89(5): 371-5.

126. Koç Y, Güllü I, Akpek G, Akpolat T, Kansu E, Kiraz S, et al. Vascular involvement in Behçet's disease. J Rheumatol. 1992; 19(3): 402-10.

127. Sherif A, Stewart P, Mendes DM. The repetitive vascular catastrophes of Behçet's disease: a case report with review of the literature. Ann Vasc Surg. 1992; 6(1): 85-9.

128. Sueyoshi E, Sakamoto I, Hayashi N, Fukuda T, Matsunaga N, Hayashi K, et al. Ruptured renal artery aneurysm due to Behçet's disease. Abdom Imaging. 1996; 21(2): 166-7.

129. Han K, Siegel R, Pantuck AJ, Gazi MA, Burno DK, Weiss RE. Behcet's syndrome with left ventricular aneurysm and ruptured renal artery pseudoaneurysm. Urology. 1999; 54(1): 162.

130. Chen JY, Tsai YS, Li YH. Multiple arterial aneurysms in a patient with Behcet's disease. Eur Heart J Cardiovasc Imaging. 2016; 17(5): 587.

131. Batur A, Dorum M, Yuksekkaya HA, Koc O. Buddchiari syndrome and renal arterial neurysms due to Behcet disease: a rare association. Pan Afr Med J. 2015; 21: 84.

132. Toprak O, Ersoy R, Uzum A, Memis A, Cirit M, Akpolat T. An unusual vascular involvement in a patient with Behcet's disease: renal artery stenosis. Am J Med Sci. 2007; 334(5): 396-8.

133. Malik GH, Sirwal IA, Pandit KA. Behcet's syndrome associated with minimal change glomerulonephritis and renal vein thrombosis. Nephron. 1989; 52(1): 87-9.

134. Angotti C, D'Cruz DP, Abbs IC, Hughes GRV. Renal microinfarction in Behçet's disease. Rheumatology (Oxford). 2003; 42(11): 1416-7.

135. Planer D, Verstandig A, Chajek-Shaul T. Transcatheter embolization of renal artery aneurysm in Behçet's disease. Vasc Med. 2001; 6(2): 109-12.

136. Ali O, Nicholl P, Carruthers D, Geoghegan J, Tiwari A. Multiple aneurysms and a transplanted kidney in Behçet disease. Vasc Endovasc Surg. 2017; 51(2): 108-10.

137. Apaydin S, Erek E, Ulkü U, Hamuryudan V, Yazici H, Sariyar M. A successful renal transplantation in Behçet's syndrome. Ann Rheum Dis. 1999; 58(11): 719.

138. Kirkali Z, Yigitbasi O, Sasmaz R. Urological aspects of Behçet's disease. Br J Urol. 1991; 67(6): 638-9.

139. Kanakis MA, Vaiopoulos AG, Vaiopoulos GA, Kaklamanis PG. Epididymo-Orchitis in Bechet's disease: a review of the wide spectrum of the disease. Acta Med Iran. 2017; 55(8): 482-5.

140. Sharquie KE, Al-Rawi Z. Epididymo-orchitis in Behçets disease. Br J Rheumatol. 1987; 26(6): 468-9.

141. Kaklamani VG, Vaiopoulos G, Markomichelakis N, Kaklamanis P. Recurrent epididymo-orchitis in patients with Behçet's disease. J Urol. 2000; 163(2): 487-9.

142. Callejas-Rubio JL, Ortego N, Díez A, Castro M, De La Higuera J. Recurrent epididymo-orchitis secondary to Behçets disease. J Urol. 1998; 160(2): 496.

143. Yilmaz O, Yilmaz S, Kisacik B, Aydogdu M, Bozkurt Y, Erdem H, et al. Varicocele and epididymitis in Behcet disease. J Ultrasound Med. 2011; 30(7): 909-13.

144. Pannek J, Haupt G. Orchitis due to vasculitis in autoimmune diseases. Scand J Rheumatol. 1997; 26(3): 151-4.
145. Eilber KS, Freedland SJ, Rajfer J. Polyarteritis nodosa presenting as hematuria and a testicular mass. J Urol. 2001; 166(2): 624.
146. Mayer DF, Matteson EL. Testicular involvement in rheumatoid vasculitis. Clin Exp Rheumatol. 2004; 22(6 Suppl 36): S62-4.
147. Joudi FN, Austin JC, Vogelgesang SA, Jensen CS. Isolated testicular vasculitis presenting as a tumor-like lesion. J Urol. 2004; 171(2 Pt 1): 799.
148. Yamashita C, Otsuka A, Dainichi T, Kabashima K. Novel MEFV variant Q311H in an incomplete Behçet's disease patient with recurrent epididymitis. J Eur Acad Dermatol Venereol. 2016; 30(11): e173-e4.
149. Ek L, Hedfors E. Behçet's disease: a review and a report of 12 cases from Sweden. Acta Derm Venereol. 1993; 73(4): 251-4.
150. Zouboulis CC, Kötter I, Djawari D, Kirch W, Kohl PK, Ochsendorf FR, et al. Epidemiological features of Adamantiades-Behçet's disease in Germany and in Europe. Yonsei Med J. 1997; 38(6): 411-22.
151. Fuse H, Ohkawa M, Yamaguchi K, Hirata A, Matsubara F. Cryptococcal prostatitis in a patient with Behçet's disease treated with fluconazole. Mycopathologia. 1995; 130(3): 147-50.
152. Chajek T, Fainaru M. Behçet's disease. Report of 41 cases and a review of the literature. Medicine. 1975; 54(3): 179-96.
153. McDonald GS, Gad-Al-Rab J. Behçet's disease with endocarditis and the Budd-Chiari syndrome. J Clin Pathol. 1980; 33(7): 660-9.
154. Ates A, Aydintug OT, Duzgun N, Yaman O, Sancak T, Omür ND. Omuret's disease presenting as deep venous thrombosis and priapism. Clin Exp Rheumatol. 2004; 22(1 SRC-BaiduScholar): 107-9.
155. Moalla M, Gabsi M, el Ouakdi M, Zmerli S, Ben Ayed H. Behçet disease and priapism. J Rheumatol. 1990; 17(4): 570-1.
156. Beddouche A, Ouaziz H, Zougaghi S, Alaoui A, Dergamoun H, El Sayegh H, et al. Deep dorsal penile vein thrombosis revealing Behcet's disease. Pan Afr Med J. 2016; 24: 17.
157. Erdogru T, Kocak T, Serdaroglu P, Kadioglu AS, Taylan A, et al. Evaluation and therapeutic approaches of voiding and erectile dysfunction in neurological Behçet's syndrome. Birlik neuroBehet disease with erectile dysfunction and micturition disturbances case report and literature review. Rheumatol Int. 38149152. 2018; 162(1 SRC-BaiduScholar): 147-53.
158. Taylan A, Birlik M. Parenchymal neuro-Behçet disease with erectile dysfunction and micturition disturbances: case report and literature review. Rheumatol Int. 2018; 38(1): 149-52.
159. Kone-Paut I, Yurdakul S, Bahabri SAJ, et al. Clinical features of Behçet's disease in children: an international collaborative study of 86 cases. 1998; 132(4 SRC-BaiduScholar): 721-5.
160. Shaefei N, Shahram F, Davatchi F, et al. Comparison of juvenile with adult Behçet's disease (A). Arthritis Rheum. 1998; 41(S124).
161. Pektas A, Devrim I, Besbas N, Bilginer Y, Cengiz AB, Ozen S. A child with Behcet's disease presenting with a spectrum of inflammatory manifestations including epididymoorchitis. Turk J Pediatr. 2008; 50(1): 78-80.
162. Alizadeh F, Khorrami MH, Izadpanahi MH, NouriMahdavi K, Mohammadi Sichani M. Bladder involvement in Behcet's disease. Urol J. 2012; 9(1): 347-50.
163. Lakhanpal S, Tani K, Lie JT, Katoh K, Ishigatsubo Y, Ohokubo T. Pathologic features of Behçet's syndrome: a review of Japanese autopsy registry data. Hum Pathol. 1985; 16(8): 790-5.
164. Dokmeci F, Cengiz BF. Ortac mass in a patient with Behçet's disease. Obstet Gynecol 881. 1996; 87(5 Pt 2 SRC-BaiduScholar).
165. Cetinel B, Akpinar H, Tüfek I, Uygun N, Solok V, Yazici H. Bladder involvement in Behçet's syndrome. J Urol. 1999; 161(1): 52-6.
166. Monteiro H, Nogueira RH, Akin Y, Yucel SJ, et al. de Carvalhoet's syndrome and vesicovaginal fistula: an unusual complication. An extremely rare manifestation of Bchcets disease urethrovaginal fistula. Int Urol Nephrol. 4635961. 2014; 153(2 SRC-BaiduScholar): 407-8.
167. Akin Y, Yucel S, Baykara M. An extremely rare manifestation of Behcet's disease: urethrovaginal fistula. Int Urol Nephrol. 2014; 46(2): 359-61.
168. Aoki T, Tanaka T, Akifuji Y, Ueki J, Nakamura I, Nemoto R, et al. Beneficial effects of interferonalpha in a case with Behçet's disease. Intern Med. 2000; 39(8): 667-9.
169. Cetinel B, Obek C, Solok V, Yaycioglu O, Yazici H. Urologic screening for men with Behçet's syndrome. Urology. 1998; 52(5): 863-5.
170. Saito M, Miyagawa I. Bladder dysfunction due to Behçet's disease. Urol Int. 2000; 65(1): 40-2.
171. Karandreas N, Tsivgoulis G, Zambelis T, Kokotis P, Rapidi A, PetropoulouK, et al. Urinary frequency in a case of Neuro-Behcet disease involving the brainstem-clinical, electrophysiological and urodynamic features. Clin Neurol

Neurosurg. 2007; 109(9): 806-10.

172. Akman-Demir G, Serdaroglu P, Tasçi B. Clinical patterns of neurological involvement in Behçet's disease: evaluation of 200 patients. The Neuro-Behçet Study Group. Brain. 1999; 122(Pt 11): 2171-82.

173. Yesilot N, Mutlu M, Gungor O, Baykal B, Serdaroglu P, Akman-Demir G. Clinical characteristics and course of spinal cord involvement in Behçet's disease. Eur J Neurol. 2007; 14(7): 729-37.

174. Szymajda A, Eledrisi MS, Patel R, Chaljub G, Cepeda E, Kaushik P. Diabetes insipidus as a consequence of neurologic involvement in Behcet's syndrome. Endocr Pract. 2003; 9(1): 33-5.

175. Jin-No M, Fujii T, Jin-No Y, Kamiya Y, Okada M, Kawaguchi M. Central diabetes insipidus with Behçet's disease. Intern Med. 1999; 38(12): 995-9.

176. Theodorou C, Floratos D, Hatzinicolaou P, Vaiopoulos G. Neurogenic bladder dysfunction due to Behçet's disease. Int J Urol. 1999; 6(8): 423-5.

（译者：竺青　毛妮；审核：谢希　唐琪　陈进伟）

第 11 章

儿童白塞综合征

Emire Seyahi, Isabelle Koné-Paut

白塞综合征主要累及青壮年，通常在20~30岁起病[1]。BS在儿童中很少见，但近年来在各国的报道中频率增高(表11-1)，可称为幼年BS或儿童BS[2-14]。幼年BS通常是指在儿童早期出现首发症状但在成年后疾病完全进展。我们建议儿童BS这一术语仅涵盖16岁前便符合ISG诊断标准[15]或新的儿科分类标准[14]的患者。这对于更好地理解和定义儿童BS的特征非常重要。

流行病学

在法国，15岁以下儿童BS的患病率为1/600000[16]。一项在土耳其进行的现场调查共筛查了46813例儿童，未发现BS患者[17]。根据零患者公式，该调查中的患病率可计算为<6/100000(95% CI)[18]。然而，登记报告的儿童患病率在整个BS人群中较高，为2%~5%[2-3, 6-7, 10, 12]。男女比例接近1，从0.7到1.4不等。

家族聚集性

在儿童患者中家族聚集的发生率较高(9%~47%)[3-4, 6, 10-13, 19]。虽然到目前为止还没有显示出特定的孟德尔遗传模式[21]，但有强有力的证据表明BS具有遗传背景。据报道，BS患者的兄弟姐妹的患病率（患者兄弟姐妹受影响的风险和普通人群受影响的风险的比率）也较高[21-23]。此外，遗传预测发现，在84%的家庭中，儿童比他们的父母更早发病[24]。一些学者认为，BS幼年患者中家族聚集患病率的增加，可能会定义一个常染色体隐性遗传的患者亚群[25]。与HLA-B51的强相关性和独特的地理分布也支持发病机制中的强遗传成分。但总体而言，全基因组关联研究未能进一步确定更强的基因关联[21]。近几年，在受累家族中进行更广泛的外显子组测序，揭示了白塞样（可能的BS）表现型的多种机制[26]。

表 11-1　幼年 BS 患者病例中的人口和临床特征比较[2-14]

国家，年份	伊朗，1993	突尼斯，1993	韩国，1994	沙特阿拉伯，1996	土耳其，1996	日本，1997	希腊，1998	以色列，1999	德国，1999	法国，2002	土耳其，2004	土耳其，2008	PEDBD，2016
参考文献	[2]	[3]	[4]	[5]	[6]	[7]	[8]	[9]	[10]	[11]	[12]	[13]	[14]
儿童/成人，病例数	67/2175 (3%)	14/582 (2%)	40/-	12/-	95/1784 (5%)	31/-	18/70	19/-	8/168 (5%)	55/-	121/5000 (2%)	83/-	219[c]/
男性/女性，病例数	33/34 1	9/5 1.8	16/24 0.7	7/5 1.4	51/44 1.15	14/17 0.8	11/7 1.4	11/8 1.4	4/4 1	21/24 0.89	61/60 1	38/45 0.84	109/110 1
发病年龄	-	12	10.6	12	13±3	<16	15	7	10.5	12	12.9±2.3	12±4	7.4±4.2
随访时长	-	(6±4)年	-	6 年	(13±7)年	-	4 年	10 年	-	-	中位数，8 年	-	3.2 次随访/患者
家族史	-	14%	23%	0	9%	-	-	-	25%	9%	19%	19%	22%
口腔溃疡	77%	100%	100%	100%	100%	100%	100%	100%	100%	100%	100%	100%	100%
生殖器溃疡	26%	64%	83%	91%	92%	58%	67%	32%	82%	79%	65%	82%	47%
丘疹脓疱性病变	61%	71%	69%	33%	59%	55%	50%	90%	70%	38%	62%	51%	59%[b]
结节性病变	ND	14%	59%	25%	48%	ND	44%	37%	46%	26%	40%	52%	-
关节	2%	21%	28%	75%	24%	ND	61%	32%	57%	17%	20%	40%	40%
血管疾病	0%	29%	7%	8%	19%	6%	11%	11%	25%	21%	14%	10%	11%[a]
眼部病变	70%	14%	28%	50%	27%	29%	67%	47%	48%	36%	60%	35%	37%[a]
神经系统疾病	0%	14%	3%	50%	3%	13%	17%	26%	21%	24%	10%	7%	66%[a]
胃肠道疾病	0%	0%	5%	0%	2%	39%	11%	37%	19%	2%	0.8%	5%	29%[a]

注：[a]病征而非疾病；[b]皮肤病变。

发病年龄和发病方式

儿童 BS 起病年龄范围较广，从几个月到 16 岁不等[2-13]。国际 PEDBD 队列研究中 156 例患者的平均发病年龄(首发症状出现)为(7.83±4.39)岁[14]。以色列、日本和韩国的研究也报告了与之相似的发病年龄(7~9 岁)[4,7,9]。甚至有一过性新生儿 BS 病例的报道[27]。复发性口腔溃疡(87%~98%)是最常见的首发症状，其次是生殖器溃疡(20%~30%)、皮肤损伤(5%~15%)和眼部病变(5%)[4,8,10-11,13]。首发症状出现到疾病完全进展之间的时间可以很长，2 年至 8 年不等[6,8-9,11-13]。在 Cerrahpasa 等人的调查中，平均时长为 2 年，而在 PEDBD 研究中，平均时长则为(6.0±3.5)年[12,14]。然而，一项研究发现，儿童和成人患者之间的诊断延误并无区别[13]。

青春期

许多病例系列分析和病例报告报道了该病在青春期前发病[6,9,12,14,20,28-31]。Sarica 等人指出，95 例患者(27%)中有 26 例(16 男/10 女)在进入青春期前已满足所有诊断标准[6]。在 Cerrahpasa 等调查的 121 例(61 男/60 女)儿童病例中，有 58 例(28 男/30 女)(48%)在青春期起病；28 例(14 男/14 女)在青春期前起病[12]。临床表现方面，结节性红斑和生殖器溃疡的发生率与青春期相关。结节性红斑更可能出现在青春期前(17/58 vs 6/58，$P=0.004$)，而生殖器溃疡更可能出现在青春期后(13/58(22%) vs 23/58(40%)，$P=0.03$)[12]。

皮肤黏膜病变和关节炎

与成人患者类似，皮肤黏膜病变是最常被报道的体征(图 11-1)。口腔溃疡几乎存在于所有类别的全部患者中，且通常是首发症状。Borlu 等人报道了幼年 BS 患者皮肤黏膜病变的类型和解剖定位[20]。大多数患者都出现轻度溃疡，颊黏膜、牙龈、唇和舌等部位最为常见。只有少数患者出现巨大溃疡，未见疱疹性口腔溃疡。咽狭窄被视为复发性咽后壁溃疡愈合的罕见并发症[3,12]。

在大多数研究中，生殖器溃疡是第二常见的皮肤黏膜病变[2-14,20]。生殖器溃疡最容易发生在男孩的阴囊和阴阜，女孩的大阴唇部位。约三分之一的患者身上都能观察到既往溃疡留下的瘢痕[20]。我们观察到，与成人相比，儿童生殖器溃疡较少见(图 11-2)[2,9,12-14]；而与男孩相比，女孩生殖器溃疡更为普遍[12]。此外，成年患者生殖器瘢痕发生率约为 65%[32]，明显高于儿童。

丘疹脓疱性皮损是第三常见的皮肤黏膜病变，存在于 50%~60%的病例中，好发于上下肢、臀部和面部[2-4,6-10,12-13,20]。结节性红斑是最不常见的皮肤黏膜病变，见于 10%~30%的儿童患者[20]。肛周溃疡、生殖器外溃疡和急性发热性嗜中性皮病样皮损(sweet 综合征样皮损)是其他罕见的皮肤黏膜表现[20]。

20%的患者出现单关节或少关节形式的发作性关节炎[12]。关节痛更常见，最易累及膝关节、肘关节和踝关节，未观察到关节畸形。Cerrahpasa 等人调查发现，与成人相比，儿童患者丘疹脓疱病、结节性红斑和关节炎的发生率较低(图 11-2)[12]。这与 Shafaie 等人的发现一致[2]。

眼部病变

据报道，在儿童葡萄膜炎患者中，BS 的患病率仅为 0.5%~11%[33-37]。与成人不同，幼年特发性关节炎(juvenile idiopathic arthritis，JIA)是儿童葡萄膜炎最常见的原因，其次是特发性关节炎和睫状体平坦部炎[33-37]。法国一个儿童风湿病中心对 145 例非感染性葡萄膜炎患儿进行随访，其中 85 例(59%)为 JIA 相关葡萄膜炎，9 例(6%)为 BS[37]。在已发表的儿科 BS 病例中，眼部病变的发生率在 14%至 70%之间[2-13]，与成人病例中报告的发生率相似[8-13]。然而，一项日本的研究显示儿童眼部病变的发生率较成人低(29%)[7,38]。Sungur 等人研究了 62 例 BS 患者眼部病变的临床特征和并发症，并根据发病年龄将他们分为不同的年龄组[29]。他们观察到前葡萄膜炎在 10 岁以下患儿中最常见，而伴有视网膜血管炎的全葡萄膜炎在 10 岁以上的患儿中常见[29]。然而，在一项以儿童期葡萄膜炎起病的 BS 患者的大样本回顾性分析中，并未发现其在性别偏好、表现模式、并发症或临床结局方面与成人有显著差异[39]。据报道，葡萄膜炎的平均发病年龄为 14 岁(9~16 岁)，多见于男孩。常累及双眼，伴有视网膜血管炎的全葡萄膜炎是最常见的类型。随访结束时(中位数：5 年)，17%的葡萄膜炎患者失明[39]。与已报道的成人眼部病变相比，儿科患者的眼部病变似乎预后较好[1, 40]。与该观察结果一致，美国和以色列最近的研究结果显示，儿童 BS 患者的视力损失低于成人[41-42]。

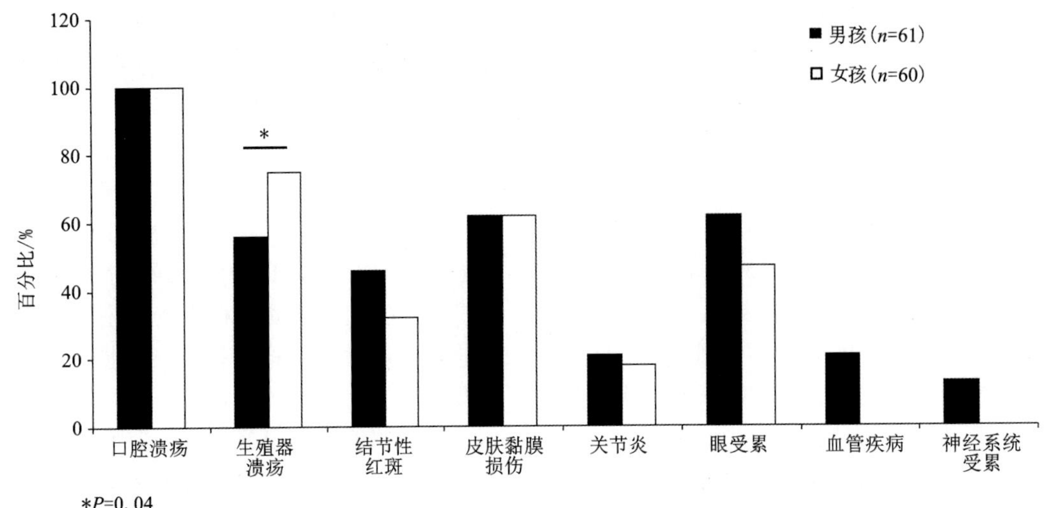

图 11-1　男孩和女孩初次就诊的临床特征[12]

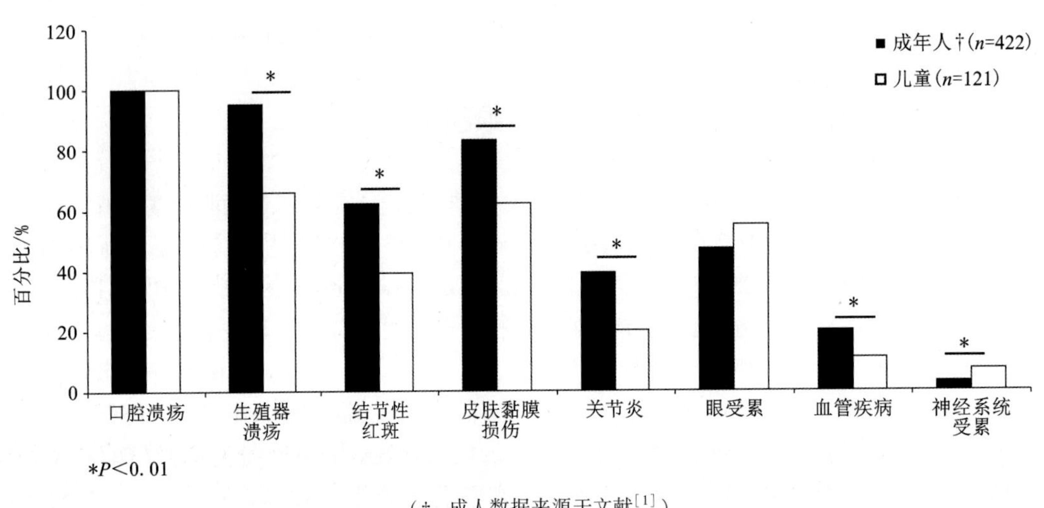

图 11-2　与成人相比，幼年 BS 患者的初始临床特征[12]

血管受累

血管受累几乎仅见于成人和男孩。同样，在 PEDBD 研究中也仅限于男孩[14]。与成人相比，儿童发病率较低[3-13]，但儿童的血管受累仍将引起持续的严重的损害并提示预后不良[3-13, 43-46]。在 Cerrahpasa 等人的调查中，15%的男孩在初次随访时出现血管受累，后续随访时，新增 13% 的男孩患者[12]。大血管受累的频率相对较高：肺动脉瘤(24%)、腔静脉血栓形成(18%)、布加综合征(6%)、下肢深静脉血栓形成(35%)、浅静脉血栓形成(18%)[12]。

神经系统受累

BS 的神经系统疾病主要有两种类型：中枢神经系统脑实质病变和硬脑膜窦血栓形成[47-48]。中枢神经系统脑实质病变形成较晚，但可导致严重的神经功能缺陷。硬脑膜窦血栓类型与身体其他部位的静脉血栓形成有关[49]，可能引起颅内高压，出现头痛、恶心、呕吐、复视等症状，预后远好于脑实质受累。儿童脑实质病变与成人无明显差异。与成人相比，儿童神经系统受累更常见（表 11-1 和图 11-2）。在土耳其的研究中，硬脑膜窦血栓形成是神经系统受累的主要类型[12, 49]，而在法国、以色列和沙特阿拉伯的一些儿科病例报告中[5, 9, 11, 24, 50-51]，脑实质受累更为常见[5, 9, 11, 24, 50-51]。

肠道受累

肠道受累的特征表现是深部溃疡的形式，最常累及回肠末端或回盲部，往往会形成肠壁穿孔[52-53]。其流行状况因地域而异：在远东地区、日本和韩国常见，而在土耳其等中东地区罕见[53]。无论是在远东地区还是中东地区，儿童患者肠道受累都较成人常见[4, 7, 9, 52-56]。而在这些地区以外，儿童肠道受累通常比较轻微(孤立性腹痛)[12, 14]。真正的结肠炎是罕见的，需要基因检测来排除 BS 样疾病，如 A20 单倍剂量不足、甲羟戊酸激酶缺乏和 8 号染色体三体等。

性别与地区差异

在 PEDBD 的研究中，女性比男性更易出现生殖器溃疡($P=0.0006$)，而眼部症状和血管症状与男性的相关性更高($P=0.0039$ 和 $P=0.0199$)[14]。同一项研究显示，与非欧洲患者相比，欧洲患者的发病年龄更小，更常出现发热、关节症状、胃肠道症状和神经系统症状，葡萄膜炎也更严重。其余结果与成人和其他儿童病例报告的结果类似[14]。

诊断与分类标准

由于临床症状的缺乏、临床异质性以及与自身炎症反应的大量重叠，儿童 BS 的诊断非常具有挑战性。迄今为止，已提出的成人国际分类敏感度[15]和特异度都不够[57]。最近，一个大型的国际专家联盟提出了初步的分类标准，该标准是基于以下两个步骤形成的：第一步，通过形成共识来判定 BS 病例；第二步，选择与 BS 诊断显著相关的临床症状[14]。通过 EUROFEVER 注册的自身炎症队列确保了内部验证。该标准的大部分条目与新的成人分类标准相似，但所有条目的权重均为 1，如果患者的评分为 3 分或 3 分以上，即可诊断为 BS(表 11-2)。但这个标准的条目还是临时的，需要进一步的外部验证。

表 11-2　白塞病国际分类标准——BS 儿童标准[14]

条目	描述	分值/分
复发性口腔溃疡	每年至少 3 次	1
生殖器溃疡	典型的瘢痕	1
皮肤受累	坏死性毛囊炎，痤疮样皮损，结节性红斑	1
眼受累	前、后葡萄膜炎，视网膜血管炎	1
神经系统表现	单纯头痛除外	1
血管表现	静脉血栓，动脉血栓，动脉瘤	1

鉴别诊断

BS 的临床表型本质上是自身炎症，各种疾病都可能伪装成 BS，尤其是首发症状出现在青春期前的 BS。医生在非常年幼的儿童中诊断 BS 时，对于那些反复发热，表现为炎症性结肠炎和急性期反应物升高的患儿，需要与以下疾病相鉴别。

A20 单倍剂量不足(HA20)

最近在一组有口腔溃疡、生殖器溃疡和葡萄膜炎等白塞样表现的家族中发现了 TNFAIP3 基因的新的截短型显性遗传突变，大多数患者出现发热和生物性炎症[58]。TNFAIP3 基因编码 A20 蛋白，该蛋白在 NF-κB 通路中起负性调控作用。HA20 患者有严重的皮肤黏膜病变，伴有瘢痕、皮肤脓肿，并可能发展为前葡萄膜炎而非后葡萄膜炎或严重的小肠结肠炎[59]。

甲羟戊酸激酶缺乏

80% 的甲羟戊酸激酶缺乏(mevalonate kinase deficiency, MKD)患者在出生后第一年出现持续 5～15 天的反复发热，并可能出现口腔溃疡、关节炎和严重的结肠炎[60]。MKD 患者经常发生严重的细菌感染，并对感染或疫苗接种等抗原刺激反应过度，可伴有结节性红斑和病理反应。通过甲羟戊酸尿症（发热期间检测）和 MVK 基因有两个独立致病性突变的证据就能确诊[60]。

周期性发热伴口疮性口腔炎、咽炎和腺炎

周期性发热伴口疮性口腔炎、咽炎和腺炎（periodic fever aphthosis，pharyngitis，and adenitis，PFAPA）综合征并不易与 BS 混淆，但在青春期前和青春期起病的儿童 BS 人群中[14]，许多人在生命的最初几年呈现出 PFAPA 的特征[60-62]。该病发病机制不明，以普遍高热伴寒战和全身不适为特征。临床检查可见渗出性咽炎、颈部淋巴结炎（常疼痛）；有时可见口腔溃疡，一般较轻微，在发作时或发作间期发生。与肠系膜腺病相关的腹痛以及无关节炎的腿痛也很常见，其症状可在数月或数年内自行消退，但偶尔也会在成年期复发。对症治疗一般采用非甾体抗炎药或按需使用类固醇，秋水仙碱也可能有一定疗效。

8 号染色体三体综合征

8 号染色体先天性重复和获得性嵌合体中，8 号染色体三体综合征与 BS 样综合征以及骨髓异常增生有关[63]。除了反复发热、口腔和生殖器溃疡外，这些患者还经常发生肠道溃疡，这与肠 BS 中观察到的并无差异。皮肤病变、葡萄膜炎和血管性 BS 发生率较低，8 号染色体三体综合征的存在似乎改变了疾病的表型，发热和胃肠道受累率增加。

病死率和预后

与成人相同，男孩的血管和神经受累等发病率和病死率更高（图 11-1、图 11-2 和图 11-3）。在一项对 817 例儿童和成人的单中心回顾性队列研究中，中位随访时间为 7.7 年，病死率为 5%，病死率与年龄较小（15～25 岁）有关[64]。在 Cerrahpasa 等人 8 年随访的调查中，121 例青少年患者中有 5 例（4%）死亡（均为男性）[12]。死亡原因为肺动脉瘤导致的大咯血（2 名男孩均死于 17 岁）、布加综合征（1 名男孩死于 10 岁）、自杀（1 名男孩死于 20 岁）和复发性口腔和咽后壁溃疡愈合所致狭窄引起的吸入性肺炎（1 名男孩死于 16 岁）。男孩和成年男性的病死率相当（图 11-3）[1, 12]。

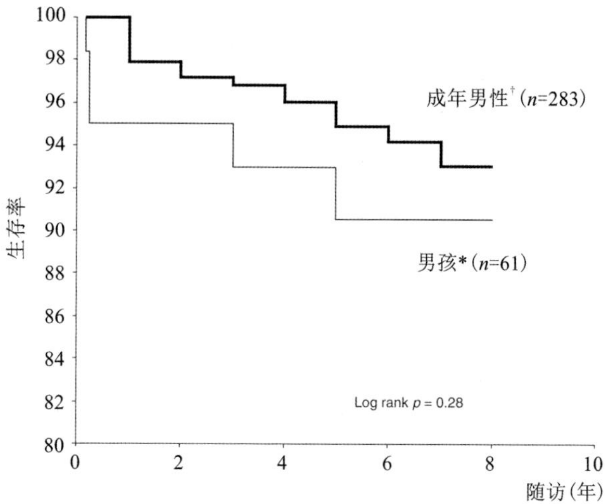

（†：成人数据来源于参考文献 1　*：男孩的数据来源于参考文献 12）

图 11-3　成年男性和男孩的生存曲线比较

治疗

儿童 BS 的治疗原则与成人相同。硫唑嘌呤、皮质类固醇、秋水仙碱、环孢素、环磷酰胺和干扰素可用于治疗儿童 BS[12]。在 Cerrahpasa 等人的研究中，男孩多使用硫唑嘌呤和皮质类固醇；而女孩多使用秋水仙碱，其次是硫唑嘌呤[12]。有研究表明，干扰素、英夫利昔单抗和沙利度胺对耐药 BS 患儿可能有效[65-70]。

参考文献

1. Kural-Seyahi E, Fresko I, Seyahi N, et al. The longterm mortality and morbidity of Behcet syndrome: a 2-decade outcome survey of 387 patients followed at a dedicated center. Medicine (Baltimore). 2003; 82: 60-76.
2. Shafaie N, Shahram F, Davatchi F, et al. Behçet's disease in children. In: Wechsler B, Godeau P, editors. Behçet's disease. Amsterdam: Excerpta Medica; 1993. p. 381-3.
3. Hamza M. Juvenile Behçet's disease. In: Wechsler B, Odeau PG, editors. Behçet's disease. Amsterdam: Excerpta Medica; 1993. p. 377-80.
4. Kim DK, Chang SN, Bang D, Lee ES, Lee S. Clinical analysis of 40 cases of childhood-onset Behçet's disease. Pediatr Dermatol. 1994; 11: 95-101.
5. Bahabri SA, al-Mazyed A, al-Balaa S, el-Ramahi L, al-

Dalaan A. Juvenile Behçet's disease in Arab children. Clin Exp Rheumatol. 1996; 14: 331-5.

6. Sarica R, Azizlerli G, Köse A, Dişçi R, Ovül C, Kural Z. Juvenile Behçet's disease among 1784 Turkish Behçet's patients. Int J Dermatol. 1996; 35: 109-11.

7. Fujikawa S, Suemitsu T. Behçet disease in children: a nationwide retrospective survey in Japan. Acta Paediatr Jpn. 1997; 39: 285-9.

8. Vaiopoulos G, Kaklamani VG, Markomichelakis N, Tzonou A, Mavrikakis M, Kaklamanis P. Clinical features of juvenile Adamantiades-Behçet's disease in Greece. Clin Exp Rheumatol. 1999; 17: 256-9.

9. Krause I, Uziel Y, Guedj D, et al. Childhood Behçet's disease: clinical features and comparison with adult-onset disease. Rheumatology (Oxford). 1999; 38: 457-62.

10. Treudler R, Orfanos CE, Zouboulis CC. Twenty-eight cases of juvenile-onset Adamantiades-Behçet disease in Germany. Dermatology. 1999; 199: 15-9.

11. Koné-Paut I, Gorchakoff-Molinas A, Weschler B, Touitou I. Paediatric Behçet's disease in France. Ann Rheum Dis. 2002; 61: 655-6.

12. Seyahi E, Ozdogan H, Uğurlu S, et al. The outcome children with Behçet's syndrome. Clin Exp Rheumatol. 2004; 22(4 : Suppl 34): 116.

13. Karincaoglu Y, Borlu M, Toker SC, et al. Demographic and clinical properties of juvenile onset Behçet's disease: a controlled multicenter study. J Am Acad Dermatol. 2008; 58: 579-84.

14. Koné-Paut I, Shahram F, Darce-Bello M, Cantarini L, Cimaz R, Gattorno M, et al. Consensus classification criteria for paediatric Behçet's disease from a prospective observational cohort: PEDBD. Ann Rheum Dis. 2016; 75: 958-64.

15. International Study Group for Behcet's Disease. Criteria for diagnosis of Behçet's disease. Lancet. 1990; 335: 1078-80.

16. Koné-Paut I, Bernard JL. Behçet's disease in children: a French nationwide survey. Arch Fr Pediatr. 1993; 50: 145-54.

17. Ozen S, Karaaslan Y, Ozdemir O, et al. Prevalence of juvenile chronic arthritis and familial Mediterranean fever in Turkey: a field study. J Rheumatol. 1998; 25: 2445-9.

18. Yazici H, Biyikli M, van der Linden S, Schouten HJ. The 'zero patient' design to compare the prevalences of rare diseases. Rheumatology (Oxford). 2001; 40: 121-2.

19. Koné-Paut I, Geisler I, Wechsler B, Ozen S, Ozdogan H, Rozenbaum M, Touitou I. Familial aggregation in Behçet's disease: high frequency in siblings and parents of pediatric probands. J Pediatr. 1999; 135: 89-93.

20. Borlu M, Ukşal U, Ferahbaş A, Evereklioglu C. Clinical features of Behçet's disease in children. Int J Dermatol. 2006; 45: 713-6.

21. Gül A. Pathogenesis of Behçet's disease: autoinflammatory features and beyond. Semin Immunopathol. 2015; 37: 413-8.

22. Gül A. Behçet's disease: an update on the pathogenesis. Clin Exp Rheumatol. 2001; 19(5 Suppl 24): S6-12.

23. Gül A, Inanç M, Ocal L, Aral O, Koniçe M. Familial aggregation of Behçet's disease in Turkey. Ann Rheum Dis. 2000; 59: 622-5.

24. Fresko I, Soy M, Hamuryudan V, et al. Genetic anticipation in Behçet's syndrome. Ann Rheum Dis. 1998; 57: 45-8.

25. Molinari N, Koné Paut I, Manna R, Demaille J, Daures JP, Touitou I. Identification of an autosomal recessive mode of inheritance in paediatric Behçet's families by segregation analysis. Am J Med Genet A. 2003; 122A(2): 115-8.

26. Okuzaki D, Yoshizaki K, Tanaka T, Hirano T, Fukushima K, Washio T, Nojima H. Microarray and whole-exome sequencing analysis of familial Behçet's disease patients. Sci Rep. 2016; 6: 19456.

27. Stark AC, Bhakta B, Chamberlain MA, Dear P, Taylor PV. Life-threatening transient neonatal Behçet's disease. Br J Rheumatol. 1997; 36: 700-2.

28. Yurdakul S, Ozdogan H, Kasapcopur O, et al. Behçet's syndrome with juvenile onset: report of 44 patients. Clin Exp Rheumatol. 1993; S9(71): 11.

29. Sungur GK, Hazirolan D, Yalvac I, et al. Clinical and demographic evaluation of Behçet disease among different paediatric age groups. Br J Ophthalmol. 2009; 93: 83-7.

30. Yuksel Z, Schweizer JJ, Mourad-Baars PE, Sukhai RN, Mearin LM. A toddler with recurrent oral and genital ulcers. Clin Rheumatol. 2007; 26: 969-70.

31. Ozdogan H. Behçet's syndrome in children. In: Ansell BM, Bacon PA, Lie JT, Yazici H, editors. The vasculitides. London: Chapman & Hall; 1996. p. 416-24.

32. Mat MC, Goksugur N, Engin B, Yurdakul S, Yazici H. The frequency of scarring after genital ulcers in Behçet's syndrome: a prospective study. Int J Dermatol. 2006; 45: 554-6.

33. Kanski JJ, Shun-Shin GA. Systemic uveitis syndromes in childhood: an analysis of 340 cases. Ophthalmology. 1984; 91: 1247-52.

34. Tugal-Tutkun I, Havrlikova K, Power WJ, Foster CS. Changing patterns in uveitis of childhood. Ophthalmology. 1996; 103: 375-83.

35. Pivetti-Pezzi P. Uveitis in children. Eur J Ophthalmol. 1996; 6: 293-8.

36. Soylu M, Ozdemir G, Anli A. Pediatric uveitis in southern Turkey. Ocul Immunol Inflamm. 1997; 5: 197-202.

37. Sardar E, Dusser P, Rousseau A, Bodaghi B, Labetoulle M,

Koné-Paut I. Retrospective study evaluating treatment decisions and outcomes of childhood uveitis not associated with Juvenile Idiopathic Arthritis. J Pediatr. 2017; 186: 131-7. e1.

38. Kitaichi N, Miyazaki A, Stanford MR, Iwata D, Chams H, Ohno S. Low prevalence of juvenile-onset Behcet's disease with uveitis in East/South Asian people. Br J Ophthalmol. 2009; 93: 1428-30.

39. Tugal-Tutkun I, Urgancioglu M. Childhood-onset uveitis in Behçet disease: a descriptive study of 36 cases. Am J Ophthalmol. 2003; 136: 1114-9.

40. Tugal-Tutkun I, Onal S, Altan-Yaycioglu R, Huseyin Altunbas H, Urgancioglu M. Uveitis in Behçet disease: an analysis of 880 patients. Am J Ophthalmol. 2004; 138: 373-80.

41. Kesen MR, Goldstein DA, Tessler HH. Uveitis associated with pediatric Behçet disease in the american midwest. Am J Ophthalmol. 2008; 146: 819-27. e2.

42. Friling R, Kramer M, Snir M, Axer-Siegel R, Weinberger D, Mukamel M. Clinical course and outcome of uveitis in children. J AAPOS. 2005; 9: 379-82.

43. Koné-Paut I, Yurdakul S, Bahabri SA, et al. Clinical features of Behçet's disease in children: an international collaborative study of 86 cases. J Pediatr. 1998; 132: 721-5.

44. Antar KA, Keiser HD, Peeva E. Relapsing arterial aneurysms in juvenile Behçet's disease. Clin Rheumatol. 2005; 24: 72-5.

45. Kutay V, Yakut C, Ekim H. Rupture of the abdominal aorta in a 13-year-old girl secondary to Behçet disease: a case report. J Vasc Surg. 2004; 39: 901-2.

46. Beşbaş N, Ozyürek E, Balkanci F, et al. Behçet's disease with severe arterial involvement in a child. Clin Rheumatol. 2002; 21: 176-9.

47. Akman-Demir G, Serdaroglu P, Tasci B. Clinical patterns of neurological involvement in Behcet's disease: evaluation of 200 patients. The Neuro-Behcet Study Group. Brain. 1999; 122: 2171-82.

48. Siva A, Kantarci OH, Saip S, et al. Behcet's disease: diagnostic and prognostic aspects of neurological involvement. J Neurol. 2001; 248: 95-103.

49. Uluduz D, Kürtüncü M, Yap c Z, Seyahi E, Kasapçopur Ö, Özdoğan H, Saip S, Akman-Demir G, Siva A. Clinical characteristics of pediatric-onset neuro-Behçet disease. Neurology. 2011; 77: 1900-5.

50. Koné-Paut I, Chabrol B, Riss JM, Mancini J, Raybaud C, Garnier JM. Neurologic onset of Behçet's disease: a diagnostic enigma in childhood. J Child Neurol. 1997; 12: 237-41.

51. Metreau-Vastel J, Mikaeloff Y, Tardieu M, Koné-Paut I, Tran TA. Neurological involvement in paediatric Behçet's disease. Neuropediatrics. 2010; 41: 228-34.

52. Ideguchi H, Suda A, Takeno M, Miyagi R, Ueda A, Ohno S, Ishigatsubo Y. Gastrointestinal manifestations of Behçet's disease in Japan: a study of 43 patients. Rheumatol Int. 2014; 34: 851-6.

53. Hatemi I, Hatemi G, Çelik AF. Gastrointestinal involvement in Behçet disease. Rheum Dis Clin N Am. 2018; 44: 45-64.

54. Hung CH, Lee JH, Chen ST, Yang YH, Lin YT, Wang LC, Yu HH, Chiang BL. Young children with Behçet disease have more intestinal involvement. J Pediatr Gastroenterol Nutr. 2013; 57: 225-9.

55. Yurdakul S, Tüzüner N, Yurdakul I, Hamuryudan V, Yazici H. Gastrointestinal involvement in Behçet's syndrome: a controlled study. Ann Rheum Dis. 1996; 55: 208-10.

56. Tabata M, Tomomasa T, Kaneko H, Morikawa A. Intestinal Behçet's disease: a case report and review of Japanese reports in children. J Pediatr Gastroenterol Nutr. 1999; 29: 477-81.

57. Davatchi F, Sadegh Abdollahi B, Shahram F, et al. Validation of the international criteria for Behcet's disease in Iran. Int J Rheum Dis. 2010; 13: 55-60.

58. Zhou Q, Wang H, Schwartz DM, Stoffels M, Park YH, Zhang Y, et al. Loss-of-function mutations in TNFAIP3 leading to A20 haploinsufficiency cause an early-onset autoinflammatory disease. Nat Genet. 2016; 48: 67-73.

59. Aeschlimann FA, Batu ED, Canna SW, et al. A20 haploinsufficiency (HA20): clinical phenotypes and disease course of patients with a newly recognised NF-kB-mediated autoinflammatory disease. Ann Rheum Dis. 2018; 77: 728-35.

60. Lachmann HJ. Periodic fever syndromes. Best Pract Res Clin Rheumatol. 2017; 31: 596-609.

61. Theodoropoulou K, Vanoni F, Hofer M. Periodic fever, Aphthous stomatitis, pharyngitis, and cervical adenitis (PFAPA) syndrome: a review of the pathogenesis. Curr Rheumatol Rep. 2016; 18: 18.

62. Adrovic A, Sahin S, Barut K, Kasapcopur O. Familial Mediterranean fever and periodic fever, aphthous stomatitis, pharyngitis, and adenitis (PFAPA) syndrome: shared features and main differences. Rheumatol Int. 2018; https://doi.org/10.1007/s00296-018-4105-2.

63. Esatoglu SN, Hatemi G, Salihoglu A, Hatemi I, Soysal T, Celik AF. A reappraisal of the association between Behçet's disease, myelodysplastic syndrome and the presence of trisomy 8: a systematic literature review. Clin Exp Rheumatol. 2015; 33(6 Suppl 94): S145-51.

64. Saadoun D, Wechsler B, Desseaux K, Le Thi HD, Amoura

Z, Resche－Rigon M, et al. Mortality in Behcet's disease. Arthritis Rheum. 2010; 62: 2806－12.

65. Guillaume－Czitrom S, Berger C, Pajot C, Bodaghi B, Wechsler B, Kone－Paut I. Efficacy and safety of interferon－alpha in the treatment of corticodependent uveitis of paediatric Behcet's disease. Rheumatology (Oxford). 2007; 46: 1570－3.

66. Saurenmann RK, Levin AV, Rose JB, et al. Tumour necrosis factor alpha inhibitors in the treatment of childhood uveitis. Rheumatology (Oxford). 2006; 45: 982－9.

67. Yasui K, Misawa Y, Shimizu T, Komiyama A, Kawakami T, Mizoguchi M. Thalidomide therapy for juvenile－onset entero－Behçet disease. J Pediatr. 2003; 143: 692－4.

68. Koné－Paut I. Behçet's disease in children, an overview. Pediatr Rheumatol Online J. 2016; 14: 10.

69. Deitch I, Amer R, Tomkins－Netzer O, Habot－Wilner Z, Friling R, Neumann R, Kramer M. The effect of anti－tumor necrosis factor alpha agents on the outcome in pediatric uveitis of diverse etiologies. Graefes Arch Clin Exp Ophthalmol. 2018; 256: 801－8.

70. Kuemmerle－Deschner JB, Tzaribachev N, Deuter C, Zierhut M, Batra M, Koetter I. Interferon－alpha－－a new therapeutic option in refractory juvenile Behçet's disease with CNS involvement. Rheumatology (Oxford). 2008; 47: 1051－3.

（译者：张路　刘利群；审核：葛燕　唐琪　陈进伟）

第 12 章

白塞综合征病理

Cuyan Demirkesen, Büge Oz, Süha Göksel

白塞综合征无特异性的组织病理学特征。本章节将从以下几个方面概述白塞综合征最常见的病理形态学变化。

皮肤黏膜病变

皮肤黏膜病变是 BS 标志性的改变[1]。口腔和生殖器/外生殖器溃疡、痤疮性和丘疹性皮损、结节性红斑(EN)样病变、浅表性血栓性静脉炎和针刺反应试验尤为重要。其他罕见表现包括 Sweet's 综合征样皮损、坏疽性脓皮病、多形性红斑、冻疮样病变、嗜中性粒细胞性汗腺炎、大疱性坏死性血管炎，以及可触及的紫癜和卡波西肉瘤[2-10]。

口腔溃疡

BS 口腔阿弗他溃疡在组织病理形态学上类似于特发性复发性阿弗他口炎(RAS)。镜下组织学特征为纤维性坏死渗出物取代表面的鳞状上皮。溃疡周边的上皮组织中出现淋巴细胞和中性粒细胞等炎症细胞浸润，伴有角质细胞的再生性修复。黏膜底层大量中性粒细胞、淋巴细胞、组织细胞和浆细胞浸润。同时出现血管显著增生伴内皮细胞肿胀。少数病例出现血管管腔部分闭塞，以及罕见情况存在白细胞破碎性血管炎[11-12]。BS 的肥大细胞数量高于 RAS 和健康人群[13]。BS 中出现一些细胞因子亚型和凋亡标志物的上升，利用 Ki-67 标记细胞的增殖活性，发现上皮细胞的增殖活性显著降低，但这一现象在许多其他皮肤炎症性病变中并不常见[14]。

生殖器溃疡

生殖器溃疡的组织病理学与口腔溃疡病变相似。以中性粒细胞为主的浸润是生殖器溃疡早期病变的病理特征。晚期病变中，炎症细胞主要为淋巴细胞、组织细胞和浆细胞。Chun 报道几乎半数病例可见淋巴细胞性血管炎，而白细胞破碎性血管炎却很少见[12]。其他血管病理性改变包括血管壁增厚、血管内皮细胞肿胀(尤其是小动脉和毛细血管)，容易发生血管腔闭塞[11]。

脓疱性丘疹和痤疮状病变

脓疱性丘疹病变的组织病理学改变包括白细胞破碎性血管炎到较少量中性粒细胞浸润的血管反应[15]。同时也存在类似于深部化脓性毛囊炎或寻常痤疮的毛囊受累[16]。有观点认为毛囊性病理形态改变不具有特异性，只有在血管病变基础上的丘疹性脓疱病变才考虑为 BS 的特征病理之一[17]。至于是否存在免疫复合物介导 BS 的皮肤损伤也一直颇具争议[18-19]。因为后期研究中的重要证据证实没有免疫复合物介导此病变[20]。

毛囊病变中最常见的表现为以中性粒细胞浸润为主的毛囊周围炎，伴有或不伴有毛囊上皮和皮脂腺的破坏。毛囊内脓肿形成、角质和皮脂腺物质(粉刺)堵塞毛囊，也是寻常性痤疮所见的病理改变[21]。可出现血管增厚和管腔内纤维素物质的沉积，这些改变可能是继发于急性炎症，而不是真正的中性粒细胞血管反应[12]。

非毛囊性脓疱性丘疹的病理特征表现为血管周围浅层和深层白细胞、单核细胞或混合细胞浸润，可能是真性血管炎[22]。有时也存在无血管病变的脓疱形成。

结节性红斑(EN)样结节病变

BS 相关的脂膜炎的常见组织病理学特征表现为中性粒细胞浸润，主要累及脂肪小叶，并延伸至皮下组织(图 12-1 和图 12-2)。近半数病例都可观察到主要涉及小动脉和小静脉的中性粒细胞血管炎[23-24]。Chun 等报道存在淋巴细胞性血管炎，这可能仅是一种继发性改变，而不是原发性血管炎[25]。BS 其他常见病理特征包括坏死症和白细胞破碎症。肉芽肿的形成并不常见。BS 的结节性病变在组织学上可能类似于结节性多动脉炎，但可与其他疾病相关的 EN 相鉴别[26]。一些学者认为，在 EN 样结节性病变中，存在严重的血管炎，尤其是静脉炎，可视为 BS 胃肠道受累的一个指标[27]。

已有一些研究证实，EN 样病变中存在黏附分子的表达[28-32]，但目前还没有建立一致性模式。

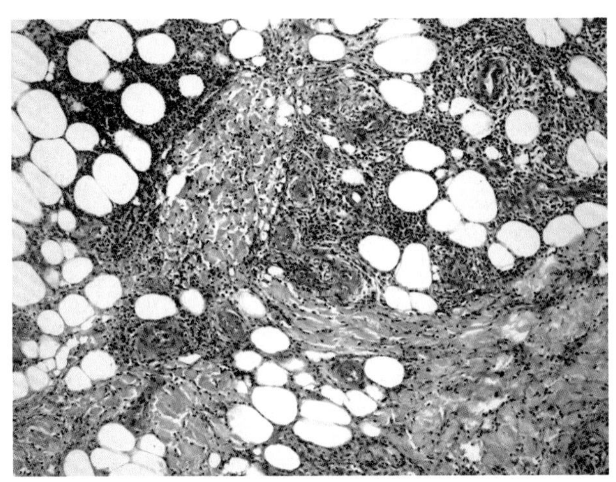

BS 性脂膜炎主要累及脂肪小叶，并延伸至皮下组织，伴有血管改变(HE×40)。

图 12-1 EN 样结节病变

浅表性血栓性静脉炎

浅表性血栓性静脉炎在临床上类似于 EN 样病变，男性更常见，临床上常与 BS 的其他形式的血管疾病联系在一起。组织病理学特征表现为真皮深部或皮下脂肪组织中小静脉受累，管腔闭塞伴机化性血栓形成。血管壁纤维组织增生，有时伴有单核细胞浸润。除皮下静脉的上述病理改变外，也可涉及深静脉的血栓形成。

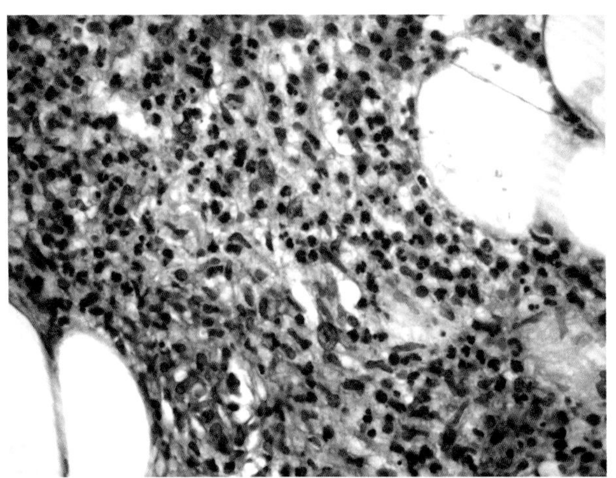

图 12-2 皮下脂肪小叶中性粒细胞为主的浸润(HE×400)

Sweet's 综合征样病变

Sweet's 综合征样病变主要表现为真皮内密集、弥漫性或斑块状的中性粒细胞浸润，有时延伸到皮下。晚期阶段这些中性粒细胞可被淋巴组织细胞的浸润所取代。Sweet's 综合征样的嗜中性粒细胞皮病被认为是一种嗜中性粒细胞的血管反应，但其在 BS 中并不少见[33]。

针刺反应

针刺引起的皮肤炎症，主要分布在血管周围，由淋巴细胞、中性粒细胞和嗜酸性粒细胞组成，12 小时后开始出现，24 小时后更密集[34]。大多数病例存在水肿和白细胞破碎。表皮内脓疱的发展与临床针刺反应相关。但在针刺反应过程中的血管变化是原发性还是继发性仍存在争议[34-35]。

Haim 和 Gilhar 报告，针刺反应中肥大细胞数量增多；然而，这一发现并未得到其他研究人员的证实[19, 34-35]。

皮肤病变中的直接免疫荧光

BS 患者的直接免疫荧光（DIF）结果存在争议。一些研究发现在几乎所有患者的针刺试验部位都存在 IgM、IgG 和补体 C3 沉积[36]，但也有研究没有发现任何沉积[35]。口腔阿弗他口炎中检测到 C3 和 C1q 以及 IgM 和 IgG[37-38]。这些发现虽然被解释为阿弗他口炎，但实际上是一种免疫复合物性血管炎。在一项纳入 108 例 BS 患者的研究中，在患者的皮损部位、阳性或阴性针刺反应点或正常皮肤中均检测到 IgM、IgA、C3 和纤维蛋白原的沉积[39]。研究人员认为，在病损和正常皮肤包括阴性针刺反应部位之间，免疫反应物的沉积没有明显差异。这些结果反过来证实可能的免疫学机制参与了 BS 发病。

眼受累

最常见的眼部症状主要是累及静脉系统的葡萄膜炎，以及视网膜血管病变，特别是视网膜血管炎[40]。视网膜血管炎、视网膜出血性梗塞导致失明和渗出，以及玻璃体出血很常见。BS 罕见结膜溃疡，其组织病理学表现为结膜上皮内和血管周围中性粒细胞、淋巴细胞、浆细胞和组织细胞浸润[41-42]。据报道，中心区域主要为中性粒细胞[42]。浸润的淋巴细胞类型主要是 T 细胞[42]。

心血管表现

BS 是一种从大血管到毛细血管等各级血管均可受累的系统性疾病。血管受累被称为血管-白塞综合征(vasculo-Behçet syndrome，vBS)。vBS 的病变范围从动脉闭塞和动脉瘤到各种大小静脉血栓形成引起的静脉闭塞，大至上、下腔静脉，小至浅表静脉[43-44]。除内脏器官血管受累外，BS 最常见的全身性血管受累类型见表 12-1[45]。

主动脉受累时，血管壁各层都有不规则的纤维增厚和局灶性动脉瘤扩张[46]。动脉瘤形成最常见于腹主动脉，也见于主动脉弓和其他大血管[47]。动脉瘤通常呈梭形或囊状。动脉瘤内通常充满厚血栓，呈板层结构。

肉眼观察到主动脉的内膜表面通常粗糙且起皱，呈现为散在的主动脉炎(图 12-3)[48]。内侧弹性纤维消失或中断(图 12-4)，伴血管周围淋巴细胞浸润和滋养血管增生。在活动性主动脉炎中，浸润性炎症细胞主要由中性粒细胞、淋巴细胞和浆细胞组成，混有组织细胞和嗜酸性粒细胞，其中滋养血管管壁中最为明显[49]。

肉芽肿性血管炎可出现在儿童型 BS，提示预后不良。其与 Takayasu 大动脉炎在组织学上无法区分[48]。病理学表现为受累大血管的外膜纤维增厚，伴随的滋养血管增生(图 12-5)。闭塞和狭窄常见于中等和较小的动脉，滋养血管改变并不明显[50]。其他动脉病变可能涉及各种大小的血管，包括肺动脉、脑动脉、颈动脉、锁骨下动脉、肱动脉、尺动脉、肾动脉、髂动脉、股动脉、腘窝动脉等。动脉瘤的发病机制被认为是滋养血管闭塞性内膜炎，最终导致血管扩张和动脉瘤或假性动脉瘤形成(图 12-6)[49, 51-52]。当血管没有血栓形成时，严重的炎症会导致动脉壁变薄。这是导致假性动脉瘤形成的机制[50]。

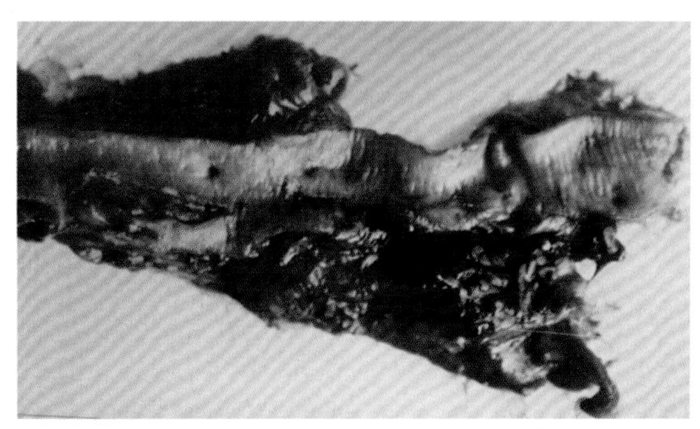

内膜表面起皱。

图 12-3　血管-白塞综合征累及的主动脉大体外观

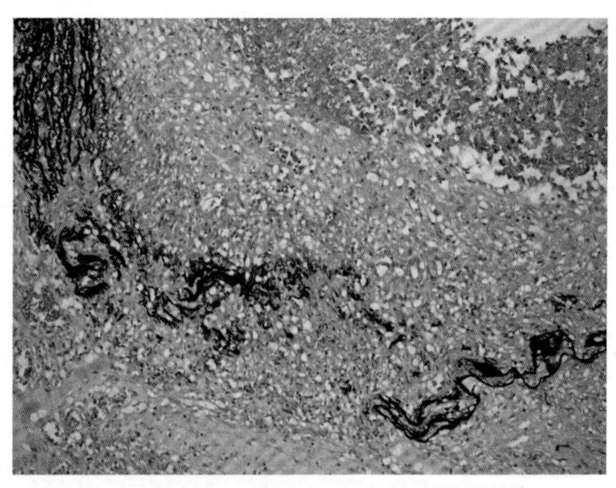

图 12-4　动脉瘤壁弹性纤维的断裂与分离(HE×100)

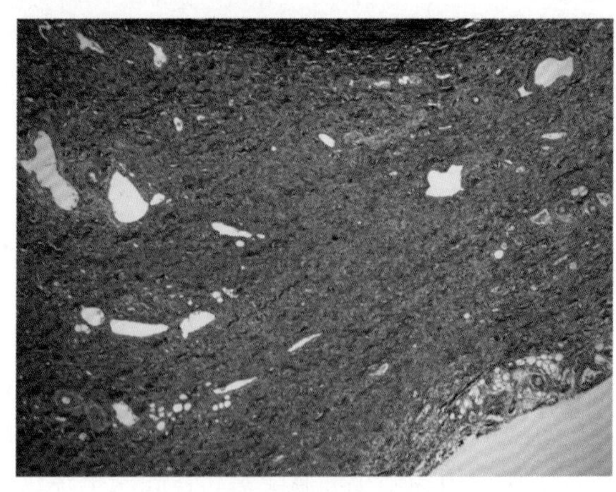

图 12-5　外膜纤维增厚和滋养血管增生(EVG×100)

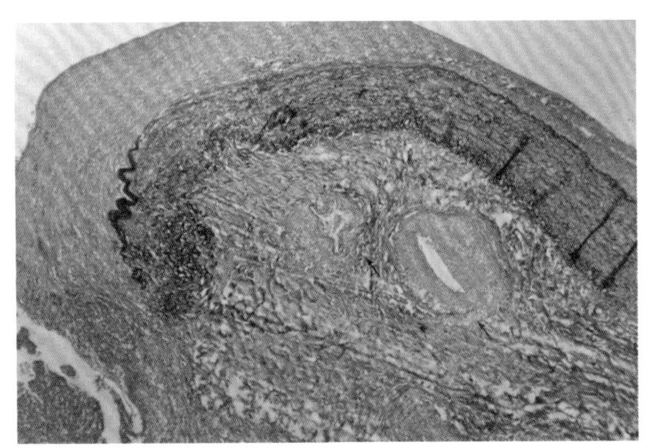

注意滋养血管管壁的肌内膜增厚。

图 12-6　主动脉假性动脉瘤中弹性纤维完全消失(图左侧)(EVG ×100)

表 12-1　白塞综合征的血管受累类型

动脉受累类型
全身性动脉血管炎
动脉瘤/假性动脉瘤
狭窄
闭塞
静脉受累类型
静脉闭塞
浅静脉血栓形成
深静脉血栓形成
腔静脉血栓形成
静脉曲张

血栓机化阻塞管腔是静脉闭塞症的主要病理特征[53]。这种血栓形成趋势的原因尚不十分清楚。某些 BS 病变的另一个潜在病理变化是涉及静脉、毛细血管和动脉的血管炎。大多数情况下，这是一种白细胞破碎性脉管炎，由于中性粒细胞侵入血管壁，纤维素坏死，白细胞破碎，内皮肿胀和红细胞外渗。但较少见淋巴细胞性血管炎[54]。

BS 心脏受累相对少见。据报道，BS 的心脏病理变化包括心内膜炎、心包积液、心肌纤维化、冠状动脉瘤和主动脉瓣疾病[47, 55]。冠状动脉瘤体积可能巨大，但很少因破裂而导致心脏堵塞[56-58]。心包炎是继心内膜炎之后，BS 心脏受累的最常见表现[59]。心肌炎表现为包括淋巴细胞、浆细胞、组织细胞和少量嗜酸性粒细胞在内的炎症细胞浸润(图 12-7)[60-61]，这些病理改变可能导致心脏肥大和心肌纤维化。右心室血栓可见于 vBS 患者，通常与肺动脉瘤（PAA）相关[54]。心内膜心肌纤维化的报道很少[62]，冠状动脉血栓或血管炎导致的心肌梗死也很罕见[63-64]。

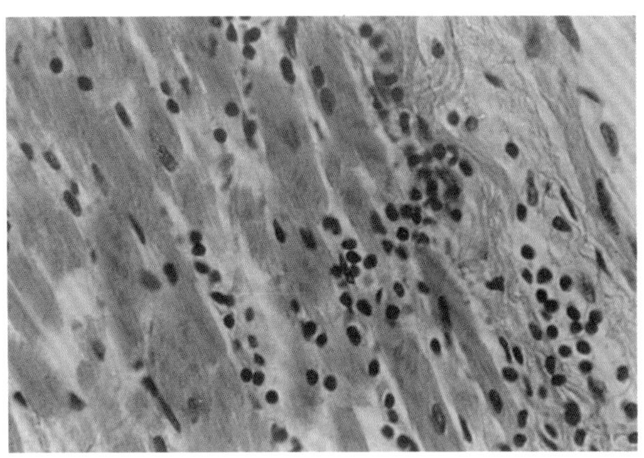

图 12-7　BS(心肌炎)心肌受累时心肌纤维中淋巴细胞浸润(HE×200)

肺部表现

肺动脉是 BS 继主动脉之后第二常见的动脉受累部位，BS 肺部最常见的病理表现是 PAA[65-66]。在白塞病的流行地区，BS 也是 PAA 的最常见病因[67-68]。PAA 好发于右下肺动脉，其次是左、右主肺动脉[65-66, 68]。BS 中动脉瘤呈梭形或囊状(图 12-8)，通常具有多发性和双侧性，直径可达 7 cm[69]。

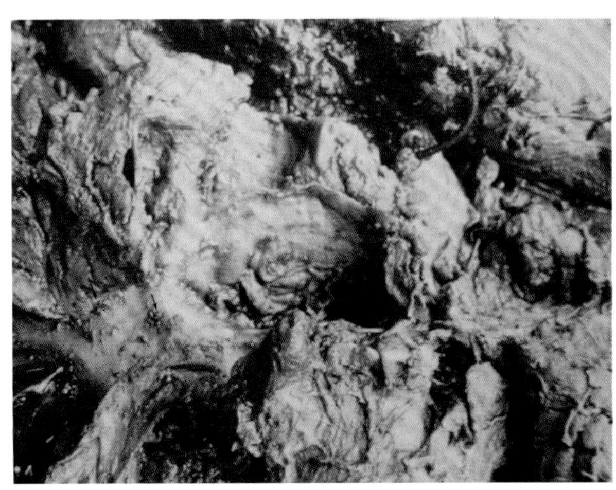

图 12-8　左下肺叶一根肺动脉囊状动脉瘤的大体外观

病理上，基本病变是淋巴细胞性和坏死性血管炎，累及各种大小的肺动脉、静脉和间隔毛细血管[70]。受累肺动脉从肺叶和节段分支到肺泡壁小动脉[70, 71]。病变区域血管壁和血管周围主要由单核细胞和淋巴细胞浸润。在较小血管中炎症细胞浸润是透壁的，在大的含肌层血管中炎症细胞浸润主要是在内膜下[72]。大血管受累主要与滋养血管的血管炎有关[49, 72-74]。一些病例可见滋养血管的新生重建。滋养血管的受累导致中层弹性纤维和平滑肌细胞的破坏和消失，或透壁坏死导致最终形成真性动脉瘤。血管壁中层初期表现为弹性纤维的碎裂和分裂。特别的是，在小动脉之间可以看到缺乏弹力层和肌层的侧支血管形成[70]。炎性血栓闭塞是动脉瘤的常见结果之一(图 12-9)。一些肺动脉瘤破裂至邻近支气管导致大出血(图 12-10)。

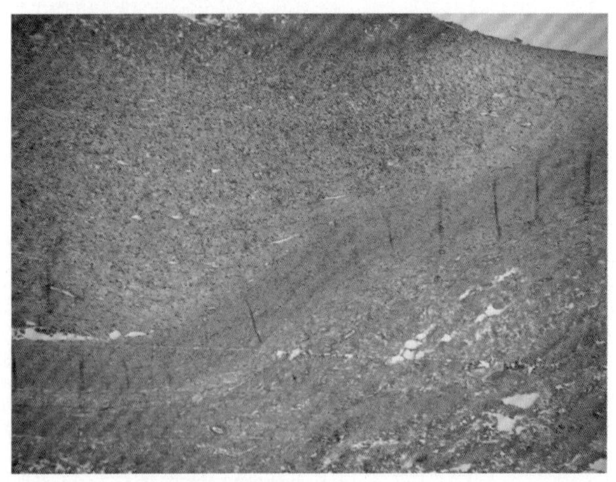

图 12-9 肺动脉瘤腔内炎性闭塞性血栓形成(HE×100)

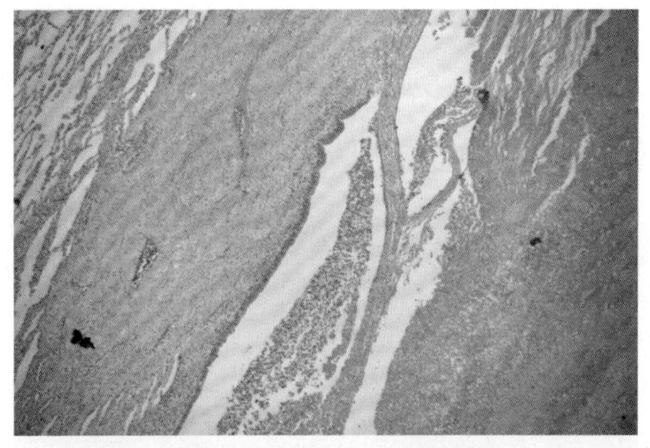

图 12-10 肺动脉瘤破入支气管(HE×40)

基于病理学特征，PAA 的发病机制被认为是小血管闭塞性内膜炎引起的慢性缺血过程，导致血管扩张、动脉瘤或假性动脉瘤形成以及支气管壁穿孔[70-72]。在 BS 中同时看到动脉瘤和假性动脉瘤的情况并不少见[71]。PAA 的形成似乎是一个缓慢发展的过程。外膜周围的显著纤维化被认为与反复血管炎性损伤有关[70, 73]。血管层完整性的减弱和缺失也会导致闭塞管腔的血管壁出现夹层[73]。目前尚不清楚为什么 PAA 通常是多发和双侧发生，而外周动脉瘤通常为单发[43, 66]。BS 中肺动脉血栓形成通常是由于局部血栓形成而不是肺栓塞[69]。图 12-11 显示一中等大小的肺动脉新形成的血栓。血栓栓塞和再通不仅可见于 PAA 内部，也可见于一些中小型动脉(图 12-12)。

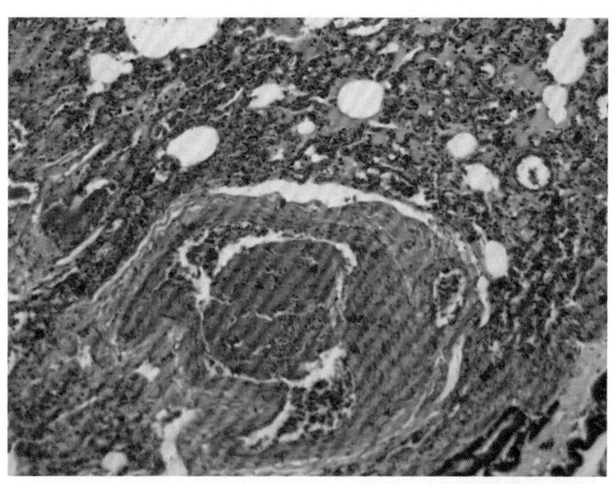

图 12-11 中型肺动脉新血栓形成(HE×100)

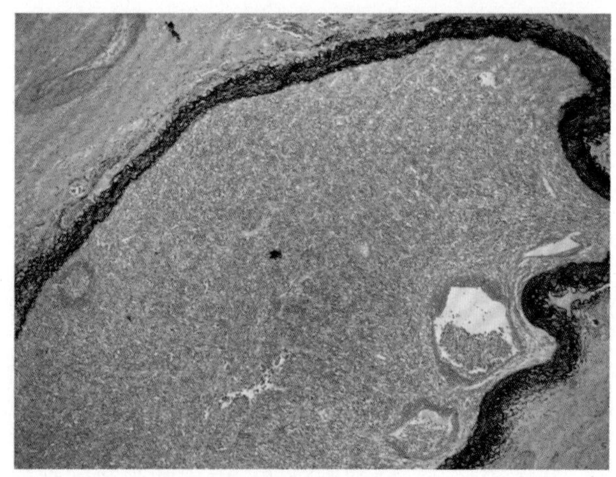

图 12-12 肺动脉闭塞性血栓再通 (EVG×100)

除 PAA 外，各种外周肺病变在 BS 中也很常见。由于局灶空气滞留导致不透明性增加、外周嵌合，CT 显示的实质病变常是胸膜下肺泡浸润和楔形或不明确的圆形区域[74-76]。病变的病理形态特征表现为多种组织病理学变化，包括肺梗死、复发性肺炎、支气管炎、纤维化和肺气肿[47, 74, 77]。这些结节性不透明性区域代表出血、肺不张、隐源性机化性肺炎(图 12-13)或嗜酸性粒细胞性肺炎[77-78]。一些结节可以形成空洞，在这种情况下很难将它们与肺部感染区分开来[79-80]。BS 中的肺炎可能是肺实质血管炎症的结果，也可能继发于免疫抑制治疗的结果[81-82]。

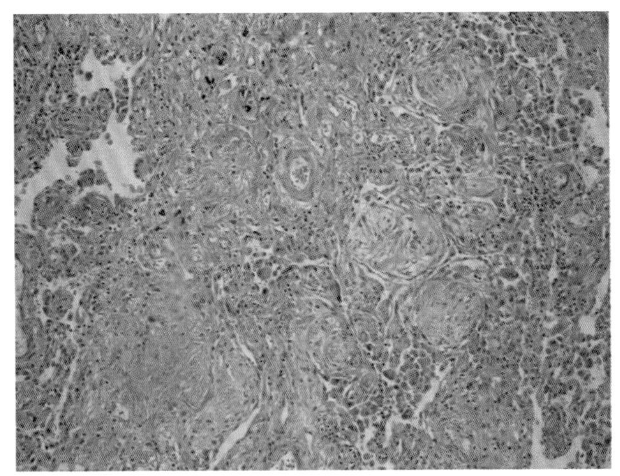

图 12-13　BS 肺组织性肺炎表现(HE×100)

胸膜血管炎可导致胸膜结节形成，通常难以与实质性的胸膜下病变相鉴别。胸腔积液可归因于肺梗死、胸膜血管炎或上腔静脉血栓形成[75]。

神经系统表现

Berlin 于 1944 年首次报道了神经贝赫切特(neuro-Behçet，NB)综合征患者的尸检结果[83]。在 5%~30%的 BS 患者中发现 NB[84]。

我们对 NB 病理学的认识几乎都基于这些尸检病例报告[47, 85-89]。

BS 的 CNS 病理形态特征主要分为两大类：①实质中枢神经系统受累（NB），包括脑干受累、大脑半球病变、脊髓病变和脑炎表现；②非实质 CNS 受累，如神经血管 BS（neuro-vasculo-BS，NvB），包括硬脑膜窦血栓形成、动脉闭塞和动脉瘤[67, 84, 89-91]。

实质中枢神经系统受累

中枢神经系统实质受累是指不同类型的脑膜脑炎。最常见的脑实质 NB 表现为脑干脑膜脑炎[84]。

接下来将谈到的许多病理变化似乎不是真正的坏死性脑血管炎所致[67, 92]，但确实可以看到坏死性血管炎(图 12-14)。

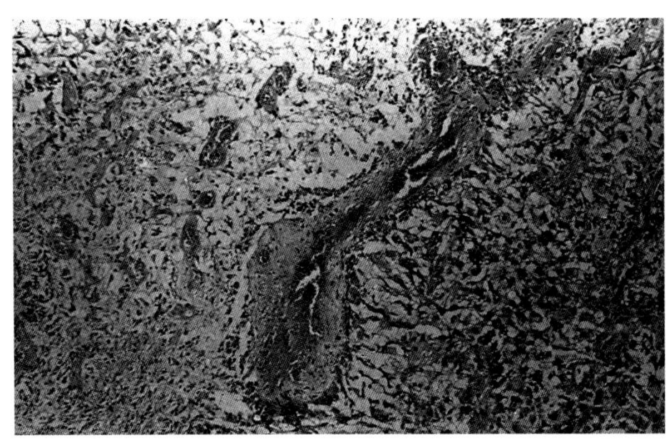

注意血管周围星形细胞增殖。

图 12-14　脑实质中等大小血管壁中的白细胞破碎性血管炎(HE×100)

病理改变主要见于中脑、脑桥和延髓。大多数慢性 NB 的显著病理形态学变化包括脑桥基底区域的萎缩，有时伴有小囊肿形成。在少数情况下，一些严重病变的病例可出现脑膜的纤维性增厚[93]。据报道，病情严重的病例会出现明显大脑萎缩，并伴有脑室明显扩大[94]。脑组织局部软化和变色是亚急性 NB 的大体形态特征[86, 95-96]。血管周围(主要是静脉周围或毛细血管周围)出现淋巴细胞/浆细胞浸润和轻微的神经胶质瘢痕形成，以及轻度髓鞘破坏和神经细胞变性。血管周围炎性细胞浸润由组织细胞、一些小胶质细胞以及淋巴细胞和浆细胞组成。一些坏死病灶以微脓肿的形成为组织学特征[67, 95]。Hiroshi 等研究发现一些脑损伤与这种脓肿的形成密切相关[96]。他们发现大脑和脑干中的散在的脓肿病灶中有许多中性粒细胞。在微脓肿区域的周围，发现淋巴细胞、组织细胞和白细胞在血管周围浸润[95]。慢性 NB 病例组织病理学与同形神经胶质增生一致[89]。轻度受累病例中整个白质可见弥漫性髓鞘苍白。它似乎是由严重的脑水肿引起的，而不是脱髓鞘所致。

慢性 NB 的另一组织病理学特征是存在小坏死灶，其特征是泡沫细胞、少量神经胶质细胞和淋巴细胞浸润，无血管周围炎症，这也被称为脑脊髓病[97]。这些慢性 NB 的实质表现被称为继发性脱髓鞘，在最近的文献中被描述为神经元丢失和神经胶质增生[67, 90, 98]。Arai 等提出这些病变可能是由于血管周围炎症引起缺血，导致脑组织和血管的破坏、脱髓鞘和神经胶质增生[98]。在视神经中也可以看到类似组织学变化。在双侧假性肥大的下橄榄核中，许多神经元细胞表现出空泡变性并伴有一些神经胶质增生[98]。此外，孤立性脑脓肿是罕见的。

非实质中枢神经系统受累

大多数 NvB 病例的血管病变发生于静脉[90-91, 98]。三分之一的 NvB 患者中发现脑静脉窦血栓形成或血栓性静脉炎[67, 92, 100]。脑静脉血栓形成也可引起双侧硬膜下积液[92, 101]。颅内脑动脉狭窄或闭塞是罕见的[102-103]。此外，双侧颈内动脉闭塞、椎动脉闭塞、颅内动脉炎以及动脉瘤等均有报道[99, 103-105]。大多数 NvB 性脑动脉瘤位于幕上区域[95]。

颅内出血很少发生，但可出现在缺血病灶中[104]。肿块性病变是一种罕见的 NB 表现，在临床上和放射学上类似于脑肿瘤。1993 年，Gery 等报道肿瘤样表现的 NB 患者[85]，之后少有个案报道和文献综述[106-107]。Yoshimura 等发现该类型的肿瘤样肿块在病理上表现为坏死伴巨噬细胞和淋巴细胞浸润，并伴有少量神经胶质增生，但没有血管周围炎[108-109]。但也有文献发现在这些病变中有血管周围淋巴浆细胞炎症和神经胶质增生的局灶坏死[110]。

在其他血管炎性病变中如系统性红斑狼疮得到广泛研究的脉络丛受累[111-112]据我们所知尚未在 BS 中被报道。

胃肠道症状

BS 可累及从口腔到肛门的整个消化道，口腔是最常受累的部位，其他受累部位按发生频率依次为回肠、结肠、小肠其他部位、胃、食道和咽部[113]。我们已经在前面描述了口腔阿弗他溃疡的病理特征。

咽部受累

咽部受累的主要病理改变是深而广的溃疡，可能导致咽部狭窄，引起咽部疼痛和吞咽困难[114-115]。

溃疡的特征表现为黏膜和黏膜下坏死，溃疡的基底部伴有广泛的血管炎[115]，还可能出现局部肌炎[116]。

食管和胃部受累

食管和胃部受累在 BS 患者中都很少见。

已有单个或多个阿弗他溃疡、穿孔性溃疡、弥漫性食管炎和严重食管狭窄的报道[117-118]。最常见的病变是胃和十二指肠的阿弗他溃疡和穿凿样溃疡。患者可能出现幽门水肿性肥大，导致幽门狭窄[119]。但一项来自中国的研究认为，胃和十二指肠溃疡是中国患者的常见表现[120]。

组织病理学特征常为非特异性改变，类似于消化性和幽门螺杆菌相关的胃和十二指肠疾病。来自手术切除标本中胃和十二指肠 BS 组织学特征的资料非常有限。

血管炎累及十二指肠壁附近的血管，导致血管破裂出血至肠腔，可能引起致命的胃肠道出血[121]。

肠道受累

肠 BS 是 BS 患者，尤其是来自远东地区的患者发病和死亡的主要病因。关于肠 BS 有两个重要概念：①肠 BS 本质上是肠壁或壁外分支中的肠系膜血管、动脉或静脉的血管炎引起的缺血性肠病；②在许多患者中，肠 BS 的病理学表现与克罗恩病相同。

由肠系膜血管病变引起的广泛缺血性肠病也可见于 BS 患者[113, 122-124]。当血管性 BS(Vasculo-BS)影响主动脉、腹腔干以及肠系膜上动脉、肠系膜下动脉和静脉时也可引起肠道症状[125-128]。事实上，BS 血管病变可累及肠系膜动静脉及各级分支，从而导致肠 BS 的发生[129]。根据血管类型的不同，即血管的病理类型、严重程度、广泛性不同，患者将出现不同的肠道症状。

暂时性、轻度或中度肠缺血导致的急性缺血性肠炎和/或结肠炎可以自愈。超急性透壁肠缺血通常会导致肠梗塞。此外，超过 1 个月的持续性和永久性缺血会导致肠道缩窄性缺血或慢性非缓解性缺血[130-131]。众所周知，BS 的小肠和大肠缩窄性缺血类似 CD，大肠的慢性非缓解性缺血类似 CD 和溃疡性结肠炎(ulcerative colitis，UC)[132-137]。

CD 和 BS 之间具有广泛的相似性[138]。两者的临床表现[139-141]、实验室检查结果[142-144]、放射学检查结果[145]和病理检查结果[146-152]均相似。

如果 BS 患者的大肠出现无法缓解的慢性肠系膜缺血，则其临床病理学表现可能更类似于溃疡性结肠炎，因为它与其他原因导致的慢性缺血性结肠炎的病理学组织学特征相似[153-154]。

肠 BS 的主要肉眼所见的是溃疡性病变，已经报道了许多不同类型的溃疡，最常见的是阿弗他溃疡（图 12-15）。其他病理类型包括穿凿样溃疡、火山型溃疡、地图状溃疡和线性溃疡以及外观不明的溃疡。这些不同类型的溃疡可能出现在同一患者身上（图 12-16）。阿弗他溃疡直径为数毫米，边界部分不规则。穿凿样溃疡直径为数厘米，界限清，深度不一，但通常局限于肠壁。火山型溃疡是边缘隆起的深椭圆形溃疡。溃疡的大小各不相同，通常可达 1 cm，深度可达浆膜下或浆膜表面。散在溃疡可能很浅或者很深。地图状溃疡是肠 BS 中所描述的最大类型的溃疡。深部溃疡可能发生穿孔和透壁。同时和/或先后发生的多发肠穿孔是肠 BS 的特征。除了线性溃疡外，肠 BS 中还可看到 CD 特征性表现的鹅卵石征、裂隙、肠壁增厚和假息肉。这些病变的分布可能呈局部或弥漫性[146-148, 151, 155-157]。研究人员根据肠道病变的分布模式将肠 BS 分成局灶性单发、局灶性多发、节段性和弥漫性肠道病变[158]。肠道中最常受累的部位是回肠。直小血管位于肠系膜血管的动脉弓和肠壁之间。直小血管包括长分支和短分支两种分支[159]。安东尼等证实直血管的短分支供应肠壁的肠系膜边缘，这些短分支在回肠是终末动脉[160]。这也就是回肠是肠 BS 最常受累的部位的原因。

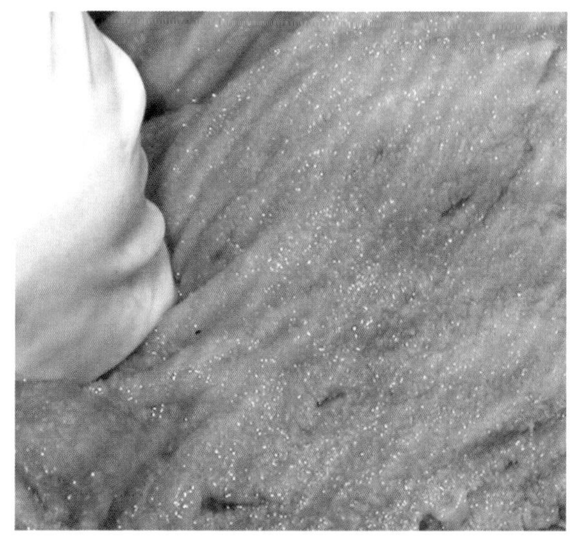

图 12-15　小肠阿弗他溃疡

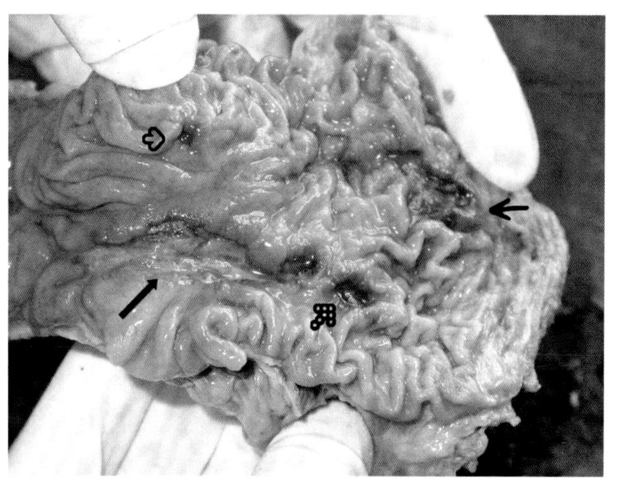

穿凿样溃疡（空白箭头）、火山型溃疡（虚线箭头）、散在溃疡（细箭头）和地图状溃疡（矩形箭头）。

图 12-16　肠 BS 的其他溃疡类型

在组织病理学上，所有类型的溃疡都没有特异性。镜下表现取决于溃疡的深度、时间和活动性。早期病变时，溃疡的底部由纤维蛋白性渗出物和坏死碎片组成，与溃疡深度无关。慢性溃疡的底部可能出现纤维组织增生。大多数慢性病例出现透壁性纤维化。当溃疡穿孔时，穿孔部位的特征为肠壁坏死和从肠腔到浆膜表面的炎性渗出物。

邻近慢性溃疡处的黏膜呈慢性肠炎和结肠炎的病理改变。幽门腺化生较为常见，尤其是在小肠中。紧邻溃疡基底的小血管（小动脉、小静脉和更小的血管，如微动脉、微静脉和毛细血管）出现血管炎改变、新血栓形成和机化性血栓通常是周围纤维蛋白炎症引起的继发性变化，这可能被误诊为原发性血管炎[146]。在同一标本中可以看到血管炎的不同阶段，以及血管壁内外受累（图 12-17）。不同阶段的血管炎，以及同时存在于血管壁内外的病变支持真正血管炎的诊断（图 12-18）。BS 既可出现动脉受累，又可出现静脉受累[161-162]。这种关联也可以出现于肠 BS 的肠系膜血管中（图 12-19）。

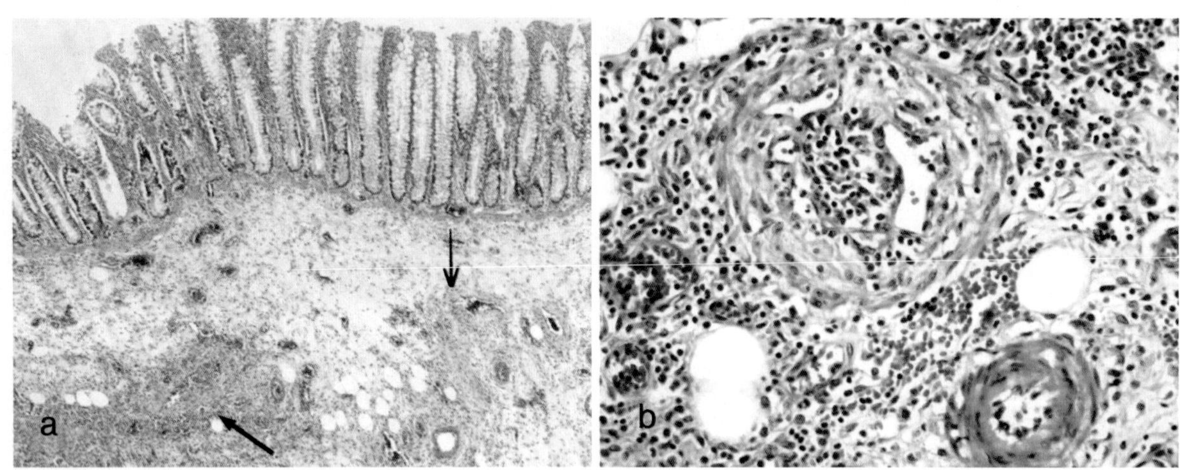

(a)黏膜下动脉血栓形成，伴淋巴细胞性血管炎(矩形箭头)，另一黏膜下血管(垂直箭头)血栓形成，血管完全闭塞。黏膜下层血管周围没有任何致密的慢性炎症和纤维化(HE×100)。(b) 同一患者肠壁外肠系膜脂肪组织中的小动脉被机化性血栓阻塞(HE×200)。

图 12-17　肠白塞的血管病理(1)

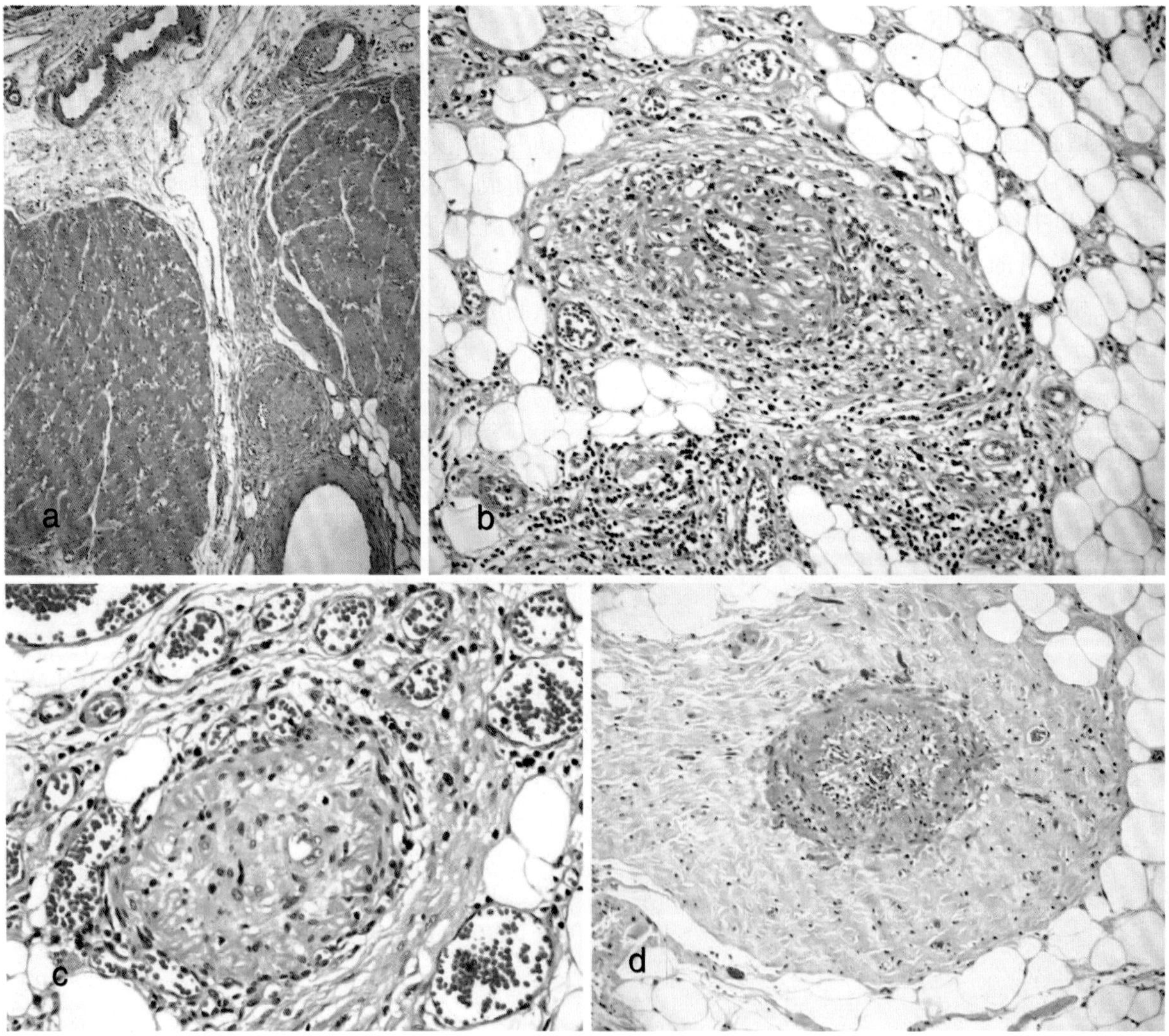

(a)肠壁内含机化性血栓的小型动脉阻塞(HE×100)。(b~d) 同一患者不同部位的肠壁外小动脉不同阶段的愈合性血管炎及血栓组织(HE×200)。

图 12-18　肠白塞的血管病理(2)

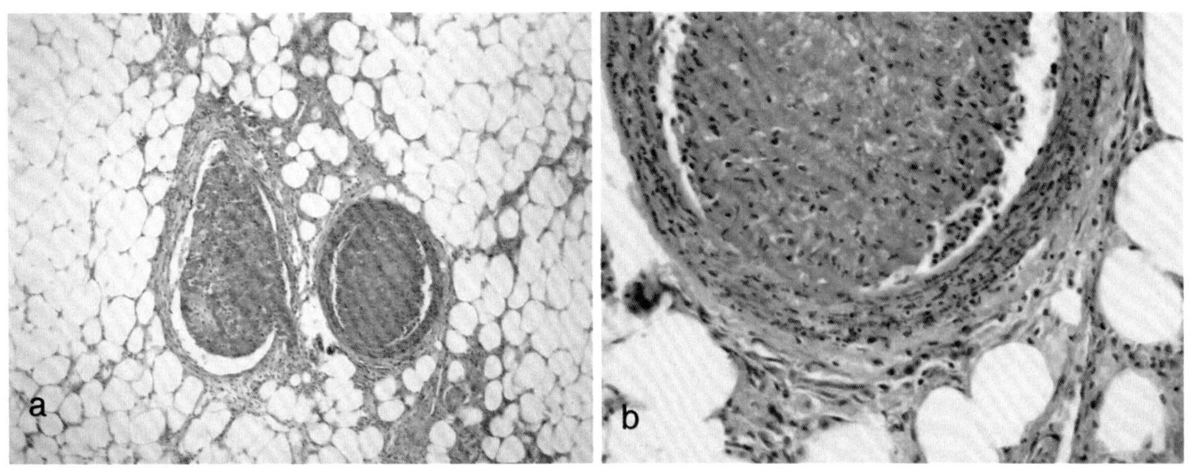

(a)BS 中肠系膜动脉的白细胞破碎性血管炎。具有白细胞破碎性血管炎的中等大小肠系膜外动脉被新鲜的血栓阻塞。与动脉相邻的静脉也被血栓阻塞，但无静脉炎(HE×100)。(b) 图 (a)中动脉壁的高倍放大(HE×400)。

图 12-19　**BS 与动脉受累相关的静脉受累**

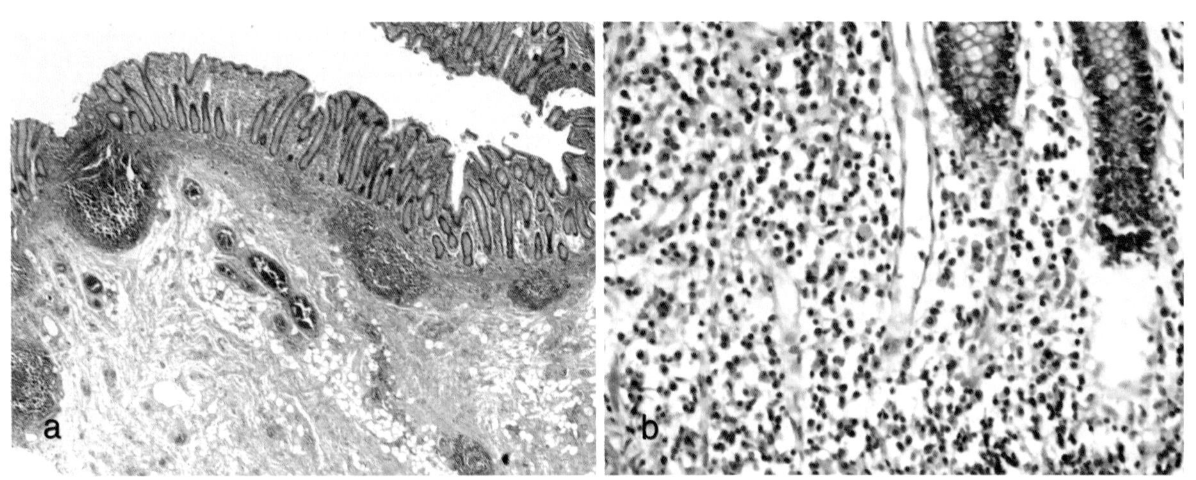

(a)BS 相关结肠炎。隐窝结构正常，杯状细胞存在。黏膜下层淋巴细胞增生和淋巴滤泡形成(HE×40)。(b) 同一患者固有层密集的嗜酸性粒细胞浸润(HE×400)。

图 12-20　**BS 相关结肠炎**

如前所述，肠 BS 可能表现出 CD 所特有的组织病理学特征。肠 BS 患者可见克罗恩病样淋巴滤泡遍及整个肠壁，黏膜下层纤维性闭塞、神经元增生和淋巴管扩张。大肠黏膜外观似乎完全正常。在这种情况下，黏膜中的特有表现是致密的嗜酸性粒细胞浸润(图 12-20)。肠黏膜中的嗜酸性粒细胞活化在许多肠道疾病中均可发生，包括炎症性肠病和 NSAID 诱导的肠病[163-166]。这些病理特征增加了肠 BS、NSAID 诱导的肠病和 CD 在病理上鉴别诊断的难度，尤其是在活检标本中。

尽管不如 CD 常见(约 10%)，但肠 BS 中也可见肉芽肿形成[147-151]。管腔物质经肠壁渗漏，可能导致异物肉芽肿。

如果大的肠系膜血管发生血管炎和/或动脉瘤，将破裂至肠壁并导致大出血[167]。在手术切除的肠标本中，镜下见血管腔开口入肠腔(图 12-21)。坏疽性肠道表现通常是存在血管性 BS 时发生[125, 168]，可能发生透壁梗塞和相关的并发症。

中毒性巨结肠的特征是透壁炎症[169]。

肠 BS 的黏膜糜烂和黏膜下淋巴滤泡被视为早期病理学变化[170]。然而，这些发现也适用于 CD[171]。肠 BS 的内镜活检结果与 CD 非常相似。黏膜结构大致正常[172]。黏膜活检中肉芽肿是罕见的[147]。黏膜活检中可发现血管炎[173]。为了观察到血管炎，建议对整个活检标本进行连续切片[174]。慢性回肠炎的病理特征，如回肠活检中的幽门腺化生，提示诊断可能为肠 BS(图 12-22)。

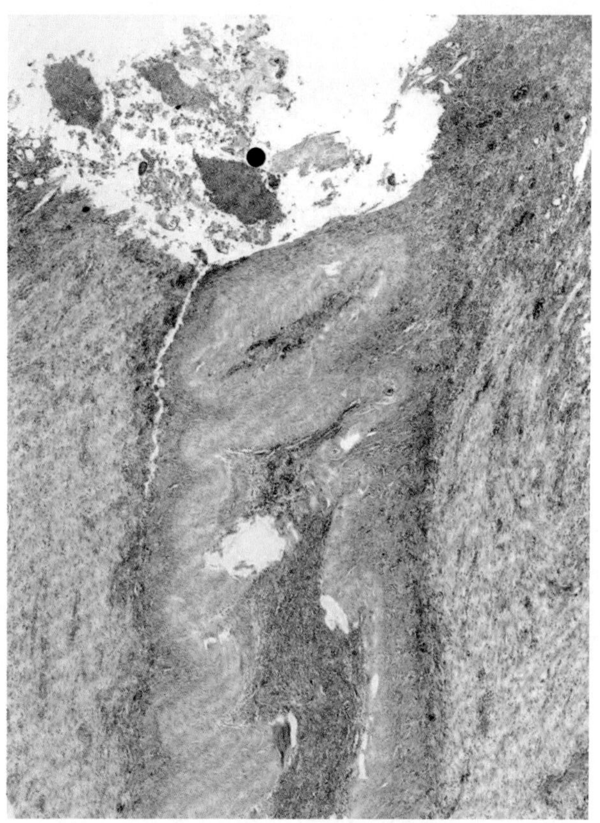

回肠动脉(伴动脉炎和机化性血栓)破裂入肠腔(黑点)(HE×40)。

图 12-21 BS 患者回肠动脉破裂

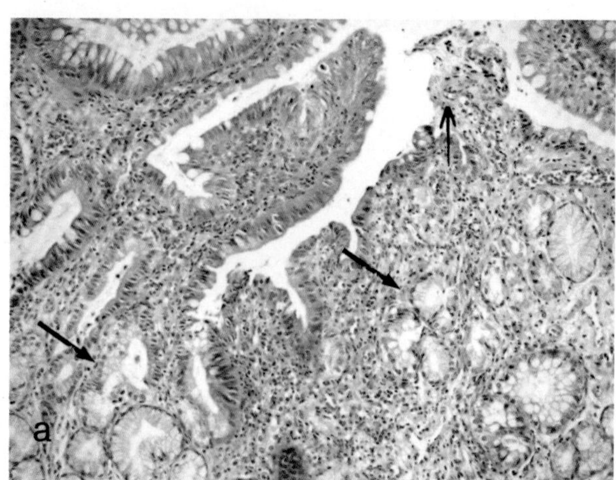

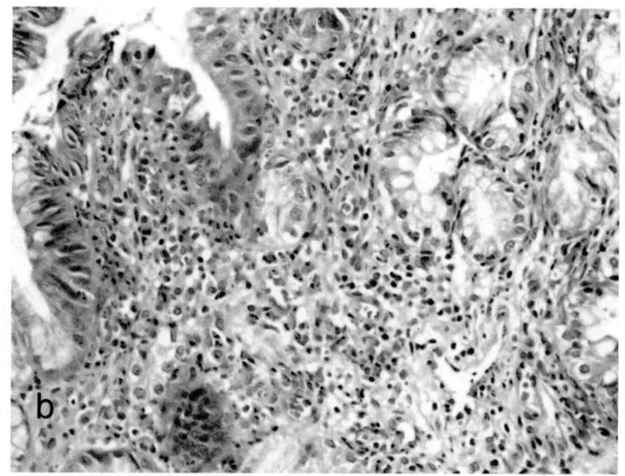

(a) BS 慢性回肠炎。浅表、微小糜烂(细箭头)，广泛的幽门腺化生(矩形箭头)。表面上皮和绒毛的退行性改变(HE×200)。(b) 同一患者固有层中有明显的嗜酸粒细胞和其他炎症细胞浸润(HE×400)。

图 12-22 BS 慢性回肠炎病理

参考文献

1. Jung JY, Kim DY, Bang D. Leg ulcers in Behcet's disease. Br J Dermatol. 2008; 158: 178-9.
2. Lee ES, Bang D, Lee S. Dermatologic manifestation of Behcet's disease. Yonsei Med J. 1997; 38: 380-9.
3. Cantini F, Salvarani C, Niccoli L, et al. Behcet's disease with unusual cutaneous lesions. J Rheumatol. 1998; 25: 2469-72.
4. Bilic M, Mutasim DF. Neutrophilic eccrine hidradenitis in a patient with Behcet's disease. Cutis. 2001; 68: 107-11.
5. Nijsten TE, Meuleman L, Lambert J. Chronic pruritic neutrophilic eccrine hidradenitis in a patient with Behcet's disease. Br J Dermatol. 2002; 147: 797-800.
6. Mercader-Garcia P, Vilata-Corell JJ, Pardo-Sanchez J, et al. Neutrophilic eccrine hidradenitis in a patient with Behcet's disease. Acta Derm Venereol. 2003; 83: 395-6.
7. Lee SH, Chung KY, Lee WS, et al. Behcet's syndrome associated with bullous necrotizing vasculitis. J Am Acad Dermatol. 1989; 21: 327-30.
8. Louthrenoo W, Kasitanon N, Mahanuphab P, et al. Kaposi's sarcoma in rheumatic diseases. Semin Arthritis Rheum. 2003; 32: 326-33.
9. Kotter I, Aepinus C, Graepler F, et al. HHV8 associated Kaposi's sarcoma during triple immunosuppressive treatment with cyclosporin A, azathioprine, and prednisolone for ocular Behcet's disease and complete remission of both disorders with interferon alpha. Ann Rheum Dis. 2001; 60: 83-6.
10. Chen KR, Kawahara Y, Miyakawa S, et al. Cutaneous vasculitis in Behcet's disease: a clinical and histopathologic study of 20 patients. J Am Acad Dermatol. 1997; 36: 689-96.
11. Nazarro P. Cutaneous manifestations of Behçet's Disease. Int Symp on Behçet's Disease, Rome; 1966. p. 15-41.

12. Chun SI, Su WP, Lee S. Histopathologic study of cutaneous lesions in Behcet's syndrome. J Dermatol. 1990; 17: 333-41.
13. Gao C. Clinical pathological analysis of recurrent oral ulcer and Behcet's syndrome. Zhonghua Kou Qiang Yi Xue Za Zhi. 1990; 25: 82-5,125.
14. Kose O, Stewart J, Waseem A, et al. Expression of cytokeratins, adhesion and activation molecules in oral ulcers of Behcet's disease. Clin Exp Dermatol. 2008; 33: 62-9.
15. Boyvat A, Heper AO, Kocyigit P, et al. Can specific vessel-based papulopustular lesions of Behcet's disease be differentiated from nonspecific follicular-based lesions clinically? Int J Dermatol. 2006; 45: 814-8.
16. Kutlubay Z, Mat CM, Aydin Ö, Demirkesen C, Calay Ö, Engln B, Tüzün Y, Yazici H. Histopathological and clinical evaluation of papulopustular lesions in Behçet's disease. Clin Exp Rheumatol. 2015; 33(6 Suppl 94): S101-6.
17. Jorizzo JL, Abernethy JL, White WL, et al. Mucocutaneous criteria for the diagnosis of Behcet's disease: an analysis of clinicopathologic data from multiple international centers. J Am Acad Dermatol. 1995; 32: 968-76.
18. Jorizzo JL, Hudson RD, Schmalstieg FC, et al. Behçet's syndrome: immune regulation, circulating immune complexes, neutrophil migration, and colchicine therapy. J Am Acad Dermatol. 1984; 10: 205-14.
19. Gilhar A, Winterstein G, Turani H, et al. Skin hyperreactivity response (pathergy) in Behcet's disease. J Am Acad Dermatol. 1989; 21: 547-52.
20. Ilknur T, Pabuççuoglu U, Akin C, Lebe B, Gunes AT. Histopathologic and direct immunofluorescence findings of the papulopustular lesions in Behçet's disease. Eur J Dermatol. 2006; 16: 146-50.
21. Ergun T, Gurbuz O, Dogusoy G, et al. Histopathologic features of the spontaneous pustular lesions of Behcet's syndrome. Int J Dermatol. 1998; 37: 194-6.
22. Alpsoy E, Uzun S, Akman A, et al. Histological and immunofluorescence findings of non-follicular papulopustular lesions in patients with Behcet's disease. J Eur Acad Dermatol Venereol. 2003; 17: 521-4.
23. Demirkesen C, Tuzuner N, Mat C, et al. Clinicopathologic evaluation of nodular cutaneous lesions of Behcet syndrome. Am J Clin Pathol. 2001; 116: 341-6.
24. Kim B, LeBoit PE. Histopathologic features of erythema nodosum-like lesions in Behcet disease: a comparison with erythema nodosum focusing on the role of vasculitis. Am J Dermatopathol. 2000; 22: 379-90.
25. Chun SI, Su WP, Lee S, et al. Erythema nodosumlike lesions in Behcet's syndrome: a histopathologic study of 30 cases. J Cutan Pathol. 1989; 16: 259-65.
26. Mat C, Demirkesen C, Melikoğlu M, Yazıcı H. Behçet's syndrome. In: Sarzi-Puttini P, Doria A, Girolomoni G, Kuhn A, editors. The skin in systemic autoimmune diseases. Handbook of systemic autoimmune diseases, vol. 5. Amsterdam: Elsevier; 2006. p. 186-205.
27. Misago N, Tada Y, Koarada S, Narisawa Y. Erythema nodosum-like lesions in Behçet's disease: a clinicopathological study of 26 cases. Acta Derm Venereol. 2012; 92: 681-6.
28. Senturk T, Aydintug O, Kuzu I, et al. Adhesion molecule expression in erythema nodosum-like lesions in Behcet's disease. A histopathological and immunohistochemical study. Rheumatol Int. 1998; 18: 51-7.
29. Uchio E, Matsumoto T, Tanaka SI, et al. Soluble intercellular adhesion molecule-1 (ICAM-1), CD4, CD8 and interleukin-2 receptor in patients with Behcet's disease and Vogt-Koyanagi-Harada's disease. Clin Exp Rheumatol. 1999; 17: 179-84.
30. Verity DH, Vaughan RW, Kondeatis E, et al. Intercellular adhesion molecule-1 gene polymorphisms in Behcet's disease. Eur J Immunogenet. 2000; 27: 73-6.
31. Triolo G, Accardo-Palumbo A, Carbone MC, et al. Enhancement of endothelial cell E-selectin expression by sera from patients with active Behcet's disease: moderate correlation with anti-endothelial cell antibodies and serum myeloperoxidase levels. Clin Immunol. 1999; 91: 330-7.
32. Demirkesen C, Tüzüner N, Senocak M, Türkmen I, Aki H, Kepil N, et al. Comparative study of adhesion molecule expression in nodular lesions of Behçet syndrome and other forms of panniculitis. Am J Clin Pathol. 2008; 130: 28-33.
33. Magro CM, Crowson AN. Cutaneous manifestations of Behcet's disease. Int J Dermatol. 1995; 34. 159 65.
34. Ergun T, Gurbuz O, Harvell J, et al. The histopathology of pathergy: a chronologic study of skin hyperreactivity in Behcet's disease. Int J Dermatol. 1998; 37: 929-33.
35. Haim S, Sobel JD, Friedman-Birnbaum R, et al. Histological and direct immunofluorescence study of cutaneous hyperreactivity in Behcet's disease. Br J Dermatol. 1976; 95: 631-6.
36. Azizlerli G, Saylan T, Cologlu AS, Bozan G, Urgancioglu M. Major immunoglobulins in Behçet's disease and a study with diret and indirect immuno-flourescent methods. Excepta Medica International Congress Series. 1977: 232-5.
37. Luderschmidt C, Wolff HH, Scherer R. Apthae: histologic, immunofluorescent and immuno--electron microscopy study of their pathogenesis. Hautarzt. 1981; 32: 364-9.
38. Reimer G, Luckner L, Hornstein OP. Direct immunofluorescence in recurrent aphthous ulcers and Behçet's disease. Dermatologica. 1983; 167: 293-8.
39. Kose AA. Direct immunofluorescence in Behçet's disease: a

controlled study with 108 cases. Yonsei Med J. 2009; 50: 505-11.

40. Kim HB. Ophthalmologic manifestation of Behcet's disease. Yonsei Med J. 1997; 38: 390-4.

41. Matsuo T, Itami M, Nakagawa H, et al. The incidence and pathology of conjunctival ulceration in Behcet's syndrome. Br J Ophthalmol. 2002; 86: 140-3.

42. Zamir E, Bodaghi B, Tugal-Tutkun I, et al. Conjunctival ulcers in Behcet's disease. Ophthalmology. 2003; 110: 1137-41.

43. Park JH, Han MC, Bettmann MA. Arterial manifestations of Behcet disease. AJR Am J Roentgenol. 1984; 143: 821-5.

44. Calamia KT, Schirmer M, Melikoglu M. Major vessel involvement in Behçet's disease: an update. Curr Opin Rheumatol. 2005; 17: 1-8.

45. Calamia KT, Schirmer M, Melikoglu M. Major vessel involvement in Behcet disease. Curr Opin Rheumatol. 2011; 23: 24-31.

46. Fukuda Y, Watanabe I, Hayashi H, et al. Pathological studies on Behcet's disease. Ryumachi. 1980; 20: 268-75.

47. Lakhanpal S, Tani K, Lie JT, et al. Pathologic features of Behçet's syndrome: a review of Japanese autopsy registry data. Hum Pathol. 1985; 16: 790-5.

48. Yazawa S, Ishihara A, Kawasaki S. Fatal thoracic aortic aneurysm in a patient with childhood-onset vasculo-Behcet's disease: an autopsy report. Intern Med. 2001; 40: 1154-7.

49. Kobayashi M, Ito M, Nakagawa A, et al. Neutrophil and endothelial cell activation in the vasa vasorum in vasculo-Behcet disease. Histopathology. 2000; 36(4): 362-71.

50. Ko GY, Byun JY, Choi BG, et al. The vascular manifestations of Behcet's disease: angiographic and CT findings. Br J Radiol. 2000; 73: 1270-4.

51. Rosenthal T, Rubenstein Z, Adar R, et al. Major vessel arteritis with aortic aneurysm in Behcet's disease. Vasa. 1982; 11: 124-7.

52. Gruber HE, Weisman MH. Aortic thrombosis during sigmoidoscopy in Behcet's syndrome. Arch Intern Med. 1983; 143: 343-5.

53. Tascilar K, Melikoglu M, Ugurlu S, Sut N, Caglar E, Yazici H. Vascular involvement in Behçet's syndrome: a retrospective analysis of associations and the time course. Rheumatology. 2014; 53: 2018-22.

54. Kim B, LeBoit PE. Erythema nodosum-like lesions in Behçet's disease: is vasculitis the main pathological feature (abstract)? J Cutan Pathol. 1998; 25: 500.

55. Demirelli S, Degirmenci H, Inci S, et al. Cardiac manifestations in Behcet's disease. Intractable Rare Dis Res. 2015; 4(2): 70-5.

56. Cevik C, Otahbachi M, Nugent K, et al. Coronary artery aneurysms in Behçet's disease. Cardiovasc Revasc Med. 2009; 10: 128-9.

57. Morigami Y, Ono K, Jinnai T, Tamura T, Watanabe S, Takai F, et al. A case with giant right coronary artery aneurysm in a patient with Behcet's disease. J Cardiol Cases. 2011; 4: e76-9.

58. Yildiz A, Arslan C, Erol C. Cardiac tamponade due to rupture of a right coronary artery aneurysm in a patient with Behçet's disease. J Cardiovasc Med. 2012; 13: 343-5.

59. Yakut ZI, Odev K. Pulmonary and cardiac involvement in Behcet disease: 3 case reports. Clin Appl Thromb Hemost. 2007; 13: 318-22.

60. Lie JT. Cardiac and pulmonary manifestations of Behcet syndrome. Pathol Res Pract. 1988; 183: 347-55.

61. Higashihara M, Mori M, Takeuchi A, et al. Myocarditis in Behcet's disease-a case report and review of the literature. J Rheumatol. 1982; 9: 630-3.

62. Turnbull JR, Tunsch A, Adler YD, et al. Cardiac manifestation in four patients with Adamantiades-Behcet's disease. Adv Exp Med Biol. 2003; 528: 423-6.

63. Schirmer M, Weidinger F, Sandhofer A, et al. Valvular disease and myocardial infarctions in a patient with Behcet disease. J Clin Rheumatol. 2003; 9: 316-20.

64. Düzgün N, KüçükGahin O, Atasoy KÇ, et al. Behçet's disease and Intracardiac thrombosis: a report of three cases. Case Rep Rheumatol. 2013; 2013: 637015.

65. Erkan F, Gul A, Tasali E. Pulmonary manifestations of Behcet's disease. Thorax. 2001; 56: 572-8.

66. Yuan S. Pulmonary artery aneurysms in Behçet disease review article. J Vasc Bras. 2014; 13(3): 217-28.

67. Kokturk A. Clinical and pathological manifestations with differential diagnosis in Behcet's disease: review article. Pathol Res Int. 2012; 2012: 690390.

68. Hamuryudan V, Yurdakul S, Moral F, et al. Pulmonary arterial aneurysms in Behcet's syndrome: a report of 24 cases. Br J Rheumatol. 1994; 33: 48-51.

69. Seyahi E, Melikoğlu M, Akman C, et al. Pulmonary vascular involvement in Behçet's syndrome. Clin Exp Rheumatol. 2006; 24: S22-3.

70. Slavin RE, de Groot WJ. Pathology of the lung in Behcet's disease. Case report and review of the literature. Am J Surg Pathol. 1981; 5: 779-88.

71. Hamuryudan V, Oz B, Tuzun H, et al. The menacing pulmonary artery aneurysms of Behcet's syndrome. Clin Exp Rheumatol. 2004; 22: S1-3.

72. Raz I, Okon E, Chajek-Shaul T. Pulmonary manifestations in Behcet's syndrome. Chest. 1989; 95: 585-9.

73. Hamuryudan V, Er T, Seyahi E, et al. Pulmonary artery

aneurysms in Behcet syndrome. Am J Med. 2004; 117: 867-70.

74. Hiller N, Lieberman S, Chajek-Shaul T, et al. Thoracic manifestations of Behcet disease at CT. Radiographics. 2004; 24: 801-8.

75. Tunaci A, Berkmen YM, Gokmen E. Thoracic involvement in Behcet's disease: pathologic, clinical, and imaging features. AJR Am J Roentgenol. 1995; 164: 51-6.

76. Seyahi E, YazıcıH. Behcet's syndrome: pulmonary vascular disease review. Curr Opin Rheumatol. 2015; 27: 18-23.

77. Nanke Y, Kobashigawa T, Yamada T, et al. Cryptogenic organizing pneumonia in two patients with Behcet's disease. Clin Exp Rheumatol. 2007; 25: S103-6.

78. Gul A, Yilmazbayhan D, Buyukbabani N, et al. Organizing pneumonia associated with pulmonary artery aneurysms in Behcet's disease. Rheumatology (Oxford). 1999; 38: 1285-9.

79. Mogulkoc N, Burgess MI, Bishop PW. Intracardiac thrombus in Behcet's disease: a systematic review. Chest. 2000; 118: 479-87.

80. Uzun O, Erkan L, Akpolat I, et al. Pulmonary involvement in Behcet's disease. Respiration. 2008; 75: 310-21.

81. Petty TL, Scoggin CH, Good JT. Recurrent pneumonia in Behcet's syndrome. Roentgenographic documentation during 13 years. JAMA. 1977; 238: 2529-30.

82. Raychaudhuri SP, Siu S. Pneumocystis carinii pneumonia in patients receiving immunosuppressive drugs for dermatological diseases. Br J Dermatol. 1999; 141: 528-30.

83. Berlin C. Behçet's syndrome with involvement of central nervous system. Report of a case, with necropsy, of lesions of the mount, genitalia and eyes; review of the literature. Arch Derm Syph (Chic). 1944; 49: 227-33.

84. Rubinstein LJ, Urich H. Meningo-encephalitis of Behcet's disease: case report with pathological findings. Brain. 1963; 86: 151-60.

85. Dutra LA, Povoas Barsottin OGP. Neuro-Behçet's disease: a review of neurological manifestations and its treatment. J Vasc Surg. 2016; 2: 2.

86. Kawakita H, Nishimura M, Satoh Y, et al. Neurological aspects of Behcet's disease. A case report and clinico-pathological review of the literature in Japan. J Neurol Sci. 1967; 5: 417-39.

87. Sugihara H, Muto Y, Tsuchiyama H. Neuro-Behcet's syndrome: report of two autopsy cases. Acta Pathol Jpn. 1969; 19: 95-101.

88. Totsuka S, Hattori T, Yazaki M, et al. Clinicopathologic studies on neuro-Behcet's disease. Folia Psychiatr Neurol Jpn. 1985; 39: 155-66.

89. Hirohata S. Histopathology of central nervous system lesions in Behcet's disease. J Neurol Sci. 2008; 267: 41-7.

90. Haghighi AB, Sharifzad HR, Matin S, et al. The pathological presentations of neuro-Behcet disease: a case report and review of the literature. Neurologist. 2007; 13: 209-14.

91. Serdaroglu P. Behcet's disease and the nervous system. J Neurol. 1998; 245: 197-205.

92. Riera-Mestre A, Martınez-Yelamos S, Martinez-Yelamos A, et al. I. Clinicopathologic features and outcomes of neuro-Behcet disease in Spain: a study of 20 patients. Eur J Intern Med. 2010; 21(6): 536-41.

93. Yoon YM, Kim SJ, Lim MJ, et al. Neuro-Behçet's disease presenting as hypertrophic Pachymeningitis, case report. Exp Neurobiol. 2015; 24(3): 252-5.

94. Miyakawa T, Murayama E, Deshimaru M, et al. Neuro-Behcet's disease showing severe atrophy of the cerebrum. Acta Neuropathol. 1976; 34: 95-103.

95. Ho CL, Deruytter MJ. Manifestations of Neuro-Behcet's disease. Report of two cases and review of the literature. Clin Neurol Neurosurg. 2005; 107: 310-4.

96. Hiroshi K, Hiroshi N, Akiharu O. Histopathology of Behçet's disease. Review of the literature with a case report. Acta Pathol Jpn. 1976; 26: 383-6.

97. McMenemey W, Lawrence BJ. Encephalomyelopathy in Becket's disease; report of necropsy findings in two cases. Lancet. 1957; 273: 353-8.

98. Arai Y, Kohno S, Takahashi Y, et al. Autopsy case of neuro-Behcet's disease with multifocal neutrophilic perivascular inflammation. Neuropathology. 2006; 26: 579-85.

99. Kocer N, Islak C, Siva A, et al. CNS involvement in neuro-Behcet syndrome: an MR study. AJNR Am J Neuroradiol. 1999; 20: 1015-24.

100. Shimizu T, Ehrlich GE, Inaba G, et al. Behcet disease (Behcet syndrome). Semin Arthritis Rheum. 1979; 8: 223-60.

101. Suzuki N, Takeno M, Inaba G. Bilateral subdural effusion in a patient with neuro-Behcet's disease. Ann Rheum Dis. 2003; 62: 374-5.

102. Siva A, Altintas A, Saip S. Behcet's syndrome and the nervous system. Curr Opin Neurol. 2004; 17: 347-57.

103. Bienenstock H, Murray EM. Behçet's syndrome: report of a case with extensive neurologic manifestation. N Engl J Med. 1961; 264: 1342-5.

104. Kikuchi S, Niino M, Shinpo K, et al. Intracranial hemorrhage in neuro-Behcet's syndrome. Intern Med. 2002; 41: 692-5.

105. Nakasu S, Kaneko M, Matsuda M. Cerebral aneurysms associated with Behcet's disease: a case report. J Neurol Neurosurg Psychiatry. 2001; 70: 682-4.

106. Kuzu Z, Ozer I, Yucesan C, et al. Tumefactive Neuro-Behçet's disease: a case report and review of the literature. J Neurol Neurosci. 2017; 8(6): 235.

107. Noel N, Hutie M, Wechsler B, et al. Pseudotumoural presentation of neuro-Behçet's disease: case series and review of literature. Rheumatology. 2012; 51: 1216-25.
108. Geny C, Cesaro P, Heran F, et al. Pseudotumoral neuro-Behcet's disease. Surg Neurol. 1993; 39: 374-6.
109. Yoshimura J, Toyama M, Sekihara Y, et al. Neuro-Behcet disease mimicking a thalamic tumor. No Shinkei Geka. 2001; 29: 527-31.
110. Matsuo K, Yamada K, Nakajima K, et al. Neuro-Behcet disease mimicking brain tumor. AJNR Am J Neuroradiol. 2005; 26: 650-3.
111. Rhiannon JJ. Systemic lupus erythematosus involving the nervous system: presentation, pathogenesis, and management. Clin Rev Allergy Immunol. 2008; 34: 356-60.
112. Duprez T, Nzeusseu A, Peeters A, Houssiau FA. Selective involvement of the choroid plexus on cerebral magnetic resonance images: a new radiological sign in patients with systemic lupus erythematosus with neurological symptoms. J Rheumatol. 2001; 28: 387-91.
113. Ebert EC. Gastrointestinal manifestations of Behcet's disease. Dig Dis Sci. 2009; 54: 201-7.
114. Brookes GB. Pharyngeal stenosis in Behcet's syndrome. The first reported case. Arch Otolaryngol. 1983; 109: 338-40.
115. Yigit O, Alkan S, Basak T, et al. Behcet's disease presenting with a hypopharyngeal ulcer. Eur Arch Otorhinolaryngol. 2005; 262: 151-3.
116. Hamza M, Ferjaoui M, Elleuch M, et al. Pharyngeal stenosis in a case of Behcet's disease. Ann Otolaryngol Chir Cervicofac. 1985; 102: 465-7.
117. Yi S, Cheon JH, Kim JH, Lee SK, Kim TI, Lee YC, Kim WH. The prevalence and clinical characteristics of esophageal involvement in patients with Behçet's disease: a single center experience in Korea. J Korean Med Sci. 2009; 24: 52.
118. Mori S, Yoshihira A, Kawamura H, et al. Esophageal involvement in Behcet's disease. Am J Gastroenterol. 1983; 78: 548-53.
119. Ozenc A, Bayraktar Y, Baykal A. Pyloric stenosis with esophageal involvement in Behcet's syndrome. Am J Gastroenterol. 1990; 85: 727-8.
120. Ning-Sheng L, Ruay-Sheng L, Kuo-Chih T. High frequency of unusual gastric/duodenal ulcers in patients with Behcet's disease in Taiwan: a possible correlation of MHC molecules with the development of gastric/duodenal ulcers. Clin Rheumatol. 2005; 24: 516-20.
121. Good AE, Mutchnick MG, Weatherbee L. Duodenal ulcer, hepatic abscesses, and fatal hemobilia with Behcet's syndrome: a case report. Am J Gastroenterol. 1982; 77: 905-9.
122. Cappell M. Intestinal (mesenteric) vasculopathy I. Acute superior mesenteric arteriopathy and venopathy. Gastroenterol Clin N Am. 1998; 27: 783-825.
123. Cappell M. Intestinal (mesenteric) vasculopathy II. Ischemic colitis and chronic mesenteric ischemia. Gastroenterol Clin N Am. 1998; 27: 827-60.
124. Ha HK, Lee SH, Rha SE, et al. Radiologic features of vasculitis involving the gastrointestinal tract. Radiographics. 2000; 20: 779-94.
125. Bayraktar Y, Soylu AR, Balkanci F, et al. Arterial thrombosis leading to intestinal infarction in a patient with Behcet's disease associated with protein C deficiency. Am J Gastroenterol. 1998; 93: 2556-8.
126. Hong YK, Yoo WH. Massive gastrointestinal bleeding due to the rupture of arterial aneurysm in Behcet's disease: case report and literature review. Rheumatol Int. 2008; 28: 1151-4.
127. Chubachi A, Saitoh K, Imai H, et al. Case report: intestinal infarction after an aneurysmal occlusion of superior mesenteric artery in a patient with Behcet's disease. Am J Med Sci. 1993; 306: 376-8.
128. Mercie P, Constans J, Tissot B, et al. Thrombosis of the superior mesenteric artery and Behcet's syndrome. Rev Med Interne. 1996; 17: 470-3.
129. Kuzu MA, Ozaslan C, Koksoy C, et al. Vascular involvement in Behcet's disease: 8-year audit. World J Surg. 1994; 18: 948-53; discussion 53-4
130. Dixon M. The small intestine. In vascular disorders, abnormalities, ischaemia and vasculitis. In: Whitehead R, editor. Gastrointestinal and oesophageal pathology. New York: Churchill Livingstone; 1995. p. 665-86.
131. Whitehead R, Gratama S. The large intestine. In vascular disorders, abnormalities, ischaemia and vasculitis. In: Whitehead R, editor. Gastrointestinal and oesophageal pathology. New York: Churchill Livingstone; 1995. p. 687-709.
132. Fagin R, Straus FH, April E, Kirsner JB. An unusual case of ischemic enteritis mimicking regional enteritis. Gastroenterology. 1970; 59: 917-20.
133. Eisenberg R, Montgomery CK, Margulis AR. Colitis in the elderly: ischemic colitis mimicking ulcerative and granulomatous colitis. Am J Roentgenol. 1979; 133: 1113-8.
134. Brandt L, Boley SJ, Mitsudo S. Clinical characteristics and natural history of colitis in the elderly. Am J Gastroenterol. 1982; 77: 382-6.
135. Gan S, Urbanski S, Coderre SP, Panaccione R. Isolated visceral small artery fibromuscular hyperplasia-induced ischemic colitis mimicking inflammatory bowel disease. Am J Gastroenterol. 2004; 99: 2058-62.

136. Willeke P, Domagk D, Floer M, Bruwer M, Kreuter M, Gaubitz M, et al. Ischaemic colitis mimicking inflammatory bowel disease in a young adult receiving oral anticoagulation. Scand J Gastroenterol. 2005; 40: 878-80.

137. Kao P, Vecchio JA, Hyman NH, West AB, Blaszyk H. Idiopathic myointimal hyperplasia of mesenteric veins: a rare mimic of idiopathic inflammatory bowel disease. J Clin Gastroenterol. 2005; 39: 704-8.

138. Hisamatsu T, Naganuma M, Matsuoka K, Kanai T. Diagnosis and management of intestinal Behçet's disease. Clin J Gastroenterol. 2014; 7: 205-12.

139. Houman MH, Ben Ghorbel I, B'Chir-Hamzaoui S, et al. Intestinal lymphoma associated with Behcet disease. Ann Med Interne (Paris). 2001; 152: 415-8.

140. Koksal AS, Ertugrul I, Disibeyaz S, et al. Crohn's and Behcet's disease association presenting with superior vena cava thrombosis. Dig Dis Sci. 2005; 50: 1698-701.

141. Akay N, Boyvat A, Heper AO, et al. Behcet's disease-like presentation of bullous pyoderma gangrenosum associated with Crohn's disease. Clin Exp Dermatol. 2006; 31: 384-6.

142. Fresko I, Ugurlu S, Ozbakir F, et al. Anti-Saccharomyces cerevisiae antibodies (ASCA) in Behcet's syndrome. Clin Exp Rheumatol. 2005; 23: S67-70.

143. Ahmad T, Zhang L, Gogus F, et al. CARD15 polymorphisms in Behcet's disease. Scand J Rheumatol. 2005; 34: 233-7.

144. Lois E, Michel V, Hugot JP, Reenaers C, Fontaine F, Delforge M, et al. Early development of stricturing or penetrating pattern in Crohn's disease is influenced by disease location, number of flares, and smoking but not by NOD2/CARD15 genotype. Gut. 2003; 52: 552-7.

145. Korman U, Cantasdemir M, Kurugoglu S, et al. Enteroclysis findings of intestinal Behcet disease: a comparative study with Crohn disease. Abdom Imaging. 2003; 28: 308-12.

146. Kasahara Y, Tanaka S, Nishino M, et al. Intestinal involvement in Behcet's disease: review of 136 surgical cases in the Japanese literature. Dis Colon Rectum. 1981; 24: 103-6.

147. Tolia V, Abdullah A, Thirumoorthi MC, et al. A case of Behcet's disease with intestinal involvement due to Crohn's disease. Am J Gastroenterol. 1989; 84: 322-5.

148. Sayek I, Aran O, Uzunalimoglu B, et al. Intestinal Behcet's disease: surgical experience in seven cases. Hepato-Gastroenterology. 1991; 38: 81-3.

149. Masugi J, Matsui T, Fujimori T, et al. A case of Behcet's disease with multiple longitudinal ulcers all over the colon. Am J Gastroenterol. 1994; 89: 778-80.

150. Houman H, Ben Dahmen F, Ben Ghorbel I, et al. Behcet's disease associated with Crohn's disease. Ann Med Interne (Paris). 2001; 152: 480-2.

151. Naganuma M, Iwao Y, Kashiwagi K, et al. A case of Behcet's disease accompanied by colitis with longitudinal ulcers and granuloma. J Gastroenterol Hepatol. 2002; 17: 105-8.

152. Kim ES, Chung WC, Lee KM, et al. A case of intestinal Behcet's disease similar to Crohn's colitis. J Korean Med Sci. 2007; 22: 918-22.

153. Jarrahnejad P, Gadepalli S, Zurkovsky E, et al. Behcet's disease: a rare cause of lower gastrointestinal bleeding. Int J Color Dis. 2006; 21: 856-8.

154. Kobashigawa T, Okamoto H, Kato J, et al. Ulcerative colitis followed by the development of Behcet's disease. Intern Med. 2004; 43: 243-7.

155. Kim JS, Lim SH, Choi IJ, et al. Prediction of the clinical course of Behcet's colitis according to macroscopic classification by colonoscopy. Endoscopy. 2000; 32: 635-40.

156. Dowling CM, Hill AD, Malone C, et al. Colonic perforation in Behcet's syndrome. World J Gastroenterol. 2008; 14: 6578-80.

157. Chou SJ, Chen VT, Jan HC, et al. Intestinal perforations in Behcet's disease. J Gastrointest Surg. 2007; 11: 508-14.

158. Lee SK, Kim BK, Kim TI, et al. Differential diagnosis of intestinal Behcet's disease and Crohn's disease by colonoscopic findings. Endoscopy. 2009; 41: 9-16.

159. Moore K. Clinically oriented anatomy. 3rd ed. Baltimore: Williams and Wilkins; 1992. p. 181-2.

160. Anthony A, Dhillon AP, Pounder RE, Wakefield AJ. Ulceration of the ileum in Crohn's disease: correlation with vascular anatomy. J Clin Pathol. 1997; 50: 1013-7.

161. Matsumoto T, Uekusa T, Fukuda Y. Vasculo-Behcet's disease: a pathologic study of eight cases. Hum Pathol. 1991; 22: 45-51.

162. Kabbaj N, Benjelloun G, Gueddari FZ, et al. Vascular involvements in Behcet disease. Based on 40 patient records. J Radiol. 1993; 74: 649-56.

163. Haeberle M, Griffen WO Jr. Eosinophilia and regional enteritis. A possible diagnostic aid. Am J Dig Dis. 1972; 17: 200-4.

164. Levy A, Yamazaki K, Van Keulen VP, Burgart LJ, Sandborn WJ, Phillips SF, et al. Increased eosinophil infiltration and degranulation in colonic tissue from patients with collagenous colitis. Am J Gastroenterol. 2001; 96: 1522-8.

165. Metwai A, Blum AM, Ferraris L, Klein JS, Claudio F, Weinstock JV. Eosinophils within the healthy or inflamed human intestine produce substance P and vasoactive intestinal peptide. J Neuroimmunol. 1994; 52: 69-78.

166. Rothenber M, Mishra A, Brandt EB, Hogan SP. Gastrointestinal eosinophils. Immunol Rev. 2001; 179: 139-55.

167. Kim SU, Cheon JH, Lim JS, et al. Massive gastrointestinal bleeding due to aneurysmal rupture of ileo-colic artery in a patient with Behcet's disease. Korean J Gastroenterol. 2007; 49: 400-4.

168. Turanlı M, Senol M, Koyunca A, Aydın C, Arici S. Sigmoid colon perforation as an unusual complication of Behçet's syndrome: report of a case. Surg Today. 2003; 33: 383-6.

169. Roenspies U, Saegesser F. Behcet's disease and toxic megacolon. Schweiz Med Wochenschr. 1975; 105: 199-204.

170. Takada Y, Fujita Y, Igarashi M, et al. Intestinal Behcet's disease--pathognomonic changes in intramucosal lymphoid tissues and effect of a "rest cure" on intestinal lesions. J Gastroenterol. 1997; 32: 598-604.

171. Sankey E, Dhillon AP, Anthony A, Wakefield AJ, Sim R, More L, et al. Early mucosal changes in Crohn's disease. Gut. 1993; 34: 375-81.

172. Yurdakul S, Tuzuner N, Yurdakul I, et al. Gastrointestinal involvement in Behcet's syndrome: a controlled study. Ann Rheum Dis. 1996; 55: 208-10.

173. Yang XN, Ye ZS, Fan YY, Hu YQ. Prolonged small vessel vasculitis with colon mucosal inflammation as first manifestations of Behçet's disease. World J Gastroenterol. 2014; 20: 4110-4.

174. Tribe C, Scott DGI, Bacon PA. Rectal biopsy in the diagnosis of systemic vasculitis. J Clin Pathol. 1981; 34: 843-50.

（译者：杨扬　范松青；审核：葛燕　唐琪　李芬）

第 13 章

白塞综合征与微生物学

Farida Fortune，Gulen Hatemi

目前认为白塞综合征的发病是基于复杂的遗传背景，通过环境因素如感染和自身抗原等激活先天性和适应性免疫应答所致。

人们长期以来认为感染在 BS 的发病中发挥作用。在感染性病原学的研究过程中，人们尝试了许多不同的方法以证实这一观点。这些方法包括：尝试从白塞综合征患者病灶和血清中分离微生物，然后将这些微生物接种到动物体内，以期诱导 BS 发病；对某些病原体诱发的 T 细胞超敏反应的研究；热休克蛋白相关的研究以及最近的微生物组学研究。

根据临床表现的不同，BS 可分为不同类型。因为这些不同的临床类型的病程不同，对治疗反应也有所差异，所以人们认为不同类型的 BS 可能存在不同的发病机制[1-2]。其中一种类型，即丘疹脓疱-关节炎型，经早期研究已证实有关节炎的 BS 患者更常合并丘疹脓疱样病变[3]。此外，研究表明，较其他临床分型而言，丘疹脓疱-关节炎型在家族性 BS 患者中更常见，且多见于同一家族的成员中[4]。另一项研究表明，在没有骶髂关节炎或 HLA-B27 阳性的情况下，伴有丘疹脓疱样皮损和关节炎的 BS 患者也可存在附着点病变[5-6]。BS 的脓疱病变被发现与多种微生物感染有关，其中包括葡萄球菌、链球菌和普氏菌。与此同时，还有人提出丘疹脓疱-关节炎型 BS 可能与痤疮相关关节炎的发病机制相似，其病因都涉及感染[7]。

关于脓疱病灶处微生物学的研究表明，脓疱培养出的微生物与寻常型痤疮培养出的微生物有很大不同[7]。常见的微生物，如金黄色葡萄球菌在 58% 的 BS 脓疱中生长，而在普通痤疮中这一比例为 29%。另一个发现是常存在于继发细菌感染的皮肤病变如银屑病和湿疹中的普雷沃氏菌，后来被认为在类风湿关节炎的发病机制中发挥作用。24% 的 BS 脓疱中存在普雷沃氏菌生长，但却未在寻常型痤疮病变中发现普雷沃氏菌生长。除了痤疮和关节炎之间的相关性以外，来自临床研究的部分线索提示感染参与 BS 的发病。例如，扁桃体切除术、唇疱疹和龋齿的发生率较高、兄弟姐妹数量较多、出生顺序较晚、性交过早以及曾有 BS 高发国家的旅行史等均与白塞病的发病率增高有关[8]。几乎所有 BS 患者都存在口腔溃疡，它通常是 BS 的首发表现，可比其他的临床表现早数年发生。因此，口腔黏膜被认为在 BS 的发病机制中起重要作用[9]。由于观察到口腔菌群中某些链球菌菌株的比例增加以及在某些 BS 病损中分离出单纯疱疹病毒，部分研究开始探索这些微生物在 BS 发病机制中的作用[10-12]。

一些早期研究表明，龋齿治疗后、牙龈感染和慢性扁桃体炎术后 BS 症状会加重[8, 13-15]。最近有研究指出了口腔健康在 BS 疾病活动中的作用[16-18]。横断面研究表明，健康相关的生活质量水平，除了与 BS 总体疾病活动相关外，也与口腔健康相关[16-17]。此外，一项关于 BS 口腔健康的纵向研究表明，龋齿和拔牙与 BS 较高的疾病严重程度评分相关[18]。

针刺反应是 BS 的典型表现之一，指的是组织对创伤的非特异性超敏反应。一项旨在明确使用自体唾液进行皮肤针刺试验在BS中的诊断潜力的研究表明，90%的BS患者针刺后48小时在针刺部位可出现硬性红斑，然而当换成用过滤灭菌的唾液进行测试时，便无法获得相同的结果。这表明针刺反应可能是口腔菌群中的细菌引起的，尤其是链球菌[19]。既往研究表明，在操作前对皮肤进行外科消毒将会降低针刺反应阳性率[20]。由此看来，近十年BS患者针刺反应阳性率下降反映了人们的生活条件和卫生条件在不断改善[21-22]。

BS在古代丝绸之路沿线最为常见。从地中海和中东国家开始，一直延伸到远东[23]。这种独特的地理分布特征引起人们对潜在遗传因素及环境因素的讨论，包括可能沿着这条古老的贸易路线传播的感染因素[21]。另一个关于感染在BS中发挥的作用的流行病学线索来自针对移民者的流行病学研究。有许多文献着眼于研究从高患病率国家到低患病率国家移民者中BS的患病率，并将这些移民者原籍国和移民国的患病率进行比较。柏林的一项研究探讨了土耳其移民者中BS的患病率[24]；巴黎的一项研究调查了土耳其、北非、亚洲和撒哈拉以南非洲地区移民者的BS患病率和表型[25]；鹿特丹的一项基于医院的调查研究了来自土耳其和摩洛哥为主的移民者BS患病率[26]。该研究表明，这些移民者BS的患病率介于原籍国和移民国之间。这些研究结果支持遗传因素及环境因素(如感染)参与了BS的发病这一结论。一份地理流行病学报告回顾了已发表的BS遗传易感因素和炎症免疫反应相关数据并开发了一种适应性进化模式。该研究提示恶性疟原虫和鼠疫耶尔森菌可能参与BS主要遗传易感因素的产生，并决定了BS的地理流行病学特征[27]。然而这个假设还须进一步验证。

由于感染可能是BS的致病因素，科研工作者开始研究抗菌和抗病毒药物在BS中的临床疗效。两项设计相似的独立随机对照试验研究了青霉素对BS皮肤黏膜和关节病变的疗效[28-29]。所有患者均使用秋水仙碱1~1.5 mg/d，并随机分配成两组，一组每3周使用1.2 MU苄星青霉素，另一组为安慰剂组。研究时间为2年。研究表明，与安慰剂组相比，青霉素在预防关节炎发作方面具有中等效果，在预防皮肤黏膜病变方面具有较小或中等效果。

一项使用米诺环素的开放性研究得出了类似的研究结果。该研究表明使用米诺环素后口腔溃疡、结节性红斑样皮疹和丘疹脓疱病变的发生率有所改善[30]，同时还观察到链球菌抗原刺激的外周血单个核细胞产生的促炎细胞因子有所减少。阿奇霉素和左旋咪唑也获得了类似的有益结果[31-32]。基于病毒在BS发病机制中的潜在作用，科研工作者开始探索阿昔洛韦对BS患者的作用。尽管一项病例报告初步得出了阿奇霉素对BS有效，但另一项随机安慰剂对照试验表明阿奇霉素对口腔溃疡和生殖器溃疡的发生率并无明显影响[33]。一项研究表明，为了去除循环免疫复合物并恢复细胞免疫，在使用血浆置换基础上，尝试使用阿昔洛韦治疗，但这两者并无明显疗效[34]。微生物在人体维持健康与疾病之间的稳态平衡方面发挥着重要作用。包括细菌、病毒、古生菌和真核生物在内的人类微生物群已变得越来越重要。它们占据了体内所有细胞的90%，大多数位于胃肠道。基因组学和二代测序等新技术也为这一领域的研究带来了新的变革。通常情况下，健康的胃肠道微生物群共生环境可防止任何病原菌定植，或可使其共生共存。共生菌群可保护包括BS患者的口腔和肠道在内的消化道黏膜屏障免受破坏。而几乎所有的BS患者都有口腔溃疡[35]。

合并症、饮食、药物、环境因素和潜在的遗传背景会加剧菌群失调和黏膜屏障的破坏，导致病原微生物进入体内从而触发免疫和炎症通路，这也是BS发病的重要机制。从口腔到食道、胃、小肠和结肠，各部位消化道的微生物组成取决于宿主的饮食习惯、营养状况以及独特的环境影响。遗传因素也被认为参与了BS的发病。岩藻糖基转移酶2基因(Fucoslytransferase-2，FUT2)是BS全基因组相关研究指出的疾病相关位点之一。位于这个位点的rs681343被认为与FUT2的缺失或沉默有关，这一位点是在伊朗BS患者中发现的。在另一项伊朗的队列研究和土耳其GWAS数据的荟萃分析中得出相同的结论后，该基因的意义便被报道[36]。基于口腔和肠道菌群对全身炎症的可能作用，人们推测这种关联是通过影响黏膜糖基化和肠道微生物群影响BS的易感性[37]。FUT2是BS和炎症性肠病共同的易感基因之一，除此之外还有STAT4、TNFAIP3、IL23R、IL12RB2、IL10和ERAP1[37]。人类口腔微生物组数据库成立于2010年，当时提供了600种原核生物的数据。据估计，53%的原核生物尚未被命名，并且有35%无法培养。由于微生物与健康之间的联系变得越来越紧密，这一现象正在改变[38]。

口腔微生物群还受到存在于口腔黏膜表面、唾液和围绕硬(牙齿)和软(牙龈黏膜)组织交界处的龈沟液的不同生态位微生物群的影响。这一点也与牙周袋深度和牙周炎进展相关。大多数个体中存在的唾液微生物群由两种不同的共生群体类型组成(Ⅰ型和Ⅱ型)。这些共生菌群的相对丰度与一般健康状况密切相关，菌群类型Ⅰ与较差的健康状况有关。

事实上，口腔卫生不良，包括牙周炎、蛀牙和慢性扁桃体炎，在 BS 患者的口腔中都很常见。Ymashita 和 Takeshita 使用二维平面图将口腔微生物群分为 3 种菌群[39]：菌群Ⅰ，普雷沃氏菌属和韦永氏菌属；菌群Ⅱ，链球菌属；菌群Ⅲ，卟啉单胞菌和奈瑟菌/嗜血杆菌/杆菌属。菌群Ⅲ的牙周组织状况最健康，而菌群Ⅰ的组织健康状况最差[39]。

目前已发现 10^{14} 种不同的口腔微生物，最常见的是链球菌、卟啉单胞菌、放线菌、梭杆菌和嗜血杆菌。打破这个平衡系统会对健康和疾病状态产生重大影响。目前认为在遗传易感性背景的基础上，病原体包括单纯疱疹病毒(1937 年由 Hulusi Behçet 提出)及一些细菌可能是 BS 的诱发因素。这些病原体主要攻击内皮细胞和小血管，从而导致多器官系统的血管炎症或血栓形成。由于从 BS 患者中常常可分离出链球菌、血链球菌、发酵酵母菌、伯氏疏螺旋体、幽门螺杆菌、大肠杆菌、金黄色葡萄球菌、发酵支原体、分枝杆菌和肺炎克雷伯菌，因此这些微生物的感染被认为是 BS 的潜在病因[40-41]。

此外，在日本 Adamantiades-Behçet 综合征(ABD)患者的口腔黏膜和血清中发现了抗链球菌抗体。大部分 BS 患者的皮肤过敏是针对口腔菌群中的链球菌所致，淋巴组织增生反应则更多是针对血链球菌 KTH-1 和 KTH-3 所致[42]。

微生物菌群与宿主之间的信息交互对于稳定口、眼、生殖器黏膜和消化道中的上皮屏障并维持其完整性至关重要[43-44]。

BS 疾病活跃期可出现口腔黏膜和唾液微生物菌群失调。使用人类口腔微生物鉴定微阵列分析(human oral microbe identification microarray，HOMIM)和基质辅助激光解吸电离飞行时间质谱(matrix-assisted laser desorption ionization time-of-flight，MALDI-TOF)技术分析可培养的唾液和口腔黏膜群落，发现放线菌门，主要是龋齿罗氏菌，在 BS 患者口腔黏膜中定植增多，而奈瑟菌和韦永氏菌则在健康的口腔黏膜中定植较多[45]。

在溃疡部位，随着唾液中普氏菌的增加，链球菌也相应增加。活动性 BS 患者唾液中念珠菌的增加破坏了黏膜屏障，从而导致溃疡的发生[45]。

在 BS 疾病活动期间，口腔和消化道黏膜上的 IgA1 或 IgA2 免疫球蛋白均减少。这使得细菌能够穿过黏膜屏障，导致包含 T、B 细胞在内的全身免疫系统过度激活。值得一提的是，异常微生物群(包括病原体)本身即可引起炎症[46-47]。

最近有人提出 BS 患者有着独特的肠道微生物特征。于是为了明确这些微生物，研究人员对未经治疗的 BS 患者和对照组的唾液和粪便进行宏基因组测序。此外，进一步利用粪便移植物在小鼠上进行验证。这一研究发现 BS 患者中存在较多硫酸盐还原菌(sulfate-reducing bacteria，SRB)、机会性致病菌(Parabacteroides spp. 和 Paraprevotella spp.)，以及较少的产丁酸盐细菌(butyrate-producing bacteria，BPB)、梭菌属、产甲烷菌(Methanoculleus spp. 和 Methanomethylophilus spp.)。相比之下，健康对照组的产甲烷菌和产丁酸盐细菌较多。来自活动期 BS 患者的粪便移植物加剧了实验小鼠的自身免疫性葡萄膜炎(experimental autoimmune uveitis，EAU)，并增加了 IL-17 和 IFN-γ 的产生。尽管暴露于 PBS 的健康对照小鼠也有较轻的眼内炎症，但几乎没有 IL-17 或 IFN-γ 表达增加[48]。

通过使用 16S rRNA 基因测序发现，眼表微生物群中最丰富的细菌属是假单胞菌、慢生根瘤菌、丙酸杆菌、不动杆菌和棒状杆菌[49]。

此外，在 BS 口腔中发现高水平的 EB 病毒(Epstein-Barr virus，EBV)，但巨细胞病毒(cytomegalovirus，CMV)的水平较低。在 BS 中观察到的 CMV IgG 水平较低的原因尚不明确，可能是由于 Toll 样受体 1 和 2 异源二聚体(也是 CMV 的最初感应受体)形成和功能缺陷导致先天性和适应性免疫反应之间信息交互作用受损[50]。

长期以来，单纯疱疹病毒(herpes simplex virus，HSV)被认为与 BS 的发病机制有关[51-52]。Hulusi Behçet 观察到口腔溃疡和眼前房积脓的涂片中有细胞内包涵体样形式的物质出现，这促使他提出了白塞病的病毒病因学[53]。但后来的研究对 HSV 在 BS 中的作用仍有争议。一项研究使用原位杂交的方法在 BS 患者外周血单个核细胞中检测到了与 HSV-1

的互补 RNA[54]。研究使用斑点印迹法在全血中检测到了 HSV-1 DNA，使用 PCR 技术在外周血白细胞、唾液、胃肠道和生殖器溃疡活检中也检测到了 HSV-1 DNA[55-58]。然而，其他研究并未证实 BS 患者的口腔溃疡和口腔涂片中存在 HSV-1[59-60]。根据观察到的 BS 患者 $CD4^+$细胞在 HSV-1 刺激后产生低增殖反应这一现象，有人提出 HSV 与 BS 的关联并不是因为存在活动性感染，而是因为 BS 患者由于 HSV 感染导致免疫反应发生了改变[61]。其他病毒感染如肝炎病毒和细小病毒与 BS 发病机制的相关性也存在争议[62-67]。

随着研究的开展，人们对 BS 相关的特定微生物群的了解将更全面、更明确。然而，沿旧丝绸之路聚集的 BS 患者的环境因素，如地理差异和与微生物密切相关的饮食因素，有很大的差异。随着近期移民迁移模式的出现，这一差异变得更为广泛。

口腔菌群除了对健康、免疫和宿主新陈代谢产生重大影响，它们本身也受到胚胎微环境、衰老、饮食和合并症的影响。

目前发现口腔微生物的变化贯穿整个新生儿期。

一项日本的针对孕妇和健康人群的队列研究发现，从怀孕早期到新生儿期口腔微生物群的特定变化提示所有常见的口腔病原微生物都是在孕期产生的[68]。

现在很明确，胎盘不是一个无菌器官。然而，胎盘的微生物群多样性是有限的。并且与肠道微生物群相比，胎盘微生物群的组成更类似于口腔微生物群。但是另一种观点认为这种情况可能是由于存在污染，因为检测的微生物密度较低且存在污染可能性。如果微生物确实可穿过胎盘，那么它们是否能够作用于免疫和新陈代谢发育并进一步影响 BS 患者随后对外源性抗原的反应呢[69]？最近的一篇综述认为，目前的研究没有证据证明子宫是无菌的，并且由于缺乏方法学的指导，子宫内微生物群定植的证据也不足[70]。

虽然微生物群的变化被认为是由衰老所致，但菌群失调更可能与一些合并症相关，包括使用多种对唾液流速有影响及导致口腔干燥的药物。有人认为健康老年患者的微生物群与年轻人相似。

广谱抗生素的使用、无菌的清洁环境、社会和心理压力以及持续不良饮食状态等环境因素对整个胃肠道的微生物群有更直接的影响。

胃肠道中由 10^{14} 种微生物组成的微生物群落是消化道和大脑之间双向交流系统的组成部分，称为“消化道-脑轴”。Maes 最初在 1990 年提出抑郁症与饮食存在关联，随后的几年里这一想法也被证实。

从分子水平更进一步来讲，环境因素和菌群失调与肠道中革兰氏阴性菌的移位有关。这些微生物的细胞壁中含有脂多糖。免疫细胞在正常情况下通常不与革兰氏阴性菌接触，因此不会攻击它们。但免疫细胞在接触细菌时会被细胞壁的脂多糖激活，随后通过炎症途径诱导一系列的变化，肠系膜淋巴结便开始产生促炎细胞因子[71]。

如前所述，微生物通常共生在人类皮肤黏膜表面。它们聚集在黏膜表面，且通常不会破坏上皮组织。通常 IgA1 B 细胞和 IgA2 B 细胞存在于上皮组织上，而 γδ 细胞则存在于上皮层内。上皮内的 γδ 细胞通过两种方式防止微生物侵袭。首先，当微生物试图突破屏障时，它们通过上皮细胞发出的信号产生抗菌因子。其次，当细菌穿透上皮屏障后，它们会立即触发保护性黏膜免疫反应[72]。

早期人们提出通过维持口腔微环境的稳定可能可以为口腔溃疡的治疗提供有效策略，同时控制 BS 的全身表现[73]。

来自 BS 患者的外周血单个核细胞（peripheral blood mononuclear cell，PBMC）和从活动期 BS 口腔溃疡中提取的微生物上清培养液的培养基中均发现 γδ 细胞增多[74]。

针对细菌如何驱动炎症机制的研究已广泛开展。细菌蛋白质组和人类蛋白质组有数百个相似的九聚体氨基酸序列。γδ 细胞沿黏膜表面分布的特点提示它们在保护黏膜屏障监测过程中的重要性。如前所述，几乎 100% 的 BS 患者有口腔溃疡的发生，并且可能在其他症状之前数年出现。这可以解释 BS 的疾病活动为什么通常由感染触发。此外，在 HLA-B51 阳性患者中 Vδ1 亚群的体内激活较 Vδ2 亚群多见。这些患者的口腔微生物群中存在大量致病性链球菌，包括血链球菌和米氏链球菌[75]。研究表明，不止一个 γδ T 细胞亚群可能导致疾病激活，提示存在一种更为复杂的病理机制[76]。

此外，我们依赖于有益的共生肠道菌群的平衡，而菌群失调可以导致免疫系统的破坏和炎症的产生。这是由多种途径引起的，包括分子模拟。其中一个例子是细菌热休克蛋白（heat-shock proteins，HSPs）与人类热休克蛋白（human heat-shock proteins，hHSPs）具有序列同源性，这表明它们可能诱发促炎细胞因子的释放，这也是 BS 的发病特征。在 BS 患者中，持续感染引起的慢性炎症所提供的“沃土”会导致可交叉反应的淋巴细胞的扩增。由于与人 60-kDa HSP 具有高度同源性，血链球菌热休克蛋白 65(HSP65)被认为参与了 BS 的发病机制。人 HSP60 的 336-351 多肽(与细菌 HSP65 的 311-326 多肽同源)可刺激 BS 患者的 PBL 产生过量的 Th1 细胞因子。研究表明，BS 患者回盲肠黏膜中有 $CD4^+$T 细胞、$CD8^+$T 细胞和巨噬细胞的浸润[77]。

已有研究发现，BS 中 Th17 细胞百分比增加，同时 IL-17 升高。现有证据表明，淋巴细胞和中性粒细胞之间的交互作用可能受到 IL-17 影响。并且在对细菌磷酸抗原产生反应的急性微生物感染过程中，γδT 细胞能够与中性粒细胞和单核细胞建立有效的交互作用。在中性粒细胞吞噬病原微生物后，γδT 细胞识别细菌终产物［(E)-4-hydroxy-3-methyl-but-2-enyl pyrophosphate，HMB-PP］，与单核细胞建立联系，并产生包括 TNF-α 在内的促炎细胞因子。这导致了局部 γδ T 细胞扩增并释放趋化因子如 CXCL8（IL-8），并进一步招募更多的中性粒细胞到达感染部位。实际上，Th1/Th17 细胞反应以及 IFN-γ、IL-12、IL-2、TNF-α、IL-17、IL-1、IL-8 和 IL-23 在 BS 血清中均有上调[78]。

因此，研究人员提出一个有趣的假说：地理环境、心理压力、药物、饮食以及合并症在微生物群和免疫系统方面存在多向相互作用。这样一来，免疫系统可改变微生物群，从而导致 BS 中所出现的炎症变化。受这些变化影响的患者个体遗传背景将决定疾病表型。在复杂的反馈应答中，疾病的临床表型进一步改变免疫反应和微生物群。

在像 BS 这样的复杂疾病中，微生物群的变化预示着疾病的开始或激活。而在 BS 中看到的不同临床表现可能是这个多向相互作用的结果。

参考文献

1. Tunc R, Keyman E, Melikoglu M, Fresko I, Yazici H. Target organ associations in Turkish patients with Behçet's disease: a cross sectional study by exploratory factor analysis. J Rheumatol. 2002; 29(11): 2393-6.
2. Krause I, Leibovici L, Guedj D, Molad Y, Uziel Y, Weinberger A. Disease patterns of patients with Behçet's disease demonstrated by factor analysis. Clin Exp Rheumatol. 1999; 17(3): 347-50.
3. Diri E, Mat C, Hamuryudan V, Yurdakul S, Hizli N, Yazici H. Papulopustular skin lesions are seen more frequently in patients with Behçet's syndrome who have arthritis: a controlled and masked study. Ann Rheum Dis. 2001; 60: 1074-6.
4. Karaca M, Hatemi G, Sut N, Yazici H. The papulopustular lesion/arthritis cluster of Behçet's syndrome also clusters in families. Rheumatology (Oxford). 2012; 51(6): 1053-60.
5. Hatemi G, Fresko I, Tascilar K, Yazici H. Increased enthesopathy among Behçet's syndrome patients with acne and arthritis: an ultrasonography study. Arthritis Rheum. 2008; 58(5): 1539-45.
6. Hatemi G, Fresko I, Yurdakul S, Ozdogan H, Yazici H, Altiok E, Yenmis G. Reply to letter by Priori et al commenting on whether Behçet's syndrome patients with acne and arthritis comprise a true subset. Arthritis Rheum. 2010; 62(1): 305-6.
7. Hatemi G, Bahar H, Uysal S, Mat C, Gogus F, Masatlioglu S, Altas K, Yazici H. The pustular skin lesions in Behcet's syndrome are not sterile. Ann Rheum Dis. 2004; 63(11): 1450-2.
8. Cooper C, Pippard EC, Sharp H, Wickham C, Chamberlain MA, Barker DJ. Is Behçet's disease triggered by childhood infection? Ann Rheum Dis. 1989; 48(5): 421-3.
9. Kaneko F, Oyama N, Yanagihori H, Isogai E, Yokota K, Oguma K. The role of streptococcal hypersensitivity in the pathogenesis of Behçet's disease. Eur J Dermatol. 2008; 18(5): 489-98.
10. Yoshikawa K, Kotake S, Sasamoto Y, Ohno S, Matsuda H. Close association of Streptococcus sanguis and Behçet's disease. Nippon Ganka Gakkai Zasshi. 1991; 95(12): 1261-7.
11. Sezer F. The isolation of a virus as the cause of Behçet's disease. Am J Ophthalmol. 1953; 36: 301-6.
12. Evans AD, Pallis CA, Spillane JD. Involvement of the nervous system in Behçet's syndrome: report of three cases and isolation of the virus. Lancet. 1957; 2: 349-53.
13. Mizushima Y, Matsuda T, Hoshi K, Ohno S. Induction of Behçet's disease symptoms after dental treatment andstreptococcal antigen skin test. J Rheumatol. 1988; 15: 1029-30.
14. Lellouche N, Belmatoug N, Bourgoin P, Logeart D, Acar C, Cohen-Solal A, Fantin B. Recurrent valvular relacement due to exacerbation of Behçet's disease by Streptococcus agalactiae infection. Eur J Intern Med. 2003; 14: 120-2.
15. Suga Y, Tsuboi R, Kobayashi S, Ogawa H. A case of Behçet's disease aggravated by gingival infection with methicillin-resistant Staphylococcus aureus. Br J Dermatol. 1995; 133(2): 319-21.

16. Senusi A, Higgins S, Fortune F. The influence of oral health and psycho-social well-being on clinical outcomes in Behçet's disease. Rheumatol Int. 2018; 38(10): 1873-83.
17. Senusi AA, Ola D, Mather J, Mather J, Fortune F. Behçet's syndrome and health-related quality of life: influence of symptoms, lifestyle and employment status. Clin Exp Rheumatol. 2017; 35(Suppl 108(6)): 43-50.
18. Yay M, Çelik Z, Aksoy A, Alibaz-Öner F, Inanç N, Ergun T, et al. Oral health is a mediator for disease severity in patients with Behçet's disease: a multiple mediation analysis study. J Oral Rehabil. 2019; 46(4): 349-54.
19. Togashi A, Saito S, Kaneko F, Nakamura K, Oyama N. Skin prick test with self-saliva in patients with oral aphthoses: a diagnostic pathergy for Behcet's disease and recurrent aphthosis. Inflamm Allergy Drug Targets. 2011; 10(3): 164-70.
20. Fresko I, Yazici H, Bayramiçli M, Yurdakul S, Mat C. Effect of surgical cleaning of the skin on the pathergy phenomenon in Behçet's syndrome. Ann Rheum Dis. 1993; 52(8): 619-20.
21. Hatemi G, Yazici H. Behçet's syndrome and micro-organisms. Best Pract Res Clin Rheumatol. 2011; 25(3): 389-406.
22. Inaba Y, Kurosawa M, Nishibu A, Kaneko F, Kawakami Y, Tamakoshi A, Kawamura T. Epidemiologic and clinical characteristics of Behçet disease in Japan: results from nationwide survey in 2003. Clin Exp Rheumatol. 2004; 22(4 Suppl 34): S84.
23. Yurdakul S, Yazici Y. Epidemiology of Behçet's syndrome and regional differences in disease expression. In: Yazici Y, Yazici H, editors. Behçet's syndrome. New York: Springer; 2010. p. 35-53.
24. Papoutsis NG, Abdel-Naser MB, Altenburg A, Orawa H, Kötter I, Krause L, et al. Prevalence of Adamantiades-Behçet's disease in Germany and the municipality of Berlin: results of a nationwide survey. Clin Exp Rheumatol. 2006; 24(5 Suppl 42): S125.
25. Mahr A, Belarbi L, Wechsler B, Jeanneret D, Dhote R, Fain O, et al. Population-based prevalence study of Behçet's disease: differences by ethnic origin and low variation by age at immigration. Arthritis Rheum. 2008; 58(12): 3951-9.
26. Kappen JH, van Dijk EH, Baak-Dijkstra M, van Daele PL, Lam-Tse WK, van Hagen PM, van Laar JA. Behçet's disease, hospital-based prevalence and manifestations in the Rotterdam area. Neth J Med. 2015; 73(10): 471-7.
27. Piga M, Mathieu A. The origin of Behçet's disease geoepidemiology: possible role of a dual microbialdriven genetic selection. Clin Exp Rheumatol. 2014; 32(4 Suppl 84): S123-9.
28. Çalgüneri M, Ertenli I, Kiraz S, Erman B, Çelik I. Effect of prophylactic benzathine penicillin on mucocutaneous symptoms of Behcet's disease. Dermatology. 1996; 192(2): 125-8.
29. Çalgüneri M, Kiraz S, Ertenli I, Benekli M, Karaaslan Y, Çelik I. The effect of prophylactic penicillin treatment on the course of arthritis episodes in patients with Behcet's disease. A randomized clinical trial. Arthritis Rheum. 1996; 39(12): 2062-5.
30. Kaneko F, Oyama N, Nishibu A. Streptococcal infection in the pathogenesis of Behçet's disease and clinical effects of minocycline on the disease symptoms. Yonsei Med J. 1997; 38: 444-54.
31. Mumcu G, Ergun T, Elbir Y, Eksioglu-Demiralp E, Yavuz S, et al. Clinical and immunological effects of azithromycin in Behcet's disease. J Oral Pathol Med. 2005; 34: 13-6.
32. Hamza M, Ayed K, Ben AH. Treatment of Behcet's disease with levamisole. Arthritis Rheum. 1982; 25: 714-5.
33. Davies UM, Palmer RG, Denman AM. Treatment with acyclovir does not affect orogenital ulcers in Behcet's syndrome: a randomized double-blind trial. Br J Rheumatol. 1988; 27(4): 300-2.
34. Bonnet M, Ouzan D, Trepo C. Plasma exchange and acyclovir in Behçet's disease. J Fr Ophtalmol. 1986; 9(1): 15-22.
35. International Study Group for Behçet's Disease. Criteria for diagnosis of Behçet's disease. Lancet. 1990; 335(8697): 1078-80.
36. Chen T, Yu WH, Izard J, Baranova OV, Lakshmanan A, Dewhirst FE. The human oral microbiome database: a web accessible resource for investigating oral microbe taxonomic and genomic information. Database (Oxford). 2010; 2010: baq013.
37. Xavier JM, Shahram F, Sousa I, Davatchi F, Matos M, Abdollahi BS, et al. FUT2: filling the gap between genes and environment in Behçet's disease? Ann Rheum Dis. 2015; 74(3): 618-24.
38. Takeuchi M, Kastner DL, Remmers EF. The immuno-genetics of Behçet's disease: a comprehensive review. J Autoimmun. 2015; 64: 137-48.
39. Yamashita Y, Takeshita T. The oral microbiome and human health. J Oral Sci. 2017; 59(2): 201-6.
40. Galeone M, Colucci R, D'Erme AM, Moretti S, Lotti T. Potential infectious etiology of Behcet's disease. Pathol Res Int. 2012; 2012: 4.
41. Yokota K, Hayashi S, Araki Y, Isogai E, Kotake S, Yoshikawa K, et al. Characterization of Streptococcus sanguis isolated from patients with Behcet's disease. Microbiol Immunol. 1995; 39: 729-32.

42. Zouboulis CC. HLA - independent antibacterial host response toward Th1 immunity mediated by IL - 12: a new concept for the pathogenesis of Adamantiades-Behçet's disease. J Invest Dermatol. 2006; 126: 1444-7.
43. Oliveira R, Napoleão P, Banha J, Paixão E, Bettencourt A, da Silva BM, et al. Crosstalk between inflammation, iron metabolism and endothelial function in Behçet's disease. Clin Hemorheol Microcirc. 2014; 56(2): 175-85.
44. Shin W, Kim HJ. Intestinal barrier dysfunction orchestrates the onset of inflammatory host-microbiome cross-talk in a human gut inflammation-on-a-chip. Proc Natl Acad Sci U S A. 2018; 115(45): E10539-47.
45. Seoudi N, Bergmeier LA, Drobniewski F, Paster B, Fortune F. The oral mucosal and salivary microbial community of Behçet's syndrome and recurrent aphthous stomatitis. J Oral Microbiol. 2015; 7: 27150.
46. Gianchecchi E, Fierabracci A. Recent advances on microbiota involvement in the pathogenesis of autoimmunity. Int J Mol Sci. 2019; 20(2): 283.
47. Kaiko GE, Stappenbeck TS. Host-microbe interactions shaping the gastrointestinal environment. Trends Immunol. 2014; 35: 538-48.
48. Ye Z, Zhang N, Wu C, et al. A metagenomic study of the gut microbiome in Behcet's disease. Microbiome. 2018; 6(1): 135.
49. Lu LJ, Liu J. Human microbiota and ophthalmic disease. Yale J Biol Med. 2016; 89(3): 325-30.
50. Seoudi N, Bergmeier LA, Hagi-Pavli E, Bibby D, Fortune F. The seroprevalence and salivary shedding of herpesviruses in Behçet's syndrome and recurrent aphthous stomatitis. J Oral Microbiol. 2015; 7: 27156.
51. Hasan MS, Ryan PL, Bergmeier LA, Fortune F. Circulating NK cells and their subsets in Behçet's disease. Clin Exp Immunol. 2017; 188(2): 311-22.
52. Kim DY, Cho S, Choi MJ, Sohn S, Lee ES, Bang D. Immunopathogenic role of herpes simplex virus in Behçet's disease. Genet Res Int. 2013; 2013: 638273.
53. Behcet H. Über Rezidivierende, aphtose durch ein Virus verursachte Geschwüre am Mund, am Auge undan den Genitalien. Dermatol Wochenschr. 1937; 105: 1152-7.
54. Eglin RP, Lehner T, Subak-Sharpe JH. Detection of RNA complementary to herpes-simplex virus in mononuclear cells from patients with Behcet's syndrome and recurrent oral ulcers. Lancet. 1982; 2(8312): 1356-61.
55. Bonass WA, Bird-Stewart JA, Chamberlain MA, Haliburton IW. Molecular studies in Behcet's syndrome In: Lehner T, Barnes CG, eds. Recent advances in Behcet's disease. International Congress and Symposium Series Royal society of Medicine. 1986; 103: 37-41.
56. Lee S, Bang D, Cho YH, Lee ES, Sohn S. Polymerase chain reaction reveals herpes simplex virus DNA in saliva of patients with Behcet's disease. Arch Dermatol Res. 1996; 288: 179-83.
57. Lee ES, Lee S, Bang D, Sohn S. Herpes simplex virus detection by polymerase chain reaction in intestinal ulcer of patients with Behçet's disease. The 7th international conference on Behçet's disease. Tunis, Revue de rheumatism. 1996; 63: 531.
58. Bang D, Cho YH, Choi HJ, Lee S, Sohn S. Herpes simplex virus detection by polymerase chain reaction in genital ulcer of patients with Behçet's disease. The 7th international conference on Behçet's disease. Tunis, Revue de rheumatism. 1996; 63: 532.
59. Studd M, McCance DJ, Lehner T. Detection of HSV - 1 DNA in patients with Behcet's syndrome and in patients with recurrent oral ulcers by the polymerase chain reaction. J Med Microbiol. 1991; 34(1): 39-43.
60. Nomura Y, Kitteringham N, Shiba K, Goseki M, Kimura A, Mineshita S. Use of the highly sensitive PCR method to detect the Herpes simplex virus type 1 genome and its expression in samples from Behcet disease patients. J Med Dent Sci. 1998; 45(1): 51-8.
61. Young C, Lehner T, Barnes CG. CD4 and CD8 cell responses to herpes simplex virus in Behcet's disease. Clin Exp Immunol. 1988; 73(1): 6-10.
62. Aksu K, Kabasakal Y, Sayıner A, Keser G, Oksel F, Bilgiç A, et al. Prevalences of hepatitis A, B, C and E viruses in Behçet's disease. Rheumatology. 1999; 38: 1279-81.
63. Hamuryudan V, Sonsuz A, Yurdakul S. More on hepatitis C virus and Behcet's syndrome. N Engl J Med. 1995; 333(5): 322.
64. BenEzra D. More on hepatitis C virus and Behcet's syndrome. N Engl J Med. 1995; 333(5): 322.
65. Oguz A, Sametoglu F, Erdogan S. More on hepatitis C virus and Behcet's syndrome. N Engl J Med. 1995; 333(5): 322.
66. Akaogi J, Yotsuyanagi H, Sugata F, Matsuda T, Hino K. Hepatitis viral infection in Behçet's disease. Hepatol Res. 2000; 17: 126-38.
67. Kiraz S, Ertenli I, Benekli M, Çalgüneri M. Parvovirus B19 infection in Behçet's disease. Clin Exp Rheumatol. 1996; 14: 71-3.
68. Fujiwara N, Tsuruda K, Iwamoto Y, Kato F, Odaki T, Yamane N, et al. Significant increase of oral bacteria in the early pregnancy period in Japanese women. J Investig Clin Dent. 2017; 8(1).
69. Aagaard K, Ma J, Antony KM, Ganu R, Petrosino J, Versalovic J. The placenta harbors a unique microbiome. Sci Transl Med. 2014; 6(237): 237ra65.

70. Perez-Muñoz ME, Arrieta MC, Ramer-Tait AE, Walter J. A critical assessment of the "sterile womb" and "in utero colonization" hypotheses: implications for research on the pioneer infant microbiome. Microbiome. 2017; 5(1): 48.
71. Maes M, Kubera M, Leunis JC, Berk M. Increased IgA and IgM responses against gut commensals in chronic depression: further evidence for increased bacterial translocation or leaky gut. J Affect Disord. 2012; 141: 55-62.
72. Ismail AS, Severson KM, Vaishnava S, et al. Gammadelta intraepithelial lymphocytes are essential mediators of host-microbial homeostasis at the intestinal mucosal surface. Proc Natl Acad Sci U S A. 2011; 108(21): 8743-8.
73. Fortune F. Can you catch Behçet's disease? J Lab Clin Med. 2003; 141(1): 5-6.
74. Bank I, Duvdevani M, Livneh A. Expansion of gammadelta T-cells in Behçet's disease: role of disease activity and microbial flora in oral ulcers. J Lab Clin Med. 2003; 141(1): 33-40.
75. Yasuoka H, Yamaguchi Y, Mizuki N, Nishida T, Kawakami Y, Kuwana M. Preferential activation of circulating CD8+ and gammadelta T cells in patients with active Behcet's disease and HLA-B51. Clin Exp Rheumatol. 2008; 26(4suppl 50): S59-63.
76. Trost B, Kusalik A, Lucchese G, Kanduc D. Bacterial peptides are intensively present throughout the human proteome. Self Nonself. 2010; 1: 1-4.
77. Hasan A, Fortune F, Wilson A, et al. Role of γδ T cells in pathogenesis and diagnosis of Behçet's disease. Lancet. 1996; 347(9004): 789-94.
78. Hasan MS, Bergmeier LA, Petrushkin H, Fortune F. Gamma delta(γδ) T cells and their involvement in Behçet's disease. J Immunol Res. 2015; 2015: 705831.

（译者：沈嫦娟　彭笑菲；审核：谢希　唐琪　李芬）

第 14 章

氧化应激作为白塞综合征血栓形成的因素

Giacomo Emmi, Matteo Becatti, Alessandra Bettiol, Claudia Fiorillo, Domenico Prisco

白塞综合征的血管病变

白塞综合征是一种临床表现多样化、累及多系统的疾病[1-2]。尤其血管病变引人关注，因为 BS 被认为是炎症诱导血栓形成的模型[3-4]。BS 的血管受累主要为静脉，动脉受累较为罕见，最常见的表现是炎症诱导的血栓形成[5]。

目前研究认为 BS 是一种中性粒细胞性血管炎，炎症贯穿整个 BS 的血管病变过程，与发热一样，血管病变提示全身炎症活跃。不论是静脉还是动脉受累的 BS 患者，目前采用的是传统药物或生物制剂治疗，而不是抗血小板或抗凝治疗[6]。

迄今 BS 血栓性炎症的病理生理机制尚不清楚[3]。传统促血栓因素似乎与 BS 血栓形成无关，而促凝机制可能在连接炎症和血栓形成方面发挥作用。其中凝血级联反应的一些成分，如组织因子、纤维蛋白原、凝血酶和蛋白 C 与 BS 免疫系统的高度活化有关[7]。BS 人群中经常出现凝血因子 V Leiden G1691A 和凝血酶原基因 G20210A 突变[8]。由于经典血栓形成机制尚未阐明，因此应密切监测携带这些多态性基因的患者发生血栓事件的风险。

炎症的促凝作用

炎症和凝血之间的关系密切[9-11]，两者可以相互激活、相互影响[12-13]，但具体机制不明。

据报道多种全身性炎症性疾病可增加患者血栓形成风险，如系统性红斑狼疮、ANCA 相关性血管炎、大动脉炎、炎症性肠病、类风湿关节炎、干燥综合征、系统性硬化症和 BS[3, 14-17]。

炎症介导的凝血机制涉及以下过程：第一，炎症刺激血小板、白细胞和内皮细胞活化，分泌大量细胞因子、趋化因子、黏附分子及组织因子和微粒。活化的白细胞通过抑制抗凝血酶和血栓调节蛋白促进蛋白酶的产生，从而导致内皮细胞高凝状态。第二，炎症导致促凝与抗凝失衡，促凝因子相对增多，加上纤溶活性的抑制，驱动炎症诱导的血栓形成。第三，炎症促使组织因子表达增加，超氧化物依赖的一氧化氮失活，蛋白 C 途径抑制，从而内皮损伤，丧失其生理性抗凝/抗聚集功能。

研究表明在没有组织损伤的情况下，炎症可以通过诱导组织因子的表达、凝血酶的产生和凝血因子的激活，直接活化血小板，促使血凝块的形成[18-19]，导致高凝状态[20]。表现为静脉血栓（VTE）的 BS 患者，通常没有内皮损伤和心血管疾病的传统危险因素[18-19, 21]。

多个临床试验证实了在炎症性疾病活动期给予抗炎治疗，血栓风险降低。CANTOS 研究表明，抗 IL-1β 单抗 Canakinumab（卡那单抗）作为有心肌梗死病史患者二级预防的靶向抗炎药，在没有给予降脂治疗的情况下，能显著降低再发心肌梗死、中风和心血管死亡事件的风险[22]。与安慰剂相比，Canakinumab 显著降低超敏 C 反应蛋白（hsCRP）水平和主要不良心血管事件的风险，而不影响低密度脂蛋白(LDL)[23]。值得注意的是，hsCRP 下降幅度直接与临床获益相关，进一步证实炎症在血栓形成中的关键作用[23]。

动、静脉血栓的关联

目前已知炎症参与动脉血栓形成，但炎症与静脉血栓的研究近 10 年才开始[18-19]。

静脉血栓和动脉血栓在血栓成分、结构以及发病机制上有显著区别。静脉血栓的主要成分是纤维蛋白和红细胞形成的“红色血栓”，动脉血栓的主要成分是纤维蛋白和血小板形成的“白色血栓”。新的研究认为动脉血栓和静脉血栓具有相似的成分，均含有血小板、红细胞、白细胞和纤维蛋白，但各成分的相对含量不同[24-27]。例如，心肌梗死冠状动脉内血栓中红细胞含量高[24-25, 28]，红细胞含量与血栓稳定性有关[29-30]。目前认为血小板不仅是动脉血栓的重要成分也是静脉血栓的主要成分[31]。静脉血栓形成也与炎症和血小板活化有关[19, 32]。

流行病学数据证实动脉和静脉病变存在相关性。动脉血栓患者发生静脉血栓的风险更高，而且两者危险因素有重叠，如年龄、肥胖、高血压、糖尿病、代谢综合征、高甘油三酯血症等[18-19]。肿瘤[33-36]、感染[37]以及多种免疫介导的疾病[38-47]，都可增加静脉和动脉血栓风险。研究表明预防动脉血栓的药物同样可以有效预防静脉血栓[48-51]，提示动、静脉病变可能具有共同的发病机制，并以炎症和凝血系统活化为特征[52]。

纤维蛋白原与血凝块形成

纤维蛋白原是肝细胞合成的糖蛋白，在纤维蛋白网的形成和血小板聚集中起核心作用，是血凝块形成过程中的关键分子，决定了血凝块的形成速度、结构和稳定性。血凝块形成的级联反应包括凝血酶介导的短 N 端肽从可溶性纤维蛋白原的 Aα (FpA)和 Bβ (FpB)链裂解到不溶性纤维蛋白，聚合形成双链初原纤维，随后初原纤维链增厚，最终形成纤维蛋白凝集[53]。

血凝块的形成及其结构稳定性受到离子强度、pH、钙、纤维蛋白原和凝血酶浓度影响[54-55]。根据凝血酶浓度的不同[56]，较粗的结构疏松的纤维蛋白束形成高渗透性纤维蛋白凝块，而相对较细的致密纤维蛋白束形成低渗透性纤维蛋白凝块。

血凝块的结构也可影响粘弹性[57]以及对纤溶的敏感性。细纤维蛋白纤维的组织型纤溶酶原激活物(TPA)介导的纤溶酶生成速率和纤溶速度较慢[58]，但其溶解速度比粗纤维蛋白纤维(以纤维密度增加和直径降低为特征)更快[59-61]。

纤维蛋白原是一种止血蛋白，经历了大量的翻译后修饰，如磷酸化、糖基化、硝化和活性氧(ROS)诱导的修饰。ROS 诱导的修饰是纤维蛋白原的主要翻译后改变，导致显著的结构和功能改变[62]。

持续暴露于内源性和/或外源性 ROS 是生物系统的特征。低浓度 ROS 参与细胞信号传导，高浓度 ROS 导致氧化应激、严重的代谢障碍和破坏生物大分子[63]。ROS 可以通过羰基形成、氢离子提取、蛋白质-蛋白质交联和蛋白质碎片化，造成蛋白质结构和功能的显著改变[64]。氧化损伤的蛋白质会在衰老及不同疾病过程中累积[65-66]。体外实验表明 ROS 可激活凝血系统，在人体中的具体机制尚未阐明[67]。

ROS 通过纤维蛋白原活化凝血[68]。纤维蛋白原每条链上都有特定可以氧化修饰的位点。研究报道使用次氯酸，一种主要由中性粒细胞溶酶体髓过氧化物酶在血浆中产生的分子[70]，处理后可导致细纤维蛋白凝块形成，并抑制纤维蛋白原纤维的侧向聚集[69]。由此产生的变构的血凝块机械强度较弱，而且矛盾的是，由于凝块孔隙率降低，对体外纤维蛋白溶解不太敏感[71]。二酪氨酸交联的形成和显著的蛋白质羰基含量似乎在所有纤维蛋白原的氧化翻译后修饰中，对纤维蛋白的动力学、结构和生物力学特性以及功能障碍性止血凝块的最终形成造成了主要影响。

ROS 介导的 BS 纤维蛋白原修饰

BS 是一种很好的炎症诱导血栓形成模型。近期一项研究评估了 BS 患者中 ROS 介导的纤维蛋白原的修饰，阐明炎症诱导血栓形成的机制(图 14-1)。根据脂质过氧化标记物和蛋白质羰基的定义，全身性氧化应激是 BS 和血管炎的一个预后因素[72]。

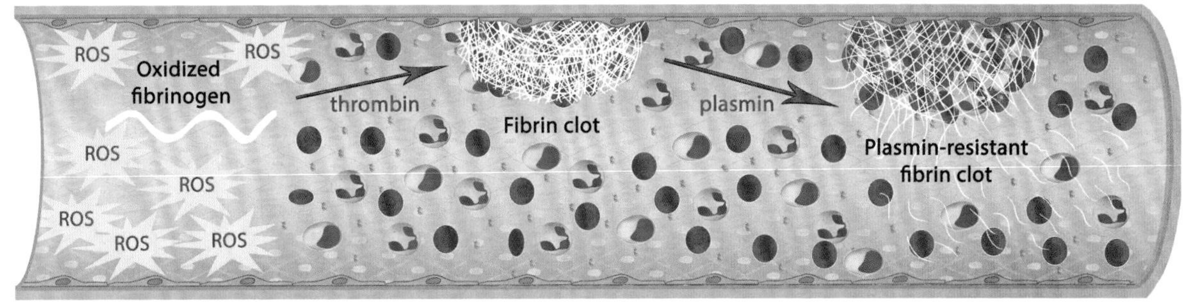

ROS 诱导纤维蛋白原氧化(羰基化)，从而促进血凝块的形成。这种血凝块是由纤维丝组成的紧密纤维蛋白网络，纤维尺寸略小，能更强抵抗纤溶酶诱导的溶解，滞留在血管床上，导致血管闭塞和血栓形成。

图 14-1　炎症刺激后释放活性氧(ROS)

鉴于氧化应激、炎症过程和内皮功能障碍之间的密切关系[73]，我们研究了纤维蛋白原结构和中性粒细胞依赖的 ROS 产生之间的联系。烟酰胺腺嘌呤二核苷酸磷酸氢(NADPH)氧化酶诱导的 ROS 参与氧化应激、炎症过程以及中性粒细胞和单核细胞的吞噬活性[74-75]。BS 患者的血液和纤维蛋白原组分中氧化应激标记物水平升高，且纯化的中性粒细胞 NADPH 氧化酶的活性显著增加[76]。体外实验表明，纯化的纤维蛋白原与从 BS 患者纯化的中性粒细胞、单核细胞或淋巴细胞一起孵育，仅与中性粒细胞孵育时，羰基含量才会显著升高。具体而言，BS 患者的纤维蛋白原羰基化水平与中性粒细胞来源的 ROS 直接相关，但与淋巴细胞或单核细胞来源的 ROS 无关。与白蛋白相比，纤维蛋白原经历了更大规模的氧化，并且氧化与凝块形成速率的降低有关[77]。

纤维蛋白原羰基含量与凝血酶催化的纤维蛋白聚合呈负相关[76]，BS 患者的纤维蛋白聚合速率明显减慢且浓度低于健康对照组。仅有中性粒细胞来源的 ROS(而不是淋巴细胞或单核细胞来源的 ROS)与纤维蛋白聚合的动力学呈显著负相关。对氧化纤维蛋白原二级结构的分析表明，氧化纤维蛋白原的 α-螺旋含量减少，从而影响其生物活性。这与在凝血酶作用下分离的氧化纤维蛋白原形成纤维蛋白凝块的能力受损的证据是一致的[78]。同一研究比较了 BS 患者和健康对照组纤维蛋白对纤溶酶诱导溶解的抵抗及其与纤维蛋白羰基化的关系，结果表明从 BS 患者分离的纤维蛋白对纤溶酶诱导溶解的抵抗力明显高于对照组，并且抵抗力与纤维蛋白原羰基含量和中性粒细胞来源的 ROS 产生直接相关(但与淋巴细胞或单核细胞来源的 ROS 不相关)。这些结果与既往的研究结果一致，提示急性冠状动脉综合征患者对由致密网络组成的凝块的溶解具有更高的抵抗力。此外，这些参数还与氧化应激和炎症相关[79]。

运用电子和微分干涉对比显微镜，观察了 BS 患者异常的凝块结构。其特征是由纤维丝组成紧密的纤维蛋白网络，纤维的平均尺寸略小，并且比健康对照组更能抵抗纤溶酶诱导的溶解。这些异常纤维蛋白凝块的特点是存在细小纤维和小孔，氧化应激诱导的纤维蛋白原修饰似乎发挥了关键作用，但具体机制不明[80]。

结论

ROS 诱导的翻译后纤维蛋白原结构改变导致纤维蛋白凝块的结构和功能异常，代表了 BS 的一种新的潜在的“促进血栓形成的因素”，促发了血栓炎症。其他可能导致 BS 血栓形成的炎症因素(例如，氧化应激和 NETs 形成之间的关系)需要进一步研究。下一步将探索如何干预这些致病因素。

参考文献

1. Emmi G, Silvestri E, Squatrito D, et al. Behçet's syndrome pathophysiology and potential therapeutic targets. Intern Emerg Med. 2014; 9: 257-65.
2. Yazici H, Ugurlu S, Seyahi E. Behçet syndrome: is it one condition? Clin Rev Allergy Immunol. 2012; 43: 275-80.
3. Emmi G, Silvestri E, Squatrito D, et al. Thrombosis in vasculitis: from pathogenesis to treatment. Thromb J. 2015; 13: 15.
4. Emmi G, Bettiol A, Silvestri E, et al. Vascular Behçet's syndrome: an update. Intern Emerg Med. 2018; https://

doi. org/10. 1007/s11739-018-1991-y.

5. Seyahi E. Behçet's disease: how to diagnose and treat vascular involvement. Best Pract Res Clin Rheumatol. 2016; 30: 279-95.
6. Yazici H, Seyahi E, Hatemi G, Yazici Y. Behçet syndrome: a contemporary view. Nat Rev Rheumatol. 2018; 14(2): 119.
7. Aksu K, Donmez A, Keser G. Inflammation-induced thrombosis: mechanisms, disease associations and management. Curr Pharm Des. 2012; 18: 1478-93.
8. Chamorro A-J, Marcos M, Hernández-García I, et al. Association of allelic variants of factor V Leiden, prothrombin and methylenetetrahydrofolate reductase with thrombosis or ocular involvement in Behçet's disease: a systematic review and meta-analysis. Autoimmun Rev. 2013; 12: 607-16.
9. Leung LLK, Morser J. Carboxypeptidase B2 and carboxypeptidase N in the crosstalk between coagulation, thrombosis, inflammation, and innate immunity. J Thromb Haemost. 2018; 16: 1474-86.
10. Yago T, Liu Z, Ahamed J, McEver RP. Cooperative PSGL-1 and CXCR2 signaling in neutrophils promotes deep vein thrombosis in mice. Blood. 2018; 132: 1426-37.
11. Wu H, Li R, Pei L-G, et al. Emerging role of high mobility group box-1 in thrombosis-related diseases. Cell Physiol Biochem. 2018; 47: 1319-37.
12. GBD 2013 Mortality and Causes of Death Collaborators. Global, regional, and national age-sex specific all-cause and cause-specific mortality for 240 causes of death, 1990-2013: a systematic analysis for the Global Burden of Disease Study 2013. Lancet. 2015; 385: 117-71.
13. Becatti M, Mannucci A, Taddei N, Fiorillo C. Oxidative stress and inflammation: new molecular targets for cardiovascular diseases. Intern Emerg Med. 2018; 13: 647-9.
14. Lee D-K, Kim H-J, Lee D-H. Incidence of deep vein thrombosis and venous thromboembolism following TKA in rheumatoid arthritis versus osteoarthritis: a meta-analysis. PLoS One. 2016; 11: e0166844.
15. Andrade AR, Barros LL, Azevedo MFC, et al. Risk of thrombosis and mortality in inflammatory bowel disease. Clin Transl Gastroenterol. 2018; 9: 142.
16. Cugno M, Tedeschi A, Borghi A, et al. Activation of blood coagulation in two prototypic autoimmune skin diseases: a possible link with thrombotic risk. PLoS One. 2015; 10: e0129456.
17. Yusuf HR, Hooper WC, Grosse SD, et al. Risk of venous thromboembolism occurrence among adults with selected autoimmune diseases: a study among a U. S. cohort of commercial insurance enrollees. Thromb Res. 2015; 135: 50-7.
18. Poredos P, Jezovnik MK. The role of inflammation in venous thromboembolism and the link between arterial and venous thrombosis. Int Angiol. 2007; 26: 306-11.
19. Di Minno MND, Tufano A, Ageno W, et al. Identifying high-risk individuals for cardiovascular disease: similarities between venous and arterial thrombosis in perspective. A 2011 update. Intern Emerg Med. 2012; 7: 9-13.
20. Levi M, van der Poll T. Two-way interactions between inflammation and coagulation. Trends Cardiovasc Med. 2005; 15: 254-9.
21. Branchford BR, Carpenter SL. The role of inflammation in venous thromboembolism. Front Pediatr. 2018; 6: 142.
22. Ridker PM, Everett BM, Thuren T, et al. Antiinflammatory therapy with canakinumab for atherosclerotic disease. N Engl J Med. 2017; 377: 1119-31.
23. Ridker PM, MacFadyen JG, Everett BM, et al. Relationship of C-reactive protein reduction to cardiovascular event reduction following treatment with canakinumab: a secondary analysis from the CANTOS randomised controlled trial. Lancet. 2018; 391: 319-28.
24. Quadros AS, Cambruzzi E, Sebben J, et al. Red versus white thrombi in patients with ST-elevation myocardial infarction undergoing primary percutaneous coronary intervention: clinical and angiographic outcomes. Am Heart J. 2012; 164: 553-60.
25. Silvain J, Collet J-P, Guedeney P, et al. Thrombus composition in sudden cardiac death from acute myocardial infarction. Resuscitation. 2017; 113: 108-14.
26. Zalewski J, Bogaert J, Sadowski M, et al. Plasma fibrin clot phenotype independently affects intracoronary thrombus ultrastructure in patients with acute myocardial infarction. Thromb Haemost. 2015; 113: 1258-69.
27. Kovács A, Sótonyi P, Nagy AI, et al. Ultrastructure and composition of thrombi in coronary and peripheral artery disease: correlations with clinical and laboratory findings. Thromb Res. 2015; 135: 760-6.
28. Sadowski M, Ząbczyk M, Undas A. Coronary thrombus composition: links with inflammation, platelet and endothelial markers. Atherosclerosis. 2014; 237: 555-61.
29. Fokkema ML, Vlaar PJ, Svilaas T, et al. Incidence and clinical consequences of distal embolization on the coronary angiogram after percutaneous coronary intervention for ST-elevation myocardial infarction. Eur Heart J. 2009; 30: 908-15.
30. Yunoki K, Naruko T, Inoue T, et al. Relationship of thrombus characteristics to the incidence of angiographically visible distal embolization in patients with ST-segment elevation myocardial infarction treated with thrombus aspiration. JACC Cardiovasc Interv. 2013; 6: 377-85.
31. Burches B, Karnicki K, Wysokinski W, McBane RD. Immunohistochemistry of thrombi following iliac venous stenting:

a novel model of venous thrombosis. Thromb Haemost. 2006; 96: 618-22.

32. Lacut K, van der Maaten J, Le Gal G, et al. Antiplatelet drugs and risk of venous thromboembolism: results from the EDITH case-control study. Haematologica. 2008; 93: 1117-8.

33. Hisada Y, Geddings JE, Ay C, Mackman N. Venous thrombosis and cancer: from mouse models to clinical trials. J Thromb Haemost. 2015; 13: 1372-82.

34. Ay C, Pabinger I, Cohen AT. Cancer-associated venous thromboembolism: burden, mechanisms, and management. Thromb Haemost. 2017; 117: 219-30.

35. Aronson D, Brenner B. Arterial thrombosis and cancer. Thromb Res. 2018; 164 Suppl 1: S23-8.

36. Tuzovic M, Herrmann J, Iliescu C, et al. Arterial thrombosis in patients with cancer. Curr Treat Options Cardiovasc Med. 2018; 20: 40.

37. Donze JD, Ridker PM, Finlayson SRG, Bates DW. Impact of sepsis on risk of postoperative arterial and venous thromboses: large prospective cohort study. BMJ. 2014; 349: g5334.

38. Ruiz-Irastorza G, Crowther M, Branch W, Khamashta MA. Antiphospholipid syndrome. Lancet. 2010; 376: 1498-509.

39. Emmi G, Urban ML, Scalera A, et al. Repeated low-dose courses of rituximab in SLE-associated antiphospholipid syndrome: data from a tertiary dedicated centre. Semin Arthritis Rheum. 2017; 46: e21-3.

40. Ames PRJ, Margaglione M, Mackie S, Alves JD. Eosinophilia and thrombophilia in churg strauss syndrome: a clinical and pathogenetic overview. Clin Appl Thromb Hemost. 2010; 16: 628-36.

41. Stassen PM, Derks RPH, Kallenberg CGM, Stegeman CA. Venous thromboembolism in ANCA-associated vasculitis--incidence and risk factors. Rheumatology. 2007; 47: 530-4.

42. Faurschou M, Mellemkjaer L, Sorensen IJ, et al. Increased morbidity from ischemic heart disease in patients with Wegener's granulomatosis. Arthritis Rheum. 2009; 60: 1187-92.

43. Aviña-Zubieta JA, Bhole VM, Amiri N, et al. The risk of deep venous thrombosis and pulmonary embolism in giant cell arteritis: a general population-based study. Ann Rheum Dis. 2016; 75: 148-54.

44. Samson M, Jacquin A, Audia S, et al. Stroke associated with giant cell arteritis: a population-based study. J Neurol Neurosurg Psychiatry. 2015; 86: 216-21.

45. de Souza AWS, Machado NP, Pereira VM, et al. Antiplatelet therapy for the prevention of arterial ischemic events in takayasu arteritis. Circ J. 2010; 74: 1236-41.

46. La Regina M, Gasparyan AY, Orlandini F, Prisco D. Behçet's disease as a model of venous thrombosis. Open Cardiovasc Med J. 2010; 4: 71-7.

47. Brenière C, Blanc C, Devilliers H, et al. Associated arterial and venous cerebral manifestations in Behçet's disease. Rev Neurol (Paris). 2018; 174: 337-41.

48. Sobieszczyk P, Fishbein MC, Goldhaber SZ. Acute pulmonary embolism: don't ignore the platelet. Circulation. 2002; 106: 1748-9.

49. Simes J, Becattini C, Agnelli G, et al. Aspirin for the prevention of recurrent venous thromboembolism: the INSPIRE collaboration. Circulation. 2014; 130: 1062-71.

50. Weitz JI, Lensing AWA, Prins MH, et al. Rivaroxaban or aspirin for extended treatment of venous thromboembolism. N Engl J Med. 2017; 376: 1211-22.

51. Marik PE, Cavallazzi R. Extended anticoagulant and aspirin treatment for the secondary prevention of thromboembolic disease: a systematic review and meta-analysis. PLoS One. 2015; 10: e0143252.

52. Tascilar K, Melikoglu M, S U, Sut N, Caglar E, Yazici H. Vascular involvement in Behçet's syndrome: a retrospective analysis of associations and the time course. Rheumatology (Oxford). 2014; 53(11): 2018-22.

53. Weisel JW, Litvinov RI. Mechanisms of fibrin polymerization and clinical implications. Blood. 2013; 121: 1712-9.

54. Nair CH, Shah GA, Dhall DP. Effect of temperature, pH and ionic strength and composition on fibrin network structure and its development. Thromb Res. 1986; 42: 809-16.

55. Blombäck B, Carlsson K, Fatah K, et al. Fibrin in human plasma: gel architectures governed by rate and nature of fibrinogen activation. Thromb Res. 1994; 75: 521-38.

56. Wolberg AS, Campbell RA. Thrombin generation, fibrin clot formation and hemostasis. Transfus Apher Sci. 2008; 38: 15-23.

57. Liu W, Jawerth LM, Sparks EA, et al. Fibrin fibers have extraordinary extensibility and elasticity. Science. 2006; 313: 634.

58. Gabriel DA, Muga K, Boothroyd EM. The effect of fibrin structure on fibrinolysis. J Biol Chem. 1992; 267: 24259-63.

59. Collet JP, Park D, Lesty C, et al. Influence of fibrin network conformation and fibrin fiber diameter on fibrinolysis speed: dynamic and structural approaches by confocal microscopy. Arterioscler Thromb Vasc Biol. 2000; 20: 1354-61.

60. Collet JP, Allali Y, Lesty C, et al. Altered fibrin architecture is associated with hypofibrinolysis and premature coronary atherothrombosis. Arterioscler Thromb Vasc Biol. 2006; 26: 2567-73.

61. Pieters M, Covic N, van der Westhuizen FH, et al. Glycaemic control improves fibrin network characteristics in type 2 diabetes - a purified fibrinogen model. Thromb Haemost. 2008; 99: 691-700.
62. Karlaftis V, Perera S, Monagle P, Ignjatovic V. Importance of post-translational modifications on the function of key haemostatic proteins. Blood Coagul Fibrinolysis. 2016; 27: 1-4.
63. Ray PD, Huang B-W, Tsuji Y. Reactive oxygen species (ROS) homeostasis and redox regulation in cellular signaling. Cell Signal. 2012; 24: 981-90.
64. Stadtman ER, Levine RL. Free radical-mediated oxidation of free amino acids and amino acid residues in proteins. Amino Acids. 2003; 25: 207-18.
65. Bruschi M, Candiano G, Santucci L, Ghiggeri GM. Oxidized albumin. The long way of a protein of uncertain function. Biochim Biophys Acta. 2013; 1830: 5473-9.
66. Becatti M, Fiorillo C, Gori AM, et al. Platelet and leukocyte ROS production and lipoperoxidation are associated with high platelet reactivity in Non-ST elevation myocardial infarction (NSTEMI) patients on dual antiplatelet treatment. Atherosclerosis. 2013; 231: 392-400.
67. Fall L, Brugniaux JV, Davis D, et al. Redox-regulation of haemostasis in hypoxic exercising humans: a randomised double-blind placebo-controlled antioxidant study. J Physiol. 2018; 596: 4879. https://doi.org/10.1113/JP276414.
68. Shacter E, Williams JA, Lim M, Levine RL. Differential susceptibility of plasma proteins to oxidative modification: examination by western blot immunoassay. Free Radic Biol Med. 1994; 17: 429-37.
69. Weigandt KM, White N, Chung D, et al. Fibrin clot structure and mechanics associated with specific oxidation of methionine residues in fibrinogen. Biophys J. 2012; 103: 2399-407.
70. Rosen H, Klebanoff SJ, Wang Y, et al. Methionine oxidation contributes to bacterial killing by the myeloperoxidase system of neutrophils. Proc Natl Acad Sci U S A. 2009; 106: 18686-91.
71. Burney PR, White N, Pfaendtner J. Structural effects of methionine oxidation on isolated subdomains of human fibrin D and αC regions. PLoS One. 2014; 9: e86981.
72. Akar A, Arca E, Serdar MA, et al. Correlation between erythrocyte antioxidant activity, lipid peroxidation, and disease activity in patients with Behçet's disease. J Eur Acad Dermatol Venereol. 2003; 17: 482-3.
73. Mittal M, Siddiqui MR, Tran K, et al. Reactive oxygen species in inflammation and tissue injury. Antioxid Redox Signal. 2014; 20: 1126-67.
74. Bedard K, Krause K-H. The NOX family of ROS-generating NADPH oxidases: physiology and pathophysiology. Physiol Rev. 2007; 87: 245-313.
75. Barygina VV, Becatti M, Soldi G, et al. Altered redox status in the blood of psoriatic patients: involvement of NADPH oxidase and role of anti-TNF-α therapy. Redox Rep. 2013; 18: 100-6.
76. Becatti M, Emmi G, Silvestri E, et al. Neutrophil activation promotes fibrinogen oxidation and thrombus formation in Behçet disease. Circulation. 2016; 133: 302-11.
77. Becatti M, Marcucci R, Bruschi G, et al. Oxidative modification of fibrinogen is associated with altered function and structure in the subacute phase of myocardial infarction. Arterioscler Thromb Vasc Biol. 2014; 34: 1355-61.
78. Shacter E, Williams JA, Levine RL. Oxidative modification of fibrinogen inhibits thrombin-catalyzed clot formation. Free Radic Biol Med. 1995; 18: 815-21.
79. Fatah K, Hamsten A, Blombäck B, Blombäck M. Fibrin gel network characteristics and coronary heart disease: relations to plasma fibrinogen concentration, acute phase protein, serum lipoproteins and coronary atherosclerosis. Thromb Haemost. 1992; 68: 130-5.
80. Fatah K, Silveira A, Tornvall P, et al. Proneness to formation of tight and rigid fibrin gel structures in men with myocardial infarction at a young age. Thromb Haemost. 1996; 76: 535-40.

（译者：于倩文　廖佳芬；审核：田静　唐琪　李芬）

第 15 章

白塞综合征发病机制

Haner Direskeneli, Güher Saruhan-Direskeneli

白塞综合征(BS)是一种全身性炎症性疾病，临床表现多样，累及黏膜皮肤、眼、血管、胃肠道、肌肉骨骼和中枢神经系统[1]。目前认为其主要致病机制是在复杂的遗传背景下，环境抗原或/和自身抗原启动先天性免疫，导致获得性免疫持续活化，从而促发炎症反应[2-3]。

感染病因

自 1937 年首次描述 BS 以来，微生物感染一直被认为与 BS 的发生有关。目前假说认为，以链球菌为主的细菌或病毒，间接通过热休克蛋白(heat shock proteins, HSP)交叉反应或分子模拟导致 BS 发病[4]。由于 BS 最早累及口腔黏膜(70%患者以口腔溃疡为首发症状)，口腔微生物群可能与 BS 发病有关[5]。另一个可能感染的部位是皮肤脓疱[6]。病毒感染如单纯疱疹病毒(HSV)、水痘带状疱疹病毒、人类巨细胞病毒、EB 病毒、人类疱疹病毒 6(HHV-6)和 HHV-7 等，也是 BS 发病原因之一[7]。在“白塞综合征与微生物学”的章节中将详细讨论感染在 BS 发病机制中的作用。

先天免疫

中性粒细胞活化

由于脓疱性毛囊炎、针刺反应、眼前房积脓等典型的 BS 病变具有显著中性粒细胞浸润，在天然免疫反应中起关键作用的中性粒细胞功能和活化状态已被广泛研究。目前有关超氧化物产生、中性粒细胞吞噬、趋化以及内皮黏附的研究结果相互矛盾，这可能与疾病活动、“体内外”不一致、药物影响或方法学不同有关[8-10]。某些药物如趋化肽(fMLP)，或细胞因子如肿瘤坏死因子 α(TNF-α)和粒细胞-巨噬细胞集落刺激因子(GM-CSF)与 BS 其他促炎细胞因子类似，已被证明在体内不能完全激活中性粒细胞。同样，在人类白细胞抗原-B51(HLA-B51)转基因小鼠(BS 的假定模型)中，唯一观察到的异常是对 fMLP 的反应中超氧化物释放增加[11]。HLA-B51 阳性患者和健康对照组也存在高超氧化物反应。随着活化程度的增加，中性粒细胞在组织浸润中的寿命延长。中性粒细胞凋亡在葡萄膜炎缓解期减少，活动期恢复。这可能是由于部分通过 Fas-Fas 配体相互作用的细胞凋亡[12]。

S100A12 是钙结合蛋白 S100 家族的成员，由炎症组织或血液中活化的中性粒细胞分泌。S100A12 水平被认为是 BS 疾病活动的标志[13]。唾液作为先天免疫反应的一部分，含有来自口腔上皮细胞和中性粒细胞的抗菌肽(AMPs)。BS 患者唾液中性粒细胞肽 1-3(HNP 1-3)和 S100 水平升高，提示口腔反应中先天免疫产生的细胞因子在疾病发生中的作用[14]。另一种与先天免疫病理相关的机制是中性粒细胞胞外陷阱(NETs)的形成。BS 患者循环中的中性粒细胞在体外容易释放 NETs，并表达较高水平的Ⅳ型肽精氨酸脱亚氨基酶(PAD4)。治疗 BS 的两种药物秋水仙碱和地塞米松可抑制中性粒细胞自发产生的NETs[15]。

BS中的γδT细胞

γδT细胞代表一小部分T细胞群，占外周血(peripheral blood，PB)T细胞的1%~10%，表达由γ和δ异源二聚体组成的T细胞受体(TCR)。Vγ9δ2⁺T细胞是PB γδT细胞的主要亚群，可识别细菌产生的非肽类抗原。γδT细胞在先天免疫中作为抵御微生物的第一道防线，并且在肿瘤的监视中，以及很可能在调节自身免疫反应中扮演着重要角色。在大多数研究中，研究人员已经观察到PB γδT细胞升高[16]，在BS中为多克隆而不是寡克隆激活[17]。这可能表明，在反复炎症过程中，γδT细胞对多种抗原刺激有反应，从而导致表达各种Vγ和Vδ链的γδ-T细胞增殖。与活动期BS相关的γδT细胞高表达CD29、CD69，并且产生干扰素-γ(TNF-γ)和TNF-α[16]。HSP60表达上调的活动性BS病变中局部γδT细胞的显著增多提示可能存在HSP-γδT细胞相互作用[18]。在活动性疾病中Vγ9Vδ2⁺ T淋巴细胞表达TNF受体Ⅱ和IL-12受体β1。在Vγ9Vδ2⁺ T细胞培养上清液中，可溶性颗粒酶A水平也升高。英夫利昔单抗是一种TNF-α的单克隆抗体，可抑制活化的Vγ9Vδ2⁺ T细胞[19-20]。在英国，对HSP60衍生的多肽有反应的T细胞主要是γδ⁺T细胞亚群，而日本和土耳其报道的是CD4⁺T细胞[21]。在另一项研究中，BS中Vδ2⁺T细胞比例较高的是CD16阳性和CCR7阴性T细胞，且NKG2C⁺γδ⁺T细胞增加和NKG2D阳性降低。在TLR3配体和BrHPP的重新刺激下，BS中IL-13、TNF-γ、GM-CSF、TNF-α、CCI4和CCI5的产生比健康对照组要低，这意味着受调节的γδT细胞改变了它们的活性[22]。研究表明，作为中性粒细胞的早期促炎因子γδT细胞还能释放IL-17[23]。尚无研究表明γδT细胞的直接调节功能[24]。

NK细胞

活动期BS的NK细胞明显增加[25-26]。BS患者的NK细胞极化为Th1型应答[27]，并在疾病复发时分泌较高水平的TNF-α、INF-γ和IL-2[28]，CD16⁺IFN-γ⁺NK1型细胞也有增加，提示为IFN-γ主导的免疫应答[29]。HLA-B51和B2702与BS的相关性表明，NK细胞和T细胞通过与HLA-Ⅰ类NK受体结合而相互调节。分析NK和T细胞上HLA识别受体的不同表达模式，发现CD16⁺、CD56⁺NK细胞和CD3⁺、CD3⁺CD56⁺T细胞上CD94的表达增强，CD94是C型凝集素受体家族中与HLA-E结合的成员。研究表明来自多态KIR家族的KIR3DL1受体的表达，结合HLA-B51和HLA-2702等位基因上的HLA-Bw4基序，在对照组和患者之间没有差别[30]。更大规模的研究发现，HLAB＊51与KIR3DL1和KIR3DS1受体之间的相互作用不相关[31]。

自身炎症与BS

最近提出的BS的一个概念是“自身炎症”。自身炎症性疾病是一组遗传性疾病，其特征是主要由中性粒细胞介导的、无明显诱因的、反复出现的炎症攻击[32]。与经典的自身免疫性疾病相比，自身炎症性疾病无显著的高滴度自身抗体或抗原特异性T细胞。疾病原型是家族性地中海热(FMF)，这是一种与编码致热因子/地中海热因子蛋白的MEFV基因突变有关的疾病。

BS具有自身炎症疾病的某些临床特征，如复发的无瘢痕黏膜皮损和非变形性关节炎，同时伴有促炎细胞因子水平增高，如IL-1和IL-18，因此被归为自身炎症疾病谱[33]。MEFV在BS突变中频率高于中东另一常见疾病FMF，并与病情严重性和血管受累相关[34-35]。一项全基因组研究(GWAS)证实了MEFV在BS中的作用[36]。

几乎所有的自身炎症性疾病都像FMF一样是单基因遗传，但BS不是单基因遗传。BS和FMF的临床表现明显不同[37]。特别是BS患者有延时皮肤炎症反应。针刺试验是一种对皮肤创伤的非特异性反应，通常见于BS和一些嗜中性皮肤病，如坏疽性脓皮病和急性发热性嗜中性皮肤病(Sweet's综合征)[38]。过敏反应早在4小时就可观察到中性粒细胞和T细胞的混合浸润，而BS患者在24~48小时才达到高峰[38-39]。FMF中没有皮肤针刺反应的报道[40]，仅有丹毒样皮肤病变或罕见的皮肤血管炎伴有中性粒细胞浸润。BS患者皮肤对尿酸盐晶状体的反应，类似于针刺试验，但FMF中没有观察到[41-42]。另一研究发现FMF和BS中尿酸诱导的中性粒细胞产生的超氧化物相似，呈剂量依赖，且FMF单核细胞中超氧化物甚至更高[42]，说明FMF的皮肤反应理应比BS更强，但事实并非如此，尚待进一步研究。

BS 的获得性免疫

细胞免疫

BS 患者外周血和组织标本中均可观察到 T 细胞的存在和活化，并观察到可能由抗原驱动的血液中单克隆 TCR Vβ 亚型的 $CD4^+$ 和 $CD8^+$T 细胞谱系的增加[43-44]。然而，患者之间优势 Vβ 亚型的高度个体差异表明其绝不是单一抗原驱动的 T 细胞活化。与大多数自身免疫性疾病以及血管炎一样，Th1 型细胞因子在 BS 中占主导地位。$CD4^+$ 和 $CD8^+$ T 细胞均可产生的 Th1 型促炎细胞因子 IL-2 和 IFN-γ 在 BS 外周血中增加，且与疾病活动性相关[45-46]。驱动初始 T 细胞中 Th1 反应的 IL-12 水平在 BS 血清中升高，与 Th1 淋巴细胞相关。研究表明 BS 患者的肠道和皮肤病变中存在高表达的 IL-12 和 IL-23 驱动的 Th1 型细胞浸润[47-49]。Th2 淋巴细胞和 Th2 细胞因子水平普遍较低[50]。

活动期葡萄膜炎患者外周血 $CD56^+$T 淋巴细胞也明显增多，尤其是 $CD8^+$、$CD56^+$ T 细胞中的 $CD11b^+$、$CD27^-$、$CD62L^-$ 表型。这类细胞被极化产生干扰素-γ，并含有大量预先形成的细胞内穿孔素，具备功能性 NK 受体通过 Fas 配体依赖和穿孔素依赖的途径发挥细胞毒效应[52]。

Th17 细胞代表一个较新的 T 辅助细胞亚群，主要产生 IL-17A、IL-17F、IL-22 和 TNF-α[53]。IL-1、IL-6 和 TGF-β 诱导幼稚 T 细胞向 Th17 细胞分化。Th17 细胞可能参与器官特异性自身免疫。活动期 BS 患者的 IL-6、IL-10 和 IL-17 水平高于缓解期[54]。伴有活动期葡萄膜炎的 BS 患者的 IL-23 和 TNF-γ 水平也升高[55]。IL-21 被证明可以影响 Th1 和 Th17 的分化，并导致调节性 T 细胞减少[56]。相反，IL-27 抑制树突状细胞（DC）产生 IL-1β、IL-6 和 IL-23，但促进 IL-10 的产生，从而抑制 Th1 和 Th17 细胞的反应[57]。除 Th17 细胞外，其他细胞如 $CD8^+$ 和 $\gamma\delta^+$T 细胞也可在 Th17 诱导下表达上调[23]。多种药物可以抑制 Th17 反应，如环孢素 A、肿瘤坏死因子 α 抑制剂、1，25-二羟维生素 D3 和聚乙二醇化干扰素 α-2b[58-59]。

BS 的免疫调节

活动期 BS 患者外周血中 $CD4^+$、$CD25^+$ 调节 T 细胞增加，具有调控效应 T 细胞的潜能[60]。也有报道在 BS 眼受累患者的 PBMCs 中，调节 T 细胞的百分比降低[61]。由于 BS 被视为失控的炎症，Hamzaoui 等研究证实 BS 的调节性 T 细胞活性可能受损和存有缺陷[62]。B 和 T 淋巴细胞弱化因子（B and T lymphocyte attenuator，BTLA）是炎症免疫反应的负性调节因子，研究表明其在 BS 中降低，与 Th1 和 Th17 应答的增加有关[63]。

自身免疫与 B 细胞活性

BS 不具有自身免疫的典型临床特征，例如女性好发或伴发其他自身免疫性疾病[64-65]。目前缺乏 BS 多器官受累的动物模型。然而，BS 有多个特点被认为与自身免疫[66]相关。虽然 B 细胞总数正常，但 B 细胞活化的表面标志物如 CD13、CD33、CD80 以及记忆 B 细胞标志物如 CD45RO 的水平是升高的[67]。BS 患者不出现经典的、系统疾病相关的自身抗体，如抗核抗体（ANA）和类风湿因子等，但存在抗细胞表面抗原的自身抗体，如抗内皮细胞抗体（AECA）或抗黏膜抗原的抗体[68-69]。近年来，利用蛋白质组学的方法，在 BS 血清中发现了多种针对特异性抗原的抗体，如 α-烯醇化酶、α-原肌球蛋白、激动素、硒结合蛋白、酯酶-D 和 SIP1 的羧基末端亚基[66]。这些自身抗体大多数出现在葡萄膜炎患者中，具体作用机制尚不清楚。

为探究 BS 自身免疫的病因，目前开展了各种 T 细胞相关的自身抗原的研究。在候选抗原中，针对人 HSP60 的研究最深入[21]。英国、日本和土耳其的研究显示 HSP60 的四种免疫显性表位诱导 T 和 B 细胞反应。HSP60-衍生肽 336-51 可诱导 Th1 型细胞产生 IFN-γ、IL-12 和 TNF-α 等促炎细胞因子。HSP60-衍生肽 336-51 可以上调 Th1 细胞表达的酪氨酸激酶 TK，影响 IFN-γ 基因转录[70]。HSP60-衍生肽 336-51 和 α-原肌球蛋白可导致大鼠葡萄膜炎，但没有 BS 的其他临床特征[21]。研究报道，大多数 BS 患者的血清对小鼠脑、视网膜和阴囊皮肤中的丝状神经元过程具有免疫反应。神经丝可能是与分枝杆菌 HSP-65 有着显著的结构同源性的抗原[71]。

自身免疫的另一个关键因素是与 MHC 相关。大多数典型的自身免疫疾病与 MHC Ⅱ类抗原相关，即与疾病相关的肽假说（MHC Ⅱ类相关的致病表位对 $CD4^+$T 细胞的呈递），例如类风湿关节炎

(RA)中的共享表位。但BS是与MHC Ⅰ类抗原HLA-B51相关[72-73]，MHC Ⅰ类抗原，如B51，最主要的作用是将细胞内合成的内源性抗原呈递给$CD8^+$细胞毒抑制T细胞[3,74-75]。来自MICA(MHC Class Ⅰ Chain related A，主要组织相容性Ⅰ类相关链A位点)抗原的HLA-B51限制性肽能激活BS患者的CD8+T细胞，上调IFN-γ和细胞毒反应[76]。B51在BS发病中还有其他作用[77]。

BS的另一个候选自身抗原是视网膜S抗原(S-Ag)。抗S-Ag的T细胞反应存在于各种类型的人类葡萄膜炎中，包括BS[3]。在S-Ag的免疫优势表位中，有一个肽(aa 342-355，PDS-Ag)与HLA-B分子的保守区(aa 125-138，B27PD)有同源性，如B51和B27，它们与BS的葡萄膜炎和脊柱关节病有关联[78-79]。由于该表位被呈递给$CD4^+$T细胞并被$CD4^+$T细胞识别，因此提出了一种MHC Ⅰ类分子自身为抗原表位的模型[80]。识别Ⅰ类抗原的T细胞属于先天性免疫，在胸腺中被免疫耐受，因此PDS-Ag和B27PD反应性T细胞发生交叉反应，免疫耐受被破坏，导致葡萄膜炎。一项来自德国的研究首次报道葡萄膜炎患者的T细胞对这些促葡萄膜炎多肽的反应[79]，之后来自土耳其的一项更大的研究得到证实[81]。相比来自后葡萄膜炎患者的T细胞，来自无葡萄膜炎的HLA-B51+BS组的T细胞对促葡萄膜炎多肽没有反应。这表明，抗B27PD的交叉反应需要严重的葡萄膜破坏和PDS-Ag反应性T细胞的激活。

从先天性到适应性免疫反应的通路：环境因素的作用

BS长期存在的炎症，如非特异性(针刺反应)或尿酸盐诱导的皮肤反应，表明先天和适应性途径被整合在了复杂的免疫反应中。关于BS的完整假说需要将先天性免疫和适应性免疫的关系阐明清楚。一种解释可能是无诱发因素的、不受控制的、与生俱来的炎症，导致适应性免疫系统的激活，就像在自身炎症性疾病中一样[33]。然后，过度激活的细胞因子风暴通过IL-1、IL-6、TNF-α和趋化因子(如CXCL8)可能激活BS中的非特异性和非致病性T和B细胞反应。

另一个耐人寻味的假说可能是BS患者的持续感染所起的作用。中性粒细胞中的低温吡啉相关炎性小体可被细菌性肽聚糖(PGN)、细菌RNA和各种革兰氏阳性细菌毒素激活[82-83]。炎症小体和模式识别受体(pattern recognition receptors，PRRs)，如Toll样受体(toll-like receptors，TLRs)的通路相交，因为两者都是细菌产物的传感器。最近在环境传感领域研究的一个分子是芳烃受体(AhR)，它被微生物、饮食、代谢或有毒配体激活。饮食中的AhR配体通过IL-22调节共生菌群[84]。AhR表达降低与BS疾病活动相关，其配体FICZ或ITE通过刺激AhR抑制Th1-/Th17-细胞的极化[85]。BS患者的M1巨噬细胞和DC表达较低水平的AhR mRNA[86-87]。影响共生肠道微生物区系的非分泌型岩藻糖基转移酶2(fucosyl transferase 2，FUT2)也与多种免疫性疾病有关；全基因组研究表明BS与FUT2基因存在关联[88-89]。

除了对与人HSP60有交叉反应表位的细菌和哺乳动物的适应性反应之外，HSP60也可通过TLR直接激活先天免疫[21,90]。研究显示人HSP60和链球菌提取物都可以激活BS中性粒细胞表达TLR-6[91]。活动性BS患者的单核细胞表达TLR-2和TLR-4升高，且与血清25-(OH)D低水平相关，25-(OH)D水平与TLR 2/4的表达呈负相关[92]。这些单核细胞通常是表达IL-6和CCR1更高的M1促炎表型[93]。

由于中性粒细胞在组织中早期激发炎症并且寿命很短，补体系统蛋白如甘露糖-结合凝集素(MBL)、表面活性剂蛋白-A及SP-D清除凋亡物质在炎症的抑制过程中很关键。BS中DCs吞噬凋亡中性粒细胞异常可促进中性粒细胞相关的适应性反应。在这种情况下，BS患者血清MBL的水平降低，MBL缺乏可以延长中性粒细胞相关抗原暴露于适应性免疫系统[94]。另一种模型指出了T细胞在BS患者中性粒细胞激活中的可能作用。BS外周血中的主要中性粒细胞趋化物CXCL8的主要来源是淋巴细胞[95]。已有研究显示BS患者皮肤来源的克隆T细胞可产生CXCL8和GM-CSF，但不分泌IFN-γ或IL-5。这些细胞与Th1和Th2 T细胞均不同，可能为特定的亚型，并且与一种特异的、富中性粒细胞的无菌性炎症相关[96]。

血管受累的发病机制

炎症、凝血和纤维蛋白溶解途径异常

与其他系统性血管炎不同，BS累及的血管主

要是静脉。肺血栓的存在提示“黏性”血栓性炎症[97]。在组织病理学标本中，除了血栓之外，血管壁的炎症浸润提示血管炎[98]。血管受累和无血管受累的 BS 患者都存在内皮细胞的非溶性抗体[68]。BS 患者的 IgM AECA 可识别内皮细胞来源的 44kD 的抗原。这些主要靶向 α-烯醇化酶的抗体增加了内皮细胞上 ICAM-1 的表达，并可通过细胞外信号调节激酶活化丝裂原激活蛋白级联反应[99]。

目前 BS 中暂未发现促凝途径存在明显缺陷[4, 100]。然而，不管有没有血栓形成，凝血和纤维蛋白溶解途径都被激活。凝血酶-抗凝血酶Ⅲ复合物(TAT)和凝血酶蛋白片段的增加证实了 BS 患者中由促凝反应的激活所致的血管内凝血酶产生。各种促凝条件增加了血栓形成的风险，例如蛋白质 C、蛋白质 S 和抗凝血酶Ⅲ的缺乏，莱顿第五因子(factor V Leiden)和凝血酶原 20210A 突变，这些都促进 BS 的血栓形成。BS 患者若有莱顿第五因子和凝血酶原基因突变，血栓形成风险将成倍增加[101]。与血栓形成相关的同型半胱氨酸水平在 BS 中增加。抗心磷脂抗体在 BS 的血栓形成过程中似乎并不重要[102]。BS 患者的纤溶酶-α2-抗纤溶酶复合物(PAP)的增加可能表明了纤维蛋白溶解活性增加。研究显示，静脉阻塞或输注去氨加压素后，或纤溶酶原激活剂结合动力学受损后，纤溶功能存在缺陷[4]。BS 中游离 t-PA、u-PA 和游离纤溶酶原激活剂抑制剂-1(PAI-1)的浓度升高，但 t-PA 和 u-PA 的抗原(游离和 PAI-1 结合)水平正常，提示 t-PA/PAI-1 复合物的形成存在缺陷[4, 103]。近期研究[104]发现凝血酶催化的纤维蛋白形成和纤维蛋白对纤溶酶诱导的溶解的敏感性在 BS 患者中显著受损。这些发现与血浆氧化应激标志物的增加和纤维蛋白原的显著碳化有关。在同一研究中，中性粒细胞表现出增强的 NADPH 氧化酶活性和活性氧产生的增加，这与纤维蛋白原碳化水平和纤维蛋白原凝血能力显著相关。以上说明，血管受累的 BS 患者的先天免疫反应和血栓形成之间存在重要的联系。

病情严重程度和性别

男性 BS 的病情更严重[1]。严重的并发症如血管受累，CNS 和肺部受累以及病死率均与男性性别有关。然而，男性患者之间的睾酮和雌二醇水平并没有区别。相同雄激素水平下的皮脂排泄率在 BS 和 RA 患者中增加[105]。研究表明在路易斯大鼠中雌激素可减少内毒素诱导的葡萄膜炎发生。雌激素通过血管内皮中的雌激素受体降低 E-选择素和 IL-6 基因表达。体外实验雌激素孵育下中性粒细胞中由 fFMLP-刺激产生的超氧化物减少[106]。雌激素可能抑制血管内皮和中性粒细胞的促炎作用，这可能是女性临床表现轻的原因。另一方面，研究显示睾酮增强男性 BS 患者中性粒细胞功能[107]。与睾酮的孵育可导致 BS 中 IL-12 / IL-2 水平升高，IL-10 水平降低，表明睾酮激活了 Th1 表型[108]。

表观遗传学

表观遗传学是对遗传、表型特征的研究，在不改变潜在的遗传序列下改变染色体。控制基因表达的表观遗传机制位于与多种疾病相关的遗传和环境因素的界面上。DNA 甲基化、组蛋白修饰和非编码 RNA 干扰可控制基因表达，调节细胞发育、分化和活性的表观遗传机制[109]。

研究表明 BS 患者的单核细胞和 $CD4^+$T 细胞中的基因组 DNA 甲基化模式中，存在调节细胞支架动力学的 DNA(结合肌动蛋白、Rho-GTP 激酶、运动蛋白和微管结构)的异常甲基化[110]。BS 疾病缓解后异常 DNA 甲基化可逆转。

另一个研究表明活动性 BS 患者的 $CD4^+$T 细胞中 TGF-β、IL-4 和 GATA3 的启动子 DNA 甲基化水平上调，与 mRNA 表达呈负相关。皮质类固醇和环孢素 A 治疗降低了 TGF-β 和 GATA3 的甲基化[111]。IL-10 作为一种调节细胞因子，其启动子 DNA 甲基化在 BS 中较高，与血清 IL-10 水平低和 IL-10 基因表达水平低相关[112]。BS 患者存在 SOCS1 的高甲基化，提示其在 JAK-STAT 通路的激活中起作用[113]。BS 中的 IL-6 基因启动子 DNA 甲基化水平降低，与较高的 IL-6 水平相关[114]。

BS 中关于组蛋白修饰的数据有限。当研究标记平衡、启动和激活增强子和 DNase 超敏反应的组蛋白变化的细胞类型特异性富集模式时，增强子元素在不同的血管炎中是不同的。BS 中的细胞类型特异性增强子组蛋白标记在包括 Th17 细胞和 Treg 在内的 T 细胞和 T 细胞亚群中最显著富集，在 NK 细胞、中性粒细胞、单核细胞和 B 细胞中也显著富集[115]。

微小 RNAs(miRNAs)是小的(18~25 个核苷酸长)、内源性的、非编码的 RNA 寡核苷酸，转录后调节基因表达[116]。它们在细胞增殖、器官发育、稳态和功能方面发挥作用。在哺乳动物中已经发现了 900 多种 miRNA，它们在进化过程中高度保守。炎症反应通过改变前体转录物的转录和加工，或影响成熟 miRNAs 的稳定，从而影响 miRNA 的表达并调节其生物源性。近期 miRNAs 在 BS 中得到了广泛的研究。研究表明活动期葡萄膜炎 BS 患者的 PBMCs 和 DC 中 miR-155 的表达降低。在 DCs 中过度表达 miR-155 可抑制 IL-6 和 IL-1β 的产生。另一项研究表明 BS 患者的 $CD4^+$T 细胞中调节 Ets-1 的 miR-155 表达增加，并与 IL-17 表达相关[118]。miR-146 基因的 SNP(rs2910164)与 BS 有关，并且影响 IL-17、TNFα 和 IL-1β 的水平[119-120]。整合素-1，一种与神经递质释放相关的蛋白质的水平在 BS 的 PMBCs 中增加，并且与 miR-185 降低相关[121]。BS 患者 miR-638 和 miR-4488 的表达水平降低，MiR-638 和 miR-4488 抑制剂的转染增加了 IL-6 mRNA 水平[122]。血红素氧合酶-1 降低与肠白塞患者的 PBMC 中 miR-196a2 的表达减少有关[123]。最近的研究发现 BS 中 miRNA 在血管生物学(如 VEGFA、THB、THBS1 等)、炎症(如 TNF、IL1A、IL6R、CXCR4 等)以及免疫应答(如 CD28、CTLA4、EGR1、TLR2 等)中发挥重要作用[124]。

通路分析

免疫发病机制的另一种分析方法是研究全基因组微阵列技术。通过典型途径富集分析，JAK/STAT 信号在 BS 患者的 $CD14^+$单核细胞和 $CD4^+$淋巴细胞的 mRNA 表达中均被激活，提示先天免疫和适应性免疫都被活化。干扰素、糖皮质激素受体和 IL-6 信号在 CD14 单核细胞中表达上调。神经调节蛋白信号传导途径[表皮调节素(EREG)，双调蛋白(AREG)和神经调节蛋白-1(NRG1)]在差异表达基因中呈现出过度表达，提示 EGF/ERBB 信号传导途径在 BS 发病机制中发挥作用[126]。最近的一项研究再次证明 Th1 和 Th17 通路以及 T-和 B-细胞活化的Ⅰ型 IFN、JAK/STAT 和 TLR 信号传导途径在 BS 中的作用[127]。全基因组数据通过单核苷酸多态性来分析生化通路和蛋白质-蛋白质相互作用网络。土耳其和日本全基因组数据证实局灶性黏附、MAPK 信号通路、TGF-β 信号通路、ECM-受体相互作用、补体/促凝级联反应和蛋白酶体途径是与 BS 的遗传风险相关的共用途径[128]。对 20000 多人的蛋白质组学分析显示 CTDP1(RNA 聚合酶Ⅱ亚基 A C-末端结构域磷酸酶)可作为 BS 特异性自身抗原[129]。另一蛋白质组学分析发现酪氨酸-蛋白磷酸酶非受体型 4，苏氨酸合酶样 2 和 β-肌动蛋白在 BS 组和非 BS 组 PBMCs 之间具有显著差别，提示这 3 个位点有望成为 BS 的生物标志物[130]。

BS 作为“MHC-I-病”

最近，“MHC-I-病(MHC-I-opathy)”作为一种新的概念在脊柱关节病中提出，包括强直性脊柱炎(与 B27 有关)，银屑病(与 C＊0602 有关)，有人提出将 BS 也归为其中[3]。上述疾病都局限于有屏障功能障碍(口腔黏膜、肠、皮肤)或有物理压力的部位(肌腱端，包括眼睛、血管壁和瓣膜区域的微型肌腱端)。MHC-I-病概念特指在屏障应力部位或组织微损伤部位的组织特异因子驱动的炎症，有非传统淋巴细胞及其 IL-23/17 通路的细胞因子。这些类似先天免疫的淋巴细胞以 IL-23/17 通路依赖的方式在屏障破坏和机械应力部位参与“淋巴应力监视”。IL-23/17 不仅在适应性免疫应答而且还在 BS 和脊柱关节炎(SpA)的先天免疫应答中发挥双重作用。小鼠模型中 IL-23 过表达导致 BS 和 SpA 靶器官，包括皮肤、肌腱端和主动脉的非特异性淋巴细胞炎症[131]。与 MHC-I 相关的 CD8 反应通过相同和其他细胞因子家族放大适应性免疫反应的幅度、程度和慢性化。L-23 通路对产生 IL-17 的 $CD8^+$细胞毒性淋巴细胞(Tc17 细胞)、NKT 细胞、γδT 细胞、恒定 NKT 细胞和 3 型 ILCs 都有广泛的作用，有助于阐明 BS 的 MHC-I 和非 MHC 相关的疾病特征[3]。将 BS 纳入 MHC-I-病的主要问题在于不存在显著的 MHC-I 相关性，特别是在来自非流行区的 BS 患者中[1]。

结论

先天免疫系统和获得性免疫系统在 BS 中都被激活，具有促炎和 Th1/Th17 型细胞因子特征。免疫反应可能由两种主要机制触发。P. Matzinger 的危险理论(danger theory)表明，免疫系统会对受损宿主细胞发出的警报信号做出反应，而宿主细胞会激活抗原呈递细胞[132]。模式识别理论(the pattern-recognition theory)将微生物“非自我”作为先天免疫系统的主要刺激源，其反过来触发了适应性反应[133]。人 HSP60 以及各种微生物抗原如脂磷酸，均可作为 BS 发病机制中的先天和适应性免疫应答的可能抗原。上述两个理论并不矛盾，研究表明中性粒细胞凋亡是由于感染或非特异性 TLR 信号来确定进一步的 T 调节或 TH17 通路激活[134]。

因此，不能单纯将 BS 描述为自身免疫病或自身炎症性疾病。BS 需要某种环境因素来触发炎症。它可能与先天免疫异常相关(先天免疫相关炎症分子例如 IL1A-IL1B，FUT2，CCR1 等遗传风险)，倾向于早期或更强烈的中性粒细胞和单核细胞反应[89]。然而，与典型自身炎症性疾病不同，通过细菌长期或自身抗原激活的树突 T 或 B 细胞，适应性免疫反应也长期存在。对 BS 发病机制的深入研究，有助于阐明抗菌药物和免疫抑制剂治疗 BS 疗效确切的原因，为更特异的免疫干预措施提供思路。

参考文献

1. Yazici H, Seyahi E, Hatemi G, Yazici Y. Behcet syndrome: a contemporary view. Nat Rev Rheumatol. 2018; 14(2): 119.
2. Direskeneli H. Behcet's disease: infectious aetiology, new autoantigens, and HLA-B51. Ann Rheum Dis. 2001; 60(11): 996-1002.
3. McGonagle D, Aydin SZ, Gul A, Mahr A, Direskeneli H. 'MHC-I-opathy'-unified concept for spondyloarthritis and Behcet disease. Nat Rev Rheumatol. 2015; 11(12): 731-40.
4. Zierhut M, Mizuki N, Ohno S, Inoko H, Gul A, Onoe K, et al. Immunology and functional genomics of Behcet's disease. Cell Mol Life Sci. 2003; 60(9): 1903-22.
5. Mumcu G, Inanc N, Yavuz S, Direskeneli H. The role of infectious agents in the pathogenesis, clinical manifestations and treatment strategies in Behcet's disease. Clin Exp Rheumatol. 2007; 25(4 Suppl 45): S27-33.
6. Hatemi G, Bahar H, Uysal S, Mat C, Gogus F, Masatlioglu S, et al. The pustular skin lesions in Behcet's syndrome are not sterile. Ann Rheum Dis. 2004; 63(11): 1450-2.
7. Lee S, Bang D, ChoYH, Lee ES, Sohn S. Polymerase chain reaction reveals herpes simplex virus DNA in saliva of patients with Behcet's disease. Arch Dermatol Res. 1996; 288(4): 179-83.
8. Mege JL, Dilsen N, Sanguedolce V, Gul A, Bongrand P, Roux H, et al. Overproduction of monocyte derived tumor necrosis factor alpha, interleukin (IL) 6, IL-8 and increased neutrophil superoxide generation in Behcet's disease. A comparative study with familial Mediterranean fever and healthy subjects. J Rheumatol. 1993; 20(9): 1544-9.
9. Greco A, De Virgilio A, Ralli M, Ciofalo A, Mancini P, Attanasio G, et al. Behcet's disease: new insights into pathophysiology, clinical features and treatment options. Autoimmun Rev. 2018; 17(6): 567-75.
10. Eksioglu-Demiralp E, Direskeneli H, Kibaroglu A, Yavuz S, Ergun T, Akoglu T. Neutrophil activation in Behcet's disease. Clin Exp Rheumatol. 2001; 19(5 Suppl 24): S19-24.
11. Takeno M, Kaiyone A, Yamashita N, Takiguchi M, Mizushima Y, Kaneoka H, et al. Excessive function of peripheral blood neutrophils from patients with Behcet's disease and from HLA-B51 transgenic mice. Arthritis Rheum. 1995; 38: 426-33.
12. Fujimori K, Oh-i K, Takeuchi M, Yamakawa N, Hattori T, Kezuka T, et al. Circulating neutrophils in Behcet disease is resistant for apoptotic cell death in the remission phase of uveitis. Graefes Arch Clin Exp Ophthalmol. 2008; 246(2): 285-90.
13. Han EC, Cho SB, Ahn KJ, Oh SH, Kim J, Kim DS, et al. Expression of pro-inflammatory protein S100A12 (EN-RAGE) in Behcet's disease and its association with disease activity: a pilot study. Ann Dermatol. 2011; 23(3): 313-20.
14. Mumcu G, Cimilli H, Karacayli U, Inanc N, Ture-Ozdemir F, Eksioglu-Demiralp E, et al. Salivary levels of antimicrobial peptides Hnp1-3, Ll-37 and S100 in Behcet's disease. Arch Oral Biol. 2012; 57(6): 642-6.
15. Safi R, Kallas R, Bardawil T, Mehanna CJ, Abbas O, Hamam R, et al. Neutrophils contribute to vasculitis by increased release of neutrophil extracellular traps in BEHCET'S disease. J Dermatol Sci. 2018; 92(2): 143-50.
16. Hasan MS, Bergmeier LA, Petrushkin H, Fortune F. Gamma delta (gammadelta) T cells and their involvement in Behcet's disease. J Immunol Res. 2015; 2015: 705831.
17. Freysdottir J, Hussain L, Farmer I, Lau S-H, Fortune F. Diversity of gammadelta T cells in patients with Behcet's disease is indicative of polyclonal activation. Oral Dis. 2006; 12(3): 271-7.
18. Ergun T, Ince U, Eksioglu-Demiralp E, Direskeneli H, Gurbuz O, Gurses L, et al. HSP 60 expression in mucocutaneous lesions of Behcet's disease. J Am Acad Dermatol. 2001; 45(6): 904-9.
19. Triolo G, Accardo-Palumbo A, Dieli F, Ciccia F, Ferrante A, Giardina E, et al. Vgamma9/Vdelta2 T lymphocytes in Italian patients with Behcet's disease: evidence for expansion, and tumour necrosis factor receptor II and interleukin-12 receptor beta1 expression in active disease. Arthritis Res Ther. 2003; 5(5): R262-8.

20. Accardo-Palumbo A, Giardina AR, Ciccia F, Ferrante A, Principato A, Impastato R, et al. Phenotype and functional changes of Vgamma9/Vdelta2 T lymphocytes in Behcet's disease and the effect of infliximab on Vgamma9/Vdelta2 T cell expansion, activation and cytotoxicity. Arthritis Res Ther. 2010; 12(3): R109.
21. Direskeneli H, Saruhan-Direskeneli G. The role of heat shock proteins in Behcet's disease. Clin Exp Rheumatol. 2003; 21(4 Suppl 30): S44-8.
22. Parlakgul G, Guney E, Erer B, Kilicaslan Z, Direskeneli H, Gul A, et al. Expression of regulatory receptors on gammadelta T Cells and their cytokine production in Behcet's disease. Arthritis Res Ther. 2013; 15(1): R15.
23. Deniz R, Tulunay-Virlan A, Ture Ozdemir F, Unal AU, Ozen G, Alibaz-Oner F, et al. Th17-inducing conditions lead to in vitro activation of both Th17 and Th1 responses in Behcet's disease. Immunol Investig. 2017; 46(5): 518-25.
24. Clemente Ximenis A, Crespi Bestard C, Cambra Conejero A, Pallares Ferreres L, Juan Mas A, Olea Vallejo JL, et al. In vitro evaluation of gammadelta T cells regulatory function in Behcet's disease patients and healthy controls. Hum Immunol. 2016; 77(1): 20-8.
25. Kaneko F, Takahashi Y, Muramatsu R, Adachi K, Miura Y, Nakane A, et al. Natural killer cell numbers and function in peripheral lymphoid cells in Behcet's disease. Br J Dermatol. 1985; 113(3): 313-8.
26. Hamzaoui K, Ayed K, Hamza M, Touraine JL. Natural killer cells in Behcet's disease. Clin Exp Immunol. 1988; 71(1): 126-31.
27. Yamaguchi Y, Takahashi H, Satoh T, Okazaki Y, Mizuki N, Takahashi K, et al. Natural killer cells control a T-helper 1 response in patients with Behcet's disease. Arthritis Res Ther. 2010; 12(3): R80.
28. Kucuksezer UC, Aktas-Cetin E, Bilgic-Gazioglu S, Tugal-Tutkun I, Gul A, Deniz G. Natural killer cells dominate a Th-1 polarized response in Behcet's disease patients with uveitis. Clin Exp Rheumatol. 2015; 33(6 Suppl 94): S24-9.
29. Cosan F, Aktas Cetin E, Akdeniz N, Emrence Z, Cefle A, Deniz G. Natural killer cell subsets and their functional activity in Behcet's disease. Immunol Investig. 2017; 46(4): 419-32.
30. Saruhan-Direskeneli G, Uyar FA, Cefle A, Onder SC, Eksioglu-Demiralp E, Kamali S, et al. Expression of KIR and C-type lectin receptors in Behcet's disease. Rheumatology (Oxford). 2004; 43(4): 423-7.
31. Erer B, Takeuchi M, Ustek D, Tugal-Tutkun I, Seyahi E, Ozyazgan Y, et al. Evaluation of KIR3DL1/KIR3DS1 polymorphism in Behcet's disease. Genes Immun. 2016; 17(7): 396-9.
32. Stojanov S, Kastner DL. Familial autoinflammatory diseases: genetics, pathogenesis and treatment. Curr Opin Rheumatol. 2005; 17(5): 586-99.
33. Gul A. Behet's disease as an autoinflammatory disorder. Curr Drug Targets Inflamm Allergy. 2005; 4(1): 81-3.
34. Atagunduz P, Ergun T, Direskeneli H. MEFV mutations are increased in Behcet's disease (BS) and are associated with vascular involvement. Clin Exp Rheumatol. 2003; 21(4 Suppl 30): S35-7.
35. Rabinovich E, Shinar Y, Leiba M, Ehrenfeld M, Langevitz P, Livneh A. Common FMF alleles may predispose to development of Behcet's disease with increased risk for venous thrombosis. Scand J Rheumatol. 2007; 36(1): 48-52.
36. Kirino Y, Zhou Q, Ishigatsubo Y, Mizuki N, Tugal-Tutkun I, Seyahi E, et al. Targeted resequencing implicates the familial Mediterranean fever gene MEFV and the toll-like receptor 4 gene TLR4 in Behcet disease. Proc Natl Acad Sci U S A. 2013; 110(20): 8134-9.
37. Yazici H, Fresko I. Behcet's disease and other autoinflammatory conditions: what's in a name? Clin Exp Rheumatol. 2005; 23(4 Suppl 38): S1-2.
38. Ergun T, Gurbuz O, Harvell J, Jorizzo J, White W. The histopathology of pathergy: a chronologic study of skin hyperreactivity in Behcet's disease. Int J Dermatol. 1998; 37(12): 929-33.
39. Melikoglu M, Uysal S, Krueger JG, Kaplan G, Gogus F, Yazici H, et al. Characterization of the divergent wound-healing responses occurring in the pathergy reaction and normal healthy volunteers. J Immunol. 2006; 177(9): 6415-21.
40. Tunc R, Uluhan A, Melikoglu M, Ozyazgan Y, Ozdogan H, Yazici H. A reassessment of the International Study Group criteria for the diagnosis (classification) of Behcet's syndrome. Clin Exp Rheumatol. 2001; 19(5 Suppl 24): S45-7.
41. Cakir N, Yazici H, Chamberlain MA, Barnes CG, Yurdakul S, Atasoy S, et al. Response to intradermal injection of monosodium urate crystals in Behcet's syndrome. Ann Rheum Dis. 1991; 50(9): 634-6.
42. Gogus F, Fresko I, Elbir Y, Eksioglu-Demiralp E, Direskeneli H. Oxidative burst response to monosodium urate crystals in patients with Behcet's syndrome. Clin Exp Rheumatol. 2005; 23(4 Suppl 38): S81-5.
43. Direskeneli H, Eksioglu-Demiralp E, Kibaroglu A, Yavuz S, Ergun T, Akoglu T. Oligoclonal T cell expansions in patients with Behcet's disease. Clin Exp Immunol. 1999; 117(1): 166-70.
44. Esin S, Gul A, Hodara V, Jeddi-Tehrani M, Dilsen N, Konice M, et al. Peripheral blood T cell expansions in pa-

tients with Behcet's disease. Clin Exp Immunol. 1997; 107 (3): 520-7.

45. Frassanito M, Dammacco R, Cafforio P, Dammacco F. Th1 polarization of the immune response in Behcet's disease. Arthritis Rheum. 1999; 42: 1967-74.

46. Sugi-Ikai N, Nakazawa M, Nakamura S, Ohno S, Minami M. Increased frequencies of interleukin-2-and interferon-gamma-producing T cells in patients with active Behcet's disease. Invest Ophthalmol Vis Sci. 1998; 39(6): 996-1004.

47. Imamura Y, Kurokawa MS, Yoshikawa H, Nara K, Takada E, Masuda C, et al. Involvement of Th1 cells and heat shock protein 60 in the pathogenesis of intestinal Behcet's disease. Clin Exp Immunol. 2005; 139(2): 371-8.

48. Nara K, Kurokawa MS, Chiba S, Yoshikawa H, Tsukikawa S, Matsuda T, et al. Involvement of innate immunity in the pathogenesis of intestinal Behcet's disease. Clin Exp Immunol. 2008; 152(2): 245-51.

49. Lew W, Chang JY, Jung JY, Bang D. Increased expression of interleukin-23 p19 mRNA in erythema nodosum-like lesions of Behcet's disease. Br J Dermatol. 2008; 158(3): 505-11.

50. Mantas C, Direskeneli H, Eksioglu-Demiralp E, Akoglu T. Serum levels of Th2 cytokines IL-4 and IL-10 in Behcet's disease. J Rheumatol. 1999; 26(2): 510-2.

51. Suzuki Y, Hoshi K, Matsuda T, Mizushima Y. Increased peripheral blood gamma delta+ T cells and natural killer cells in Behcet's disease. J Rheumatol. 1992; 19(4): 588-92.

52. Ahn JK, Chung H, Lee DS, Yu YS, Yu HG. CD8brightCD56+ T cells are cytotoxic effectors in patients with active Behcet's uveitis. J Immunol. 2005; 175(9): 6133-42.

53. Romagnani S. Human Th17 cells. Arthritis Res Ther. 2008; 10(2): 206.

54. Hamzaoui K, Hamzaoui A, Guemira F, Bessioud M, Hamza M, Ayed K. Cytokine profile in Behcet's disease patients. Relationship with disease activity. Scand J Rheumatol. 2002; 31(4): 205-10.

55. Chi W, Zhu X, Yang P, Liu X, Lin X, Zhou H, et al. Upregulated IL-23 and IL-17 in Behcet patients with active uveitis. Invest Ophthalmol Vis Sci. 2008; 49(7): 3058-64.

56. Geri G, Terrier B, Rosenzwajg M, Wechsler B, Touzot M, Seilhean D, et al. Critical role of IL-21 in modulating TH17 and regulatory T cells in Behcet disease. J Allergy Clin Immunol. 2011; 128(3): 655-64.

57. Wang C, Tian Y, Ye Z, Kijlstra A, Zhou Y, Yang P. Decreased interleukin 27 expression is associated with active uveitis in Behcet's disease. Arthritis Res Ther. 2014; 16 (3): R117.

58. Nanke Y, Yago T, Kotake S. The role of Th17 cells in the pathogenesis of Behcet's disease. J Clin Med. 2017; 6(7).

59. Lightman S, Taylor SR, Bunce C, Longhurst H, Lynn W, Moots R, et al. Pegylated interferonalpha-2b reduces corticosteroid requirement in patients with Behcet's disease with upregulation of circulating regulatory T cells and reduction of Th17. Ann Rheum Dis. 2015; 74(6): 1138-44.

60. Hamzaoui K, Hamzaoui A, Houman H. CD4+CD25+ regulatory T cells in patients with Behcet's disease. Clin Exp Rheumatol. 2006; 24(5 Suppl 42): S71-8.

61. Nanke Y, Kotake S, Goto M, Ujihara H, Matsubara M, Kamatani N. Decreased percentages of regulatory T cells in peripheral blood of patients with Behcet's disease before ocular attack: a possible predictive marker of ocular attack. Mod Rheumatol. 2008; 18(4): 354-8.

62. Hamzaoui K. Paradoxical high regulatory T cell activity in Behcet's disease. Clin Exp Rheumatol. 2007; 25(4 Suppl 45): S107-13.

63. Ye Z, Deng B, Wang C, Zhang D, Kijlstra A, Yang P. Decreased B and T lymphocyte attenuator in Behcet's disease may trigger abnormal Th17 and Th1 immune responses. Sci Rep. 2016; 6: 20401.

64. Yazici H. The place of Behcet's syndrome among the autoimmune diseases. Int Rev Immunol. 1997; 14(1): 1-10.

65. Gunaydin I, Ustundag C, Kaner G, Pazarli H, Yurdakul S, Hamuryudan V, et al. The prevalence of Sjogren's syndrome in Behcet's syndrome. J Rheumatol. 1994; 21(9): 1662-4.

66. Direskeneli H. Autoimmunity vs autoinflammation in Behcet's disease: do we oversimplify a complex disorder? Rheumatology (Oxford). 2006; 45(12): 1461-5.

67. Eksioglu-Demiralp E, Kibaroglu A, Direskeneli H, Yavuz S, Karsli F, Yurdakul S, et al. Phenotypic characteristics of B cells in Behcet's disease: increased activity in B cell subsets. J Rheumatol. 1999; 26(4): 826-32.

68. Direskeneli H, Keser G, D'Cruz D, Khamashta MA, Akoglu T, Yazici H, et al. Anti-endothelial cell antibodies, endothelial proliferation and von Willebrand factor antigen in Behcet's disease. Clin Rheumatol. 1995; 14(1): 55-61.

69. Michelson JB, Chisari FV, Kansu T. Antibodies to oral mucosa in patients with ocular Behcet's disease. Ophthalmology. 1985; 92(9): 1277-81.

70. Nagafuchi H, Takeno M, Yoshikawa H, Kurokawa MS, Nara K, Takada E, et al. Excessive expression of Txk, a member of the Tec family of tyrosine kinases, contributes to excessive Th1 cytokine production by T lymphocytes in patients with Behcet's disease. Clin Exp Immunol. 2005; 139 (2): 363-70.

71. Lule S, Colpak AI, Balci-Peynircioglu B, Gursoy-Ozdemir Y, Peker S, Kalyoncu U, et al. Behcet Disease serum is immunoreactive to neurofilament medium which share common epitopes to bacterial HSP-65, a putative trigger. J Autoimmun. 2017; 84: 87-96.
72. Ohno S, Asanuma T, Sugiura S, Wakisaka A, Aizawa M, Itakura K. HLA - Bw51 and Behcet's disease. JAMA. 1978; 240(6): 529.
73. Gul A, Hajeer AH, Worthington J, Barrett JH, Ollier WE, Silman AJ. Evidence for linkage of the HLA-B locus in Behcet's disease, obtained using the transmission disequilibrium test. Arthritis Rheum. 2001; 44(1): 239-40.
74. Giza M, Koftori D, Chen L, Bowness P. Is Behcet's disease a 'class 1-opathy'? The role of HLA-B * 51 in the pathogenesis of Behcet's disease. Clin Exp Immunol. 2018; 191(1): 11-8.
75. Ombrello MJ, Kirino Y, de Bakker PI, Gul A, Kastner DL, Remmers EF. Behcet disease-associated MHC class I residues implicate antigen binding and regulation of cell-mediated cytotoxicity. Proc Natl Acad Sci U S A. 2014; 111(24): 8867-72.
76. Yasuoka H, Okazaki Y, Kawakami Y, Hirakata M, Inoko H, Ikeda Y, et al. Autoreactive CD8+ cytotoxic T lymphocytes to major histocompatibility complex class I chain-related gene A in patients with Behcet's disease. Arthritis Rheum. 2004; 50(11): 3658-62.
77. Gul A. Pathogenesis of Behcet's disease: autoinflammatory features and beyond. Semin Immunopathol. 2015; 37(4): 413-8.
78. Gul A, Uyar FA, Inanc M, Ocal L, Barrett JH, Aral O, et al. A weak association of HLA-B * 2702 with Behcet's disease. Genes Immun. 2002; 3(6): 368-72.
79. Wildner G, Thurau SR. Cross-reactivity between an HLA-B27-derived peptide and a retinal autoantigen peptide: a clue to major histocompatibility complex association with autoimmune disease. Eur J Immunol. 1994; 24(11): 2579-85.
80. Baum H, Davies H, Peakman M. Molecular mimicry in the MHC: hidden clues to autoimmunity? Immunol Today. 1996; 17(2): 64-70.
81. Kurhan-Yavuz S, Direskeneli H, Bozkurt N, Ozyazgan Y, Bavbek T, Kazokoglu H, et al. Anti-MHC autoimmunityin Behcet's disease: T cell responses to an HLA-B-derived peptide crossreactive with retinal-S antigen in patients with uveitis. Clin Exp Immunol. 2000; 120(1): 162-6.
82. Nathan C. Neutrophils and immunity: challenges and opportunities. Nat Rev Immunol. 2006; 6(3): 173-82.
83. Martinon F, Agostini L, Meylan E, Tschopp J. Identification of bacterial muramyl dipeptide as activator of the NALP3/cryopyrin inflammasome. Curr Biol. 2004; 14(21): 1929-34.
84. Gutierrez-Vazquez C, Quintana FJ. Regulation of the immune response by the aryl hydrocarbon receptor. Immunity. 2018; 48(1): 19-33.
85. Wang C, Ye Z, Kijlstra A, Zhou Y, Yang P. Decreased expression of the aryl hydrocarbon receptor in ocular Behcet's disease. Mediat Inflamm. 2014; 2014: 195094.
86. Palizgir MT, Akhtari M, Mahmoudi M, Mostafaei S, Rezaeimanesh A, Akhlaghi M, et al. Macrophages from Behcet's disease patients express decreased level of aryl hydrocarbon receptor (AHR) mRNA. Iran J Allergy Asthma Immunol. 2017; 16(5): 418-24.
87. Wang C, Ye Z, Kijlstra A, Zhou Y, Yang P. Activation of the aryl hydrocarbon receptor affects activation and function of human monocyte-derived dendritic cells. Clin Exp Immunol. 2014; 177(2): 521-30.
88. Xavier JM, Shahram F, Sousa I, Davatchi F, Matos M, ABSollahi BS, et al. FUT2: filling the gap between genes and environment in Behcet's disease? Ann Rheum Dis. 2015; 74(3): 618-24.
89. Takeuchi M, Mizuki N, Meguro A, Ombrello MJ, Kirino Y, Satorius C, et al. Dense genotyping of immune-related loci implicates host responses to microbial exposure in Behcet's disease susceptibility. Nat Genet. 2017; 49(3): 438-43.
90. Vabulas RM, Wagner H, Schild H. Heat shock proteins as ligands of toll-like receptors. Curr Top Microbiol Immunol. 2002; 270: 169-84.
91. Yavuz S, Elbir Y, Tulunay A, Eksioglu-Demiralp E, Direskeneli H. Differential expression of toll-like receptor 6 on granulocytes and monocytes implicates the role of microorganisms in Behcet's disease etiopathogenesis. Rheumatol Int. 2008; 28(5): 401-6.
92. Do JE, Kwon SY, Park S, Lee ES. Effects of vitamin D on expression of toll-like receptors of monocytes from patients with Behcet's disease. Rheumatology (Oxford). 2008; 47(6): 840-8.
93. Nakano H, Kirino Y, Takeno M, Higashitani K, Nagai H, Yoshimi R, et al. GWAS-identified CCR1 and IL10 loci contribute to M1 macrophage-predominant inflammation in Behcet's disease. Arthritis Res Ther. 2018; 20(1): 124.
94. Inanc N, Mumcu G, Birtas E, Elbir Y, Yavuz S, Ergun T, et al. Serum mannose-binding lectin levels are decreased in Behcet's disease and associated with disease severity. J Rheumatol. 2005; 32(2): 287-91.
95. Mantas C, Direskeneli H, Oz D, Yavuz S, Akoglu T. IL-8 producing cells in patients with Behcet's disease. Clin Exp Rheumatol. 2000; 18(2): 249-51.
96. Keller M, Spanou Z, Schaerli P, Britschgi M, Yawalkar N, Seitz M, et al. T cell-regulated neutrophilic inflammation

in autoinflammatory diseases. J Immunol. 2005; 175(11): 7678-86.

97. Aksu K, Donmez A, Keser G. Inflammationinduced thrombosis: mechanisms, disease associations and management. Curr Pharm Des. 2012; 18(11): 1478-93.

98. Melikoglu M, Kural-Seyahi E, Tascilar K, Yazici H. The unique features of vasculitis in Behcet's syndrome. Clin Rev Allergy Immunol. 2008; 35(1-2): 40-6.

99. Lee KH, Cho HJ, Kim HS, Lee WJ, Lee S, Bang D. Activation of extracellular signal regulated kinase 1/2 in human dermal microvascular endothelial cells stimulated by anti-endothelial cell antibodies in sera of patients with Behcet's disease. J Dermatol Sci. 2002; 30(1): 63-72.

100. Kiraz S, Ertenli I, Ozturk MA, Haznedaroglu IC, Celik I, Calguneri M. Pathological haemostasis and "prothrombotic state" in Behcet's disease. Thromb Res. 2002; 105(2): 125-33.

101. Chamorro AJ, Marcos M, Hernandez-Garcia I, Calvo A, Mejia JC, Cervera R, et al. Association of allelic variants of factor V Leiden, prothrombin and methylenetetrahydrofolate reductase with thrombosis or ocular involvement in Behcet's disease: a systematic review and meta-analysis. Autoimmun Rev. 2013; 12(5): 607-16.

102. Tokay S, Direskeneli H, Yurdakul S, Akoglu T. Anticardiolipin antibodies in Behcet's disease: a reassessment. Rheumatology (Oxford). 2001; 40(2): 192-5.

103. Haznedaroglu IC, Celik I, Buyukasik Y, Kosar A, Kirazli S, Dundar SV. Haemostasis, thrombosis, and endothelium in Behcet's disease. Acta Haematol. 1998; 99(4): 236-7.

104. Becatti M, Emmi G, Silvestri E, Bruschi G, Ciucciarelli L, Squatrito D, et al. Neutrophil activation promotes fibrinogen oxidation and thrombus formation in Behcet disease. Circulation. 2016; 133(3): 302-11.

105. Yazici H, Mat C, Deniz S, Iscimen A, Yurdakul S, Tuzun Y, et al. Sebum production is increased in Behcet's syndrome and even more so in rheumatoid arthritis. Clin Exp Rheumatol. 1987; 5(4): 371-4.

106. Buyon JP, Korchak HM, Rutherford LE, Ganguly M, Weissmann G. Female hormones reduce neutrophil responsiveness in vitro. Arthritis Rheum. 1984; 27(6): 623-30.

107. Yavuz S, Ozilhan G, Elbir Y, Tolunay A, Eksioglu-Demiralp E, Direskeneli H. Activation of neutrophils by testosterone in Behcet's disease. Clin Exp Rheumatol. 2007; 25(4 Suppl 45): S46-51.

108. Yavuz S, Akdeniz T, Hancer V, Bicakcigil M, Can M, Yanikkaya-Demirel G. Dual effects of testosterone in Behcet's disease: implications for a role in disease pathogenesis. Genes Immun. 2016; 17(6): 335-41.

109. Coit P, Direskeneli H, Sawalha AH. An update on the role of epigenetics in systemic vasculitis. Curr Opin Rheumatol. 2018; 30(1): 4-15.

110. Hughes T, Ture-Ozdemir F, Alibaz-Oner F, Coit P, Direskeneli H, Sawalha AH. Epigenome-wide scan identifies a treatment-responsive pattern of altered DNA methylation among cytoskelet alremodeling genes in monocytes and CD4+ T cells from patients with Behcet's disease. Arthritis Rheumatol. 2014; 66(6): 1648-58.

111. Zhu Y, Qiu Y, Yu H, Yi S, Su W, Kijlstra A, et al. Aberrant DNA methylation of GATA binding protein 3 (GATA3), interleukin-4 (IL-4), and transforming growth factor-beta (TGF-beta) promoters in Behcet's disease. Oncotarget. 2017; 8(38): 64263-72.

112. Alipour S, Nouri M, Khabbazi A, Samadi N, Babaloo Z, Abolhasani S, et al. Hypermethylation of IL-10 gene is responsible for its low mRNA expression in Behcet's disease. J Cell Biochem. 2018; 119(8): 6614-22.

113. ABSi A, Khabazi A, Sakhinia E, Alipour S, Talei M, Babaloo Z. Evaluation of SOCS1 methylation in patients with Behcet's disease. Immunol Lett. 2018; 203: 15-20.

114. Alipour S, Sakhinia E, Khabbazi A, Samadi N, Babaloo Z, Azad M, et al. Methylation status of Interleukin-6 gene promoter in patients with Behcet's disease. Reumatol Clin. 2018. pii: S1699-258X(18)30124-4.

115. Sawalha AH, Dozmorov MG. Epigenomic functional characterization of genetic susceptibility variants in systemic vasculitis. J Autoimmun. 2016; 67: 76-81.

116. Renauer P, Coit P, Sawalha AH. Epigenetics and vasculitis: a comprehensive review. Clin Rev Allergy Immunol. 2016; 50(3): 357-66.

117. Zhou Q, Xiao X, Wang C, Zhang X, Li F, Zhou Y, et al. Decreased microRNA-155 expression in ocular Behcet's disease but not in Vogt Koyanagi Harada syndrome. Invest Ophthalmol Vis Sci. 2012; 53(9): 5665-74.

118. Na SY, Park MJ, Park S, Lee ES. MicroRNA-155 regulates the Th17 immune response by targeting Ets-1 in Behcet's disease. Clin Exp Rheumatol. 2016; 34(6 Suppl 102): S56-63.

119. Zhou Q, Hou S, Liang L, Li X, Tan X, Wei L, et al. MicroRNA-146a and Ets-1 gene polymorphisms in ocular Behcet's disease and Vogt-Koyanagi-Harada syndrome. Ann Rheum Dis. 2014; 73(1): 170-6.

120. Oner T, Yenmis G, Tombulturk K, Cam C, Kucuk OS, Yakicier MC, et al. Association of pre-miRNA-499 rs3746444 and pre-miRNA-146a rs2910164 polymorphisms and susceptibility to Behcet's disease. Genet Test Mol Biomarkers. 2015; 19(8): 424-30.

121. Ugurel E, Sehitoglu E, Tuzun E, Kurtuncu M, Coban A,

Vural B. Increased complexin-1 and decreased miR-185 expression levels in Behcet's disease with and without neurological involvement. Neurol Sci. 2016; 37(3): 411-6.

122. Woo MY, Yun SJ, Cho O, Kim K, LeeES, Park S. MicroRNAs differentially expressed in Behcet disease are involved in interleukin-6 production. J Inflamm (Lond). 2016; 13: 22.

123. Zou J, Ji DN, Shen Y, Guan JL, Zheng SB. Association of reduced heme oxygenase-1 with decreased microRNA-196a2 expression in peripheral blood mononuclear cells of patients with intestinal Behcet's disease. Ann Clin Lab Sci. 2016; 46(6): 675-9.

124. Puccetti A, Pelosi A, Fiore PF, Patuzzo G, Lunardi C, Dolcino M. MicroRNA expression profiling in Behcet's disease. J Immunol Res. 2018; 2018: 2405150.

125. Tulunay A, Dozmorov MG, Ture-Ozdemir F, Yilmaz V, Eksioglu-Demiralp E, Alibaz-Oner F, et al. Activation of the JAK/STAT pathway in Behcet's disease. Genes Immun. 2015; 16(2): 170-5.

126. Xavier JM, Krug T, Davatchi F, Shahram F, Fonseca BV, Jesus G, et al. Gene expression profiling and association studies implicate the neuregulin signaling pathway in Behcet's disease susceptibility. J Mol Med. 2013; 91(8): 1013-23.

127. Puccetti A, Fiore PF, Pelosi A, Tinazzi E, Patuzzo G, Argentino G, et al. Gene expression profiling in Behcet's disease indicates an autoimmune component in the pathogenesis of the disease and opens new avenues for targeted therapy. J Immunol Res. 2018; 2018: 4246965.

128. Bakir-Gungor B, Remmers EF, Meguro A, Mizuki N, Kastner DL, Gul A, et al. Identification of possible pathogenic pathways in Behcet's disease using genome-wide association study datafrom two different populations. Eur J Hum Genet. 2015; 23(5): 678-87.

129. Hu CJ, Pan JB, Song G, Wen XT, Wu ZY, Chen S, et al. Identification of novel biomarkers for Behcet disease diagnosis using human proteome microarray approach. Mol Cell Proteomics. 2017; 16(2): 147-56.

130. Yoshioka T, Kurokawa MS, Sato T, Nagai K, Iizuka N, Arito M, et al. Protein profiles of peripheral blood mononuclear cells as a candidate biomarker for Behcet's disease. Clin Exp Rheumatol. 2014; 32(4 Suppl 84): S9-19.

131. Sherlock JP, Joyce-Shaikh B, Turner SP, Chao CC, Sathe M, Grein J, et al. IL-23 induces spondyloarthropathy by acting on ROR-gammat+ CD3+CD4-CD8- entheseal resident T cells. Nat Med. 2012; 18(7): 1069-76.

132. Matzinger P. The danger model: a renewed sense of self. Science. 2002; 296(5566): 301-5.

133. Medzhitov R, Janeway CA Jr. Decoding the patterns of self and nonself by the innate immune system. Science. 2002; 296(5566): 298-300.

134. Torchinsky MB, Garaude J, Martin AP, Blander JM. Innate immune recognition of infected apoptotic cells directs T(H)17 cell differentiation. Nature. 2009; 458(7234): 78-82.

（译者：杨洁　唐琪；审核：田静　凌光辉　李芬）

第 16 章

白塞综合征遗传学

Ahmet Gül, Graham R. Wallace

白塞病(BD)是一种全身性炎症疾病，目前病因尚不明确，通常认为它是一种多因素疾病，与遗传背景密切相关，且多为易感人群受各种环境因素影响而触发[1-2]。

研究发现 BD 发病表现为家族聚集性、有明显的地理分布特点且与 HLA-B*51 抗原显著相关，表明遗传因素参与 BD 的发病机制[3]。

家族聚集

虽然大多数 BD 患者被视为散发性病例，但人们早已注意到 BD 患者家族成员中发病率显著增加。一系列大样本研究显示有家族病史阳性的 BD 发病率有所不同，与亚洲和欧洲国家的患者相比，中东患者具有更高的发病倾向[17-18]。

Gül 及其同事通过分析复发风险比(λs)对土耳其 BD 患者的家族聚集性进行量化，研究发现 λs 值为 11.4~52.5[18]。该 λs 值为遗传因素参与 BD 多因素发病机制提供有力证据。在青少年发病(<16 岁)的 BD 患者中，家族聚集更为常见[19-20]。一项研究发现，在儿童 BD 亚组中发现了一种与常染色体隐性遗传相一致的分离模式即孟德尔模式，而在成人发病患者中没有孟德尔模式，他们将只有两种典型疾病表现的 BD 患者纳入分析[20]。这项研究表明青少年 BD 患者受遗传异质性影响更大[20]。

家族性患者 HLA-B*51 阳性率较高[12-13]。然而，存在风险等位基因但未受累同胞表明该疾病的复杂性可能与其他基因和/或环境因素密切相关[12, 21]。根据不同年龄分层对相关患者进行比较也证实遗传和环境因素参与发病机制[22-23]。

另一项来自土耳其的研究表明遗传因素参与家族第二代早期疾病的发生发展，18 例家族性病例中有 15 例父母受影响[24]。然而，没有三核苷酸重复扩增数据支持这一观察。

迄今为止，还没有关于双胎 BD 患病率是否一致的大样本系列报道[25-28]。然而，现有的研究表明，相较双卵双胎，单卵双胎的患病一致率更高，并且表明遗传因素可以解释 BD 双胎中 41%的表型变异[28]。

地理分布

BD 的流行病学在地理分布上具有明显的特点。从地中海盆地到日本，与古丝绸之路重叠的北纬 30°~45°的地区，BD 的患病率更高[29]。该沿线并没有已知的特定环境因素，但共有的遗传因素或许可以解释 BD 病例的聚集性。HLA-B*51 被追溯为尼安德特人的 HLA 等位基因之一[31]，其在健康人群中的分布也很符合 BD 的高发区，这支持了遗传学的关键作用，尤其是 HLA 基因在地理聚类中的重要作用[29-31]。

HLA-B*51 关联

BD 与 I 类主要组织相容性复合体(MHC)等位

基因 HLA-B*51 密切相关。这种联系在日本 BD 患者中首次报道[31-33]。HLA-B*51 与 BD 的相关性后来在其他种族中，甚至 BD 罕见的种族中也得到证实[1-3, 17, 29, 34-37]。

应用传递不平衡检验对 12 个多病例家系进行分析确认了 HLA-B 位点与 BD 的遗传连锁[38]。通过疾病易感基因之间相互作用累乘推算 HLA-B 基因位点对 BD 总体遗传易感性的贡献度约为 19%[38]。然而，一项包含 4800 例 BD 患者和 16289 例健康对照者的 78 项独立研究的 Meta 分析表明，与 HLA-B5/B*51 等位基因相关的 BD 人群归因风险为 32%~52%[39]。全基因组关联研究（GWAS）在大量的患者和对照组中进行，结果显示 HLA 区域的信号最强，主要在 HLA-B 位点[40-44]。虽然一项免疫芯片研究报道 HLA-B*51 与 BD 的强相关性可由位于 HLA-B 和 MICA 基因之间的 rs116799036 变异来解释[45]，但是进一步的研究表明，即使调整 rs116799036 的影响作用，HLA-B*51 与 BD 的相关性仍然显著，在 BD 患者和对照组中，除 HLA-B*51 外，携带几乎相同多态性的单倍型，这些多态性出现的频率也基本一致，并且同一单倍型的相邻基因中 HLA-B*51 的存在决定了 BD 的风险[46-47]。

为了解释疾病的危险性，在 BD 患者和健康对照者的 HLA-B*51 等位基因序列中，无论是编码区还是调节区，都没有观察到疾病特异性的差异[48-49]。HLA-B*51 是 HLA-B5 的一个分裂抗原，但另一个分裂抗原 HLA-B*52 尚未证实与 BD 相关，尽管有一些矛盾的报道[50-51]。HLA-B*51 与 HLA-B*52 在 α1 螺旋上只有两个氨基酸不同。HLA-B*51 分子 63 和 67 位的天冬酰胺和苯丙氨酸被 HLA-B*52 位的谷氨酸和丝氨酸取代，它们位于抗原结合沟的 B 囊中（图 16-1）[52]。HLA-B*51 等位基因能与八个或九个氨基酸和疏水性 C 末端结合[53]。后来的研究表明，B 囊只能被氨基酸丙氨酸或脯氨酸所占据，后者的氨基酸含量较高，B 囊的变化会影响与 HLA 分子结合的肽的基序[54]。异亮氨酸和缬氨酸被认为是限制肽基序 C 端的主要锚定残基，它们与较小的 F 囊结合，构成 F 囊的氨基酸在所有 HLA-B*51 等位基因中都是保守的[54]。

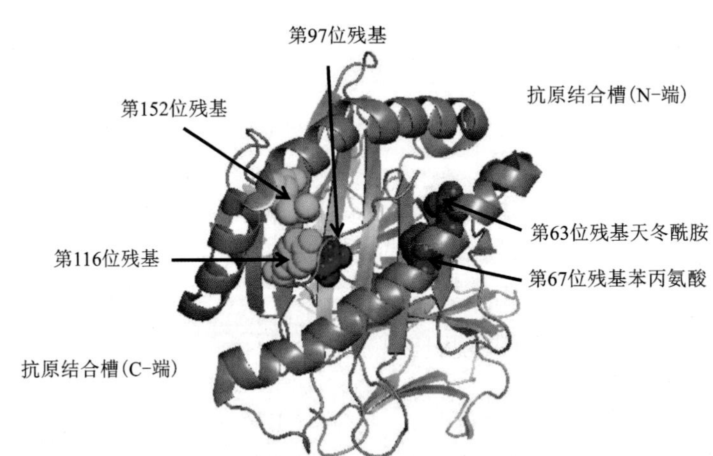

HLA-B*51 分子（1E28）的一个模型，显示其抗原结合槽中 63 和 67 位的氨基酸天冬酰胺和苯丙氨酸。以不同的颜色显示其他相关等位基因的关键多态性残基（97、116 和 152）（由 PyMOL 绘制）。

图 16-1　HLA-B51 分子模型

HLA-B*51 等位基因目前有 267 种不同的亚型（HLA-B*51：01-B*51：267），它们在抗原结合沟的 B 囊处具有相同的氨基酸序列，但 B*51：07 和 B*51：22 等少数例外。HLA-B*51：01 是 B*51 分子的优势亚型，不同民族的 HLA-B*51 分子分型提示 BD 患者的 HLA-B*51 亚型与健康对照组无明显差异，且以 HLA-B*51：01 和 HLA-B*51：08 为主要亚型[55-59]。

尽管早期的研究表明某些 BD 相关肽的特殊 B 和 F 口袋特征表现可能是致病机制之一，只有主要组织相容性复合物 I 类链相关基因 A（MICA）衍生的九聚体肽（AAAAAIFVI）能诱导 T 细胞，与健康对照组相比，HLA-B*51 阳性 BD 患者中只有不到三分之一的患者能诱导 T 细胞[60]。另一方面，使用直接确定或输入的 HLA 等位基因分析大样本组的 BD 患者和健康对照组，发现与抗原结合槽中残基多态性的其他等位基因的一些弱相关性，这暗示了肽结合在 BD 易感性中的重要性[46]。

HLA-B*51 作为Ⅰ类分子，也与 NK 细胞、CD8+和 γδT 细胞表达的一组受体相互作用[61]。杀伤性免疫球蛋白样受体(KIR)与 1-螺旋的 77-83 残基上保守的 Bw4 表位结合，这些表位由 HLA Ⅰ类分子的不同等位基因群共享。这些受体的参与可导致对 NK 或 T 细胞介导的细胞毒性的选择性抑制。一项研究通过相对易感性效应分析探索在 HLA-B*51 强关联掩盖下的其他 HLA-B 与 BD 的相关性,这项研究表明与 HLA-B51 共享 Bw4 基序的 HLA-B*27:02 与 BD 弱相关[62]。另一方面，在一组大样本患者中对 KIR3DL1/DS1 多态性的调查显示 DL1/DS1 多态性与 HLA-B*51 或 Bw4 基序没有关联，这表明它不是 BD 的主要致病机制[63]。然而，考虑到 KIR 基因座的复杂性，并不能排除与 BD 发病机制中 KIR 变异的其他关联，例如在眼球受累的 BD 患者中仅与激活 DS1 等位基因呈弱相关，而与 HLA-B*51 无关[63]。

HLA-B*51 是一种慢折叠 MHC 分子[64]。虽然目前尚无实验数据表明 HLA-B*51 折叠问题和未折叠蛋白在 BD 发病机制中的作用与 HLA-B*27 在强直性脊柱炎动物模型中所观察到的作用相似[65]，最新发现表明内质网肽组与其 HLA-B*51 的亲和力不匹配，ERAP1 多态性起着关键作用。全基因组关联研究结果显示 ERAP1 基因的两个多态位点之间存在上位性相互作用，其编码 p. Asp575Asn 和 p. Arg725Gln 变异以及 HLA-B*51，但在 HLA-B*51 缺陷的患者中未见[42, 66]。ERAP 是一种高度多态性蛋白，在 HLA-B*51 阳性的 BD 患者的 10 个同种异型中，仅由错义变异体(Hap10)定义的异型与 BD 风险增加有关[66]。ERAP1 在内质网中的作用是从 N 末端切下肽，产生一个肽体，准备装载到Ⅰ类 HLA 分子的抗原结合槽上。BD 相关的 Hap10 生成肽在第 2 位产生的丙氨酸频率高于同一位置的脯氨酸，这促使与 HLA-B*51 具有较低亲和力的肽体的产生[67-68]。不同 ERAP1 同种异型与强直性脊柱炎相关的 HLA-B*27 和银屑病相关的 HLA-C*06:02 拥有相似的上位相互作用，且 BD 疾病表型是基于某些 ERAP1 单倍型和 HLA Ⅰ类等位基因相关的免疫病理异常而定义，促使“MHC-Ⅰ型疾病”概念成为脊柱关节炎和 BD 统一的致病机制[69]。

最后，HLA-B*51 衍生肽也可以由 HLA Ⅱ类分子呈现。HLA Ⅰ类重链错误折叠和免疫应答上调导致的表达增强增加了Ⅰ类衍生肽呈递的可能性。Wildner 和 Thurau 发现了一个在 HLA-B*27、HLA-B*51 和其他几个 HLA-B 等位基因(B27PD)中常见的多态性 HLA-B 序列，该序列与视网膜可溶性抗原(S-Ag)衍生肽具有相同的氨基酸同源性[70]。Kurhan-Yavuz 及其同事证实，与没有眼部受累的 BD 患者或非 BD 前葡萄膜炎患者相比，有后葡萄膜炎的 BD 患者对视网膜 S-Ag、视网膜 S-Ag 衍生肽和 B27PD 肽的 T 细胞反应增强[71]。

迄今为止，只有一种 HLA-B*51:01 重链转基因小鼠模型能直接研究 HLA-B*51 分子在 BD 中的作用[72]。在这些转基因动物中未观察到 BD 相关的表现。与 HLA-B*35 和非转基因小鼠相比，HLA-B*51 转基因动物在 f-Met-Leu-Phe(fMLP)刺激后中性粒细胞活性增加[72]。HLA-B*51 阳性健康人群中性粒细胞活性也有类似的增强[12, 72-73]。根据 HLA-B*27 动物模型的经验，为了探讨 HLA-B*51 在 BD 中的作用，还需要在不同品系的小鼠和大鼠中建立高重链拷贝数，含或者不含人 β2-微球蛋白的转基因动物模型[74]。

其他 MHC 关联

连锁不平衡(linkage disequilibrium, LD)在 MHC 中高发，尤其是在具有较多单倍型的Ⅰ类区域[75]。长期以来，人们一直在讨论 HLA-B*51 是否在 BD 的发病机制中起直接作用，或者这种显著关联是否提示位于 HLA-B 位点附近的一个或多个易感基因发生 LD(图 16-2)。肿瘤坏死因子(TNF)和淋巴毒素基因，位于 HLA-B 的着丝粒，是 HLA-B 最可能的候选易感基因。肿瘤坏死因子和 HLA-B 基因座之间的基因组片段分析显示 MICA 基因与 BD 有很强的相关性，BD 位于 HLA-B 的 46-kb 着丝粒[76]。BD 患者 MICA 基因*009 等位基因及其跨膜区微卫星多态性 A6 等位基因显著增高[76-78]，位于 HLA-B 和 MICA 基因之间的 rs116799036 变异被认为是 MHC 区最强的遗传因子[45]。通过对不同民族的区域进行精细定位，并利用大量单核苷酸多态性进行单倍型分析，研究发现 HLA-B 是与 BD

提供最强关联信号的基因，以及包括 MICA 和 rs116799036 在内的所有其他关联是由于与 HLA-B*51 存在显著连锁不平衡[46-47, 79]。然而，我们仍难以排除 HLA-B*51 单倍型上 MICA 等位基因通过与 NK 和 γδT 细胞的相互作用从而影响 BD 易感性。

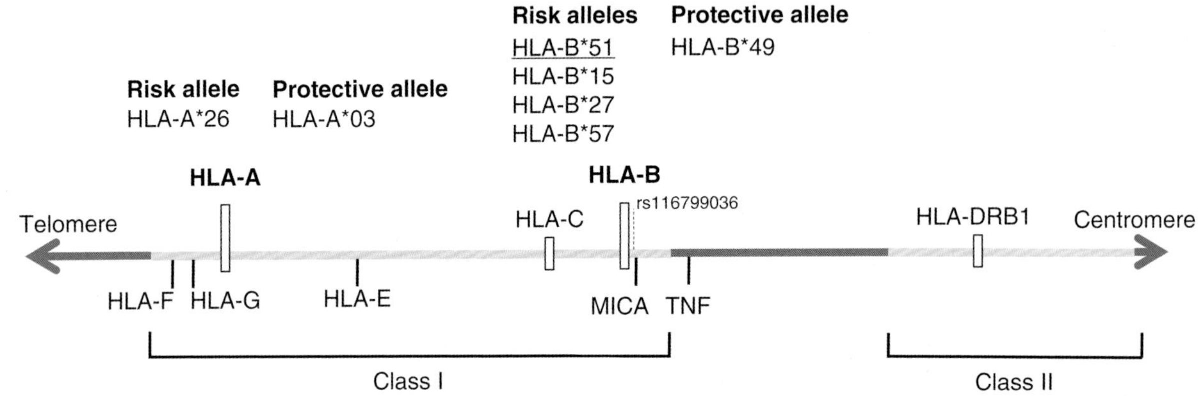

图 16-2　6 号染色体短臂主要组织相容性复合体(MHC)的遗传图谱(显示 I 类区域的 BD 相关位点)

在 MHC 区域内，未观察到与Ⅱ类抗原的强关联[80]，而 HLA-B*51 相关的 LD 则延伸到 I 类区域的端粒部分[40, 81]。相关研究显示与 HLA-Cw14、Cw15 和 CFI16 等位基因呈弱相关性[82-83]，与非经典 HLA-E*0101 和 HLA-G*010101 等位基因呈负相关[84]。对 MHC 区的详细分析证实，HLA-A 基因与 HLA-B*51 无关[40-41, 46, 85]。Meguro 及其同事报道了 HLA-A*26 等位基因和 HLA-A*26-F*010101-G*010102 单倍型与 BD 的关系，即使在日本 HLA-B*51 阴性的患者中也是如此[85]。Ombrello 及其同事利用直接从 BD 患者和土耳其人健康对照组中确定和输入的数据，确定了独立影响 BD 易感性的多个 HLA I 类等位基因，包括 HLA-A*03 和 HLA-B*49 为保护性基因而 HLA-B*15、HLA-B*27、HLA-B*57 和 HLA-A*26 为额外风险等位基因[46]。逐步条件分析显示，HLA-B 的 97、116、152 和 67 位以及 HLA-A 等位基因的 161 和 97 位的多态性残基影响肽-HLA 相互作用，独立地影响 BD 的发病风险[46]。这项研究还发现了 BD 发病与 HLA-B 信号肽 10 位置的残基有关，这可能暗示了通过调节细胞毒性 T 细胞和 NK 细胞的活化而起作用的另一种机制[46]。

非 HLA 基因与白塞病

作为一种复杂的疾病，一些非 HLA 基因多态性被认为有助于解释 BD 的易感性。对于这些易感基因的研究，尽管没有明确的证据表明 BD 的致病机制，但研究人员经常倾向于采用候选基因方法。这些相关性研究大多是利用少数病例和有限的对照进行的，只有少数在不同种族群体中重复，包括 TNF、MEFV、ICAM-1 和 eNOS 基因的多态性[86]。这些多态性都不是疾病特异性的，它们被认为与疾病特异性的内分泌反应有关。

在家系中进行连锁研究有望发现罕见但具有渗透性的遗传变异。使用来自土耳其的 28 个多病例 BD 家族的 193 名个体和 83 例受影响的患者进行全基因组连锁筛查，发现了与 15 个非 HLA 染色体区域连锁的证据：1p36，4p15，5q12，5q23，6q16，6q25-26，7p21，10q24，12p12-13，12q13，16q12，16q21-23，17p13，20q12-13 和 Xq26-28[87]。6 号染色体短臂的连锁峰(最大非参数连锁分数为 3.7)表明 HLA-B 位点有很强的关联性[81, 87]，在进一步添加标记后，在 12p12-13 号染色体(3.94)和 6q25-26 号染色体(3.14)上观察到较高的最大非参数连锁分数。

用 23465 个微卫星标记对 300 例日本 BD 患者和 300 例健康对照者进行全基因组关联研究，确定了 6 个可能的基因组区域，其中 2 个来自 MHC 区，1 个对应 HLA-B，另一个对应 HLA-A[85]。其他非 HLA 微卫星标记提示染色体区域 3p12(D3S0186i)、6q25.1(536G12Aa)、12p12.1(D12S0645i)和 22q11.22(D22S0104im)可能是包含疾病易感位点的基因组片段，其中两个与先前连锁研究的结果重叠[85]。

全基因组关联研究(GWAS)作为分析复杂疾病发病机制中常见单核苷酸多态性的有力工具，已经取代了以往的研究方法；这种方法在土耳其、日本、中国、韩国和欧洲国家的 BD 患者中进行了 7 项研究[40-44, 88-90]。GWAS 结果显示几种常见的多态性是 BD 的危险因素，并且大部分多态性在不同的种族群体中被复制(表 16-1)。同样，采用类似方法使用免疫芯片平台对免疫相关基因进行更详细分析也发现了 BD 中的其他多态性[45, 47, 91]。GWAS 和免疫芯片研究确定的非 HLA 基因多态性列表见表 16-1。

表 16-1　GWAS 和免疫芯片研究中报告的与白塞病相关的非 HLA 基因列表

名称	种群
免疫反应	
IL-10	土耳其人、日本人、中国人、伊朗人、欧洲人[40-41, 104-106]
IL-23R	土耳其人、日本人、中国人、伊朗人、韩国人、欧洲人[40-41, 104-105, 107, 108]
IL-12A	土耳其人、日本人、伊朗人、欧洲人[40, 44, 47, 91, 110]
IL-1α/IL-1β	土耳其人[47]
CCR1	土耳其人、日本人、伊朗人、中国人[40-41, 109, 110]
STAT4	土耳其人、日本人、伊朗人、中国人[40-41, 90, 110]
KLRC4	土耳其人、日本人、伊朗人[42, 110]
IRF8	土耳其人、伊朗人、日本人、中国人[47, 111]
CEBPB-PTPN1	土耳其人、伊朗人、中国人[47, 112]
GIMAP4	韩国人、日本人[43]
危险信号的感知与处理	
ERAP1	土耳其人、伊朗人[42, 110]
RIPK2	土耳其人、伊朗人、日本人、中国人[47, 112]
LACC1	土耳其人、伊朗人、日本人、中国人[47, 112]
MEFV	土耳其人、欧洲人[103, 113]
TLR4	土耳其人、日本人[103]
NOD2	土耳其人、日本人、欧洲人[103, 113]
FUT2	伊朗人、土耳其人、日本人[47, 97]
不明功能	
ADO-EGR2	土耳其人、伊朗人、日本人、中国人[47, 112]
JRKL/CNTN5	西班牙人[91]
UBAC2	土耳其人、欧洲人、中国人、日本人[89, 114-116]

这些与 BD 相关的非 HLA 基因多态性大多数具有免疫调节功能，并且被认为影响各种危险信号的感知和处理，先天性和适应性免疫反应的激活和极化，以及具有血栓倾向的内皮细胞的激活[88, 92]。与 BD 相关的多态性与不同的炎症性疾病重叠，尤其是脊柱关节炎和克罗恩病[47]。在 BD 的一些研究中发现了 IL-23R 的变体，最近的数据显示 rs17375018 变体与外周血单个核细胞中 IL-23R mRNA 的表达增加以及 TNF、IL-6 和 IL-17 的产生增加有关[93]。从表达高水平的 IL-17 和 IL-23 活动性疾病患者中提取的 BD 细胞体外培养支持 IL-23 参与 BD 发病机制，进一步表明 IL-23/IL-23R 与促炎环境之间的联系[94]。

几乎所有的有关 BD 的 GWAS 研究均发现 IL-10 基因的多态性，并且与抗炎症细胞因子的产生减少有关[40]。最近的研究支持了这一发现，并进一步证实了 BD 患者 IL10 启动子区的超甲基化[95]。此外，在 GWAS 中发现的 IL10 基因变异与 BD 患者皮损中显著的炎性的巨噬细胞浸润有关[96]。BD 与特定的多态性相关，这些多态性支持促炎反应，同时抑制抗炎症反应机制可作为治疗靶点。一些基因多态性可能在宿主与微生物群的相互作用中起着关键作用，并能解释一些炎症变化。FUT2 编码 α-(1, 2)-岩藻糖基转移酶，调节体液和肠黏膜中

H 抗原(人类 ABO 血型抗原的前体)的分泌。由于存在至少一个功能性 FUT2 等位基因，大约 80%的人表现为分泌表型。非分泌型 FUT2 表型不易发生诺瓦克病毒、空肠弯曲杆菌和幽门螺杆菌感染，但炎症和/或自身免疫性疾病的风险增加。在伊朗 BD 患者中发现了 5 种编码区多态性，并在土耳其患者中进行了验证[97]，并且免疫芯片研究证实，两个祖先特异性(在土耳其人和伊朗人中 rs601338[A]的等位基因编码 p. Trp143Ter，在日本人中 rs1047781[T]等位基因编码 p. Ile129Phe)非分泌型 FUT2 变异显著增加 BD 的风险[47]。岩藻糖基化对维持肠道菌群很重要，这些变异也与克罗恩病的风险有关。通过 TLR 配体刺激肠树突状细胞诱导 IL-23 的产生，从而诱导 2 型固有淋巴细胞产生 IL-22，进而上调肠上皮细胞中的 Fut2。这导致岩藻糖基化蛋白质被释放到肠腔，细菌在肠腔释放岩藻糖分子，从而诱导短链脂肪酸以降低细菌的毒力[98]。一些研究分析了 BD 患者的肠道微生物组[99-101]，并且它们的结果显示短链脂肪酸丁酸酯的减少。Ye 等人表明，BD 患者粪便转移到小鼠体内后，可引起细胞浸润和眼炎；这些发现是否与 Fut2 突变有关还有待研究[100]。

“GWAS”帮助我们更进一步了解 BD 在 HLA 及非 HLA 多态性方面的遗传背景。特别是 ERAP1 基因多态性与 HLA-B*51 基因上位性相互作用的研究，是 BD 免疫发病机制研究的重要进展。非 HLA 基因中的几种常见多态性，通过影响环境触发因素与激活免疫细胞阈值及其极化，促进了 BD 患者体内炎症反应。我们仍需新方法来探索未知的遗传领域，例如对罕见但更具渗透性的变异的候选基因重新测序或对家族病例进行分析[88, 102-103]。

参考文献

1. Gül A. Behçet's disease: an update on the pathogenesis. Clin Exp Rheumatol. 2001; 19(Suppl 24): S6-12.
2. Zierhut M, Mizuki N, Ohno S, et al. Immunology and functional genomics of Behçet's disease. Cell Mol Life Sci. 2003; 60: 1903-22.
3. Gül A. Pathogenesis of Behçet's disease: autoinflammatory features and beyond. Semin Immunopathol. 2015; 37: 413-8.
4. Fowler TJ, Humpston DJ, Nussey AM, Small M. Behcet's syndrome with neurological manifestations in two sisters. Br Med J. 1968; 2: 473-4.
5. Mason RM, Barnes CG. Behçet's syndrome with arthritis. Ann Rheum Dis. 1969; 28: 95-103.
6. Fadli ME, Youssef MM. Neuro-Behçet's syndrome in the United Arab Republic. Eur Neurol. 1973; 9: 76-89.
7. Chajek T, Fainaru M. Behçet's disease: Report of 41 cases and a review of the literature. Medicine (Baltimore). 1975; 54: 179-96.
8. Goolamali SK, Comaish JS, Hassanyeh F. Familial Behçet's syndrome. Br J Dermatol. 1976; 95: 637-42.
9. Nahir M, Scharf Y, Gidoni O, et al. HL-A antigens in Behçet's disease. A family study. Dermatologica. 1978; 156: 205-8.
10. Abdel-Aziz AH, Fairburn EA. Familial Behcet's syndrome. Cutis. 1978; 21: 649-52.
11. Dündar SV, Gençalp U, Sim ek H. Familial cases of Behcet's disease. Br J Dermatol. 1985; 113: 319-21.
12. Chajek-Shaul T, Pisanty S, Knobler H, et al. HLA-B51 may serve as an immunogenetic marker for a subgroup of patients with Behçet's syndrome. Am J Med. 1987; 83: 666-72.
13. Akpolat T, Koç Y, Yeniay I, et al. Familial Behçet's disease. Eur J Med. 1992; 1: 391-5.
14. Villanueva JL, Gonzalez-Dominguez J, Gonzalez-Fernandez R, et al. HLA antigen familial study in complete Behçet's syndrome affecting three sisters. Ann Rheum Dis. 1993; 52: 155-7.
15. Nishiura K, Kotake S, Ichiishi A, Matsuda H. Familial occurrence of Behçet's disease. Jpn J Ophthalmol. 1996; 40: 255-9.
16. Nishiyama M, Nakae K, Umehara T. A study of familial occurrence of Behçet's disease with and without ocular lesions. Jpn J Ophthalmol. 2001; 45: 313-6.
17. Fietta P. Behçet's disease: familial clustering and immunogenetics. Clin Exp Rheumatol. 2005; 23(Suppl 38): S96-105.
18. Gül A, Inanç M, Ocal L, et al. Familial aggregation of Behçet's disease in Turkey. Ann Rheum Dis. 2000; 59: 622-5.
19. Treudler R, Orfanos CE, Zouboulis CC. Twenty-eight cases of juvenile-onset Adamantiades-Behçet disease in Germany. Dermatology. 1999; 199: 15-9.
20. Koné-Paut I, Geisler I, Wechsler B, et al. Familial aggregation in Behçet's disease: high frequency in siblings and parents of pediatric probands. J Pediatr. 1999; 135: 89-93.
21. Hayasaka S, Kurome H, Noda S. HLA antigens in a Japanese family with Behçet's disease. Graefes Arch Clin Exp Ophthalmol. 1994; 232: 589-90.
22. Nishiyama M, Nakae K, Kuriyama T, et al. A study among

related pairs of Japanese patients with familial Behçet's disease: group comparisons by interval of disease onsets. J Rheumatol. 2002; 29: 743-7.

23. Aronsson A, Tegner E. Behçet's syndrome in two brothers. Acta Derm Venereol. 1983; 63: 73-4.
24. Fresko I, Soy M, Hamuryudan V, et al. Genetic anticipation in Behçet's syndrome. Ann Rheum Dis. 1998; 57: 45-8.
25. Hamuryudan V, Yurdakul S, Ozbakir F, et al. Monozygotic twins concordant for Behçet's syndrome. Arthritis Rheum. 1991; 34: 1071-2.
26. Gül A, Inanç M, Ocal L, et al. HLA-B51 negative monozygotic twins discordant for Behçet's disease. Br J Rheumatol. 1997; 36: 922-3.
27. Kobayashi T, Sudo Y, Okamura S, et al. Monozygotic twins concordant for intestinal Behçet's disease. J Gastroenterol. 2005; 40: 421-5.
28. Masatlioglu S, Seyahi E, Tahir Turanli E, et al. A twin study in Behçet's syndrome. Clin Exp Rheumatol. 2010; 28(4 Suppl 60): S62-6.
29. Verity DH, Marr JE, Ohno S, et al. Behçet's disease, the Silk Road and HLA-B51: historical and geographical perspectives. Tissue Antigens. 1999; 54: 213-20.
30. Ohno S, Ohguchi M, Hirose S, et al. Close association of HLA-Bw51 with Behçet's disease. Arch Ophthalmol. 1982; 100: 1455-8.
31. Abi-Rached L, Jobin MJ, Kulkarni S, et al. The shaping of modern human immune systems by multiregional admixture with archaic humans. Science. 2011; 334: 89-94.
32. Ohno S, Aoki K, Sugiura S, et al. HL-A5 and Behçet's disease. Lancet. 1973; 2: 1383-4.
33. Ohno S, Nakayama E, Sugiura S, et al. Specific histocompatibility antigens associated with Behçet's disease. Am J Ophthalmol. 1975; 80: 636-41.
34. Kilmartin DJ, Finch A, Acheson RW. Primary association of HLA-B51 with Behçet's disease in Ireland. Br J Ophthalmol. 1997; 81: 649-53.
35. Ambresin A, Tran T, Spertini F, Herbort C. Behçet's disease in Western Switzerland: epidemiology and analysis of ocular involvement. Ocul Immunol Inflamm. 2002; 10: 53-63.
36. Pipitone N, Boiardi L, Olivieri I, et al. Clinical manifestations of Behçet's disease in 137 Italian patients: results of a multicenter study. Clin Exp Rheumatol. 2004; 22(Suppl 36): S46-51.
37. Bettencourt A, Pereira C, Carvalho L, et al. New insights of HLA class I association to Behçet's disease in Portuguese patients. Tissue Antigens. 2008; 72: 379-82.
38. Gül A, Hajeer AH, Worthington J, et al. Evidence for linkage of the HLA-B locus in Behçet' disease, obtained using the transmission disequilibrium test. Arthritis Rheum. 2001; 44: 239-40.
39. de Menthon M, Lavalley MP, Maldini C, Guillevin L, Mahr A. HLA-B51/B5 and the risk of Behçet' disease: a systematic review and meta-analysis of casecontrol genetic association studies. Arthritis Rheum. 2009; 61: 1287-96.
40. Remmers EF, Cosan F, Kirino Y, et al. Genome-wide association study identifies variants in the MHC class I, IL10, and IL23R-IL12RB2 regions associated with Behçet's disease. Nat Genet. 2010; 42: 698-702.
41. Mizuki N, Meguro A, Ota M, et al. Genome-wide association studies identify IL23R-IL12RB2 and IL10 as Behçet's disease susceptibility loci. Nat Genet. 2010; 42: 703-6.
42. Kirino Y, Bertsias G, Ishigatsubo Y, et al. Genomewide association analysis identifies new susceptibility loci for Behçet's disease and epistasis between HLA-B * 51 and ERAP1. Nat Genet. 2013; 45: 202-7.
43. Lee YJ, Horie Y, Wallace GR, et al. Genome-wide association study identifies GIMAP as a novel susceptibility locus for Behcet's disease. Ann Rheum Dis. 2013; 72: 1510-6.
44. Kappen JH, Medina-Gomez C, van Hagen PM, et al. Genome-wide association study in an admixed case series reveals IL12A as a new candidate in Behçet disease. PLoS One. 2015; 10: e0119085.
45. Hughes T, Coit P, Adler A, et al. Identification of multiple independent susceptibility loci in the HLA region in Behçet's disease. Nat Genet. 2013; 45: 319-24.
46. Ombrello MJ, Kirino Y, de Bakker PI, Gül A, Kastner DL, Remmers EF. Behçet disease-associated MHC class I residues implicate antigen binding and regulation of cell-mediated cytotoxicity. Proc Natl Acad Sci U S A. 2014; 111: 8867-72.
47. Takeuchi M, Mizuki N, Meguro A, et al. Dense genotyping of immune-related loci implicates host responses to microbial exposure in Behçet's disease susceptibility. Nat Genet. 2017; 49: 438-43.
48. Sano K, Yabuki K, Imagawa Y, et al. The absence of disease-specific polymorphisms within the HLA-B51 gene that is the susceptible locus for Behçet's disease. Tissue Antigens. 2001; 58: 77-82.
49. Takemoto Y, Naruse T, Namba K, et al. Re-evaluation of heterogeneity in HLA-B * 510101 associated with Behçet's disease. Tissue Antigens. 2008; 72: 347-53.
50. Arber N, Klein T, Meiner Z, et al. Close association of HLA-B51 and B52 in Israeli patients with Behçet's syndrome. Ann Rheum Dis. 1991; 50: 351-3.
51. Sugisaki K, Saito R, Takagi T, et al. HLA-B52-positive vasculo-Behçet disease: usefulness of magnetic resonance angiography, ultrasound study, and computed tomographic

angiography for the early evaluation of multiarterial lesions. Mod Rheumatol. 2005; 15: 56-61.
52. Falk K, Rötzschke O, Takiguchi M, et al. Peptide motifs of HLA-B51, -B52 and -B78 molecules, and implications for Behçet's disease. Int Immunol. 1995; 7: 223-8.
53. Sakaguchi T, Ibe M, Miwa K, et al. Predominant role of N-terminal residue of nonamer peptides in their binding to HLA-B * 5101 molecules. Immunogenetics. 1997; 46: 245-8.
54. Lemmel C, Rammensee H-G, Stevanovic S. Peptide motif of HLA-B * 5101 and the linkage to Behçet's disease. In: Zierhut M, Ohno S, editors. Immunology of Behçet's disease. Lisse: Swets & Zeitlinger; 2003. p. 127-37.
55. Mizuki N, Inoko H, Ando H, et al. Behçet's disease associated with one of the HLA-B51 subantigens, HLA-B * 5101. Am J Ophthalmol. 1993; 116: 406-9.
56. Mizuki N, Ota M, Katsuyama Y, et al. Sequencing-based typing of HLA-B * 51 alleles and the significant association of HLA-B * 5101 and -B * 5108 with Behçet's disease in Greek patients. Tissue Antigens. 2002; 59: 118-21.
57. Pirim I, Atasoy M, Ikbal M, et al. HLA class I and class II genotyping in patients with Behcet's disease: a regional study of eastern part of Turkey. Tissue Antigens. 2004; 64: 293-7.
58. Kera J, Mizuki N, Ota M, et al. Significant associations of HLA-B * 5101 and B * 5108, and lack of association of class II alleles with Behçet's disease in Italian patients. Tissue Antigens. 1999; 54: 565-71.
59. Yabuki K, Ohno S, Mizuki N, et al. HLA class I and II typing of the patients with Behçet's disease in Saudi Arabia. Tissue Antigens. 1999; 54: 273-7.
60. Yasuoka H, Okazaki Y, Kawakami Y, et al. Autoreactive CD8+ cytotoxic T lymphocytes to major histocompatibility complex class I chainrelated gene A in patients with Behçet's disease. Arthritis Rheum. 2004; 50: 3658-62.
61. Martin MP, Gao X, Lee J-H, et al. Epistatic interaction between *KIR3DS1* and *HLA-B* delays the progression to AIDS. Nat Genet. 2002; 31: 429-34.
62. Gül A, Uyar FA, Inanç M, et al. A weak association of HLA-B * 2702 with Behçet's disease. Genes Immun. 2002; 3: 368-72.
63. Erer B, Takeuchi M, Ustek D, et al. Evaluation of KIR3DL1/KIR3DS1 polymorphism in Behçet's disease. Genes Immun. 2016; 17: 396-9.
64. Hill A, Takiguchi M, McMichael A. Different rates of HLA class I molecule assembly which are determined by amino acid sequence in the alpha 2 domain. Immunogenetics. 1993; 37: 95-101.
65. Turner MJ, Sowders DP, DeLay ML, et al. HLA-B27 misfolding in transgenic rats is associated with activation of the unfolded protein response. J Immunol. 2005; 175: 2438-48.
66. Takeuchi M, Ombrello MJ, Kirino Y, et al. A single endoplasmic reticulum aminopeptidase-1 protein allotype is a strong risk factor for Behçet's disease in HLA-B * 51 carriers. Ann Rheum Dis. 2016; 75: 2208-11.
67. Guasp P, Alvarez-Navarro C, Gomez-Molina P, et al. The peptidome of Behçet's disease-associated HLA-B * 51: 01 includes two subpeptidomes differentially shaped by endoplasmic reticulum aminopeptidase 1. Arthritis Rheumatol. 2016; 68: 505-15.
68. Guasp P, Barnea E, González-Escribano MF, et al. The Behçet's disease-associated variant of the aminopeptidase ERAP1 shapes a low-affinity HLA-B * 51 peptidome by differential subpeptidome processing. J Biol Chem. 2017; 292: 9680-9.
69. McGonagle D, Aydin SZ, Gül A, Mahr A, Direskeneli H. 'MHC-I-opathy'-unified concept for spondyloarthritis and Behçet disease. Nat Rev Rheumatol. 2015; 11: 731-40.
70. Wildner G, Thurau SR. Cross-reactivity between an HLA-B27-derived peptide and a retinal autoantigen peptide: a clue to major histocompatibility complex association with autoimmune disease. Eur J Immunol. 1994; 24: 2579-85.
71. Kurhan-Yavuz S, Direskeneli H, Bozkurt N, et al. Anti-MHC autoimmunity in Behçet's disease: T cell responses to an HLA-B-derived peptide crossreactive with retinal-S antigen in patients with uveitis. Clin Exp Immunol. 2000; 120: 162-6.
72. Takeno M, Kariyone A, Yamashita N, et al. Excessive function of peripheral blood neutrophils from patients with Behçet's disease and from HLA-B51 transgenic mice. Arthritis Rheum. 1995; 38: 426-33.
73. Sensi A, Gavioli R, Spisani S, et al. HLA B51 antigen associated with neutrophil hyper-reactivity. Dis Markers. 1991; 9: 327-31.
74. Taurog JD, Maika SD, Satumtira N, et al. Inflammatory disease in HLA-B27 transgenic rats. Immunol Rev. 1999; 169: 209-23.
75. Miretti MM, Walsh EC, Ke X, et al. A high-resolution linkage-disequilibrium map of the human major histocompatibility complex and first generation of tag single-nucleotide polymorphisms. Am J Hum Genet. 2005; 76: 634-46.
76. Mizuki N, Ota M, Kimura M, et al. Triplet repeat polymorphism in the transmembrane region of the MICA gene: a strong association of six GCT repetitions with Behçet disease. Proc Natl Acad Sci U S A. 1997; 94: 1298-303.
77. Hughes EH, Collins RW, Kondeatis E, et al. Associations of major histocompatibility complex class I chain-related mol-

ecule polymorphisms with Behcet's disease in Caucasian patients. Tissue Antigens. 2005; 66: 195-9.

78. Mizuki N, Meguro A, Tohnai I, et al. Association of major histocompatibility complex class I chainrelated gene A and HLA-B alleles with Behçet's disease in Turkey. Jpn J Ophthalmol. 2007; 51: 431-6.

79. Mizuki N, Ota M, Yabuki K, et al. Localization of the pathogenic gene of Behçet's disease by microsatellite analysis of three different populations. Invest Ophthalmol Vis Sci. 2000; 41: 3702-8.

80. Mizuki N, Ohno S, Tanaka H, et al. Association of HLA-B51 and lack of association of class II alleles with Behçet's disease. Tissue Antigens. 1992; 40: 22-30.

81. Gül A, Hajeer AH, Worthington J, et al. Linkage mapping of a novel susceptibility locus for Behçet's disease to chromosome 6p22-23. Arthritis Rheum. 2001; 44: 2693-6.

82. Mizuki N, Ohno S, Ando H, et al. HLA-C genotyping of patient with Behçet's disease in the Japanese population. Hum Immunol. 1996; 50: 47-53.

83. Sanz L, González-Escribano F, de Pablo R, et al. HLA-Cw * 1602: a new susceptibility marker of Behçet's disease in southern Spain. Tissue Antigens. 1998; 51: 111-4.

84. Park KS, Park JS, Nam JH, et al. HLA-E * 0101 and HLA-G * 010101 reduce the risk of Behcet's disease. Tissue Antigens. 2007; 69: 139-44.

85. Meguro A, Inoko H, Ota M, et al. Genetics of Behcet's disease inside and outside the MHC. Ann Rheum Dis. 2010; 69: 747-54.

86. Gül A, Ohno S. Genetics of Behçet's disease. In: Yazici Y, Yazici H, editors. Behçet syndrome. New York: Springer; 2010. p. 265-75.

87. Karasneh J, Gül A, Ollier WE, et al. Whole-genome screening for susceptibility genes in multicase families with Behçet's disease. Arthritis Rheum. 2005; 52: 1836-42.

88. Gül A. Genetics of Behçet's disease: lessons learned from genomewide association studies. Curr Opin Rheumatol. 2014; 26: 56-63.

89. Fei Y, Webb R, Cobb BL, Direskeneli H, Saruhan-Direskeneli G, Sawalha AH. Identification of novel genetic susceptibility loci for Behçet's disease using a genome-wide association study. Arthritis Res Ther. 2009; 11: R66.

90. Hou S, Yang Z, Du L, et al. Identification of a susceptibility locus in STAT4 for Behcet's disease in Han Chinese in a genome-wide association study. Arthritis Rheum. 2012; 64: 4104-13.

91. Ortiz-Fernández L, Carmona FD, Montes-Cano MA, et al. Genetic analysis with the Immunochip platform in Behçet disease. Identification of residues associated in the HLA Class I region and new susceptibility loci. PLoS One. 2016; 11: e0161305.

92. Deng Y, Zhu W, Zhou X. Immune regulatory genes are major genetic factors to Behcet disease: Systematic Review. Open Rheumatol J. 2018; 12: 70-85.

93. Jiang Z, Hennein L, Tao Y, Tao L. Interleukin-23 receptor gene polymorphism may enhance expression of the IL-23 Receptor, IL-17, TNF-α and IL-6 in Behcet's disease. PLoS One. 2015; 10: e0134632.

94. Sonmez C, Yucel AA, Yesil TH, et al. Correlation between IL-17A/F, IL-23, IL-35 and IL-12/-23 (p40) levels in peripheral blood lymphocyte cultures and disease activity in Behcet's patients. Clin Rheumatol. 2018; 37: 2797-804.

95. Alipour S, Nouri M, Khabbazi A, et al. Hypermethylation of IL-10 gene is responsible for its low mRNA expression in Behçet's disease. J Cell Biochem. 2018; 119: 6614-22.

96. Nakano H, Kirino Y, Takeno M, et al. GWAS-identified CCR1 and IL10 loci contribute to M1 macrophage-predominant inflammation in Behçet's disease. Arthritis Res Ther. 2018; 20: 124.

97. Xavier JM, Shahram F, Sousa I, et al. FUT2: filling the gap between genes and environment in Behçet's disease? Ann Rheum Dis. 2015; 74: 618-24.

98. Pickard JM, Maurice CF, Kinnebrew MA, et al. Rapid fucosylation of intestinal epithelium sustains host-commensal symbiosis in sickness. Nature. 2014; 514: 638-41.

99. Consolandi C, Turroni S, Emmi G, et al. Behçet's syndrome patients exhibit specific microbiome signature. Autoimmun Rev. 2015; 14: 269-76.

100. Ye Z, Zhang N, Wu C, Zhang X, Wang Q, Huang X, et al. A metagenomic study of the gut microbiome in Behcet's disease. Microbiome. 2018; 6: 135.

101. Shimizu J, Kubota T, Takada E, et al. Relative abundance of Megamonas hypermegale and Butyrivibrio species decreased in the intestine and its possible association with the T cell aberration by metabolite alteration in patients with Behcet's disease. Clin Rheumatol. 2019; 38(5): 1437-45.

102. Gül A. Genome-wide association studies in Behçet's disease: expectations and promises. Clin Exp Rheumatol. 2011; 29(4 Suppl 67): S3-5.

103. Kirino Y, Zhou Q, Ishigatsubo Y, et al. Targeted resequencing implicates the familial Mediterranean fever gene MEFV and the toll-like receptor 4 gene TLR4 in Behçet disease. Proc Natl Acad Sci U S A. 2013; 110: 8134-9.

104. Xavier JM, Shahram F, Davatchi F, et al. Association study of IL10 and IL23R-IL12RB2 in Iranian patients with Behçet's disease. Arthritis Rheum. 2012; 64: 2761-72.

105. Carapito R, Shahram F, Michel S, et al. On the genetics of the Silk Route: association analysis of HLA, IL10, and IL23R-IL12RB2 regions with Behçet's disease in an Irani-

an population. Immunogenetics. 2015; 67: 289-93.

106. Wu Z, Zheng W, Xu J, et al. IL10 polymorphisms associated with Behçet's disease in Chinese Han. Hum Immunol. 2014; 75: 271-6.

107. Jiang Z, Yang P, Hou S, Du L, Xie L, Zhou H, Kijlstra A. IL-23R gene confers susceptibility to Behcet's disease in a Chinese Han population. Ann Rheum Dis. 2010; 69: 1325-8.

108. Kang EH, Kim S, Park MY, et al. Behçet's disease risk association fine-mapped on the IL23R-IL12RB2 intergenic region in Koreans. Arthritis Res Ther. 2017; 19: 227.

109. Hou S, Xiao X, Li F, Jiang Z, Kijlstra A, Yang P. Two-stage association study in Chinese Han identifies two independent associations in CCR1/CCR3 locus as candidate for Behçet's disease susceptibility. Hum Genet. 2012; 131: 1841-50.

110. Sousa I, Shahram F, Francisco D, et al. Brief report: association of CCR1, KLRC4, IL12A-AS1, STAT4, and ERAP1 with Behçet's disease in Iranians. Arthritis Rheumatol. 2015; 67: 2742-8.

111. Jiang Y, Wang H, Yu H, Li L, Xu D, Hou S, et al. Two Genetic Variations in the IRF8 region are associated with Behçet's disease in Han Chinese. Sci Rep. 2016; 6: 19651.

112. Wu P, Du L, Hou S, Su G, et al. Association of LACC1, CEBPB-PTPN1, RIPK2 and ADO-EGR2 with ocular Behcet's disease in a Chinese Han population. Br J Ophthalmol. 2018; 102: 1308-14.

113. Burillo-Sanz S, Montes-Cano MA, García-Lozano JR, et al. Behçet's disease and genetic interactions between HLA-B * 51 and variants in genes of autoinflammatory syndromes. Sci Rep. 2019; 9: 2777.

114. Sawalha AH, Hughes T, Nadig A, et al. A putative functional variant within the UBAC2 gene is associated with increased risk of Behçet's disease. Arthritis Rheum. 2011; 63: 3607-12.

115. Hou S, Shu Q, Jiang Z, Chen Y, Li F, Chen F, et al. Replication study confirms the association between UBAC2 and Behçet's disease in two independent Chinese sets of patients and controls. Arthritis Res Ther. 2012; 14: R70.

116. Yamazoe K, Meguro A, Takeuchi M, Shibuya E, Ohno S, Mizuki N. Comprehensive analysis of the association between UBAC2 polymorphisms and Behçet's disease in a Japanese population. Sci Rep. 2017; 7: 742.

（译者：李愿愿　成蔚；审核：谢希　唐琪　李芬）

第 17 章

白塞综合征的动物模型

Idan Goldberg, Ehud Baharav, Abraham Weinberger, Ilan Krause

介绍

动物模型在评价 BS 的致病机制以及新的不能直接用于人体的实验性治疗方法方面具有重要价值。理想的动物模型特征是在病程、症状学、病理生理学和治疗反应方面与人类疾病相似，此外具有可重复性，即动物对疾病诱导的高反应率以及动物之间发病和疾病表现的同质性。这一章，我们将介绍白塞综合征的各种动物模型以及一些未发表的经验。根据 BS 病因划分为以下几种动物模型。

环境污染模型

长期口服有机氯化物、有机磷酸盐(DDT-双对氯苯基三氯乙烷)、多氯联苯（polychlorinated-biphenyl，PCB)、Sumithion™-二甲基硝基硫代磷酸酯和无机铜可以诱发 Pitman-Moor 猪出现毛囊炎、皮肤结节、生殖器溃疡、口腔口疮和肠道溃疡[1]。其临床表现和组织学与 BS 相似，包括血管内皮改变、出血、毛囊和肠黏膜坏死。我们在 BS 外周血中性粒细胞、浸润性炎症细胞和源自皮肤黏膜病变的内皮细胞中检测到高水平的上述金属和低浓度的锌[1]。尽管一项针对 BS 患者血清的研究报道了低水平的锌和正常水平的镁，但是 BS 皮肤病变的 X 射线光谱分析未能检测到前面提到的有害元素[2]。据我们所知，这个实验模型未再进一步研究。但至少说明人体长期暴露于某些化合物可引起多系统炎症反应。

感染模型

细菌感染模型

为寻找 BS 的可能感染性病原体，我们从活动性 BS 患者的病灶中分离出 4 种链球菌属(唾液链球菌、粪链球菌、化脓链球菌和血链球菌)。与健康对照组免疫细胞相比，细菌的粗提物及其超抗原诱导的 BS 淋巴细胞具有更高的免疫反应性。利用整个细菌或其荚膜脂磷壁酸进行的动物实验可诱发急性多器官感染/炎症反应、感染性休克和非浸润性短期葡萄膜炎。但由于复制 BS 实验模型失败，需要寻找其他细菌衍生成分作为 BS 的病原体。到目前为止，研究人员还没有找到统一识别细菌模型的方法[3]。BS 患者的肠道和唾液微生物菌群的组成是有变化的[4-5]。研究表明，单一细菌在小鼠模型肠道的定植会诱发关节炎进展[6]。然而，BS 的动物微生物组学模型尚未建立。

病毒感染模型

Hulusi Behçet 在 1937 年对 BS 的描述中提出，该综合征可能是由病毒感染引起的。几十年来，人们一直在努力证实这一假说。关于单纯疱疹病毒（herpes simplex virus，HSV）在 BS 中作用的研究，包括抗 HSV 抗体的检测、病毒 DNA 的表达和抗疱疹治疗试验的结果是有争议的[7]。1998 年，Sohn 等[8]报道在 ICR 小鼠耳垂接种 I 型 HSV，大约 50% 的小鼠产生了 BS 样表现，包括生殖器和口腔溃疡、皮肤和眼部病变、关节炎和胃肠道受累。将 HSV 直接注射到 ICR 小鼠的口周区域、舌头、足垫、腹膜和角膜并没有产生类似 BS 的症状[9]。HSV 诱导其他品系小鼠，包括 B10. BR[主要组织相容性复合体（major histocompatibility complex，MHC）H-2k]、B10. RIII(H-2r)、C57BL/6(H-2b)、C3H/He(H-2k)和 Balb/c（H-2d）[10]，结果显示，40%~50%的 B10. BR、B10. RIII 和 C57BL/6m 小鼠出现 BS 相关症状，而 C3H/He 和 Balb/c 仅占 2%。H-2 型与 BS 的发生率之间缺乏相关性，不支持 MHC 基因表型参与 BS 发病。该模型病死率高，30%的受感染小鼠和不到 50%的存活小鼠出现一些类似 BS 的症状。抗疱疹病毒药物治疗 BS 试验结果令人失望，提示 BS 可能不是慢性活动性 HSV 感染的亚型[7]。但这并不能排除 HSV 感染作为免疫失调触发因素导致 BS 发病的可能。该模型提供了关于 BS 炎症方面的大量数据，并可作为评估 BS 治疗的实验模型[11-12]。在过去的二十年中，该模型已被广泛用于评估几种治疗药物(如沙利度胺和吉西他滨)的疗效[13-16]，以及评估特定细胞因子在 BS 中的致病作用[12, 17-26]。该模型也被用于评估小动物 FDG-PET 检测有非侵入性炎症过程的能力[27]。

HSV 诱导的 BS 模型由于其可靠性、一致性和有效性，是唯一一个被持续使用的动物模型。该模型的使用为 BS 的病因、致病性和可选治疗提供了新的重要视角[28]。

自身免疫模型

热休克蛋白

热休克蛋白(heat shock proteins，HSP)是一类具有清道夫特性的细胞内伴侣分子，在各种应激刺激下表达[29]。在 BS 患者的血清和病变中，某些特定的热休克蛋白水平升高[30]。有研究推荐使用一种特殊的 HSP（HSP 70 kDa)来诊断 BS 葡萄膜炎和肠道 BS[31-32]。微生物 HSP 65 kDa（HSP 65)与动物 HSP 60 kDA（HSP 60)同源性达 50%以上。针对 HSP 65 氨基酸序列的各种抗体与在 BS 活动性病变中表达的人 HSP 60 有交叉反应。此外，来自不同种族的 BS 患者的 T 细胞均对 HSP 序列具有高度的反应性，并且这些序列的免疫优势等级与健康对照组不同。用人 60-kDa HSP 衍生肽 336-351 对大鼠进行皮下免疫，80% 的大鼠诱发了临床和/或组织学葡萄膜炎。口服给药的大鼠中有 75%诱发葡萄膜炎，鼻给药的大鼠中有 75%诱发葡萄膜炎，而通过两种途径给药的大鼠中有 92%诱发葡萄膜炎。对富含 CD4$^+$的脾细胞进行 mRNA 检测，未发现 Th1 细胞因子或 Th2 细胞因子存在显著差异。用 CD4$^+$单克隆抗体(monoclonal antibody，mAb)治疗后，葡萄膜炎的发病率从 82%下降到 25%，呈剂量依赖性。IL-4 治疗也可显著降低葡萄膜炎的发生率，从 68%降至 30%。相反，用 CD8$^+$单克隆抗体治疗大鼠可显著促进葡萄膜炎的发病(对照组大约 22 天发病，治疗组 11 天发病)，所有大鼠在第 24 天都发生了葡萄膜炎。因此，CD4$^+$细胞介导了该模型葡萄膜炎的发展，而 CD8$^+$细胞呈抑制作用。研究表明，人 60-kDa HSP 衍生肽诱导的实验模型黏膜病变和葡萄膜炎与 BS 的口-生殖器黏膜表现和葡萄膜炎的发展相一致[33]。该模型可视为 BS 的器官特异性自身免疫模型。口服与重组霍乱毒素 B(recombinant cholera toxinB，rCTB)亚单位共价连接的 HSP60 衍生肽可使大鼠中 HSP60 诱导的葡萄膜炎的发生率从 65. 8%降至 16. 7%。免疫耐受机制可以解释这些结果。在耐受大鼠的肠系膜淋巴结中证实了 IL-10 显著增加和干扰素 γ mRNA 减少。此外，在没有葡萄膜炎的耐受大鼠中，葡萄膜的 Th1 细胞因子的 mRNA 显著减少，TGF-β 显著增加[34]。另一项 Ⅰ/Ⅱ 期研究表明，口服与 rCTB 相连接的相同肽类可预防 BS 患者葡萄膜炎复发。

S-Ag 诱发的葡萄膜炎

视网膜 S-Ag 是一种免疫隔离蛋白，主要存在于视网膜的光感受器区域。它是用于诱导实验性自身免疫性葡萄膜炎的经典模型[36]。BS 葡萄膜炎患者的血清中存在针对 S-Ag 的抗体，能被 T 细胞识别和激活。一个 S-Ag 表位(aa 342-355)指定的 PDS-Ag 与 HLA-B 分子(aa 125-138)指定的 B27PD 的保守序列具有同源性。用这两种肽对大鼠进行免疫接种会引起葡萄膜炎[37]，支持抗 HLA 自身免疫参与 BS 发病机制这一观点。只有 HLA-B51 阳性的 BS 后葡萄膜炎患者外周血 CD4$^+$T 细胞被这些肽激活，而无眼受累的患者外周血 CD4$^+$T 细胞不被激活，提示 BS 保留了对自身 HLA Ⅰ类表位的正常耐受，只有免疫耐受破坏才发展为葡萄膜炎。研究[38]表明，BS 患者中 S-Ag 特异性 T 细胞产生的 IL-6 与健康对照组相比表达增加。

该模型可与 HSP 模型一起归类为器官特异性自身免疫模型。

光感受器间视黄醇结合蛋白

光感受器间视黄醇结合蛋白（interphotoreceptor retinoid binding protein，IRBP）是一种存在于光感受器间基质中的视网膜糖蛋白。体外培养来自 BS 葡萄膜炎患者的淋巴细胞，其对 IRBP 有反应。此外，35%没有眼受累 BS 患者与 IRBP 发生淋巴细胞反应[39]。与对照患者相比，来自 BS 患者的 IRBP 刺激的外周血单核细胞产生更多的 IL-6、IL-17 和干扰素 γ[38]。作为 S 抗原，用 IRBP 免疫啮齿动物模型可诱导实验性自身免疫性葡萄膜炎。在啮齿动物模型中，IRBP 诱导实验性自身免疫性葡萄膜炎的能力部分受 MHC 控制。具有特定单倍型（如 H-2b、H-2k 和 H-2r）的小鼠在用 IRBP 免疫后发生葡萄膜炎，而其他单倍型具有抗性[40]。IRBP 的特定肽被认为是特定单倍型的特定表位。例如，人类 IRBP 的肽 1-20 在 H-2b 单倍型小鼠中具有免疫原性和致病性[41]。IRBP 模型可用来研究不同免疫因素对 BS 发病机制的影响，并评估可选的治疗方式[42-44]。此外，该模型还用于检测因葡萄膜炎介导的组织破坏而暴露的自身抗原[45]。这种模型也可以归类为器官特异性自身免疫模型。

原肌球蛋白

我们的研究证明 BS 患者的血清中含有针对 α-原肌球蛋白（α-tropomyosin，TPM）的 IgG 抗体，TPM 是肌肉收缩结构的一个组成部分。用完全弗氏佐剂（complete Freund's adjuvant，CFA）乳化的 TPM 免疫 Lewis 大鼠，可引起皮肤、关节和眼睛的炎症性表现。输注来源于接种 TPM 的大鼠引流淋巴结淋巴细胞的抗 TPM 定向 T 细胞系诱导了类似的病理学改变[46]。致病细胞的细胞因子谱呈 Th1 型。该模型用于测试乳酸杆菌 GG 的疗效[47]。我们还运用该模型分析了益生菌消耗诱导的膜脂肪酸组成。我们注意到 n-3/n-6 多不饱和脂肪酸（polyunsaturated fatty acids，PUFA）可以作为促炎前列腺素的前体（未发表的数据），其比率逐渐减少。研究表明 5 只单用 TPM 注射的大鼠中有 4 只（90%）出现对称性关节炎，且针刺试验呈阳性，但这个模型中没有葡萄膜炎的临床或组织学证据。用商业化的人抗 TNFα 单克隆抗体治疗大鼠可阻断所有 TPM 诱导的大鼠关节炎的进展[48]。

转基因模型

BS 具有种族和遗传易感性。BS 与 HLA Ⅰ类分子 B51 之间的关联[49]促使 Takeno 等[50]于 1995 年建立了转基因（transgenic，Tg）小鼠模型。Tg 的产生是阐明遗传标记 HLA-B51 在 BS 发病机制中作用的重要步骤。Takeno 等将人 HLA-B*5101 基因插入 C3H/He 小鼠，Tg 小鼠的中性粒细胞中超氧化物生成增多，类似于 BS 患者表现。然而，没有出现 BS 的临床症状。基于这些结果，HLA-B51 是否只是 BS 的一个标志物，是否与其他位点连锁不平衡的基因参与了 BS 的发病机制，HLA-B51 分子是否只是 BS 发病必需而非充分的因素之一，所用的小鼠品系是否对疾病活动性进展具有抗性，目前尚不清楚。我们用 BS 自身免疫有关的抗原（从日本熊本大学医学院 M. Takiguchi 教授获得）诱导这种转基因小鼠[51]，未出现 BS 样表现（未发表数据）。Tg 仅包含 HLA-B*5101 的重链，而没有分子的偶联结合臂，即 β_2-微球蛋白。因此，Tg 小鼠没有自发或在抗原刺激下发展成 BS 样表现，并不能否认这一假说。有必要建立具有完整分子的 Tg 小鼠。

基于这两种假说，即 BS 是一种 HLA-B51 依赖性自身免疫性疾病，我们使用生物信息学方法基于上述动物模型来评估 B*5101 和上述抗原在 BS 发病机制中的潜在作用[52]。简言之，人们普遍认为 T 细胞识别由 HLA 分子呈递的特定肽需要三个要素。首先，T 细胞受体（T-cell receptors，TCR）应该对肽的氨基酸序列具有潜在结合能力；其次，呈递的肽应该包含一个可以被 HLA 结合位点锚定的特定基序；最后，多肽的三维结构应被 HLA 分子识别。由于其空间结构，HLA Ⅰ类分子的结合位点只能与长度达 10 个氨基酸的短肽结合。为寻找用于诱导动物实验性 BS 的抗原肽基序的 9 肽片段作为候选肽，我们使用计算机程序根据 HLA 和大鼠 MHC Ⅰ类分子预测的半衰期分离系数对肽序列进行排序。研究了人 HLA-B*5101 和相应的大鼠 I 类分子（称为 MHC RT1. Al）与以下蛋白质或肽的结合能力：HSP 65，HSP 65（aa 336-351），MICA，HLA-B*5101，视网膜S-抗原，视网膜S-抗原排序序列（aa 342-355）指定PDS-Ag，短肽HLA-B27（aa 125-138）和人原肌球蛋白。在检测的蛋白质中，发现了几个具有潜在高结合能力的短序列，但短肽B-27PD与HLA-B＊5101没有结合能力基序，但对大鼠分子MHC RT1. Al具有结合能力。肽PDS-Ag对HLA-B＊5101有潜在的结合能力，但不适用于MHC RT1. Al。与其他TPM衍生肽相比，原肌球蛋白短肽T2对人和大鼠I类分子的预测结合能力最高，与动物模型TPM T2引起的临床疾病严重程度一致[46]。为证明这一假设，应该用带有完整HLA-B51分子的Tg动物与上述每种蛋白质和肽进行免疫试验。

结论

表17-1总结了本章讨论的各种动物模型。环境污染模型中猪出现了类似于BS的多系统症状，但该模型在用作疾病模型方面存在局限性，因为它造模难度大且在造模4~10个月的较长时间才出现症状且不稳定。此外，BS患者体内未检出有害污染物水平的增加。链球菌模型仅与BS的眼部病变相似。在动物体内诱导对HSP的自身反应有助于理解BS潜在的自身免疫机制。该模型易于诱导，同质性较高。HSV模型具有类似于BS的多系统表现；它具有中等的重现性，但因为30%的接种小鼠在诱导后死亡，同质性低且活病毒的研究需要特殊的实验室设备。利用S-Ag和IRBP的自身免疫模型是BS样葡萄膜炎的单症状模型。这些模型易于诱导，阐明了BS的一些免疫学特征，包括抗HLA自身免疫。TPM模型具有BS的一些临床特征。该模型有可能成为一种有用的BS自身免疫模型。唯一发表的BS转基因模型，除了中性粒细胞的高反应性外，与人类BS没有任何显著的相似性。

表17-1 动物模型比较一览表

模型	模型特点			假设性病因				类似BS的免疫学特征
	相似性	再现性	同质性	遗传	环境	感染	自身免疫	
环境污染	高	未测	低	无	有	无	无	未知
链球菌感染	单一症状	高	高	无	无	有	有	
HSV感染	高	中等	低	无	无	有	无	Th1
S-Ag葡萄膜炎	单一症状	高	高	可能	无	无	有	T细胞，CD8
IRBP	单一症状	中等	高	可能	无	无	有	T细胞
原肌球蛋白	少症状	高	中等	未知	无	无	有	CD4，Th1
HLA-B51转基因	无			有	未知	未知	未知	中性粒细胞活化

参考文献

1. Hori Y, Miyazawa S, Nishiyama S. Experimental Behcet's disease and ultrastructural X-ray microanalysis of pathological tissues. J Dermatol. 1979; 6: 31-7.
2. Bang D, Honma T, Saito T, Nakagawa S, Ueki H, Lee S. Electron microscopic observation on dark endothelial cells in erythema nodosum-like lesions of behcet's disease with ultrastructural x-ray spectroanalysis. J Toxicol Sci. 1987; 12: 321-8.
3. Kaneko F, Oyama N, Nishibu A. Streptococcal infection in the pathogenesis of Behçet's disease and clinical effects of minocycline on the disease symptoms. Yonsei Med J. 1997; 38: 444-54.
4. Shimizu J, Kubota T, Takada E, Takai K, Fujiwara N, Arimitsu N, et al. Bifidobacteria abundance-featured gut microbiota compositional change in patients with behcet's disease. PLoS One. 2016; 11(4): 1-13.
5. Coit P, Mumcu G, Ture-Ozdemir F, Unal AU, Alpar U, Bostanci N, et al. Sequencing of 16S rRNA reveals a distinct salivary microbiome signature in Behcet's disease. Clin Immunol. 2016; 169: 28-35.
6. Wu H, Ivanov II, Darce J, Hattori K, Shima T. Gut-residing segmented filamentous bacteria drive autoimmune arthritis viat T helper17. Cell. 2011; 32(6): 815-27.
7. Saenz A, Ausejo M, Shea B, Wells GA, Welch V, Tugwell P. Pharmacotherapy for Behcet's syndrome. Cochrane Database Syst Rev. 1998; (2).

8. Sohn S, Lee ES, Bang D, Lee S. Behcet's disease-like symptoms induced by the Herpes simplex virus in ICR mice. Eur J Dermatol. 1998; 8(1): 21-3.
9. Kim DY, Cho S, Choi MJ, Sohn S, Lee E-S, Bang D. Immunopathogenic role of herpes simplex virus in Behçet's disease. Genet Res Int. 2013; 2013: 1-6.
10. Sohn S, Lee ES, Lee S. The correlation of MHC haplotype and development of Behçet's disease-like symptoms induced by herpes simplex virus in several inbred mouse strains. J Dermatol Sci. 2001; 26(3): 173-81.
11. Bang D, Choi B, Kwon HJ, Lee ES, Lee S, Sohn S. Rebamipide affects the efficiency of colchicine for the herpes simplex virus-induced inflammation in a Behcet's disease mouse model. Eur J Pharmacol. 2008; 598(1-3): 112-7.
12. Choi B, Hwang Y, Kwon HJ, Lee ES, Park KS, Bang D, et al. Tumor necrosis factor alpha small interfering RNA decreases herpes simplex virus-induced inflammation in a mouse model. J Dermatol Sci. 2008; 52(2): 87-97.
13. Sohn S, Lutz M, Kwon HJ, Konwalinka G, Lee S, Schirmer M. Therapeutic effects of gemcitabine on cutaneous manifestations in an Adamantiades-Behcet's disease-like mouse model. Exp Dermatol. 2004; 13(10): 630-4.
14. Sohn S, Lee E-S, Lee SI, Kim YA, Kwon HJ, Bang D, et al. Therapeutic effect of thalidomide through cytokine and chemokine regulation in herpes simplex virus - induced Behçet's disease-like animal model. Adv Exp Med Biol. 2003; 528: 585-9.
15. Lee ES, Kim YA, Kwon HJ, Bang D, Lee S, Sohn S. Thalidomide upregulates macrophage inflammatory protein-1α in a herpes simplex virus-induced Behçet's disease-like animal model. Arch Dermatol Res. 2004; 296(4): 175-81.
16. Choi B, Lee ES, Sohn S. Vitamin D3 ameliorates herpes simplex virus-induced Behçet's disease-like inflammation in a mouse model through down-regulation of Toll-like receptors. Clin Exp Rheumatol. 2011; 29(4 SUPPL. 67): S13-9.
17. Lee SI, Kwon HJ, Lee ES, Yang BC, Bang D, Lee S, et al. Using pCIN-mIL-4 DNA vector to express mRNA and protein and to improve herpes simplex virus - induced Behcet's disease symptoms in mice. Vaccine. 2007; 25(41): 7047-55.
18. Shim J, Byun HO, Lee YD, Lee ES, Sohn S. Interleukin-6 small interfering RNA improved the herpes simplex virus-induced systemic inflammation in vivo Behcet's disease-like mouse model. Gene Ther. 2009; 16(3): 415-25.
19. Lee M, Choi B, Kwon HJ, Shim JA, Park KS, Lee ES, et al. The role of Qa-2, the functional homolog of HLA-G, in a Behcet's disease-like mouse model induced by the herpes virus simplex. J Inflamm. 2010; 7: 1-12.
20. Shim JA, Park S, Lee ES, Niki T, Hirashima M, Sohn S. Galectin-9 ameliorates herpes simplex virus-induced inflammation through apoptosis. Immunobiology [Internet]. 2012; 217(6): 657-66.
21. Choi B, Lim HC, Lee ES, Anower AKMM, Sohn S. CCL21 attenuates HSV-induced inflammation through up-regulation of CD8+ memory cells. Immunobiology [Internet]. 2013; 218(4): 579-90.
22. Choi J, Lee ES, Choi B, Sohn S. Therapeutic potency of Poly I: C in HSV-induced inflammation through upregulation of IL-15 receptor alpha. Immunobiology. 2013; 218(9): 1119-30.
23. Shim JA, Lee ES, Choi B, Sohn S. The role of T cell immunoglobulin mucin domains 1 and 4 in a herpes simplex virus-induced Behçet's disease mouse model. Mediat Inflamm. 2013; 2013: 1.
24. Anower AKMM, Shim JA, Choi B, Kwon HJ, Sohn S. The role of classical and alternative macrophages in the immunopathogenesis of herpes simplex virusinduced inflammation in a mouse model. J Dermatol Sci [Internet]. 2014; 73(3): 198-208.
25. Choi B, Kim HA, Suh CH, Byun HO, Jung JY, Sohn S. The relevance of miRNA-21 in HSV-induced inflammation in a mouse model. Int J Mol Sci. 2015; 16(4): 7413-27.
26. Choi JY, Choi B, Shim JA, Lee ES, Kim DY, Bang D, et al. IL-2/IL-2 antibody immune complex regulates HSV-induced inflammation through induction of IL-2 receptor alpha, beta, and gamma in a mouse model. Immunobiology. 2015; 220(12): 1381-92.
27. Cho SB, Sohn S, Zheng Z, Cho A, Kim H, Kang WJ, et al. Detection of the inflammatory process in a Behçet's disease-like mouse model using ^{18}F-fluorodeoxyglucose positron emission tomography. Clin Exp Rheumatol. 2013; 31(SUPPL. 77): 47-53.
28. Sohn S, Lee ES, Bang D. Learning from HSV-infected mice as a model of Behcet's disease. Clin Exp Rheumatol. 2012; 30(10): S96-103.
29. Javid B, MacAry PA, Lehner PJ. Structure and function: heat shock proteins and adaptive immunity. J Immunol. 2007; 179(4): 2035-40.
30. Birtas-Atesoglu E, Inanc N, Yavuz S, Ergun T, Direskeneli H. Serum levels of free heat shock protein 70 and anti-HSP70 are elevated in Behçet's disease. Clin Exp Rheumatol. 2008; 26(4 SUPPL. 50): 8-10.
31. Sahebari M, Hashemzadeh K, Mahmoudi M, Saremi Z, Mirfeizi Z. Diagnostic yield of heat shock protein 70 (HSP-70) and anti-HSP-70 in behcet-induced uveitis. Scand J Immunol. 2013; 77(6): 476-81.
32. Feng R, Chao K, Chen SL, Sun CH, Qiu Y, Chen BL, et

al. Heat shock protein family A member 6 combined with clinical characteristics for the differential diagnosis of intestinal Behçet's disease. J Dig Dis. 2018; 19(6): 350-8.

33. Hu W, Hasan A, Wilson A, Stanford MR, Li-Yang Y, Todryk S, et al. Experimental mucosal induction of uveitis with the 60-kDa heat shock proteinderived peptide 336-351. Eur J Immunol. 1998; 28(8): 2444-55.

34. Phipps PA, Stanford MR, Son JB, Xiao BG, Holmgren J, Shinnick T, et al. Immunopathogenesis and prevention of uveitis with the Behcet's disease-specific peptide linked to cholera toxin B. Adv Exp Med Biol. 2003; 528: 173-80.

35. Stanford M, Whittall T, Bergmeier LA, Lindblad M, Lundin S, Shinnick T, et al. Oral tolerization with peptide 336-351 linked to cholera toxin B subunit in preventing relapses of uveitis in Behcet's disease. Clin Exp Immunol. 2004; 137(1): 201-8.

36. De Smet MD, Bitar G, Mainigi S, Nussenblatt RB. Human S-antigen determinant recognition in uveitis. Invest Ophthalmol Vis Sci. 2001; 42: 3233-8.

37. Kurhan-Yavuz S, Direskeneli H, Bozkurt N, Ozyazgan Y, Bavbek T, Kazokoglu H, et al. Anti-MHC autoimmunity in Behçet's disease: T cell responses to an HLA-B-derived peptide cross-reactive with retinal-S antigen in patients with uveitis. Clin Exp Immunol. 2000; 120(1): 162-6.

38. Takeuchi M, Usui Y, Okunuki Y, Zhang L, Ma J, Yamakawa N, et al. Immune responses to interpho-toreceptor retinoid-binding protein and s-antigen in Behçet's patients with uveitis. Investig Ophthalmol Vis Sci. 2010; 51(6): 3067-75.

39. Yamamoto JH, Minami M, Inaba G, Masuda K, Mochizuki M. Cellular autoimmunity to retinal specific antigens in patients with Behqet 's disease. Br J Ophthalmol. 1993; 77: 584-9.

40. Caspi RR, Grubbs BG, Chan CC, Chader GJ, Wiggert B. Genetic control of susceptibility to experimental autoimmune uveoretinitis in the mouse model. Concomitant regulation by MHC and non-MHC genes. J Immunol. 1992; 148(8): 2384-9.

41. Avichezer D, Silver PB, Chan CC, Wiggert B, Caspi RR. Identification of a new epitope of human IRBP that induces autoimmune uveoretinitis in mice of the H-2b haplotype. Investig Ophthalmol Vis Sci. 2000; 41(1): 127-31.

42. Sugita S, Kawazoe Y, Imai A, Kawaguchi T, Horie S, Keino H, et al. Role of IL-22 and TNF-producing Th22 cells in uveitis patients with Behcet's disease. J Immunol. 2013; 190(11): 5799-808.

43. Gardner PJ, Joshi L, Lee RWJ, Dick AD, AdamsonP, Calder VL. SIRT1 activation protects against autoimmune T cell-driven retinal disease in mice via inhibition of IL-2/Stat5 signaling. J Autoimmun [Internet]. 2013; 42(2013): 117-29.

44. Yoshimura T, Sonoda KH, Ohguro N, Ohsugi Y, Ishibashi T, Cua DJ, et al. Involvement of Th17 cells and the effect of anti-IL-6 therapy in autoimmune uveitis. Rheumatology. 2009; 48(4): 347-54.

45. Okunuki Y, Usui Y, Kezuka T, Hattori T, Masuko K, Nakamura H, et al. Proteomic surveillance of retinal autoantigens in endogenous uveitis: implication of esterase D and brain-type creatine kinase as novel autoantigens. Mol Vis [Internet]. 2008; 14(June 2007): 1094-104.

46. Mor F, Weinberger A, Cohen IR. Identification of alpha-tropomyosin as a target self-antigen in Behçet's syndrome. Eur J Immunol. 2002; 32(2): 356-65.

47. Baharav E, Mor F, Halpern M, Weinberger A. Nutritional immunology lactobacillus GG Bacteria ameliorate arthritis in Lewis rats 1. J Nutr. 2004; 134(December 2003): 1964-9.

48. Baharav E, Mor F, Halpern M, Quintana F, Weinberger A. Tropomyosin-induced arthritis in rats. Clin Exp Rheumatol. 2007; 25(4 SUPPL. 45): 6-12.

49. Ohno S, Ohguchi M, Hirose S, Matsuda H, Wakisaka A, Aizawa M. Close association of hla-bw51 with Behçet's disease. Arch Ophthalmol. 1982; 100: 1455-8.

50. Takeno M, Kariyone A, Yamashita N, Takiguchi M, Mizushima Y, Kaneoka H, et al. Excessive function of peripheral blood neutrophils from patients with Behçet's disease and from HLA-B51 transgenic mice. Arthritis Rheum. 1995; 38: 426-33.

51. Direskeneli H. Behçet's disease: infectious aetiology, new autoantigens, and HLA-B51. Ann Rheum Dis. 2001; 60: 996-1002.

52. Baharav E, Weinberger A. The HLA-B * 5101 molecule-binding capacity to antigens used in animal models of Behçet's disease: a bioinformatics study. Isr Med Assoc J. 2012; 14(7): 424-8.

（译者：唐瑞　李姝；审核：田静　唐琪　李芬）

第 18 章

白塞综合征预后

Emire Seyahi, David Saadoun

引言

2003 年发表的一项关于初始队列的长期结果研究：在 1977 年至 1983 年间，在一家多学科门诊部登记的 428 例(286 男/142 女)患者中，研究人员随访了患者从首次就诊到 20 年后[1]。90.4%的患者的结果信息是可用的，10%的失访患者和其余患者的初始人口学和临床结果之间没有显著差异。

在很多白塞病患者中，尤其是出现皮肤黏膜病变的患者，疾病会随着时间的推移而消失。这项为期 20 年的调查显示，剩下的 345 例患者中只有 94 例符合诊断标准。如果将这 94 例患者与 42 例死亡患者和 41 例失去随访的患者相加，其他的患者(59%)在 20 年后就不能被鉴定为白塞综合征(BS)[1]。需要补充的是，这是一个相当保守的估计，因为它建立在所有失去随访的人在最后调查时仍然存在活动性疾病的假设上。

尽管 BS 对两种性别的影响是同等的，但许多研究表明这种疾病在男性和年轻人中更为严重[1-12]，尤其是眼部的表现和严重程度、血管受累及升高的病死率，都与男性和年轻人有关。

病死率

表 18-1 总结了现有的主要研究结果。在 20 年的调查中，到调查结束时，共有 42 例(39 男/3 女)患者(10%)死亡，男性病死率明显高于女性(39/286 vs 3/142，$P=0.001$)；标准化病死率(SMR)在年轻男性(14~24 岁组和 25~34 岁组)中明显增加，而年长男性(35~50 岁组)和女性寿命正常(图 18-1)；此外，我们还观察到在发病的最初几年(7 年)病死率最高，并且随时间推移而有下降的趋势(图 18-1)；与那些存活的患者相比，死亡患者在发病时明显有更多的主要器官受累[如眼睛、大血管和中枢神经系统(CNS)][1]，可能的死亡原因是大血管疾病，尤其是肺动脉瘤($n=17$)，实质性中枢神经系统疾病($n=5$)，肿瘤($n=4$)，慢性肾衰竭($n=4$)，缺血性心脏病($n=3$)，充血性心力衰竭/卒中($n=3$)，自杀($n=2$)和交通事故($n=1$)。

在欧洲的一项研究中，在 817 例患者中，有 41 例在中位随访 7.7 年后死亡[11]，平均死亡年龄为(34.6±11.5)岁，其中 95.1%为男性；主要死因包括大血管疾病(主要是主动脉瘤和布加综合征)(43.9%)，肿瘤和恶性血液病(14.6%)，中枢神经系统受累和败血症(12.2%)；1 年病死率和 5 年病死率分别为 1.2%和 3.3%。与年龄和性别相匹配的健康对照组相比，15~24 岁组[SMR 的 95%置信区间为 2.99(1.54~5.39)]和 25~34 岁组[SMR 2.90(1.80~4.49)]病死率升高；35 岁以上的患者病死率下降[SMR 为 1.23 (0.75~1.92)]。在多因素分析中，男性[危险比(HR) 4.94，CI 1.53~16.43]、动脉受累(HR 2.51，CI 1.07~5.90)和 BS 发作次数多(HR 2.37，CI 1.09~5.14)与病死率独立相关。该小组随后还提到：撒哈拉以南非洲族裔患者的病死率(12%)高于北非患者(6%)或欧洲患者(3.5%)[12]。

迄今为止的2个大型结果调查的一个特征是病死率随时间推移而出现明显下降的趋势[1, 11](图18-1)，这与类风湿关节炎和系统性红斑狼疮等疾病形成了鲜明的对比，后者的趋势相反[13-16]。这表明，随着时间的推移，许多BS患者的病情确实会逐渐消失。与类风湿关节炎和系统性红斑狼疮不同，BS不加速动脉粥样硬化[13-16]。

必须指出的是，尽管之前的研究报告了类似的结果[6-10]，但韩国最近利用国家健康保险服务数据库进行的一项研究报告了相互矛盾的结果[17]。平均随访6.06年，BS队列($n=19.937$)共有570例患者死亡(2.85%)。与普通人群相比，病死率只在50岁以上的患者中增加[17]。在调整了年龄、性别、糖尿病、高血压和血脂异常状况、家庭收入和居住环境后，这一观察结果仍然存在。患有BS的女性被发现有正常的寿命。方法上的差异，如随访时间短且不均匀，分析的严格回溯性，疾病表现的地理差异，以及参考中心(皮肤科与内科)的差异，可能给出了一些解释。

皮肤黏膜损伤与关节炎

皮肤黏膜损伤几乎在每个患者身上都会复发，也是最常见的表现。这些皮肤损害和关节受累很少会导致严重的并发症和永久性损害[18-19]。它们的发生频率和严重程度随着时间的推移会逐渐减弱[1]。然而，口腔溃疡可能会持续很长时间，通常不会那么频繁和痛苦。正如我们所说，在大约60%的患者中，整个临床表现在20年后就会消失。在同一项调查中，在相同的时间跨度内，每种皮肤黏膜表现和关节炎的出现频率都显著降低[1]。类似地，Shimizu等人发现，许多患者中在发病3~7年后的发作次数较少[5]。

眼病

眼部受累是最严重的表现，影响约50%的患者(男性55%，女性30%)[1]。它在疾病发作的最初几年内发生，并在这几年中进展到最严重的病程。70%~80%的患者在开始时有双眼受累，在长期随访时，达到90%[1, 20]。男性、眼后部受累、频繁发作、重度玻璃体混浊和视网膜血管弓旁渗出被认为是不良预后因素[21-23]。表18-2总结了一些关于视力预后的大型研究，过去有报道称眼病的预后非常差。全盲通常被认为是眼部症状出现后平均3年内的最终结果[24]。据报道，在日本，大约12%的成年获得性视力丧失是由BS引起的，并且也报道超过一半的日本BS患者在发病后5年内失去了有用的视力[25]。来自以色列的一项研究发现75%的接受治疗的患者在葡萄膜炎发作后6~10年内丧失了有用的视力[26]。在20年的结果调查中，17%的男性和10.5%的女性眼部受累时出现双眼有用视力丧失[1]；20年后，另有27%的男性和10.5%的女性在原有视力正常的情况下丧失了视力，总计男性失明比例为44%，女性失明比例为21%。大多数男性的双眼视力丧失是在随访的最初几年(40%)和开始后的前4年(42%)中发生的，此后大幅下降。

此外，约26%的男性和26.3%的女性在调查结束时被发现有单侧有效视力丧失。20年的结果调查中纳入的是在1977年至1983年之间登记的患者，环孢素的常规使用始于1985年后，硫唑嘌呤的常规使用始于1990年后[1]。这些药物的常规、早期使用迅速地改变视力预后。在这方面，在我们的硫唑嘌呤试验中，硫唑嘌呤使用者的平均视力在前两年内没有下降[27]，当这些患者在第8年[28]被重新评估时，最初分配给安慰剂的患者中有40%出现失明，而最初接受硫唑嘌呤治疗的患者中有13%出现失明。值得注意的是，在随访过程中，那些眼病发生较晚的患者的结局更好，因为这组患者中没有一人出现双眼有效视力丧失[1]。

几项研究在较新的队列的患者中描述了更好的结果[20, 29-37]，这可能是由于疾病较轻，也可能是由于更积极地使用传统免疫抑制剂或生物制剂治疗。Tugal-Tutkun等人还研究了1980年至1998年间连续观察的880例(男599/女281)患者的结果[20]。在随访开始时，31%的男性患者的眼睛和24%的女性患者的眼睛失去了有用视力(视力$\leqslant 0.1\%$)。在传统免疫抑制治疗下，5年和10年的有效视力丧失的风险，男性分别为21%和30%，而女性分别为10%和17%($P<0.001$)[20]。因此，1990年后就诊的男性患者与20世纪80年代就诊的男性患者相比，视力损失率较低[20]。20世纪80年代和1990年后入院的患者，1年、5年、7年失明的风险分别为9% vs 5%、26% vs 16%和30% vs 21%[20]。在随后的研究中，这个团队还发现，与20世纪90年代

患者（122 男/4 女）相比，21 世纪初就诊的患者（198 男/60 女）出现严重眼部并发症的较少，3 年视力结局更好[21]。到第 3 年末，20 世纪 90 年代患者有效视力丧失为 27.6%，而 21 世纪初为 12.9%，总共有 6 例患者（4 例为 20 世纪 90 年代，2 例为 21 世纪初）在随访开始时确诊失明。在我们 3 年的随访中，20 世纪 90 年代又增加了 4 例患者，但 21 世纪初没有 1 例患者确诊失明[21]。类似地，Yoshida 等人对 1980 年至 1999 年间在东京大学医学部附属医院葡萄膜炎门诊随访的 240 例（186 男/54 女）患者的临床记录进行了调查[30]，他们发现，与 20 世纪 80 年代相比，20 世纪 90 年代的患者中，每年的眼睛发病次数和视力低下的患者比例都有显著下降。与此相一致的是，在一项韩国研究中，分析了 1995—2005 年间 99 例 BS 患者的住院记录，在随访开始时，20%的患者被观察到有效视力丧失，在平均 5 年的随访中，只有 11%的患者发生了视力丧失[29]。5 年和 10 年时失明的风险分别为 17%和 21%[29]。最近，另一项韩国研究比较了 20 世纪 90 年代确诊的 BS 患者和 21 世纪初确诊的 BS 患者的临床表现[37]，除了使用局部类固醇外，两组间全身类固醇或免疫抑制剂的类型或剂量没有显著差异；在 21 世纪初确诊的患者中，在 1 年和 2 年的随访中，生殖器病变减少和视力提高是最显著的变化。此外，一项回顾性研究分析了 2000 年至 2010 年间就诊的 107 例患者，这些患者在英国和澳大利亚的两家三级转诊葡萄膜炎的医疗机构至少进行了 6 个月的随访。研究发现，这些患者视力预后有所改善，5 年和 10 年视力丧失的风险较低与使用生物制剂相关[34]。10 年后，如果排除出现不可逆性视力丧失的患者，严重视力丧失的风险为 13%。

不同的是，有两项研究报告了尽管接受免疫抑制治疗但患者仍出现了不良的预后，一项来自以色列，另一项来自美国[38-39]。

我们相信，随着新生物制剂如肿瘤坏死因子拮抗剂和干扰素-α 在日常实践中得到更广泛的使用，眼病的结果将会变得更好[40-41]。

血管疾病

25%～35%的患者会发生血管疾病，其中男性更易受累[1-12, 42-58]。当随访 20 年时，男性的发病率可能达 49%[1]。静脉受累比动脉受累更常见（75% vs 25%），下肢深静脉血栓形成（DVT）是最常见的表现[1, 43, 56]。下腔静脉血栓形成、肺动脉瘤（PAA）、布加综合征、外周动脉瘤、硬脑膜窦血栓形成和腹主动脉瘤是其他临床表现，频率依次递减[1, 43, 56]。DVT 是一种早期表现，通常发生在疾病发作的最初几年[56]。同样，据报道，PAA 和布加综合征也发生在早期[49, 56-57]。硬脑膜窦血栓形成似乎也发生得较早，因为它是青少年 BS 患者更为常见的表现[51]。PAA 以外的动脉瘤在晚期出现。腹主动脉瘤和外周动脉瘤发生的中位数为 7 年[1, 45, 52]。动脉疾病主要表现为动脉瘤[1, 42, 45, 52-54]，动脉闭塞很少见，而且预后比主动脉瘤好[45, 52]。

Desbois 等人报道了 296 例（217 男/79 女）静脉血栓形成患者的长期预后[55]，其中有 100 例患者（34%）经历了至少 1 次复发。血栓形成后的首次复发率：5 年为 36.5%（95%CI 29.2～44.8），10 年为 46.4%（95%CI 38.1～54.3），20 年为 55.3%（95% CI 45.6～63.9）。在中位随访时间 4.75 年（四分位间隔 2～7 年）后，病死率为 6.4%（19/296）。在多因素分析中，免疫抑制剂的使用可以预防静脉血栓的复发，糖皮质激素的使用有预防复发的趋势。

Tascilar 等人分析了 1977 年至 2006 年在一家专科诊所登记的 882 例患者的血管受累临床过程[56]。DVT 是最常见的受累类型（67.1%）。经过平均 3.1 年（IQR 0.5～9.1）的随访，882 例患者中有 312 例（35.4%）出现了再发血管事件。5 年再发血管事件的累积风险为 38.4%。Kaplan-Meier 对首次血管事件患者的分析显示，2 年和 5 年的累积新发血管事件风险分别为 23.0%和 38.4%。

表 18-3 总结了一些关于血管受累的主要结果研究。在所有类型的静脉受累中，布加综合征预后最差[1, 57, 58]。Bayraktar 等人调查了 1985 年至 1994 年间土耳其安卡拉 493 例 BS 患者中布加综合征的发生率和转归[46]。53 例大血管血栓形成患者中有 14 例为布加综合征。在这 14 例患者中，有 10 例死亡，平均存活 10 个月[46]。在对 43 例（40 男/3 女）布加综合征患者的结果调查中，共有 20 例（19 男/1 女）患者在确诊 10 个月（中位数）后死亡[57]。有腹水症状的患者病死率（58%）明显高于无腹水患者（10%）。单因素分析显示，在确诊时有腹水或食管静脉曲张、3 条肝静脉或下腔静脉肝段血栓形成、尾状叶肥大，以及在确诊前 6 个月内未接受免

疫抑制剂治疗与病死率增加有关。研究人员未发现抗凝或溶栓治疗与病死率相关。到调查结束时，仍有 23 例患者存活，其中 21 例患者可以在诊所重新评估，在患者的多普勒超声中，肝内丰富的静脉-静脉侧支形成是最突出的表现[57]。

Desbois 等人比较了 14 例(11 男/3 女)BS 引起的布加综合征和 92 例无 BS 的布加综合征患者[50]，他们发现，经过 53 个月的中位随访后，BS 患者的病死率为 14.3%。此外，他们没有发现两组布加综合征患者的存活率有显著差异[5 年总存活率分别为 91%(CI 95% 75~100)和 79%(CI 95% 71~88)]。

PAA 是另一种严重的并发症，可导致大咯血死亡。Hamuryudan 等人在 1994 年报道了 24 例(均为男性)PAA 患者中有 12 例患者在咯血开始后平均 10 个月后死亡[44]。2004 年，他们又报道了一组从 1992 年到 2002 年间随访的 26 例 BS 患者的 PAA 的结局[47]。在后面这组患者中，平均 4 年内死亡人数明显减少(23%)，这主要归因于早期识别和及时治疗。同一个研究小组最近调查了 2000 年至 2007 年间登记的 47 例肺动脉受累患者(41 男/6 女)[49]，34 例表现为肺动脉瘤，13 例表现为孤立性肺动脉血栓形成(PAT)；平均随访 7 年后，47 例患者中有 12 例死亡。PAA 患者的病死率(26%)与单纯 PAT 患者(23%)相似[49]。有较大动脉瘤和较高肺动脉收缩压水平的患者更有可能死亡，到调查结束时，47 例患者中有 16 例没有症状，其余的患者有轻度呼吸困难和/或小量咯血。

主动脉瘤和外周动脉瘤也是死亡的主要原因，因为有破裂的风险。Tüzün 等人在 1977 年至 1996 年间在 Cerrahpasa 医学院的胸心外科发现了 24 例腹主动脉或外周动脉动脉瘤患者(均为男性)[45]，4 例患者失去随访，另有 4 例患者死亡。结扎术被认为是四肢动脉瘤外科治疗的首选，而腹主动脉瘤则采用血管内支架植入术[41]，也有人建议，应该给予免疫抑制治疗，以防止复发。15 年后，同一组患者更新了非肺动脉瘤的治疗结果[52]。在后来的调查中，有 25 例(24 男/1 女)患者在 1996 年至 2007 年间登记[52]，23 例患者有动脉瘤，其余患者有动脉闭塞，与前一次调查结果相似，腹主动脉、股动脉和腘动脉是最常见的受累动脉。主动脉分叉部动脉瘤采用主动脉双髂动脉搭桥术，四肢动脉瘤采用结扎或聚四氟乙烯(PTFE)人工血管搭桥术治疗。在这项调查中，死亡 1 例，失访 1 例，其余 23 例(92%)平均随访(7.4±2.9)年；4 例 PTFE 人工血管(40%)闭塞；6 例接受结扎治疗的患者主诉轻度至中度跛行；总复发率为 20%，其中 2 例患者的动脉瘤复发于吻合口，3 例患者的动脉瘤复发于其他部位。

Saadoun 等人报道了 1976 年至 2009 年间登记的一个队列研究中 101 例动脉受累患者的临床特征和结果[53]。这项研究方法上的主要不同之处在于，研究人员将肺动脉瘤和非肺动脉瘤放在一起进行评估[53]。动脉病变包括动脉瘤(47.3%)闭塞和/或狭窄(53.7%)，病变主要累及主动脉($n=25$)、股动脉($n=23$)和肺动脉($n=21$)。经过平均 7.6 年的随访(IQR 6.6~25.4)，39 例患者获得完全缓解，28 例患者经历了复发过程。已有 14 例患者死亡。多变量分析显示，静脉受累和动脉闭塞病变与完全缓解呈负相关，而免疫抑制剂的使用与完全缓解呈正相关。动脉受累患者的 20 年存活率明显低于无动脉受累患者(分别为 73%和 89%)[53]。

同一研究小组调查了 1990 年至 2010 年在同一大学医学中心(巴黎 PitieSalpetriere 医院)就诊的 807 例 BS 患者中 52 例(6%)有心脏并发症的患者[54]。心脏损害包括心包炎、心内膜损害(主动脉瓣关闭不全和较少发生的二尖瓣关闭不全)、心肌损害(心肌梗死、心肌炎和心内膜心肌纤维化)以及心内血栓形成(右心室和右心房)。经过平均 3.0 年(IQR 1.75~4.2)的随访，有 8 例患者死亡，其余患者完全缓解或部分缓解，此外，有 8 例患者复发，与完全缓解相关的因素为使用口服抗凝剂、免疫抑制剂、秋水仙碱治疗。合并心脏受累和无心脏受累的 BS 患者的 5 年生存率分别为 83.6%和 95.8%($P=0.03$)。

中枢神经系统疾病

BS 神经系统受累主要有两种类型：实质性中枢神经系统(CNS)疾病(75%~80%)和脑静脉窦血栓形成(CVST)(10%~20%)[59-63]。据报道，在横断面研究中，所有类型的神经系统受累的频率约为 5%[59-63]。然而，当同一队列被追踪随访 20 年时，这个比例翻了一番[1]，可以看到急性或慢性进行型。

实质性中枢神经系统疾病通常出现在疾病后期，在发病 5~10 年后发展，导致残疾或死亡增加。

在 20 年的结果调查中，中枢神经系统疾病位列常见死亡原因的第二名[1]。表 18-4 总结了 BS 神经系统受累的结果。Siva 等人的研究表明，这种疾病可能遵循复发-缓解过程，并且大约 50%的病例在 10 年内进展为严重残疾[60]。Akman-Demir 等人报道，在 200 例神经系统受累的患者中，有 22 例在神经系统损害发生 4 年后死亡，约 60%实质受累的患者在神经系统疾病发病 10 年后死亡或依赖他人生活[59]。提示预后不良的因素包括脑脊液（CSF）异常、脑实质受累和频繁发作、入院时不能自理[59-60]。同一研究小组最近的一项研究发现，脑脊液 IL-6 水平升高、脑脊液细胞计数和总蛋白水平升高与不良预后相关[64]，脑脊液检查正常、病程局限于单发、非实质型（硬脑膜窦）受累、入院时无须依赖他人是良好的预后因素。Yesilot 等人发现，与其他类型的 p-NBS 相比，脊髓受累的预后更差[65]。在一项包括 216 例实质性 NBS 患者的回顾性调查中，其中 24 例患者被定义为脊髓受累。经过 67 个月的中位随访期后，在那些有脊髓受累的人中，58%的人死亡或依赖他人，而在那些没有脊髓受累的人中，这一比例为 29%[65]。

Hirohata 等人分析了 1988—2013 年随访的 37 例（28 男/9 女）慢性进展性神经 BS 患者的转归[66]，初诊时，根据 Steinbrocker 功能分级，37 例患者中 19 例无残疾（1 级），9 例有一定的功能障碍（2 级），9 例有残疾、需要日常生活能力的帮助（3 级），无一例处于卧床不起状态（4 级）。他们观察到，在平均（90.84±56.15）个月后，在 28 例使用甲氨蝶呤的患者中，没有患者死亡，只有 5 例患者进展到残疾、卧床不起。相比之下，在 9 例没有使用甲氨蝶呤的患者中，5 例患者死亡，3 例患者卧床不起，这表明甲氨蝶呤可能在预防疾病进展方面有效[66]。

需要补充的是，中枢神经系统疾病的预后可能正在改善。Noel 等人报道了 115 例中枢神经系统受累患者[67]。平均随访 73 个月（IQR 59~102 个月）后，21 例患者（25.2%）开始依赖或死亡。与不良预后独立相关的因素是起病时轻瘫（OR 6.47，95%CI 1.73~24.23）和磁共振成像脑干炎性病变的位置（OR 8.41，95%CI 1.03~68.43）。在轻度中枢神经系统受累（Rankin 评分<3）的患者中，糖皮质激素联合环磷酰胺或硫唑嘌呤与单用糖皮质激素相比，并没有显示额外益处。然而，当只考虑重症患者（基线 Rankin 评分≥3）时，与硫唑嘌呤加糖皮质激素治疗的患者（$n=12$）相比，接受环磷酰胺联合糖皮质激素治疗的患者（$n=31$）无事件生存期有延长的趋势（$P=0.06$）[67]。

CVST 的预后明显优于实质型，通常与其他类型的静脉疾病相关[1,68-71]。Saadoun 等人调查了 64 例 CVST 患者的转归[69]。视神经萎缩导致的严重视力丧失是 CVST 的主要并发症，占 15%。在多变量分析中，视乳头水肿和合并血栓发生的危险因素与后遗症的出现独立相关。与血栓复发相关的因素是合并血栓发生的危险因素和外周静脉血栓形成。平均随访（8.2±6.9）年后，发现 4 例与 CVST 无关的死亡病例。出现 CVST 后遗症有 23 例，包括失明、持续性头痛、视力下降、认知改变、偏瘫和耳鸣。CVST 后，20 例患者出现血栓复发。

同样，在一项包括 290 例 CVST 的系统回顾中：77%的患者病程进展[70]；半数以上的患者获得了良好的反应；20%的患者有后遗症，主要后遗症为视神经萎缩/失明/视力下降。除了 1 例自杀病例外，所有纳入的研究中都没有死亡病例[70]。

胃肠道受累

BS 患者胃肠道受累时临床病程差异很大，这可能是因为肠道并发症（如穿孔、出血或瘘管）的高发频率[72-73]。这一点在韩国的一项研究中得到了很好的揭示，该研究在 1986 年到 2011 年期间，在一个中心对 130 例有胃肠道受累的 BS 患者的医疗记录进行了至少 5 年的定期随访[74]。大多数患者（71.5%）在 5 年后病情缓解或轻微活动，而其余 28.5%的患者经历了复发过程[74]。土耳其的一项回顾性研究调查了 60 例患者在平均 7.5 年的随访期间的结果，发现 80%的患者病情缓解，5%的患者死于非胃肠道相关原因，7%的患者失去了随访，其余的患者在最后一次就诊时疾病仍处于活动状态[75]。在随访期间，20%的患者有复发[75]。类似地，其他研究报告 2 年和 5 年的复发率分别为 25%~28%和 43%~49%[76-77]。虽然相比 CD，我们应该更谨慎地看待胃肠道白塞的预后，但一项对 332 例 CD 患者和 276 例 BS 胃肠道受累患者的回顾性队列研究发现，在平均 7 年的随访期内，与疾病相关的手术的累积概率（5 年和 10 年分别为 31.6%和 44.4%）或住院概率（5 年和 10 年分别为 59.0%和

69.2%)没有差异[78]。同样，术后临床复发和再次手术的累积概率也没有差别。此外，CD 患者比 BS 患者更加需要糖皮质激素或免疫抑制剂治疗[78]。

据报道，手术干预率相当高：诊断后 1 年的累积干预率为 20%，诊断后 5 年的累积干预率为 27%~33%，诊断后 10 年的累积干预率为 31%~46%[72-73]。一些临床变量与预后不良有关，如年龄小、确诊时疾病活动度高、火山型和深部肠溃疡，以及初始治疗不敏感[72-79]。胃肠道受累导致的死亡相对较少[75]。

随访期间新发主要器官并发症的发展

男性 BS 患者即使在疾病的早期没有主要器官受累，从长期来看仍有可能发展成严重的疾病。Hamuryudan 等人最近评估了 96 例男性 BS 患者的长期预后，这些患者在 1993—1996 年间参加沙利度胺的随机对照试验时没有明显的主要器官受累[80-81]，17 例患者失去随访；4 例患者死亡。91 例患者在平均随访 12 年中，有 39 例患者发生了主要器官并发症，如眼部受累($n=16$)、血管受累($n=14$)和中枢神经系统受累($n=4$)[80]。出现新器官受累的患者明显比未出现新器官受累的患者年轻(平均年龄：22~27 岁，$P<0.001$)。Talarico 等人[82]在最近的一项调查中也报告了类似的观察结果。在 62 例(44 男/28 女)无主要器官受累的患者中，21 例在平均 8 年的随访后出现新的器官受累，其中眼部受累 3 例，神经系统受累 9 例，深静脉或浅静脉血栓形成 9 例。出现新发器官受累的患者更倾向于男性和年轻患者。在一项多中心研究中，Alpsoy 等人观察到 661 例 BS 患者的平均临床严重程度评分(CSS)显著增加，平均随访时间为(3.7±3.4)年，首次就诊和随访结束时分别为(4.0±0.1) vs (4.6±0.1)，$P<0.001$)[83]。研究发现，发病年龄<40 岁的患者(CSS = 5.0±0.1)在研究结束时计算的总 CSS 显著高于发病年龄>40 岁的患者(CSS = 4.3±0.2)($P=0.004$)[83]。

癌症

关于恶性肿瘤的主要研究总结见表 18-5。在一项结果研究中，对 387 例 BS 患者中的癌症患者随访 20 年[1]。这项研究中癌症的年发病率(103/10^5)与土耳其报告的年发病率(158/10^5)没有差异[84]。同样，Kaklamani 等人也发现，与生活在希腊的普通人群[85]相比，BS 患者队列中癌症的年龄标化率较低(128 例患者中有 2 例癌症病例，中位数为 10 年)，尽管没有统计学差异。

近年来，与普通人群，特别是远东地区相比，BS 的癌症发病率似乎有所增加[86-88]。3 项全国性的基于人群的研究(2 项来自韩国，1 项来自中国台湾)显示 BS 患者与较高的恶性肿瘤风险相关[86-88]。此外，有几个报告表明骨髓增生异常综合征(MDS)可能与 BS 相关[89-92]。与一般 BS 人群相比，BS 相关 MDS 患者胃肠道受累的频率更高[93-94]。有 MDS 和 BS 的患者的细胞遗传学畸变率(95%)高于原发 MDS 或与治疗相关的 MDS(37%~53%)[92]。8 号染色体三体异常似乎是 BS 相关的 MDS 中常见的染色体畸变[92]。携带 8 号染色体三体异常的 MDS 和 BS 的患者，胃肠道受累发生的频率更高[92]。此外，文献报道，与普通人群相比，胃肠道受累的 BS 患者患血液系统肿瘤的风险更高，尤其是白血病[94]。

总结

BS 可能会导致一些严重的疾病和致命的后果，年轻男性的病死率可能达 10%，死亡的主要原因为大血管和实质性中枢神经系统受累。病死率和疾病的严重程度随着时间的推移而趋于下降，然而，实质性中枢神经系统疾病和外周动脉瘤可能在病程的后期发生。其主要的受累脏器是眼睛、血管和神经。目前眼病的预后得到显著改善，尤其是使用生物制剂后。然而，尽管接受了治疗，但仍有约 10% 的患者可能失明。同样，肺动脉受累、布加综合征和实质性神经受累的预后仍然严峻。只有大约四分之一的胃肠道受累患者经历了严重的复发过程。最近的研究表明，癌症发病率在上升，特别是在远东地区。最后，研究还发现了胃肠道受累、骨髓增生异常综合征和 8 号染色体三体异常之间的关联。

表 18-1　关于白塞综合征病死率的研究

参考文献	作者(年份/年)	人数(男/女)	随访时间	死亡例数(病死率)
[9]	Yamamoto et al.（1974）	2031 例(男女不确定)	1 年	22 例(1%)
[3]	Chajek et al.（1975）	41 例(34 男/7 女)	平均 8 年	1 例(2%)
[8]	Benamour et al.（1990）	316 例(224 男/92 女)	不确定	10 例(3.2%)
[10]	Park et al.（1993）	2200 例(男女不确定)	不确定	7 例(0.3%)
[6]	Yazici et al.（1996）	152 例(92 男/60 女)	平均 10 年	6 例(3.9%)
[1]	Seyahi et al.（2003）	428 例(286 男/142 女)	平均 20 年	42 例(10%)
[11]	Saadoun et al.（2010）	817 例(541 男/276 女)	平均 7.7 年	41 例(7%)
[17]	Lee et al.（2018）	19937 例(6502 男/13435 女)	平均 6.06 年	570 例(2.85%)

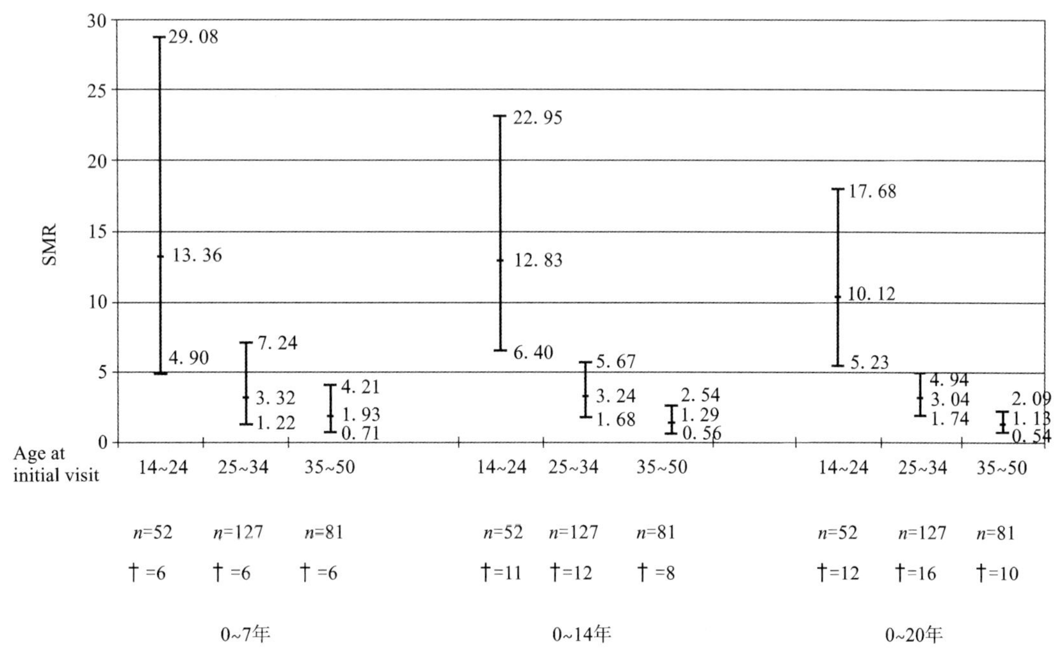

转载自 Kural-Seyahi 等人[1]。经 Wolters Kluwer 许可。

图 18-1　白塞综合征 260 例男性患者队列的标准化病死率(95%置信区间的 SMR)
(纵坐标：标准化病死率　横坐标：首次访视年龄)

表 18-2　针对白塞眼病的研究

参考文献	作者(年份/年)	人数及眼睛数	随访时间	失明情况	备注
[25]	Mishima et al.（1979）	152 例患者(121 男/31 女)，272 只眼	5 年	136 只眼丧失有用视力	女性视力预后较好
[26]	Benezra and Cohen（1986）	26 例患者，52 只眼	6~10 年	39 只眼丧失有用视力	尽管进行了密切的随访和治疗，但眼病的长期预后仍然很差

续表18-2

参考文献	作者(年份/年)	人数及眼睛数	随访时间	失明情况	备注
[22]	Sakamoto et al.(1995)	52 例患者(39 男/13 女),104 只眼	3 年	35 只眼丧失有用视力	皮肤损伤、关节炎和后部受累的存在增加了视力丧失的风险
[30]	Yoshida et al.(2004)	A 组(20 世纪 80 年代):133 例患者(107 男/26 女),261 只眼 B 组(20 世纪 90 年代):107 例患者(79 男/28 女),203 只眼	A 组:2.8 年 B 组:4 年	A 组:129 只眼有用视力丧失。B 组:42 只眼有用视力丧失	1990 年后,眼病的预后有所改善
[20]	Tugal-Tutkun et al.(2004)	880 例患者(599 男/281 女),1567 只眼	平均随访大约 5 年	有用视力丧失的风险。5 年:男性 21%,女性 10%。10 年:男性 30%,女性 17%	1990 年后入院的患者结局更好
[29]	Cho et al.(2008)	99 例患者(57 男/42 女),168 只眼	4.8 年	有用视力丧失的风险。5 年:17%。10 年:21%	眼病的长期预后主要受初始视力的影响
[32]	Chung et al.(2008)	A 组(1984—1993 年):95 例患者(64 男/31 女),178 只眼 B 组(1994—2003 年):132 例患者(76 男/56 女),231 只眼	A 组:7 年 B 组:2 年	A 组:94 只眼有用视力丧失。B 组:49 只眼有用视力丧失	近十年来,由于硫唑嘌呤和环孢素的使用增加,视力预后得到改善
[39]	Kaçmaz et al.(2008)	168 例患者,317 只眼	平均 1.05 年	患眼视力下降的发生率为每眼每年 9%	尽管采取了积极的治疗措施,但视力障碍还是经常发生。后粘连、眼内炎症持续、眼压升高和眼压低是不良预后的变量
[33]	Kump et al.(2008)	120 例患者:组 1(1962—1972 年)45 例患者;组 2(1983—1992 年)26 例患者;组 3(1992—2004 年)49 例患者	组 1:平均 0.5 年 组 2:平均 2.9 年 组 3:平均 1.8 年	20 世纪 90 年代组的平均视力明显好于过去几十年。20 世纪 60 年代的平均炎症评分明显高于随后几十年	免疫抑制剂和生物制剂的使用可改善预后
[34]	Taylor et al.(2011)	107 例患者(57 男/50 女),175 只眼	平均 6.5 年	10 年严重视力丧失的风险:13%	接受生物制剂治疗的患者在 5 年和 10 年内,任何一只眼出现严重的视力丧失的可能性小
[21]	Cingu et al.(2012)	170 例患者(1990—1994 年);258 例患者(2000—2004 年)	平均 3 年	第 1 组 128 只眼中有 15 只眼出现有用视力丧失,第 2 组 185 只眼中有 10 只眼出现有用视力丧失	21 世纪初的患者转诊时疾病较轻,严重并发症发生率较低,3 年视觉效果较好

续表18-2

参考文献	作者(年份/年)	人数及眼睛数	随访时间	失明情况	备注
[36]	Arevalo et al.(2015)	132 例患者(102 男/30 女),232 只眼	平均 8.1 年	最后一次就诊时严重视力丧失:22%	只有强的松、环孢素和英夫利昔单抗联合使用时对最佳矫正视力有显著改善
[35]	Accorinti et al.(2017)	组 1 (1968—1992 年):174 例患者(129 男/45 女) 组 2 (1993—2011 年):211 例患者(134 男/77 女)	平均(79±49)个月	有用视力丧失,47 例女性患者中有 2 例出现有用视力丧失	在 44 年的随访中,随着更多的女性参与其中,全身性疾病的发生率有明显的下降趋势,同时孤立的眼前节受累与日俱增
[38]	Amer et al.(2017)	53 例患者(44 男/9 女),93 只眼	3.3 年	33 只眼有用视力丧失	女性视力预后较好,仅 16.9%的病例使用了肿瘤坏死因子拮抗剂

表 18-3　针对白塞血管疾病的研究

参考文献	作者(年份/年)	人数	随访时间	死亡例数(病死率)	死亡的主要原因	备注
[42]	Hamza(1987)	450 例患者中有 10 例(9 男/1 女)患有动脉疾病	平均 2 年	3 例(33.3%)	布加综合征引起的肝衰竭($n=1$);腹主动脉手术并发症($n=1$);心内血栓形成引起的心力衰竭($n=1$)	动脉疾病一般发生在疾病后期。动脉闭塞的预后优于动脉瘤
[44]	Hamuryudan et al.(1994)	2179 例患者中有 24 例男性患者患有 PAA	平均 2 年	12 例(50%)	肺动脉瘤破裂所致的咯血	尽管接受了治疗,但短期病死率仍然很高[50% 在咯血发作后(9.5±11)个月死亡]
[46]	Bayraktar et al.(1997)	493 例患者中有 14 例(12 男/2 女)患有布加综合征	平均 3 年	10 例(71.2%)	布加综合征所致的肝衰竭	白塞综合征是布加综合征的常见原因
[57]	Seyahi et al.(2015)	9000 例患者中有 43 例(40 男/3 女)患有布加综合征	平均 9 年(IQR 6~15)	20 例(47%)	布加综合征所致的肝衰竭	有腹水症状的患者病死率(58%)明显高于无腹水患者(10%)
[50]	Desbois et al.(2014)	14 例患者(11 男/3 女)有布加综合征	平均 53 个月	2 例(14.3%)	布加综合征所致的肝衰竭	接受免疫抑制治疗的患者不太可能需要侵入性治疗
[47]	Hamuryudan et al.(2004)	2200 例患者中有 26 例(25 男/1 女)患有 PAA,失访率为 15%	平均 4 年	6 例(23%)	肺动脉瘤破裂所致的咯血	预后的改善是由于早期识别和积极治疗
[49]	Seyahi et al.(2012)	2500 例患者中有 47 例(41 男/6 女)肺动脉受累	平均 7 年	6 例(26%)	肺动脉瘤破裂所致的咯血	患有 PAA 的患者病死率(26%)和单纯的 PAT 者(23%)相似

续表18.3

参考文献	作者（年份/年）	人数	随访时间	死亡例数（病死率）	死亡的主要原因	备注
[45]	Tüzün et al.（1997）	24例患者（均为男性）除PAA外的动脉瘤，失访率为17%	平均4年	4例（17%）	腹主动脉和外周动脉瘤引起的消化道/纵隔出血或咯血	结扎是四肢动脉瘤的推荐手术方式。腹主动脉瘤可以用人工血管插入术治疗
[55]	Desbois et al.（2012）	静脉血栓形成296例（217男/79女）	平均4.75年	19例（6.4%）	肺动脉瘤（$n=3$）、胸主动脉瘤（$n=3$）、腹主动脉瘤（$n=1$）、脑动脉瘤（$n=1$）和急性心肌梗死（$n=1$）。布加综合征引起的肝衰竭、肺栓塞	免疫抑制剂可显著减少静脉血栓复发
[52]	Tüzün et al.（2015）	25例患者（24男/1女）；2例动脉闭塞，其余为动脉瘤	平均7年	1例（4%）	胃肠道出血	对于一些完整的小的囊状动脉瘤患者，手术可能不是必需的
[53]	Saadoun et al.（2012）	101例患者（93男/8女）伴有动脉疾病	平均7.6年	14例（26.9%）	肺动脉瘤、胸主动脉瘤和败血症是主要死亡原因	免疫抑制剂的使用可改善预后

注：PAA，肺动脉瘤。

表18-4 针对白塞神经疾病的研究

参考文献	作者（年份/年）	人数	随访时间	死亡例数（病死率）	主要报告发病率	备注
[59]	Akman-Demir et al.（1999）	200例患者（155男/45女）	平均5年	22例（11%）	28例患者变得依赖他人	非实质中枢神经系统受累比实质中枢神经系统受累预后更好。脑脊液中的多形核细胞增多和实质受累是预后不良的典型表现
[60]	Siva et al.（2001）	164例患者（130男/34女）	平均（2.9±3.2）年	9例（5.5%）	45.1%中度至重度神经功能残疾，在神经症状出现后10年内	起病时有小脑症状和病程进展是不利的，而头痛和静脉窦血栓形成是有利的
[67]	Noel et al.（2014）	105例患者（65男/40女）	平均73（59~102）个月	12例（10.4%）	17例患者出现中度至重度残疾	HLA-B51（+）与实质神经复发的风险独立相关，与不良结局独立相关的因素是发病时的轻瘫和脑干位置。与硫唑嘌呤相比，环磷酰胺在减少复发方面效果更好
[66]	Hirohata et al.（2015）	37例患者（28男/9女）	平均（90.84±56.15）个月	5例（13.5%）	8例患者发展为残疾，定义为卧床不起	在接受甲氨蝶呤治疗的28例患者中，无一例死亡，5例进展为残疾，卧床不起。相比之下，9例未使用甲氨蝶呤的患者中，5例死亡，3例卧床不起

续表18-4

参考文献	作者（年份/年）	人数	随访时间	死亡例数（病死率）	主要报告发病率	备注
[65]	Yesilot et al.（2007）	216 例患者为实质性 NBS，24 例患者(19 男/5 女）为脊髓受累，192 例患者（141 男/51 女）无脊髓受累	平均 80 个月	-	6 例有脊柱受累的患者，41 例无脊柱受累的患者变得依赖他人	脊髓受累患者的预后相当差

注：CNS，中枢神经系统；*，所有患者均有慢性进行性神经白塞；NBS，神经贝赫切特综合征。

表 18-5　针对白塞相关恶性肿瘤的研究

参考文献	国家或地区，年份/年	人数	注册年份/年	恶性肿瘤患者例数	SIR	备注
[86]	中国台湾地区，2015	1314 例患者	2000—2009	30 例(9 男/21 女）	总体：1. 5（95%置信区间 1. 03~2. 11） 女性：1. 8（95%置信区间 1. 14~2. 7） 男性：1. 08（95%置信区间 0. 53~1. 98）	非霍奇金淋巴瘤、血液系统肿瘤和女性乳腺癌的风险高
[87]	韩国，2017	2402 例患者	2013—2014	72 例(28 男/44 女）	总体：3. 54（95%置信区间 2. 35~5. 11） 男性：3. 54（95%置信区间 2. 35~5. 11） 女性：2. 17（95%置信区间 1. 58~2. 92）	实体癌的风险更高；骨髓增生异常综合征的风险更高；血液系统肿瘤的风险没有增加
[88]	韩国，2017	14137 例患者	2007—2014	451 例	总体：1. 134（95%置信区间 1. 029~1. 25）	血液系统肿瘤风险较高；口腔、咽部、甲状腺和前列腺癌的风险较高

注：SIR，标准化发病率；CI，置信区间。

参考文献

1. Kural-Seyahi E, Fresko I, Seyahi N, et al. The longterm mortality and morbidity of Behçet's syndrome: a 2-decade outcome survey of 387 patients followed at a dedicated center. Medicine (Baltimore). 2003; 82(1): 60-76.
2. Yazici H, Tüzün Y, Pazarli H, et al. Influence of age of onset and patient's sex on the prevalence and severity of manifestations of Behçet's syndrome. Ann Rheum Dis. 1984; 43: 783-9.
3. Chajek T, Fainaru M. Behçet's disease. Report of 41 cases and a review of the literature. Medicine (Baltimore). 1975; 54: 179-96.
4. Mishima Y, Ishikawa K, Ueno A. Arterial involvement in Behçet's disease. Jpn J Surg. 1973; 3: 52-60.
5. Shimizu T, Ehrlich GE, Inaba G, Hayashi K. Behçet's disease (Behçet's syndrome). Semin Arthritis Rheum. 1979; 8: 223-60.
6. Yazici H, Başaran G, Hamuryudan V, et al. The tenyear mortality in Behçet's syndrome. Br J Rheumatol. 1996; 35: 139-41.
7. Kaklamani VG, Vaiopoulos G, Kaklamanis PG. Behçet's disease. Semin Arthritis Rheum. 1998; 27: 197-217.
8. Benamour S, Zeroual B, Bennis R, Amraoui A Bettal S

[Behçet's disease. 316 cases]. Presse Med. 1990; 19: 1485-9.

9. Yamamoto S, Toyokawa H, Matsubara J, et al. A nation-wide survey of Behçet's disease in Japan, 1. Epidemiological survey. Jpn J Ophthalmol. 1974; 18: 282-90.
10. Park KD, Bang D, Lee ES, Lee SH, Lee S. Clinical study on death in Behçet's disease. J Korean Med Sci. 1993; 8: 241-5.
11. Saadoun D, Wechsler B, Desseaux K, et al. Mortality in Behçet's disease. Arthritis Rheum. 2010; 62: 2806-12.
12. Savey L, Resche-Rigon M, Wechsler B, et al. Ethnicity and association with disease manifestations and mortality in Behçet's disease. Orphanet J Rare Dis. 2014; 9: 42.
13. Urowitz MB, Bookman AA, Koehler BE, Gordon DA, Smythe HA, Ogryzlo MA. The bimodal mortality pattern of systemic lupus erythematosus. Am J Med. 1976; 60: 221-5.
14. Wolfe F, Mitchell DM, Sibley JT, et al. The mortality of rheumatoid arthritis. Arthritis Rheum. 1994; 37: 481-94.
15. Manzi S, Meilahn EN, Rairie JE, et al. Age-specific incidence rates of myocardial infarction and angina in women with systemic lupus erythematosus: comparison with the Framingham study. Am J Epidemiol. 1997; 145: 408-15.
16. Chung CP, Oeser A, Raggi P, et al. Increased coronary-artery atherosclerosis in rheumatoid arthritis: relationship to disease duration and cardiovascular risk factors. Arthritis Rheum. 2005; 52: 3045-53.
17. Lee YB, Lee SY, Choi JY, et al. Incidence, prevalence, and mortality of Adamantiades-Behçet's disease in Korea: a nationwide, population-based study (2006-2015). J Eur Acad Dermatol Venereol. 2018; 32: 999-1003.
18. Mansur AT, Kocaayan N, Serdar ZA, Alptekin F. Giant oral ulcers of Behçet's disease mimicking squamous cell carcinoma. Acta Derm Venereol. 2005; 85: 532-4.
19. Almoznino G, Ben-Chetrit E. Infliximab for the treatment of resistant oral ulcers in Behçet's disease: a case report and review of the literature. Clin Exp Rheumatol. 2007; 25(4 Suppl 45): S99-S102.
20. Tugal-Tutkun I, Onal S, Altan-Yaycioglu R, Huseyin Altunbas H, Urgancioglu M. Uveitis in Behçet's disease: an analysis of 880 patients. Am J Ophthalmol. 2004; 138: 373-80.
21. Cingu AK, Onal S, Urgancioglu M, Tugal-Tutkun I. Comparison of presenting features and three-year disease course in Turkish patients with Behçet uveitis who presented in the early 1990s and the early 2000s. Ocul Immunol Inflamm. 2012; 20: 423-8.
22. Sakamoto M, Akazawa K, Nishioka Y, Sanui H, Inomata H, Nose Y. Prognostic factors of vision in patients with Behçet's disease. Ophthalmology. 1995; 102: 317-21.
23. Takeuchi M, Hokama H, Tsukahara R, Kezuka T, Goto H, Sakai J, Usui M. Risk and prognostic factors of poor visual outcome in Behçet's disease with ocular involvement. Graefes Arch Clin Exp Ophthalmol. 2005; 243: 1147-52.
24. Mamo JG, Baghdassarian A. Behçet's disease. Arch Ophthalmol. 1964; 71: 38-48.
25. Mishima S, Masuda K, Izawa Y, Mochizuke M, Namba K. Behçet's disease in Japan: ophthalmological aspects. Tr Am Ophthalmol Soc. 1979; 77: 225-79.
26. Benezra D, Cohen E. Treatment and visual prognosis in Behçet's disease. Br J Ophthalmol. 1986; 70: 589-92.
27. Yazici H, Pazarli H, Barnes CG, et al. A controlled trial of azathioprine in Behçet's syndrome. N Engl J Med. 1990; 322: 281-5.
28. Hamuryudan V, Ozyazgan Y, Hizli N, et al. Azathioprine in Behçet's syndrome: effects on longterm prognosis. Arthritis Rheum. 1997; 40: 769-74.
29. Cho YJ, Kim WK, Lee JH, et al. Visual prognosis and risk factors for Korean patients with Behçet's uveitis. Ophthalmologica. 2008; 222: 344-50.
30. Yoshida A, Kawashima H, Motoyama Y, et al. Comparison of patients with Behçet's disease in the 1980s and 1990s. Ophthalmology. 2004; 111: 810-5.
31. Ando K, Fujino Y, Hijikata K, Izawa Y, Masuda K. Epidemiological features and visual prognosis of Behçet's disease. Jpn J Ophthalmol. 1999; 43: 312-7.
32. Chung YM, Lin YC, Tsai CC, Huang DF. Behçet's disease with uveitis in Taiwan. J Chin Med Assoc. 2008; 71: 509-16.
33. Kump LI, Moeller KL, Reed GF, Kurup SK, Nussenblatt RB, Levy-Clarke GA. Behçet's disease: comparing 3 decades of treatment response at the National Eye Institute. Can J Ophthalmol. 2008; 43: 468-72.
34. Taylor SR, Singh J, Menezo V, Wakefield D, McCluskey P, Lightman S. Behçet disease: visual prognosis and factors influencing the development of visual loss. Am J Ophthalmol. 2011; 152: 1059-66.
35. Accorinti M, Pesci FR, Pirraglia MP, Abicca I, Pivetti-Pezzi P. Ocular Behçet's disease: changing patterns over time, complications and long-term visual prognosis. Ocul Immunol Inflamm. 2017; 25(1): 29-36.
36. Arevalo JF, Lasave AF, Al Jindan MY, Al Sabaani NA, Al-Mahmood AM, Al-Zahrani YA, Al Dhibi HA, KKESH Uveitis Survey Study Group, KKESH Uveitis Survey Study Group. Uveitis in Behçet disease in a tertiary center over 25 years: the KKESH Uveitis Survey Study Group. Am J Ophthalmol. 2015; 159(1): 177-84. e1-2.
37. Chung YR, Lee ES, Kim MH, Lew HM, Song JH. Changes in ocular manifestations of Behçet disease in Korean patients over time: a single-center experience in the 1990s and

2000s. Ocul Immunol Inflamm. 2015; 23(2): 157-61.
38. Amer R, Alsughayyar W, Almeida D. Pattern and causes of visual loss in Behçet's uveitis: short-term and long-term outcomes. Graefes Arch Clin Exp Ophthalmol. 2017; 255: 1423-32.
39. Kaçmaz RO, Kempen JH, Newcomb C, Gangaputra S, Daniel E, Levy-Clarke GA, et al. Ocular inflammation in Behçet disease: incidence of ocular complications and of loss of visual acuity. Am J Ophthalmol. 2008; 146(6): 828-36.
40. Tugal-Tutkun I, Mudun A, Urgancioglu M, et al. Efficacy of infliximab in the treatment of uveitis that is resistant to treatment with the combination of azathioprine, cyclosporine, and corticosteroids in Behçet's disease: an open-label trial. Arthr Rheum. 2005; 52: 2478-84.
41. Diwo E, Gueudry J, Saadoun D, Weschler B, LeHoang P, Bodaghi B. Long-term efficacy of interferon in severe uveitis associated with Behçet disease. Ocul Immunol Inflamm. 2017; 25(1): 76-84.
42. Hamza M. Large artery involvement in Behçet's disease. J Rheumatol. 1987; 14: 554-9.
43. Koc Y, Gullu I, Akpek G, et al. Vascular involvement in Behçet's disease. J Rheumatol. 1992; 19: 402-10.
44. Hamuryudan V, Yurdakul S, Moral F, et al. Pulmonary arterial aneurysms in Behçet's syndrome: a report of 24 cases. Br J Rheumatol. 1994; 33: 48-51.
45. Tüzün H, Besirli K, Sayin A, Yazici H, et al. Management of aneurysms in Behçet's syndrome: an analysis of 24 patients. Surgery. 1997; 121: 150-6.
46. Bayraktar Y, Balkanci F, Bayraktar M, Calguneri M. Budd-Chiari syndrome: a common complication of Behçet's disease. Am J Gastroenterol. 1997; 92: 858-62.
47. Hamuryudan V, Er T, Seyahi E, et al. Pulmonary artery aneurysms in Behçet's syndrome. Am J Med. 2004; 117: 867-70.
48. Düzgun N, Ateş A, Aydintu OT, Demir O, Olmez U. Characteristics of vascular involvement in Behçet's disease. Scand J Rheumatol. 2006; 35: 65-8.
49. Seyahi E, Melikoglu M, Akman C, Hamuryudan V, Ozer H, Hatemi G, et al. Pulmonary artery involvement and associated lung disease in Behçet disease: a series of 47 patients. Medicine (Baltimore). 2012; 91(1): 35-48.
50. Desbois AC, Rautou PE, Biard L, Belmatoug N, Wechsler B, Resche-Rigon M, et al. Behcet's disease in Budd-Chiari syndrome. Orphanet J Rare Dis. 2014; 9: 104.
51. Uluduz D, Kürtüncü M, Yapıcı Z, Seyahi E, Kasapçopur Ö, Özdo an H, et al. Clinical characteristics of pediatric-onset neuro-Behçet disease. Neurology. 2011; 77(21): 1900-5.
52. Tuzun H, Seyahi E, Arslan C, Hamuryudan V, Besirli K, Yazici H. Management and prognosis of nonpulmonary large arterial disease in patients with Behçet disease. J Vasc Surg. 2012; 55(1): 157-63.
53. Saadoun D, Asli B, Wechsler B, Houman H, Geri G, Desseaux K, et al. Long-term outcome of arterial lesions in Behçet disease: a series of 101 patients. Medicine (Baltimore). 2012; 91(1): 18-24.
54. Geri G, Wechsler B, Thi Huongd L, Isnard R, Piette JC, Amoura Z, et al. Spectrum of cardiac lesions in Behçet disease: a series of 52 patients and review of the literature. Medicine (Baltimore). 2012; 91(1): 25-34.
55. Desbois AC, Wechsler B, Resche-Rigon M, Piette JC, Huong Dle T, Amoura Z, et al. Immunosuppressants reduce venous thrombosis relapse in Behçet's disease. Arthritis Rheum. 2012; 64(8): 2753-60.
56. Tascilar K, Melikoglu M, Ugurlu S, Sut N, Caglar E, Yazici H. Vascular involvement in Behçet's syndrome: a retrospective analysis of associations and the time course. Rheumatology (Oxford). 2014; 53(11): 2018-22.
57. Seyahi E, Caglar E, Ugurlu S, Kantarci F, Hamuryudan V, Sonsuz A, et al. An outcome survey of 43 patients with Budd-Chiari syndrome due to Behçet's syndrome followed up at a single, dedicated center. Semin Arthritis Rheum. 2015; 44(5): 602-9.
58. Cansu DU, Temel T, Erturk A, Kasifoglu T, Acu B, Korkmaz C. The long-term outcomes for patients with Budd-Chiari syndrome caused by Behcet's disease: a case series on the results, from cirrhosis to death. Hepat Mon. 2016; 16(10): e32457.
59. Akman-Demir G, Serdaroglu P, Tasci B. Clinical patterns of neurological involvement in Behçet's disease: evaluation of 200 patients. The Neuro-Behçet's Study Group. Brain. 1999; 122: 2171-82.
60. Siva A, Kantarci OH, Saip S, Altintas A, Hamuryudan V, Islak C, et al. Behçet's disease: diagnostic and prognostic aspects of neurological involvement. J Neurol. 2001; 248: 95-103.
61. Houman MH, Bellakhal S, Ben Salem T, Hamzaoui A, Braham A, Lamloum M, et al. Characteristics of neurological manifestations of Behçet's disease: a retrospective monocentric study in Tunisia. Clin Neurol Neurosurg. 2013; 115(10): 2015-8.
62. Ideguchi H, Suda A, Takeno M, Kirino Y, Ihata A, Ueda A, et al. Neurological manifestations of Behçet's disease in Japan: a study of 54 patients. J Neurol. 2010; 257(6): 1012-20.
63. Talarico R, d'Ascanio A, Figus M, Stagnaro C, Ferrari C, Elefante E, et al. Behçet's disease: features of neurological involvement in a dedicated centre in Italy. Clin Exp Rheumatol. 2012; 30(3 Suppl 72): S69-72.

64. Akman-Demir G, Tüzün E, Içöz S, Yeşilot N, Yentür SP, Kürtüncü M, et al. Interleukin-6 in neuro-Behçet's disease: association with disease subsets and longterm outcome. Cytokine. 2008; 44(3): 373-6.
65. Yesilot N, Mutlu M, Gungor O, Baykal B, Serdaroglu P, Akman-Demir G. Clinical characteristics and course of spinal cord involvement in Behçet's disease. Eur J Neurol. 2007; 14(7): 729-37.
66. Hirohata S, Kikuchi H, Sawada T, Nagafuchi H, Kuwana M, Takeno M, et al. Retrospective analysis of long-term outcome of chronic progressive neurological manifestations in Behcet's disease. J Neurol Sci. 2015; 349(1-2): 143-8.
67. Noel N, Bernard R, Wechsler B, Resche-Rigon M, Depaz R, Le Thi Huong Boutin D, et al. Longterm outcome of neuro-Behçet's disease. Arthritis Rheumatol. 2014; 66(5): 1306-14.
68. Tunc R, Saip S, Siva A, Yazici H. Cerebral venous thrombosis is associated with major vessel disease in Behçet's syndrome. Ann Rheum Dis. 2004; 63: 1693-4.
69. Saadoun D, Wechsler B, Resche-Rigon M, Trad S, Le Thi Huong D, Sbai A, et al. Cerebral venous thrombosis in Behçet's disease. Arthritis Rheum. 2009; 61(4): 518-26.
70. Aguiar de Sousa D, Mestre T, Ferro JM. Cerebral venous thrombosis in Behçet's disease: a systematic review. J Neurol. 2011; 258(5): 719-27.
71. Uluduz D, Midi I, Duman T, Colakoglu S, Tüfekci A, Bakar M, et al. Behçet's disease as a causative factor of cerebral venous sinus thrombosis: subgroup analysis of data from the VENOST study. Rheumatology (Oxford). 2018; 58(4): 600-8.
72. Cheon JH, Kim WH. An update on the diagnosis, treatment, and prognosis of intestinal Behçet's disease. Curr Opin Rheumatol. 2015; 27: 24-31.
73. Skef W, Hamilton MJ, Arayssi T. Gastrointestinal Behçet's disease: a review. World J Gastroenterol. 2015; 21(13): 3801-12.
74. Jung YS, Cheon JH, Park SJ, et al. Clinical course of intestinal Behcet's disease during the first five years. Dig Dis Sci. 2013; 58: 496-503.
75. Hatemi I, Esatoglu SN, Hatemi G, Erzin Y, Yazici H, Celik AF. Characteristics, treatment, and long-term outcome of gastrointestinal involvement in Behcet's syndrome: a strobe-compliant observational study from a dedicated multidisciplinary center. Medicine (Baltimore). 2016; 95(16): e3348.
76. Choi IJ, Kim JS, Cha SD, Jung HC, Park JG, Song IS, Kim CY. Long-term clinical course and prognostic factors in intestinal Behçet's disease. Dis Colon Rectum. 2000; 43: 692-700.
77. Chung MJ, Cheon JH, Kim SU, Park JJ, Kim TI, Kim NK, Kim WH. Response rates to medical treatments and long-term clinical outcomes of nonsurgical patients with intestinal Behçet disease. J Clin Gastroenterol. 2010; 44: e116-22.
78. Jung YS, Cheon JH, Park SJ, Hong SP, Kim TI, Kim WH. Long-term clinical outcomes of Crohn's disease and intestinal Behcet's disease. Inflamm Bowel Dis. 2013; 19(1): 99-105.
79. Kim JS, Lim SH, Choi IJ, Moon H, Jung HC, Song IS, Kim CY. Prediction of the clinical course of Behçet's colitis according to macroscopic classification by colonoscopy. Endoscopy. 2000; 32: 635-40.
80. Hamuryudan V, Hatemi G, Tascilar K, Sut N, Ozyazgan Y, Seyahi E, et al. Prognosis of Behcet's syndrome among men with mucocutaneous involvement at disease onset: long-term outcome of patients enrolled in a controlled trial. Rheumatology (Oxford). 2010; 49(1): 173.
81. Hamuryudan V, Mat C, Saip S, Ozyazgan Y, Siva A, Yurdakul S, et al. Thalidomide in the treatment of the mucocutaneous lesions of the Behçet syndrome. A randomized, double-blind, placebo-controlled trial. Ann Intern Med. 1998; 128(6): 443-50.
82. Talarico R, Cantarini L, d'Ascanio A, Figus M, Favati B, Baldini C, et al. Development of de novo major involvement during follow-up in Behçet's syndrome. Clin Rheumatol. 2016; 35(1): 247-50.
83. Alpsoy E, Donmez L, Onder M, et al. Clinical features and natural course of Behçet's disease in 661 cases: a multicentre study. Br J Dermatol. 2007; 157: 901-6.
84. Fidaner C, Eser SY, Parkin DM. Incidence in Izmir in 1993-1994: first results from Izmir Cancer Registry. Eur J Cancer. 2001; 37: 83-92.
85. Kaklamani VG, Tzonou A, Kaklamanis PG. Behçet's disease associated with malignancies. Report of two cases and review of the literature. Clin Exp Rheumatol. 2005; 23(4 Suppl 38): S35-41.
86. Wang LH, Wang WM, Hsu SM, Lin SH, Shieh CC. Risk of overall and site-specific cancers in Behçet disease: a Nationwide Population-based Study in Taiwan. J Rheumatol. 2015; 42(5): 879-84.
87. Jung YS, Han M, Kim DY, Cheon JH, Park S. Cancer risk in Korean patients with Behçet's disease: a nationwide population-based study. PLoS One. 2017; 12(12): e0190182.
88. Na SJ, Kang MJ, Yu DS, et al. Cancer risk in patients with Behçet disease: a nationwide population-based dynamic cohort study from Korea. J Am Acad Dermatol. 2017; 78: 464-70. e2.

89. Lin Y, Li G, Zheng W, Tian X, Zhang F. Behcet's disease associated with malignancy: a report of 41 Chinese cases. Int J Rheum Dis. 2014; 17(4): 459–65.
90. Ahn JK, Oh JM, Lee J, Koh EM, Cha HS. Behcet's disease associated with malignancy in Korea: a single center experience. Rheumatol Int. 2010; 30(6): 831–5.
91. Lin YC, Liang TH, Chang HN, Lin JS, Lin HY. Behçet disease associated with myelodysplastic syndrome. J Clin Rheumatol. 2008; 14(3): 169–74.
92. Esatoglu SN, Hatemi G, Salihoglu A, Hatemi I, Soysal T, Celik AF. A reappraisal of the association between Behçet's disease, myelodysplastic syndrome and the presence of trisomy 8: a systematic literature review. Clin Exp Rheumatol. 2015; 33(6 Suppl 94): S145–51.
93. Kanamitsu K, Shimada A, Nishiuchi R, Shigemura T, Nakazawa Y, Koike K, et al. Pediatric intestinal Behçet disease complicated by myeloid malignancies. Int J Hematol. 2017; 105(3): 377–82.
94. Han M, Jung YS, Kim WH, Cheon JH, Park S. Cancer risk in patients with intestinal Behçet's disease: a Nationwide population-based study. Gut Liver. 2018; 12(4): 433–9.

（译者：余佳珂　葛燕；审核：唐琪　凌光辉　李芬）

第 19 章

白塞综合征疾病评估

Gonca Mumcu，Yusuf Yazici，Gulen Hatemi

白塞综合征目前仍缺乏具有诊断价值的实验室标记物，也缺乏评估疾病活动性及治疗效果的手段。近期我们对疾病及其预后有了新的认识。目前可以采用一些测量工具评估 BS 的疾病活动性。同时，一些大有前景的新药也不断地应用于临床。我们有少量经过充分验证的针对疾病活动及生活质量（quality of life，QoL）的疾病特定的评估方法，现已被广泛使用。

BS 不仅发病早，而且病程长，因此整个工作生活和家庭都可能受到影响。有时，它可能在中年消退，但有些严重的疾病标志（早期发病、青年男性、眼睛病变或血栓发作），表明预后可能很差。众所周知，慢性复发性疾病如 BS、多发性硬化症和类风湿关节炎，对患者和医生来说都难以管理。此外，在许多国家，昂贵但更有效的药物尚不能选择，这意味着一些患者将无法使用这些药物，患者和医生必须考虑家庭为支付这些费用作出牺牲是否值得[1]。良好的建议依赖于有效的信息，而这本身则可以依赖于使用可靠的手段反复对疾病活动度进行评估。

评估原则

首先，我们必须明确我们要评估的内容及其目的。对于疾病活动的评估，我们需要使用疾病活动的征象，这些征象可能会改变并有望减少。我们也必须将疾病活动的征象和永久损坏区分开来。接下来，我们必须有一个思维框架来区分特定器官如眼、关节的或全身的疾病活动度和可能受疾病影响的患者的活动及功能情况。此外，疾病活动并不是这种功能损伤的唯一决定因素。在考虑家庭、工作场所或者更广泛的社会中的角色时，有些人（少数）在患有重大疾病时仍表现良好。因此，通过患者报告结局指标（patient - reported outcome measures，PROMs）来评估 BS 对生活的影响时，我们需要了解该疾病是如何损害患者的活动、工作和生活质量的，并确定特定的治疗方案能够改善这些情况的程度。

其次，PROMs 被广泛用于医疗保健的决策过程，因为患者的视角是慢性病管理的关键结果。PROMs 可以更好地了解患者的健康状况和功能，以及疾病对其日常生活的影响[2-6]。BS 患者的管理涉及多个不同的专业，如口腔医学、皮肤病学、风湿病学、神经病学、眼科和胃肠病学。因此，BS 中的 PROMs 应该是简单的、疾病特异性的和/或器官特异性的。《国际功能、残疾和健康分类》提供了一个全球公认的综合框架，并在多种情况下用于结果测量的开发。

最后，用于任何疾病的评估工具需要数据驱动、有效、响应迅速且可行。为使临床医生能够比较不同治疗模式的临床试验结果，作出治疗决策，制定管理策略，我们有必要制定一套适用于所有特定试验的核心结局指标，以确保试验的标准评估。

白塞病的个人测试和评估

几种通用的和 BS 特有的结局指标被用于评估 BS 个体症状和整体疾病。研究人员对 BS 的随机对照试验、非随机临床试验、纵向队列、病例系列、生物标志物研究和遗传关联研究中使用的范围、结果和结局指标进行了系统综述，确定了在截至 2014 年发表的 249 篇论文中使用的 139 个结果或结局指标[7]。这些 BS 特有的结局指标，如 BS 当前活动指数和 BS 生活质量评估，已作为各种疾病的通用结局指标，以及器官特异性的结局指标，其中一些是为其他疾病开发的，如克罗恩病活动指数或多发性硬化功能复合量表。虽然确定了大量的结果和结局指标，但其中很少得到适当验证或被广泛使用。此外，诸如药物疗效、疾病复发或缓解等关键概念缺乏标准化定义。我们在此回顾了一些普遍接受和广泛使用的结局指标以及一些新开发的 BS 评估工具。

疾病活动：整体评估

在类风湿关节炎等疾病中，很少有显著的指标可以轻松可靠地量化疾病活动的变化。被广泛使用的疾病活动评分（DAS）就是这样的指标[8]。在 BS 中，没有单一的优势器官，同样也没有实验室检测或放射学标记可以准确反映疾病活动和损害。

因此，我们使用的工具根据观察到的体征和症状来评估临床疾病活动。一个问题是，这些工具能否有效地将疾病活动的征象与器官永久性损伤区分开来。这些工具通常是按照顺序等级评估，而不是按照可量化的距离来评估。例如，有时我们将有眼睛或大血管受累的患者称为疾病的第 4 阶段，而数字较小的阶段代表主要器官受累程度较低。很明显，在这个方案中，各个阶段之间没有数学上可量化的距离；因此，阶段 2 和阶段 3 之间的距离可能与阶段 3 和阶段 4 之间的距离不同。例如，在伊斯坦布尔开发了一个临床活动指数，以眼睛、皮肤、血管受累、关节炎和神经系统受累相关的临床特征为基础来研究发病年龄和患者性别对 BS 临床表现的严重程度和患病率的影响（图 19-1）[9]。

显然，在该临床活动指数中也存在上述有序量表的问题。另一个问题是，构成这些量表的患者主诉或临床现象是否发生在某个时间点或某个时间段，以及该时间段是否足够短以允许可靠的回溯，这通常并不统一。

白塞病当前活动表格

这是在 5 个国家的研究人员参与下为国际 BD 科学委员会编写的，以 524 例患者的数据为基础。这些问题已经被细化为最小数值[14]，这将可靠地给出一个一维尺度，并且每个问题都是二分法的（图 19-2）[10]。

这些问题很容易由医生或评估者提出，并遵循诊所面诊的规则。他们只询问之前一个月以内发生的事件，这是大多数患者都能够处理的时间范围。这些数据与 Rasch 模型非常吻合，可以放心使用，因为该指数将显示疾病活动的重要变化。然而，在制定该指数时，具有罕见症状（如胃肠道和神经损伤）的患者数量相对较少，因此必须谨慎解释此处的结果。数据可以在不同国家之间进行比较，但这需要使用原始数据进行 Rasch 分析，例外的是来自土耳其、韩国和英国的数据可以直接进行比较，因为这些国家之间存在跨文化的有效性信息。该指数已被使用“自我报告测量的跨文化调整过程”指南后正确翻译为多种语言[11-14]。

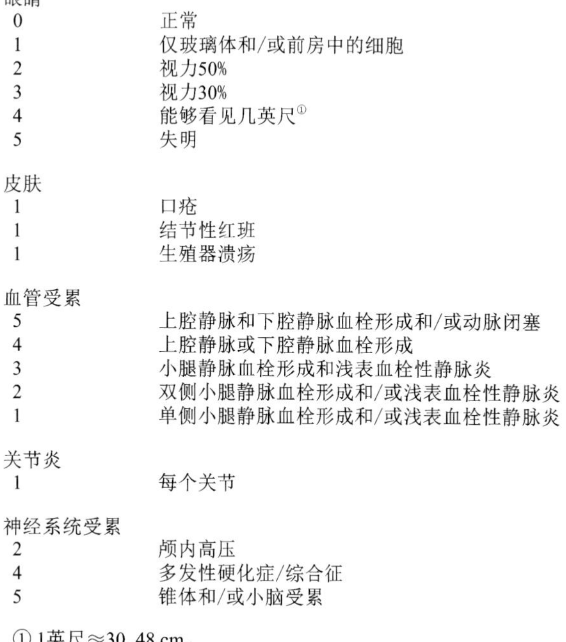

眼睛	
0	正常
1	仅玻璃体和/或前房中的细胞
2	视力50%
3	视力30%
4	能够看见几英尺①
5	失明
皮肤	
1	口疮
1	结节性红斑
1	生殖器溃疡
血管受累	
5	上腔静脉和下腔静脉血栓形成和/或动脉闭塞
4	上腔静脉或下腔静脉血栓形成
3	小腿静脉血栓形成和浅表血栓性静脉炎
2	双侧小腿静脉血栓形成和/或浅表血栓性静脉炎
1	单侧小腿静脉血栓形成和/或浅表血栓性静脉炎
关节炎	
1	每个关节
神经系统受累	
2	颅内高压
4	多发性硬化症/综合征
5	锥体和/或小脑受累

① 1英尺≈30. 48 cm。

图 19-1　临床活动指数

ISBD International Society for Behçet's Disease

白塞病当前疾病活动表(2006年)

日期：	姓名：	性别：男/女
中心：	电话：	出生日期：
国家：		
临床医生：	地址：	

所有评分取决于评估前4周内出现的症状

只有临床医生认为是由白塞病引起的临床特征才计分

患者对疾病活动的感知
(询问患者以下问题)
“仅考虑您的白塞病，这些表情中哪一个表达了您在过去4周的感受？”（在一个表情上打勾）

头痛、口腔溃疡、生殖器溃疡、皮肤病变、关节受累和胃肠道症状
（询问患者以下问题并填写相应的方框）
“过去4周内您有过……吗？”（请在每行勾选一个框）

	完全没有	持续<4周
头痛		
口腔溃疡		
生殖器溃疡		
红斑		
皮肤脓疱		
关节痛		
关节炎		
恶心、呕吐、腹痛		
腹泻		

眼部受累
（询问患者以下问题）

（请圈出）

“过去4周内，您有过……吗？”	右眼		左眼	
眼红	没有	有	没有	有
眼痛	没有	有	没有	有
视物模糊或视力减退	没有	有	没有	有

如果存在上述任一一项：“这是新发的吗？” 不是 是
（圈出答案）

神经系统受累（包括颅内血管病变）
神经系统和主要血管受累的新症状被定义为患者以前未记录或未报告的症状
（询问以下问题）

"在过去4周内，您是否有以下情况？"	（请圈出）		（若是新发请勾出）
一过性黑矇	没有	有	
言语困难	没有	有	
听力困难	没有	有	
视力模糊或复视	没有	有	
面部无力/失去感觉	没有	有	
手臂无力/失去感觉	没有	有	
腿部无力/失去感觉	没有	有	
记忆丧失	没有	有	
失去平衡	没有	有	

是否有任何证据表明是新发的活动性神经系统受累？　没有　有

主要血管受累（不包括颅内血管病变）
（询问以下问题）

"在过去4周内，您是否有以下情况？"	（请圈出）		（若是新发请勾出）
胸痛	没有	有	
呼吸困难	没有	有	
咯血	没有	有	
面部疼痛/肿胀/变色	没有	有	
手臂疼痛/肿胀/变色	没有	有	
腿部疼痛/肿胀/变色	没有	有	

是否有证据表明是新的活动性大血管炎？　没有　有

临床医生对疾病活动的整体认识
选一张表达您对疾病在过去4周内的感受的表情。

   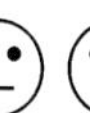   

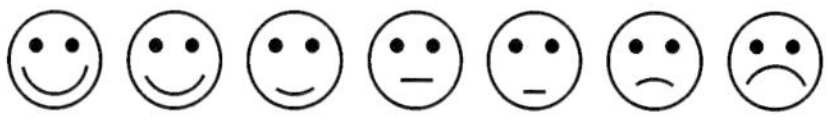

BEHCET 疾病活动指数
将所有蓝色显示的分数相加（首页项目一个勾=1分，所有其他项目"有"=1分，总分为12分），这就是患者的白塞病活动指数评分。

得分

患者指数评分	0	1	2	3	4	5	6	7	8	9	10	11	12
间隔尺度上的转换指数评分	0	3	5	7	8	9	10	11	12	13	15	17	20

医生填写表格的说明。

1. 使用您的临床判断，仅记录您认为是白塞病引起的那些特征。
2. 如有必要，请向患者解释所用词语的含义。
3. 如果关节疼痛(不管是否肿胀等)，记为"关节痛"。
4. 如果关节出现肿胀或炎症，则为"关节炎"。因此，您可以对"关节痛"和"关节炎"进行评分。
5. 该表格涉及与疾病活动相关的功能障碍。它是由 Rasch 分析产生的，在心理测量上稳定。它不是衡量疾病活动的影响。

图 19-2　白塞病当前活动评分量表

白塞综合征活动量表

BSAS 源自多维健康评估问卷(multidimensional health assessment questionnaire),作为患者报告结局指标收集工具的模型。其目的是开发一个仅由患者就可以完成的评估工具,因为医生完成的表格难以在繁忙的诊所环境中执行。此外,至少在 RA 患者中,患者来源的结果与医生来源的措施一样好,甚至更好。10 个问题各得 0~10 分,总分为 0~100 分(图 19-3)。问卷询问就诊前一个月内的各种症状,由患者在就诊时填写。正如预期的那样,它与 BDCAF 密切相关,与 QoL 评估相关性较小[15]。

伊朗 BD 动态测量(IBDDAM)

这是伊朗医生使用的,包括患者在两次就诊之间注意到的许多项目。涵盖的项目内容包括口腔溃疡、生殖器溃疡、皮肤病变、眼部受累、关节受累、中枢神经系统受累、血管受累、胃肠道受累、附睾炎和病原体阳性。大多数项目的评分不同,取决于其严重程度和范围,这些项目得分相加得出最终评分[16]。

除了上述措施外,Simsek 等使用一份超过 2 个月的日记观察了 BS 患者回忆的准确性,并将其与原始的 BDCAF 和稍加修改的 IBDDAM 进行了比较,每月两次。在这有限的时间跨度内,尽管有少数患者出现胃肠道不适和头痛,但相关性良好[17]。

疾病活动中的生物标志物

许多有明显活动性疾病的患者都有血沉中度升高或 CRP 中度升高,因此这些指标在评估疾病活动性方面的作用有限[18]。对于各种细胞因子水平也是如此[19-21]。

有研究认为,血管内皮的活性可能与整体疾病活动或起病有关[22]。Cekmen 等在 BS 的一项病例对照研究中观察了细胞因子——血管内皮生长因子(vascular endothelial growth factor, VEGF)。患者被描述为患有活动性疾病或非活动性疾病,这不是基于标准的临床评估,而是基于一组急性期反应物,并显示了相关性。然而,目前尚不清楚它与临床表现的关联性。

Nanke 等对调节性 T 细胞在疾病活动中的潜在重要性进行了研究。结果表明,调节性 T 细胞可能预示 BS 的眼部受累。然而,研究的病例数很少,与疾病活动的相关证据很难确定[23]。Pay 等利用 BDCAF 来确定 BS 患者血清 MMP-2 和 MMP-9 水平与疾病活动度之间的相关性,结果发现血清 MMP-2 和 MMP-9 水平在疾病活动的患者中显著升高[24]。

最近,粪便钙卫蛋白水平不仅成为诊断 BS 的胃肠道受累的一个有用指标[25],而且它似乎可以区分 BS 患者胃肠道受累的活动和缓解,从而减少了结肠镜检查的需要[26]。

白塞综合征活动量表

名字:__________　　出生日期:__________　　评估日期:__________

性别:□女　　民族:□亚洲人　□西班牙裔　□其他__________

　　　□男　　肤色:□黑种人　□白种人　□其他__________

1. 在过去 4 周内,您的口腔溃疡困扰您的程度?请在下面标出

没有溃疡 ○ 0 ○ 0.5 ○ 1 ○ 1.5 ○ 2 ○ 2.5 ○ 3 ○ 3.5 ○ 4 ○ 4.5 ○ 5 ○ 5.5 ○ 6 ○ 6.5 ○ 7 ○ 7.5 ○ 8 ○ 8.5 ○ 9 ○ 9.5 ○ 10 溃疡严重

2. 在过去 4 周内,您的口腔中有多少溃疡(新发的或陈旧的)?

0 □

1~3 个 □

3 个以上 □

3. 在过去的 4 周里,生殖器区域的溃疡困扰您的程度?请在下面标出

没有溃疡 ○ 0 ○ 0.5 ○ 1 ○ 1.5 ○ 2 ○ 2.5 ○ 3 ○ 3.5 ○ 4 ○ 4.5 ○ 5 ○ 5.5 ○ 6 ○ 6.5 ○ 7 ○ 7.5 ○ 8 ○ 8.5 ○ 9 ○ 9.5 ○ 10 溃疡严重

4. 在过去 4 周内，您的生殖器区域有多少溃疡(新发的或陈旧的)？

0　☐

1~3 个　☐

3 个以上　☐

5. 在过去 4 周内，痤疮或痤疮样皮损(新发的或陈旧的)困扰您的程度？请在下面标出

无皮肤病变 ○ 0 ○ 0.5 ○ 1 ○ 1.5 ○ 2 ○ 2.5 ○ 3 ○ 3.5 ○ 4 ○ 4.5 ○ 5 ○ 5.5 ○ 6 ○ 6.5 ○ 7 ○ 7.5 ○ 8 ○ 8.5 ○ 9 ○ 9.5 ○ 10 皮肤病变严重

6. 在过去 4 周内，您每年有多少痤疮或痤疮样皮损(新发的或陈旧的)？

0　☐

1~3 个　☐

3 个以上　☐

7. 在过去 4 周内，您是否在一周的大部分天数以及这些天的大部分时间里有腹痛和腹泻？

☐否　　☐是

8. 在过去 4 周内，您的眼睛是否疼痛或发红和/或视力模糊或降低？

☐否　　☐是

9. 在过去的 4 周内，您的下肢是否有任何肿胀/变色或血栓？

☐否　　☐是

10. 针对白塞病活动性(口腔溃疡、生殖器溃疡、皮肤病变、关节疼痛、眼睛问题、神经系统问题)，您认为您的病情在过去 4 周内有多活跃？

完全不活跃 ○ 0 ○ 0.5 ○ 1 ○ 1.5 ○ 2 ○ 2.5 ○ 3 ○ 3.5 ○ 4 ○ 4.5 ○ 5 ○ 5.5 ○ 6 ○ 6.5 ○ 7 ○ 7.5 ○ 8 ○ 8.5 ○ 9 ○ 9.5 ○ 10 极度活跃

得分：

问题 1、3、5、10，评分为 0~10 分。

问题 2、4、6，评分为 0、5、10 分，具体取决于选项。

问题 7、8、9，评分为 0 分或 10 分。

总分为 100 分。

图 19-3　白塞综合征活动量表

眼睛受累

眼睛活动的评估非常重要，并且主要依赖于眼睛的精确检查。虽然视力是患者的功能终点，但它不一定与最终损害的范围相关。在 BS 中，最有助于评估是否需要治疗的临床体征是在后房。尽管视力是衡量患者功能损害的良好且容易获得的指标，但针对后房疾病活动性的测量方法已被设计出来。

最近成立了一个医生小组，称为葡萄膜炎工作组。这个小组一直在关注双重荧光素和吲哚菁绿炎性血管造影征象的评分。研究认为，该评分可能有助于估计视网膜和脉络膜炎症的严重程度以及监测疾病进展，但仍需更多的工作来使此方案进一步完善[27]。最好在风湿病学家和/或内科医生以及诊所的眼科医生都在场的情况下合作诊治患者，使患者的眼部状况能与一般状况一并治疗，不同科室的医生都知道其他科医生用药的情况。这种方法可能最终获得更好、更早的治疗和更多的视力保护。视觉症状的出现可能先于其他严重系统症状或同时出现，并且在疾病的初发几年以及有复发风险时，使用 BDCAF 可以提高警惕。

BS 患者葡萄膜炎的发作次数和严重程度也需要评估，因为这些与长期的视力预后相关。BS 眼部发作评分 24 就是为此而开发的[28]。对前房细胞、玻璃体混浊、周边视网膜病变、后极病变、中央凹病变和视盘病变进行评分，相加后为综合评分。此外，荧光素血管造影术和超宽视野荧光素血管造影术也得到了应用，并且正在继续努力进行验证[29-32]。在 BS 研究中也使用了评估玻璃体混浊的量表[33-34]。最近还开发了一种针对 BS 葡萄膜炎的损伤评分[35]。

口腔溃疡活动和口腔健康相关的结局指标

口腔溃疡活动作为疾病谱的一部分，可以在一

般活动指数的背景下进行评估，包括 BS 当前疾病活动表和总活动指数[9-10]。在 BDCAF 中，口腔溃疡的持续时间是判断口腔溃疡活动性的主要标准。口腔溃疡活动在整体活动评分中得分为 1~4。该表格被修订(2006 年)，评分为二分法(28 天内，0 vs 1)[10]。总活动指数是评估每个患者临床特征的数值总和。口腔溃疡以这种活动形式被编码为存在或不存在。在 BSAS 中，对患者报告的口腔溃疡的数量和严重程度进行分级[15]。为了更好地评估口腔溃疡对口腔功能(如进食、吞咽和品尝)的影响，我们开发了一个口腔溃疡活动综合指数，旨在以一个精心设计的表格将这些因素结合起来。

口腔溃疡活性综合指数

综合指数(composite index，CI)是一个经验证的口腔溃疡特异性活性指数。它评估了在过去 4 周内口腔溃疡相关的疼痛以及口腔溃疡对 BS 和复发性阿弗他口炎(RAS)患者功能状态的影响(图 19-4)[36-37]。评分程序包括口腔溃疡的存在(1 分)、通过 100 mm 视觉模拟量表评估的自诉疼痛(5 分)和功能障碍(4 分)。讨厌的味道以及讲话和进食/咀嚼/吞咽困难是该指数中功能障碍的主要范围。对于非活动患者，CI 评分为“0”，而对于活动患者，CI 评分可能在 1 分到 10 分(严重活动)之间。CI 评分、疼痛和功能障碍与口腔溃疡的数量和愈合时间相关[37]。由于该指数中的项目是基于口腔溃疡相关因素，而不受其他口腔健康问题的影响，因此口腔科医生和内科医生中的观察者可靠性很高。因此，在临床实践和试验中医生可以很容易地对 BS 患者使用 CI。最后，CI 是一个简单易用的标准化工具，可能是临床实践和未来研究中评估口腔溃疡活动的候选量表。

口腔溃疡活动综合指数(总分：0~10 分)

1. 口腔溃疡活动度：(0~1 分)

过去一个月内口腔溃疡的数目：0=0 分，≥1=1 分。

2. 疼痛状态：(0~5 分)

请在下方的标尺上作一个垂直标记，描述您过去一个月因口腔溃疡而感到疼痛的程度。

(没有疼痛) 0 —————————————————————— 100(剧烈疼痛)

3. 功能状况：请描述过去一个月口腔溃疡对您口腔功能的影响。(0~4 分)

频次	从不 (0)	偶尔 (1)	有时 (2)	经常 (3)	总是 (4)
您是否因为口腔溃疡而感到口中有讨厌的味道？					
您是否因为口腔溃疡而讲话困难？					
您是否因为口腔溃疡而难以进食/咀嚼/吞咽？					

生殖器溃疡活动度(总分：0~10 分)

1. 生殖器溃疡活动度：(0~1 分)

过去一个月生殖器溃疡的数目：0=0 分，≥1=1 分。

2. 疼痛状态：(0~5 分)

请在下方的标尺上作一个垂直标记，描述您过去一个月因生殖器溃疡而感到疼痛的程度。

(没有疼痛)0 —————————————————————— 100)(剧烈疼痛)

3. 功能状态：请描述最近一个月生殖器溃疡对您功能的影响。(0~4 分)

频次	从不 (0)	偶尔 (1)	有时 (2)	经常 (3)	总是 (4)
您是否因为生殖器溃疡而感到您简单的动作受到限制如坐着？					
您是否因为生殖器溃疡而难以进行性生活？					
您是否因为生殖器溃疡而难以完成个人护理和需求(洗澡/如厕/洗漱)？					

结节性红斑(总分：0~10 分)

1. 结节性红斑活动度：过去一个月结节性红斑的数目：0=0 分，≥1=1 分

2. 疼痛状态：(0~5 分)

请在下方的标尺上做一个垂直标记，以描述您过去一个月因下肢痛性结节而感到疼痛的程度。

(没有疼痛)0 ———————————————————————— 100(剧烈疼痛)

3. 功能状态：请描述最近一个月痛性结节对您腿部功能的影响。(0~4 分)

频次	从不 (0)	偶尔 (1)	有时 (2)	经常 (3)	总是 (4)
您是否因为痛性结节而难以进行日常活动?					
您是否因为痛性结节而难以进行体力活动(运动/散步/上下楼梯)?					

图 19-4　白塞综合征患者皮肤黏膜指数

口腔溃疡严重程度评分

口腔溃疡严重度评分(OUSS)是一个最新验证的 BS 量表(图 19-5)，该量表包括口腔溃疡的数量、大小和持续时间，以及前 4 周内口腔溃疡的无溃疡期、疼痛和位置(非角质化部位和角质化部位)。OUSS 可能是 BS 全身活动的一个预测因素。量表的主要差异是在评分过程中使用了口腔溃疡的位置。此外，口腔溃疡引起的进食、说话和微笑等口腔功能不适也在表格的口腔健康相关生活质量(oral health-related quality of life，OHRQoL)部分编码为 0 ~ 10 分[38]。BS 患者口腔溃疡的形式和 OHRQoL 都是使用 OUSS 来评估的。因此，它可用于临床护理和临床试验的随访。

口腔健康相关的生活质量

口腔健康影响量表 - 14 (OHIP - 14) 作为 OHRQoL 调查问卷在口腔医学中被广泛应用[39-42]。治疗方案、自然牙齿数量、牙痛经历和感知治疗需求与 BS 中 OHIP-14 评分相关。在活动期患者中，英国[40]和土耳其[39-40]的 BS 患者的 OHIP-14 评分相似。

在 BS 中通过因子分析评估 OHIP-14 调查问卷的多维属性时，在随访期间确定了关于身体症状、心理社会症状和心理症状的 3 个分量表。身体症状评分与每月口腔溃疡复发相关，而用秋水仙碱治疗的患者心理症状评分较差[42]。

OHIP-14 调查问卷也用于定义最小临床重要改善(minimal clinical important improvement，MCII)，以评估随访期间的治疗方案。阈值水平由 OHIP-14 评分中的受试者工作特征(ROC)曲线分析产生。OHIP-14 评分下降 3.5 分或 38.1%与临床重要改善相关。此外，OHIP-14 调查问卷可以作为 BS 患者临床实践的一个有价值的工具[43]。然而，关键的一点是口腔科医生应该评估 OHRQoL 状态，该状态既受 BS 患者口腔溃疡活动的影响，也受到其他口腔健康问题的影响。

最后，口腔溃疡是 BS 患者的首发症状或主要症状。口腔溃疡活动受治疗计划以及口腔健康、牙齿治疗、创伤性牙齿和/或修复体影响，这些也可能引发 BS 中的口腔溃疡[44-48]。此外，口腔健康相关的结局指标观察到与活动期 BS 患者的临床参数有很好的相关性。在这个框架内，口腔科医生可以帮助早期诊断以及根据 BS 患者的个人需求管理口腔健康。因此，口腔科医生与医疗团队的合作可以提高 BS 中的 PROMs。

皮肤黏膜活动指数中的生殖器溃疡指数和结节性红斑指数

一个经过验证的器官特异性 PROM 是皮肤黏膜指数(MI)，它扩展了在过去 4 周内对口腔和生殖器溃疡及皮肤症状的评估[36]。它在一个表里综合了口腔溃疡(CI)、生殖器溃疡(GI)和结节性红斑(EN)的活动 (图 19-5)。与 CI 类似[37]，疼痛和功能受限的评估是 GI 和 EI 的主要标准。功能状态通过因 GI 而出现的简单动作的限制、性生活和个

人护理的困难以及因 EI 出现的日常活动和体力活动的困难来评估。CI、GI 和 EI 的分数介于 0 分(非活跃)和 10 分(非常活跃)之间。MI 总得分由这些亚组组成(0~30 分)。

MI 的主要优点是单独监测每个受累器官的活动度。MI 评分对临床表现敏感，症状完全消失或明显减轻的患者 MI 评分较低。因此，皮肤黏膜活性指数可能有助于对 BS 皮肤黏膜受累患者进行治疗决策[36]。

生殖器溃疡严重度与生殖器健康生活质量

生殖器溃疡严重度评分(genital ulcer severity score，GUSS)是一种针对生殖器溃疡的器官特异性工具。生殖器溃疡的数量、大小、部位、持续时间、无溃疡期和疼痛以表格形式记录下来[49]。GUSS 的结构类似于 OUSS[38]。此外，生殖器溃疡对坐姿、行走、排尿和性活动的影响用生殖器健康生活质量(genital health quality of life，GHQoL)进行评估[49](表 19-4)。由于 GUSS 和 GHQoL 评分与生殖器溃疡的类型和疼痛相关，因此可用于临床研究和实践。

溃疡严重度评分(USS)

名称： 诊断：
出生日期： 首诊科室： □是 □否
医院编号： 溃疡用药患者： □是 □否
日期： 药物名称：
临床医生： 服药时间：

	溃疡特征	分数	USS 分数说明
平均溃疡数			得分=单次发作时溃疡的平均数量 最高分=20 分
溃疡平均大小(mm)			得分=溃疡的平均大小(mm) 最高分=20 分
溃疡的平均持续时间(以周为单位)			得分=1/2 周数 即半周(3 天)得 1 分；1 周半(10 天)得 3 分 最高分=9 分
无溃疡期(以周为单位)			得分=4-平均一周内无溃疡的天数 最高分=4 分(一直有溃疡)
患者感觉到的疼痛(0~10 分)	0 1 2 3 4 5 6 7 8 9 10		1 分=轻微不适 10 分=严重影响进食和/或讲话 最高分=10 分
黏膜部位	第 1 组唇黏膜、颊黏膜、颊沟、软腭、舌腹、舌侧、口底 第 2 组硬腭、附着牙龈、牙槽脊、舌背、扁桃体、腭弓、悬雍垂		得分=受影响部位的总数 第 1 组中每个部位得 1 分(非角化黏膜) 第 2 组中每个部位得 2 分(角化、特殊的或口咽部)
明显的瘢痕 有□	没有□	USS 总分□	
生活质量(在 0~10 分的范围内)	0 1 2 3 4 5 6 7 8 9 10		最高分=10 分 1 分=溃疡时有轻微不适 10 分=严重影响进食、讲话或微笑

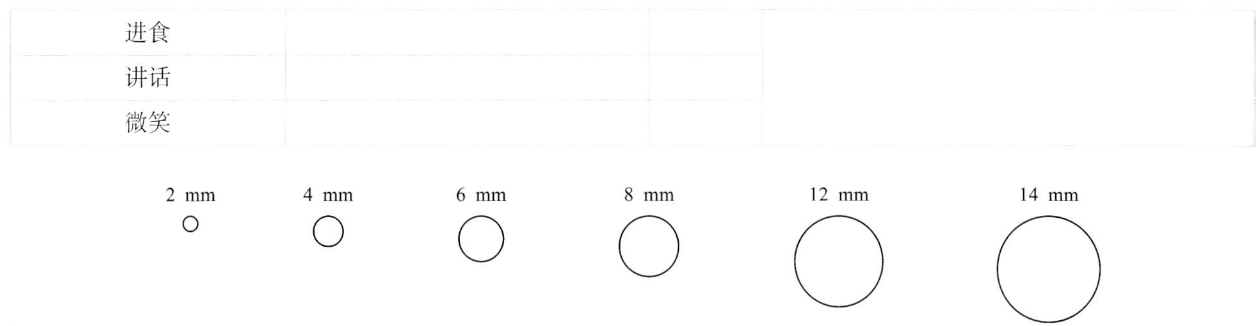

图 19-5　白塞综合征患者口腔溃疡严重度评分

血管受累

没有专门用于 BS 血管受累的结局指标。然而，评估血栓后综合征和与静脉受累相关的生活质量的通用工具已被用于 BS 研究[50-51]。血栓后综合征是 BS 患者深静脉血栓复发的重要后果。临床、病因、解剖和病理生理（clinical，etiologic，anatomical，and pathophysiological，CEAP）的描述性分类和 Villalta 量表是两种用于评估 BS 患者血栓后综合征严重度的工具[50-51]。此外，静脉功能障碍评分、静脉临床严重度评分和静脉功能不全的流行病学和经济学研究生活质量/症状问卷被用于评估 BS 深静脉血栓形成[51]。

神经系统受累

没有专门针对 BS 神经系统受累的疾病活动评估方法。对于 BS 患者最好使用哪种评估手段也鲜有共识。我们需要判断大脑的哪个区域受到影响，从而决定可能需要哪些评估方法，或者相反，患者经历了哪些类型的困难，因此判断哪种评估方法最为合适。快速可靠的筛选评估是有价值的。传统上，这通常是为筛查痴呆症而研发的精神状态检查，但使用更为广泛；然而，这并未显示额叶病变导致的缺陷。Addenbrooke 的认知检查修订（ACE-R）有望更好[52]。这是全面被验证的，而且其可靠性良好。它包括脑执行功能的评估，执行速度相当快。此外，Siva 等还使用[53]扩展残疾状态量表（extended disability status scale，EDSS）来评估中枢神经系统疾病所造成的功能障碍。EDSS 也是主要设计用于评估多发性硬化的。作者们为了使 EDSS 适用于 BS，排除了眼病的评估，因为他们认为 BS 中的眼病主要是由于葡萄膜炎而不是中枢神经系统病变。

胃肠道系统

肠白塞的疾病活动指数（disease activity index for intestinal Behçet's Disease，DAIBD）是专门为评估 BS 胃肠道受累而开发的工具[54]。它的设计灵感来自克罗恩疾病活动指数（Crohn's Disease activity index，CDAI）[55]。与 CDAI 类似，除了评估腹痛和腹泻等胃肠道症状，DAIBD 也评估肠外表现，如口腔和生殖器溃疡、皮肤病变，以及关节、眼睛、血管受累和神经系统受累等。这可能会减弱 DAIBD 专门评估 BS 胃肠道受累的能力。

关节受累

BS 患者的关节很少受损，因此不需要关节侵蚀的评估。

简短易用的多维健康评估问卷（multidimensional health assessment questionnaire，MDHAQ）最近已在 BS 和 RA 中使用。它评估功能障碍、疼痛和疲劳。与早期 RA 患者相比，BS 患者关节炎的功能障碍和疼痛程度相似。这表明 BS 可能存在未被认识的功能问题，尤其是关节受到影响时[56]。

功能障碍和体育运动评估

如果存在功能障碍，需要评估这一点，RA 的 HAQ 和通用 Barthel 指数可以使用。还有日常生活的 Rivermead 运动指数和 Nottingham 日常生活的扩展活动指数，但这两者通常用于神经系统疾病。

AMPS 是一个有效的职业治疗评估，但这很耗时。有望成为重要评估方法的是 WHO-DAS Ⅱ，它其中也包括了体育运动评估。

工作生产力和活动障碍

工作生产力和活动障碍(work productivity and activity impairment，WPAI)问卷调查评估在过去的 7 天内有偿和无偿工作中的损害情况。通过使用 WPAI 评估受雇群体的缺勤、到岗情况和整体工作失误情况和工作之外的日常活动情况。在 BS 中，与无肌肉骨骼受累的患者相比，有肌肉骨骼受累的患者日常活动障碍和生产力损失增加。然而，与无眼部受累的患者相比，眼部受累的患者工作时间更少。在男性患者中，担心失去工作是一个主要问题。因此，WPAI 亚群评分为 BS 患者治疗方案的调整提供了依据，以改善 BS 患者的工作效率和日常活动[57]。工作生产力调查和工作不稳定量表是评估 BS 患者工作效率的其他通用工具[58]。

疾病感知

慢性病患者往往会产生认知和/或心理表现以应对其症状，因为他们的身体、心理和社会功能障碍受到疾病症状的影响。关键是要知道，他们可能会在临床实践和试验中修改结局指标的结果[59-60]，特别是当 BS 中存在肌肉骨骼症状和眼睛受累时[61]。

生活质量评估

我们的许多患者发现，由于 BS 的诊断，他们的生活被改变了，有时是灾难性的改变。由于生活方式是他们衡量我们干预措施的标准，因此用最能反映疾病主要影响的疾病评估方法来评估治疗是很重要的。疾病对他们的生活和家庭的整体影响也需要了解和量化。这对于每个人来说都是如此，但是对于那些希望为患者提供最好的，通常是昂贵的治疗、研究和资金的人来说也是必要的信息。资助机构也会想知道药物的成本是否与收益相平衡，这些是通过 QoL 来衡量，或是以成本效益来衡量，抑或是用工作中损失的天数来衡量。

在过去的几十年里，已经有大量的研究和大量新的 QoL 指标被引入。现在人们发现这些已被纳入临床试验的结局指标。QoL 指标源于政治，但也反映了对经典临床终点的评判。很多产生的东西背后都存在着公认的理论缺乏，在定义 QoL 方面有相当大的困难。

评价指标可能是一般性的，也可能是针对某种疾病的。前者在比较一种疾病与另一种疾病的治疗效益时很重要。后者与所涉及的疾病关系密切，尤其是源于患者本身，在以专业或疾病为重点的研究中更有用。

Bodur 等做了一项研究[62]，其中，以 BDCAF (土耳其版本)所评估的疾病活动与以 Nottingham 健康档案(NHP)和生活满意度指数(life satisfaction index，LSI)所评估的 QoL 和心理健康相关。疲劳、关节受累、口腔溃疡和 NHP 的生理领域相关性最大。关节受累和生殖器溃疡是与 NHP 社会心理领域最相关的活动指标。LS 与患者和医生对其疾病的印象最相关。

BD 特定的生活质量评估

这是利兹大学康复医学系学术部的心理测量小组根据 BD 国际研究小组的要求编制的[63]。它基于质量需求的标准定性方法，该方法源于对 BS 患者进行半结构化访谈，访谈对象涵盖所有严重程度的患者。研究人员确定好项目，检测其量表的属性、信度、内部一致性和有效性后，将这些项目应用于邮寄问卷，并对研究结果进行 Rasch 分析。然后，由此衍生出第二份更短的调查问卷，并进行类似的评估，使 71 个项目减少到 30 个项目。这 30 个项目不受性别和年龄的影响，非常符合 Rasch 模型。在第二次邮政调查中，重测信度为 0.84。评估答案二分法，问卷易于完成，患者喜欢，3 分钟完成。它具有较高的内部一致性和重测信度。

为 BS 制定一套核心结局指标

正如本章中所强调的，在涉及不同器官受累的 BS 临床试验中已经使用了几种结果和结局指标。然而，BS 研究中使用的结局指标的多样性和可变性使得不同治疗方式的研究结果难以进行结合和比较，也难以告知临床医生 BS 患者的最佳管理策略。此外，这些结局指标中有许多没有经过验证，也没有被普遍接受。由于对数据驱动的、可靠的、有效的且被广泛接受的 BS 结局指标的需求未得到满足，风湿病学结局指标（OMERACT）白塞综合征工作组已致力于开发一套核心结局指标，用于使用 OMERACT 方法的所有 BS 临床试验[64-65]。

目前，通过这个多步骤的过程已经开发出一个核心域集。首先，研究人员进行了一项系统回顾，以确定在 BS 研究中评估的域和子域，以及使用的结果和结局指标[7]。其次，是对来自不同专业的 BS 专家进行调查，了解他们对现有可用的结局指标的看法，以及他们对该领域未满足需求的想法[64]。随后，在 2014 年 BS 国际会议期间，召开了一次结局指标特别兴趣小组会议，与会者包括来自不同专业的医生和研究人员、患者和厂家[65]。为了从患者的角度更好地理解重要领域和子领域，本研究采用定性患者访谈的方法[66]。从这些过程中获得的数据被用于生成候选域和子域列表，用于 BS 的整体疾病评估和特定器官评估。对 BS 患者和 BS 多学科专家进行了 3 轮改良 Delphi 训练。这些结果被用来确定最终的核心域集用于所有 BS 的临床试验[67]（表 19-1）。下一步研究人员将开发一套核心结局指标来评估这些域和子域。

表 19-1　白塞综合征试验的 OMERACT 域集

核心域集		黏膜	关节	眼睛	血管	神经系统	胃肠道
必选域集	所有试验中必选	整体疾病活动度；新器官受累；生活质量；不良事件；死亡	整体疾病活动度；新器官受累；生活质量；不良事件；死亡	整体疾病活动度；新器官受累；生活质量；不良事件；死亡	整体疾病活动度；生活质量；不良事件；死亡	整体疾病活动度；新器官受累；生活质量；不良事件；死亡	整体疾病活动度；新器官受累；生活质量；不良事件；死亡
	单个器官系统试验必选	病变数量；病变疼痛程度	疼痛关节数；肿胀关节数	视力活动度；眼部病变的严重性；发作频率；血管渗漏	血管病变；浅静脉血栓；血栓后综合征	神经系统病变；认知功能；神经功能	临床胃肠道病变活动度；内镜下胃肠道病变活动度
可选域集		黏膜功能；病变持续时间		眼部损伤；囊肿；黄斑水肿	血管再通		
研究议程		整体功能；整体损伤	关节疼痛；附着点炎；整体功能；整体损伤	整体功能；整体损伤	血管生活质量；炎症指标；整体功能；整体损伤	整体功能；整体损伤	炎症指标；整体功能；整体损伤

结论

有大量的一般疾病评估方法可供选择，但只有少数在 BS 中进行过研究，其效用尚不清楚。专门为 BS 开发的工具很少，且大多数缺乏对该疾病某些表现的涵盖，这些表现在世界不同地区可能以不同的频率出现，如胃肠道和神经系统受累。最后，眼睛受累作为致残的主要原因仍然缺乏良好且易于使用的评估工具。

参考文献

1. Sut N, Seyahi E, Yurdakul S, Senocak M, Yazici H. A cost analysis of Behçet's syndrome in Turkey. Rheumatology (Oxford). 2007; 46: 678-82.
2. Watt RG. Strategies and approaches in oral disease prevention and health promotion. Bull World Health Organ. 2005; 83: 711-8.
3. Nelson EC, Eftimovska E, Lind C, Hager A, Wasson JH, Lindblad S. Patient reported outcome measures in practice. BMJ. 2015; 350: g7818.
4. Deshpande PR, Rajan S, Sudeepthi BL, Abdul Nazir CP. Patient-reported outcomes: a new era in clinical research.

Perspect Clin Res. 2011; 2(4): 137-44.

5. Ni Riordain R, Shirlaw P, Alajbeg I, Al Zamel GY, Fung PL, Yuan AD, et al. World Workshop on Oral Medicine VI: patient-reported outcome measures and oral mucosal disease: current status and future direction. Oral Surg Oral Med Oral Pathol Oral Radiol. 2015; 120(2): 152-60. e111.
6. Mumcu G, Alibaz-Oner F, Oner SY, Ozen G, Atagunduz P, Inanc N, et al. Oral ulcer activity in Behcet's disease: poor medication adherence is an underestimated risk factor. Eur J Rheumatol. 2017; 4(2): 109-12.
7. Hatemi G, Merkel PA, Hamuryudan V, Boers M, Direskeneli H, Aydin SZ, et al. Outcome measures used in clinical trials for Behçet syndrome: a systematic review. J Rheumatol. 2014; 41: 599-612.
8. Prevoo ML, Van't Hof MA, Kuper HH, van Leeuwen MA, van de Putte LB, van Riel PL. Modified disease activity scores that include twenty-eight-joint counts. Development and validation in a prospective longitudinal study of patients with rheumatoid arthritis. Arthritis Rheum. 1995; 38: 44-8.
9. Yazici H, Tuzun Y, Pazarli H, Yurdakul S, Ozyazgan Y, Ozdogan H, et al. Influence of age of onset and patient's sex on the prevalence and severity of manifestations of Behçet's syndrome. Ann Rheum Dis. 1984; 43: 783-9.
10. Lawton G, Bhakta BB, Chamberlain MA, Tennant A. The Behçet's disease activity index. Rheumatology (Oxford). 2004; 43: 73-8.
11. Beaton DE. Understanding the relevance of measured change through studies of responsiveness. Spine. 2000; 25: 3192-9.
12. Lee ES, Kim HS, Bang D, Yu HG, Chung H, Shin DH, et al. Development of clinical activity form for Korean patients with Behçet's disease. Adv Exp Med Biol. 2003; 528: 153-6.
13. Neves FS, Moraes JC, Kowalski SC, Goldenstein-Schainberg C, Lage LV, Gonçalves CR. Cross-cultural adaptation of the Behçet's Disease Current Activity Form (BDCAF) to Brazilian Portuguese language. Clin Rheumatol. 2007; 26: 1263-7.
14. Hamuryudan V, Fresko I, Direskeneli H, Tenant MJ, Yurdakul S, Akoglu T, Yazici H. Evaluation of the Turkish translation of a disease activity form for Behçet's syndrome. Rheumatology (Oxford). 1999; 38: 734-6.
15. Forbess C, Swearingen C, Yazici Y. Behçet's Syndrome Activity Score (BSAS): a new disease activity assessment tool, composed of patient-derived measures only, is strongly correlated with The Behçet's Disease Current Activity Form (BDCAF). Ann Rheum Dis. 2008; 67(SII): 360.
16. Shahram F, Khabbazi A, Nadji A, Ziaie N, Banihashemi AT, Davatchi F. Comparison of existing disease activity indices in the follow-up of patients with Behçet's disease. Mod Rheumatol. 2009; 19(5): 536-41.
17. Simsek I, Meric C, Erdem H, Pay S, Kilic S, Dinc A. Accuracy of recall of the items included in disease activity forms of Behçet's disease: comparison of retrospective questionnaires with a daily telephone interview. Clin Rheumatol. 2008; 27: 1255-60.
18. Bang D, Kim HS, Lee ES, Lee S. The significance of laboratory test in evaluating the clinical activity of Behçet's disease. In: Proceedings of the 9th international conference in Behçet's disease held in Seoul, Korea, 27-29 May; 2000.
19. Deuter CME, Kotter I, Gunaydin I, Zierhut M, Stubiger N. Ocular involvement in Behçet's disease: first 5-year-results for visual development after treatment with interferon alfa-2a. Ophthalmologe. 2004; 101: 129-34.
20. Amberger M, Groll S, Günaydin I, Deuter C, Vonthein R, Kötter I. Intracellular cytokine patterns in Behçet's disease in comparison to ankylosing spondylitis-influence of treatment with interferon-alpha2a. Clin Exp Rheumatol. 2007; 25(Suppl 45): S52-7.
21. Kötter I, Koch S, Vonthein R, Rückwaldt U, Amberger M, Günaydin I, et al. Cytokines, cytokine antagonists and soluble adhesion molecules in patients with ocular Behçet's disease treated with human recombinant interferon-alpha2a. Results of an open study and review of the literature. Clin Exp Rheumatol. 2005; 23(Suppl 38): S20-6.
22. Cekmen M, Evereklioglu C, Er H, Inaloz HS, Doganay S, Yurkoz Y, Ozerol IH. Vascular endothelial growth factor levels are increased and associated with disease activity in patients with Behçet's syndrome. Int J Dermatol. 2003; 42(11): 870-5.
23. Nanke Y, Kotake S, Goto M, Ujihara H, Matsubara M, Kamatani N. Decreased percentages of regulatory T cells in peripheral blood of patients with Behçet's disease before ocular attack: a possible predictive marker of ocular attack. Mod Rheumatol. 2008; 18(4): 354-8.
24. Pay S, Abbasov T, Erdem H, Musabak U, Simsek I, Pekel A, et al. Serum MMP-2 and MMP-9 in patients with Behçet's disease: do their higher levels correlate tovasculo-Behçet's disease associated with aneurysm formation? Clin Exp Rheumatol. 2007; 25(Suppl 45): S-70-5.
25. Kim DH, Park Y, Kim B, Kim SW, Park SJ, Hong SP, et al. Fecal calprotectin as a non-invasive biomarker for intestinal involvement of Behçet's disease. J Gastroenterol Hepatol. 2017; 32(3): 595-601.
26. Esatoglu SN, Hatemi I, Ozguler Y, Hatemi G, Uzun H, Celik AF, Yazici H. Faecal but not serum calprotectin levels look promising in predicting active disease in Behçet's syndrome patients with gastrointestinal involvement. Clin Exp Rheumatol. 2018; 36(6 Suppl 115): 90-6.

27. Tugal-Tutkun I, Herbort CP, Khairallah M. The Angiography Scoring for Uveitis Working Group (ASUWOG). Scoring of dual fluorescein and ICG inflammatory angiographic signs for the grading of posterior segment inflammation (dual fluorescein and ICG angiographic scoring system for uveitis). Int Ophthalmol. 2010; 30(5): 539-52.

28. Kaburaki T, Namba K, Sonoda KH, Kezuka T, Keino H, Fukuhara T, et al. Behçet's disease ocular attack score 24: evaluation of ocular disease activity before and after initiation of infliximab. Jpn J Ophthalmol. 2014; 58(2): 120-30.

29. Tugal-Tutkun I, Cingu K, Kir N, et al. Use of laser flare-cell photometry to quantify intraocular inflammation in patients with Behçet's uveitis. Graefes Arch Clin Exp Ophthalmol. 2008; 246: 1169-77.

30. Yalcindag FN, Bingol Kiziltunc P, Savku E. Evaluation of intraocular inflammation with laser flare photometryin Behçet uveitis. Ocul Immunol Inflamm. 2017; 25: 41-5.

31. Mesquida M, Llorenç V, Fontenla JR, et al. Use of ultrawide-field retinal imaging in the management of active Behçet retinal vasculitis. Retina. 2014; 34: 2121-7.

32. Moon SW, Kim BH, Park UC, Yu HG. Inter-observer variability in scoring ultra-wide-field fluorescein angiography in patients with Behçet retinal vasculitis. Ocul Immunol Inflamm. 2017; 25(1): 20-8.

33. Nussenblatt RB, Pelestine AG, Chan CC, et al. Standardization of vitreal inflammatory activity in intermediate and posterior uveitis. Ophthalmology. 1985; 92: 467-71.

34. Davis JL, Madow B, Cornett J, et al. Scale for photographic grading of vitreous haze in uveitis. Am J Ophthalmol. 2010; 150: 637-41.

35. Ozyazgan Y, Ucar D, Erdogan M, Ozguler Y, Hatemi G, Yurdakul S, et al. Factors associated with damage progression in Behçet's syndrome uveitis. Arthritis Rheumatol. 2018; 70(suppl 10)

36. Mumcu G, Inanc N, Taze A, Ergun T, Direskeneli H. A new mucocutaneous activity index for Behcet's disease. Clin Exp Rheumatol. 2014; 32(4 Suppl 84): S8-6.

37. Mumcu G, Sur H, Inanc N, Karacayli U, Cimilli H, Sisman N, et al. A composite index for determining the impact of oral ulcer activity in Behcet's disease and recurrent aphthous stomatitis. J Oral Pathol Med. 2009; 38(10): 785-91.

38. Senusi A, Higgins S, Fortune F. The influence of oral health and psycho-social well-being on clinical outcomes in Behcet's disease. Rheumatol Int. 2018; 38(10): 1873-83.

39. Mumcu G, Inanc N, Ergun T, Ikiz K, Gunes M, Islek U, et al. Oral health related quality of life is affected by disease activity in Behçet's disease. Oral Dis. 2006; 12: 145-51.

40. Mumcu G, Niazi S, Stewart J, Hagi-Pavli E, Gokani B, Seoudi N, et al. Oral health and related quality of life status in patients from UK and Turkey: a comparative study in Behçet's disease. J Oral Pathol Med. 2009; 38: 406-9.

41. Sogur E, Onem E, Kalfa M, Emmungil H, Bostanci N, Aksu K, et al. Oral health and oral quality of life in inactive patients with familial Mediterranean fever without amyloidosis. Clin Exp Rheumatol. 2013; 31(3 Suppl 77): 15-9.

42. Mumcu G, Hayran O, Ozalp DO, Inanc N, Yavuz S, Ergun T, Direskeneli H. The assessment of oral health related quality of life by factor analysis in patients with Behçet's disease and recurrent apthous stomatitis. J Oral Pathol Med. 2007; 36: 147-52.

43. Hayran O, Mumcu G, Inanc N, Ergun T, Direskeneli H. Assessment of minimal clinically important improvement by using Oral Health Impact Profile-14 in Behcet's disease. Clin Exp Rheumatol. 2009; 27(2 Suppl 53): S79-84.

44. Mumcu G. Behcet's disease: a dentist's overview. Clin Exp Rheumatol. 2008; 26(4 Suppl 50): S121-4.

45. Alibaz-Oner F, Mumcu G, Kubilay Z, Ozen G, Celik G, Karadeniz A, Can M, Oner SY, Inanc N, Atagunduz P, Ergun T, Direskeneli H. Unmet need in Behcet's disease: most patients in routine followup continue to have oral ulcers. Clin Rheumatol. 2014; 33(12): 1773-6.

46. Coit P, Mumcu G, Ture-Ozdemir F, Unal AU, Alpar U, Bostanci N, et al. Sequencing of 16S rRNA reveals a distinct salivary microbiome signature in Behcet's disease. Clin Immunol. 2016; 169: 28-35.

47. Mumcu G, Cimilli H, Karacayli U, Inanc N, Ture-Ozdemir F, Eksioglu-Demiralp E, et al. Salivary levels of HNP 1-3 are related to oral ulcer activity in Behcet's disease. Int J Dermatol. 2013; 52(10): 1198-201.

48. Karacayli U, Mumcu G, Simsek I, Pay S, Kose O, Erdem H, et al. The close association between dental and periodontal treatments and oral ulcer course in behcet's disease: a prospective clinical study. J Oral Pathol Med. 2009; 38(5): 410-5.

49. Senusi A, Seoudi N, Bergmeier LA, Fortune F. Genital ulcer severity score and genital health quality of life in Behcet's disease. Orphanet J Rare Dis. 2015; 10: 117.

50. Seyahi E, Cakmak OS, Tutar B, Arslan C, Dikici AS, Sut N, et al. Clinical and ultrasonographic evaluation of lower-extremity vein thrombosis in Behcet syndrome: an observational study. Medicine (Baltimore). 2015; 94(44): e1899.

51. Alibaz-Oner F, Aldag B, Aldag M, Unal AU, Mutiş A, Toptas T, et al. Post-thrombotic syndrome and venous disease-specific quality of life in patients with vascular

Behçet's disease. J Vasc Surg Venous Lymphat Disord. 2016; 4(3): 301-6.

52. Mioshi E, Dawson K, Mitchell J, Arnold R, Hodges JR. The Addenbrooke's Cognitive Examination Revised (ACE-R): a brief cognitive test battery for dementia screening. Int J Geriatr Psychiatry. 2006; 21: 1078-85.

53. Siva A, Kantarci OH, Saip S, Altintas A, Hamuryudan V, Islak C, et al. Behçet's disease: diagnostic and prognostic aspects of neurologic involvement. J Neurol. 2001; 248: 95-103.

54. Cheon JH, Han DS, Park JY, Ye BD, Jung SA, Park YS, et al. Development, validation, and responsiveness of a novel disease activity index for intestinal Behcet's disease. Inflamm Bowel Dis. 2011; 17: 605-13.

55. Best WR, Becktel JM, Singleton JW, Kern FJ. Development of a Crohn's disease activity index. National Cooperative Crohn's Disease Study. Gastroenterology. 1976; 70(3): 439-44.

56. Moses Alder N, Fisher M, Yazici Y. Behçet's syndrome patients have high levels of functional disability, fatigue and pain as measured by a Multi-dimensional Health Assessment Questionnaire (MDHAQ). Clin Exp Rheumatol. 2008; 26(Suppl 50): S110-3.

57. Mumcu G, Lehimci F, Fidan O, Guk H, Alpar U, Unal AU, et al. The assessment of work productivity and activity impairment in Behcet's disease. Turk J Med Sci. 2017; 47(2): 535-41.

58. Serin N, Ozguler Y, Esatoglu SN, Hamuryudan V, Hatemi G. Work productivity is impaired in patients with Behçet's syndrome. Arthritis Rheumatol. 2018; 70(suppl 10).

59. Yankouskaya A, Boughey A, McCagh J, Neal A, de Bezenac C, Davies SJ. Illness perception mediates the relationship between the severity of symptoms and perceived health status in patients with Behcet disease. J Clin Rheumatol. 2018; https://doi.org/10.1097/RHU.0000000000000872.

60. Grayson PC, Amudala NA, McAlear CA, Leduc RL, Shereff D, Richesson R, et al. Causal attributions about disease onset and relapse in patients with systemic vasculitis. J Rheumatol. 2014; 41(5): 923-30.

61. Mumcu G, Yağar F, Alibaz-Öner F, inanç N, Direskeneli H, Ergun T. Does illness perception associate with disease symptoms in Behçet's disease? Intern Emerg Med. 2018; https://doi.org/10.1007/s11739-018-1983-y.

62. Bodur H, Borman P, Ozdemir Y, Atan C, Kural G. Quality of life and life satisfaction in patients with Behçet's disease: relationship with disease activity. Clin Rheumatol. 2006; 25: 329-33.

63. Gilworth G, Chamberlain MA, Bhakta B, Haskard D, Silman A, Tennant A. Development of the Behçet's disease quality of life, a quality of life measure specific to Behçet's disease. J Rheumatol. 2004; 31: 931-7.

64. Hatemi G, Ozguler Y, Direskeneli H, Mahr A, Gul A, Levi V, et al. Current status, goals, and research agenda for outcome measures development in Behçet syndrome: report from OMERACT 2014. J Rheumatol. 2015; 42(12): 2436-41.

65. Hatemi G, Meara A, Ozguler Y, Direskeneli H, Mahr A, Easley E, et al. Developing a core set of outcome measures for Behçet disease: report from OMERACT 2016. J Rheumatol. 2017; 44: 1750-3.

66. Ozguler Y, Merkel PA, Gurcan M, Bocage C, Eriksen W, Hatemi G, et al. Patients'experiences with Behçet's syndrome: Structured interviews among patients with different types of organ involvement. Clin Exp Rheum. 2019; (in press).

67. Hatemi G, Meara A, Ozguler Y, Direskeneli H, Mahr A, Shea B, et al. The OMERACT Core Domain Set for clinical trials in Behçet's syndrome. Arthritis Rheumatol. 2018; 70(suppl 10).

（译者：王淑英　王佳；审核：谢希　唐琪　李芬）

第 20 章

白塞综合征疾病管理

Vedat Hamuryudan, Ina Kötter, Hasan Tüzün

药物治疗

白塞综合征的治疗目标是控制现有症状和防止脏器功能损害。免疫抑制剂是主要的治疗药物[1]。根据患者是否具有不良预后因素和受累脏器选择治疗方案(表 20-1)。对于大多数患者，尤其是女性患者，BS 主要表现为反复皮肤、黏膜损害，从而影响生活质量。一项长达 20 年的研究结果表明，在非全身用药的情况下，多数患者病情可有效控制[2]。但是，青年男性患者常出现严重脏器功能受损，甚至死亡。因此，对于青年男性患者，在病程初期应积极治疗，防止出现脏器功能受损。

表 20-1　影响 BS 治疗方案选择的不良预后因素

因素	意见
性别	男性患者预后不良
年龄	发病年龄≤24 岁时预后不良
病程	病程初期疾病负担重，随时间推移负担趋于减弱
临床表现	累及血管、神经、眼和胃肠道时预后不良
复发频率	减少疾病复发可有效延缓不可逆的器官损伤

BS 的治疗药物种类较多，包括局部用药、免疫抑制剂和生物制剂。有些药物的疗效得到了对照性研究的证实，但大多数药物的应用是基于观察性研究的结果[3-4]。此外，目前仅皮肤黏膜及眼部病变的治疗药物有对照性研究结果支持，而血管、神经和胃肠道病变的治疗药物尚无对照性研究结果。

2018 年 EULAR 更新了关于 BS 的治疗指南[5]。和既往指南相比，除了更新个别系统受累的治疗建议外，该指南进一步提出了 5 项总体原则和 1 项血管手术治疗的管理建议。总体原则强调多学科合作以达到最佳治疗效果，并将治疗目标定义为迅速控制活动性炎症，从而有效防止不可逆的器官功能损害。

在本章节中，基于已发表的研究数据及 2018 年 EULAR 推荐意见，对 BS 各器官病变的治疗用药建议总结如下(表 20-2)。

表 20-2　BS 各器官病变的治疗用药建议

皮肤黏膜受累	局部外用药物有助于缓解症状。 轻至中度皮肤黏膜病变，尤其是结节性红斑和外阴溃疡，首选秋水仙碱。 糖皮质激素对结节性红斑可能有效。 丘疹性脓疱疹的治疗类似于寻常痤疮。 硫唑嘌呤、阿普司特、沙利度胺和肿瘤坏死因子-α(tumor necrosis factor α, TNF-α)抑制剂可用于难治性患者

续表20-2

关节炎	非甾体抗炎药可缓解症状。 关节腔内注射糖皮质激素有助于缓解急性单关节炎。 秋水仙碱可用于治疗大多数急性关节炎。 硫唑嘌呤、TNF-α 抑制剂和干扰素 α(interferon α, IFN-α)可用于难治性患者
葡萄膜炎	后葡萄膜炎首选免疫抑制剂(如硫唑嘌呤、环孢素 A)或生物制剂(如 IFN-α、TNF-α 抑制剂)治疗。 建议使用全身性糖皮质激素联合免疫抑制剂治疗
深静脉血栓	急性深静脉血栓首选全身性糖皮质激素联合免疫抑制剂(如硫唑嘌呤、环孢素 A 或环磷酰胺)治疗。药物种类和受累静脉有关。 难治性病例可考虑使用 TNF-α 抑制剂。 难治性静脉血栓可考虑加用抗凝药
动脉受累	肺动脉受累时应使用环磷酰胺和大剂量糖皮质激素强化治疗。对于难治性病例，可考虑使用 TNF-α 抑制剂。对于咯血或有咯血高风险患者，血管内栓塞术可能有助于挽救患者生命。 对于主动脉瘤和外周动脉瘤患者，手术或血管内干预前应先接受环磷酰胺和糖皮质激素治疗
胃肠道受累	急性加重期应联合使用糖皮质激素和 5-氨基水杨酸(5-aminosalicyc acid, 5-ASA)或硫唑嘌呤治疗。 重症和/或难治性病例可考虑使用 TNF-α 抑制剂或沙利度胺。 发生穿孔、大出血或肠梗阻等紧急情况时，应及时手术治疗
神经系统受累	急性脑实质病变时首选大剂量糖皮质激素联合免疫抑制剂(如硫唑嘌呤、环磷酰胺)治疗。 难治性病例或重症病例可首选 TNF-α 抑制剂。托珠单抗亦可供选择。 新发颅内静脉血栓时首选大剂量糖皮质激素治疗，可酌情加用抗凝药

秋水仙碱

曾经，秋水仙碱几乎可用于 BS 所有的临床表现的治疗。基于已发表的 3 个对照性临床试验，目前秋水仙碱主要用于皮肤黏膜病变和关节炎的早期治疗。第一项随机双盲、安慰剂对照临床试验，共纳入 35 例皮肤黏膜受累的患者，随机分为两组：试验组(秋水仙碱，1.5 mg/d)和安慰剂对照组，共治疗并观察 24 周。结果表明，秋水仙碱可显著改善结节性红斑和关节症状[6]。第二项双盲、对照研究纳入 116 例活动性皮肤黏膜病变的患者，随机分为秋水仙碱组(1~2 mg/d，根据体重调整)和安慰剂对照组。2 年后对比两组发现：对于女性患者，秋水仙碱治疗生殖器溃疡、结节性红斑和关节炎的疗效优于安慰剂，而对于男性患者，秋水仙碱仅在关节炎治疗时疗效优于安慰剂[7]。不同性别中疗效存在差异，可能和纳入的女性患者病情更轻有关。15 年后再次评估以上两组患者，结果表明：连续使用秋水仙碱不会减少免疫抑制剂的使用，推断秋水仙碱无长期改善病情的作用[8]。此外，一项纳入 169 例无主要器官受累的双盲、交叉试验表明，秋水仙碱更有助于控制患者的整体病情，但男女性别的差异无统计学意义[9]。

硫唑嘌呤

硫唑嘌呤是 BS 最常用的免疫抑制剂。一项持续 2 年的随机双盲、安慰剂对照临床研究，将纳入的男性患者分为两组：一组包括 25 例年龄<40 岁、病程<2 年且无葡萄膜炎的患者，另一组包括 48 例葡萄膜炎患者。研究表明：对于葡萄膜炎患者，硫唑嘌呤可有效维持视力、减少化脓性葡萄膜炎的发生；而对于无眼部受累的患者，硫唑嘌呤有助于预防眼部病变的发生。此外，硫唑嘌呤也可用于生殖器溃疡、关节炎、血栓性静脉炎的治疗[10]。8 年后，对上述受试者的临床结局再次评估，结果表明，硫唑嘌呤有利于降低失明率及复发率[11]。此外，患者血管及神经系统病变的发生率亦较低，且病程早期接受硫唑嘌呤治疗的患者预后更好。因此，对于具有不良预后因素的患者，尤其是年轻男性患者，早期使用硫唑嘌呤可能有助于预防器官功能损害，但仍有待进一步研究证实。

迄今为止，硫唑嘌呤仍是治疗 BS 最常用的免疫抑制剂，常规剂量为 2.5 mg/(kg·d)(最大剂量不超过 200 mg/d)，需要 3 个月才能起效。TNF-α 抑制剂常与硫唑嘌呤联用，但一项回顾性研究表明，两者联合治疗不会为患者带来额外获益[12]。此外，除了抗凝药，硫唑嘌呤与 IFN-α 联用时亦存在骨髓抑制的风险[13]。

环孢素 A

环孢素 A 主要用于眼部病变，随着 IFN-α 及 TNF-α 抑制剂的使用，环孢素 A 的应用逐渐减少。一项单盲临床试验结果表明，与"常规治疗"(糖皮质激素和苯丁酸氮芥)相比，环孢素 A[5～10 mg/(kg·d)]可显著减少眼病发作次数，迅速改善视力[14]。但是，2 年后两组临床结局差异不显著[15]。与每个月 1 次的环磷酰胺相比，环孢素 A[5 mg/(kg·d)]可快速、显著改善视力，但随访 24 个月后，两组间疗效差异不显著[16]。此外，一项为期 16 周的随机、双盲试验表明，环孢素 A[10 mg/(kg·d)]治疗眼病、口腔溃疡、生殖器溃疡、皮损的疗效优于秋水仙碱(1 mg/d)[17]。与其他研究相比，在持续用药 44 周后，环孢素 A 的疗效并未减弱，但 10 mg/(kg·d)时不良反应大，尚未应用于临床。另有一项开放性研究表明，7 例下肢静脉血栓患者在使用环孢素 A 治疗 2 个月后完全缓解[18]。

研究表明，环孢素 A 停药后可导致葡萄膜炎复发。因此，患者停药后应密切随访[19]。环孢素 A 的最大剂量不超过 5 mg/(kg·d)，用药期间应密切监测不良反应，尤其是不可逆的肾功能损害。神经毒性是另一个需要关注的不良反应。一项对观察性研究的荟萃分析表明，患者使用环孢素 A 后神经系统受累风险显著增加(RR 8.26，95% CI 4.45～15.32)[4]。因此，对于神经 BS 患者，即使无活动性症状，也不推荐使用环孢素 A[3]。

糖皮质激素

糖皮质激素可用于治疗 BS 所有的临床表现，但缺乏疗效证据。激素剂量和病情严重程度有关。局部外用含激素的乳膏有助于缓解口腔溃疡、生殖器溃疡，关节腔内注射糖皮质激素可减轻关节肿胀，而玻璃体内注射糖皮质激素可延缓急性葡萄膜炎的进展。大剂量糖皮质激素冲击治疗常用于重要脏器功能受累，如神经 BS、动脉瘤等。值得注意的是，糖皮质激素应当和免疫抑制剂联合治疗。

一项随机、安慰剂对照临床试验表明，甲泼尼龙(每 3 周使用 40 mg，共 27 周)有助于缓解女性患者的结节性红斑，表明甲泼尼龙的疗效类似秋水仙碱，可能存在性别差异。此外，本研究中激素采用小剂量治疗，且受试者样本量过小，Ⅱ类错误可能影响结果判读[20]。

沙利度胺

沙利度胺主要通过阻断 TNF-α 和抑制 NF-κB 通路发挥作用[21-22]。目前有关沙利度胺疗效的一项随机双盲、安慰剂对照临床试验，共纳入 96 例活动皮肤黏膜病变且无重要脏器病变的男性患者，并随机分为 3 组(沙利度胺 100 mg/d、300 mg/d 及安慰剂组)。24 周后比较发现：沙利度胺可有效改善口腔溃疡、生殖器溃疡及脓疱样皮疹，可预防口腔、生殖器溃疡复发。沙利度胺起效迅速，持续用药期间疗效稳定，但停药易复发。虽然不同剂量间的疗效差异不显著，但高剂量组神经系统不良反应更常见[23]。此外，在沙利度胺用药初期，发生结节样皮损的概率会增加。因为临床试验未行皮肤活检，推测皮损可能是结节性红斑，或者和沙利度胺诱发的浅表性血栓性脉管炎有关[24]。另一项回顾性研究表明，沙利度胺对硫唑嘌呤治疗无效的胃肠道病变可能有效，但随着 TNF-α 抑制剂的应用，沙利度胺的应用已显著减少[25]。

环磷酰胺

环磷酰胺常联合大剂量糖皮质激素用于危重症(如肺动脉瘤)的诱导治疗[26]。术前联合使用环磷酰胺和糖皮质激素可降低疾病复发率和减少术后并发症[27]。

阿普斯特

阿普斯特是磷酸二酯酶-4 的特异性抑制剂，可调节炎症信号通路。一项双盲、安慰剂对照Ⅱ期临床试验，共纳入 111 例活动性口腔溃疡患者。试验共分为两个阶段：首先，患者随机分为阿普斯特组(30 mg，每天 2 次)和安慰剂对照组；12 周后，安慰剂对照组加用阿普斯特(30 mg，每天 2 次)治疗，继续用药 12 周后两组均停药观察 4 周。研究结果表明：第 12 周时，阿普斯特可显著减少口腔溃疡数量、减轻疼痛，第2周时即可观察到差异并维持至第24周。同样，安慰剂对照组在加用阿普斯特治疗后，溃疡亦显著改善。值得注意的是，停药后阿普斯特疗效减弱，随访第2周时即观察到口腔溃疡数量增加。此外，阿普斯特组恶心、呕吐和腹泻不良反应更常见[28]。2018年EULAR大会报道了Ⅲ期临床试验的结果：阿普斯特可有效减少口腔溃疡数量、减轻疼痛，并有利于口腔溃疡缓解，对生殖器溃疡亦有一定作用[29]。阿普斯特治疗口腔溃疡具有良好的前景，但对其他系统疗效尚不确切。基于其他药物的研究结果，在不同脏器受累时，同种药物疗效也存在差异。因此，现阶段不能轻易推断出阿普斯特在其他症状或系统受累中的疗效[30]。

抗凝药

BS相关静脉血栓主要是由血管的炎症诱发，而非原发性凝血功能障碍。合并静脉血栓时是否抗凝，这一直备受争议。针对免疫抑制剂和/或抗凝药预防静脉血栓复发的荟萃分析，结果表明，免疫抑制剂可降低静脉血栓复发风险（RR 0.17，95% CI 0.08～0.35），而抗凝药无效（RR0.75，95% CI 0.48～1.17）[5]。此外，抗凝治疗在血栓后并发症中的疗效也备受争议。一项回顾性研究表明，单用免疫抑制剂治疗时会增加血栓后综合征的风险（OR 3.8，95% CI 1.04～14.1），而另一研究并不支持这一结论[31-32]。最新EULAR指南推荐，在难治性静脉血栓和颅内静脉血栓时，尤其是合并其他血栓高危因素时，在除外肺动脉瘤的前提下，可加用抗凝药[3]。

其他免疫抑制剂

一项开放性研究表明，吗替麦考酚酸酯对皮肤黏膜病变治疗无效，但另一项研究结果却相反[33-34]。此外，另有研究表明，吗替麦考酚酸酯对难治性神经BS有效[35]。同样，非对照性研究表明，甲氨蝶呤、他克莫司可用于治疗眼病[36-37]。此外，氯霉素对神经BS的脑实质病变和葡萄膜炎亦有作用，但药物相关的染色体异常和血液系统恶性肿瘤限制了该临床应用[38-39]。

抗生素

两项对照临床试验均表明，苄星青霉素联合秋水仙碱治疗急性关节炎和皮肤黏膜病变的疗效优于单用秋水仙碱[40-41]。此外，开放性研究表明，阿奇霉素、米诺环素对皮肤黏膜病变亦有一定作用[42-43]。

其他药物

一项小样本研究表明，氨苯砜对皮肤黏膜病变有效[44]。随机对照研究证实，瑞巴派特可改善口腔溃疡[45]。另一项随机对照试验表明，硫糖铝可改善口腔溃疡、生殖器溃疡[46]，而阿昔洛韦对口腔溃疡、生殖器溃疡的疗效不显著[47]。此外，研究表明，含乳杆菌的锭剂可改善口腔溃疡[48]，外用吡美莫司乳膏可改善生殖器溃疡[49-50]。针对IFN-α的研究表明，对口腔溃疡的疗效和安慰剂差异不显著[51]。而目前关于非甾体抗炎药治疗BS的唯一对照试验表明，阿扎丙酮对关节炎有效[52]。

生物制剂和干细胞移植

干扰素-α

干扰素-α（IFN-α）是一种多效性细胞因子，具有免疫调节、抗病毒和抗增殖的作用。其获批用于治疗丙型病毒性肝炎和某些血液、实体肿瘤，如毛细胞白血病、慢性粒细胞白血病、滤泡性淋巴瘤和皮肤淋巴瘤、Kaposi肉瘤、肾细胞癌和恶性黑色素瘤。IFN-α有两种类型：重组IFN-α2α和IFN-α2β，两者仅有一个氨基酸存在差异。此外，两者均有相应的聚乙二醇化剂型，但尚无治疗BS的研究报道。1986年，Tsambaos等研究表明[53]，BS发病与疱疹病毒感染有关，并提出IFN-α可用于治疗重症、难治性患者。3例患者在接受大剂量IFN-α（每天900～1200万单位，共11～16天）治疗后，2例患者眼病完全缓解。1994年，Hamuryudan等人开展的开放性研究，共纳入20例皮肤黏膜病变和关节炎患者，给予IFN-α 2b治疗（500万单位，每周3次，持续6周；随后500万单位，每周1次，持续10周），可显著减少关节炎发作次数、持续时间及血沉（ESR）；同时，皮肤黏膜病变也有改善[54]。到目前为止，仅有两项随机研究结果发表，其中一项于 2000 年发表，但被撤回[55-56]。2002 年，Alpsoy 等人[57]发表了一项关于 IFN-α 2α 的随机、安慰剂对照研究，该研究共纳入 50 例无活动性眼病的患者，接受 IFN-α 600 万单位（皮下注射，每周 6 次）治疗 3 个月后，IFN-α 组疗效显著优于安慰剂组，表现为 IFN-α 可显著减少口腔溃疡的持续时间、疼痛，降低生殖器溃疡、丘疹性脓疱疹的发作频率，而结节性红斑、血栓性静脉炎、关节炎及眼病改善不显著。

一项关于 IFN-α 治疗 BS 的回顾性研究[58]，共纳入 50 例重症或难治性眼病（主要为视网膜血管炎）患者，治疗方案为：IFN-α 2α，每天 600 万单位，随后减至维持量（300 万单位，每周 3 次），同时，泼尼松最大剂量不超过 10 mg/d。结果表明，40%患者停用 IFN-α 后病情稳定，完全缓解率达 98%，黄斑水肿和视网膜新生血管消失，其中视网膜炎症改善 50%的时间为用药后 2 周。

2004 年，研究人员对 IFN-α 治疗 BS 的所有研究进行荟萃分析[59]，共纳入 32 篇文章和 4 篇摘要。338 例患者中有 215 例罹患眼部病变。结果表明，IFN-α 可改善所有症状，尤其是视网膜病变，IFN-α 2α 疗效优于 IFN-α 2b。但是，每个研究样本量的差异可导致Ⅱ类错误，且完全缓解率较高者使用了较高剂量的 IFN-α，与治疗持续时间的关系不确切。此外，其他症状的缓解率则较低，尤其是口腔溃疡[60]。

几个研究小组发表了关于 IFN-α 2α 治疗眼病的长期回顾性研究，分别纳入 53、45、44、36、32、12、14、9 例和 5 例患者。研究表明，85%～95%的眼病可达到完全缓解，且 20%～88%的患者停用 IFN-α 后可长期缓解[61-70]。一项来自土耳其的回顾性研究表明，单用 IFN-α 2α（$n=16$）和硫唑嘌呤联合秋水仙碱（$n=23$）相比，两组疗效、缓解率、复发率的差异均不显著[68]。

近期，多个研究小组关注 IFN-α 停药后患者无治疗长期缓解的可能性。德国 Deuter 等人采用回顾性研究，共纳入 53 例严重难治性全葡萄膜炎、视网膜血管炎患者，其中 IFN-α 用药方案参考既往研究[64]，95%的患者治疗后反应良好，在 45.9 个月的中位随访期内，无治疗长期缓解率为 50%[64]。法国的 Diwo 等人[65]的研究表明，76%的患者达到长期缓解，停药后 5.05 年内病情无复发。土耳其的 Sobaci 等人[66]研究发现，无治疗长期缓解率为 28.3%，病情稳定的中位时间为 28 个月，而伊朗的一项回顾性研究[67]表明，患者 2 年内的长期缓解率为 66%。

上述回顾性研究中，IFN-α 治疗方案存在差异，Tugal-Tutkun 和 Deuter 系列研究中初始剂量为 600 万单位/d，而 Krause 和 Gueudry 系列研究中初始剂量为 300 万～600 万单位/d，随后减量维持 300 万单位，每周 3 次。因此，剂量不同可能是导致差异的主要原因。此外，在 Krause 和 Gueudry 系列研究中，联合泼尼松的治疗时间更长、剂量更高。同时，亦有研究表明，糖皮质激素可能会拮抗 IFN-α 的作用[71]。上述其他研究方案类似于德国、土耳其的研究方案。

在 BS 眼病的治疗性研究中，有 30 例患者接受 IFN-α 治疗，其中 IFN-α 诱导产生了抗 IFN-α 抗体和自身抗体（抗核抗体或抗甲状腺抗体）的患者相比无抗体产生患者或使用传统免疫抑制剂/秋水仙碱治疗组（$n=29$），眼病的长期缓解率更高[72]。

此外，有 2 篇关于 IFN-α 治疗儿童患者的报道。2007 年，Guillaume-Czitrom 等人的研究表明，7 例无激素治疗的葡萄膜炎患者加用 IFN-α 后，3 例患者停药后病情长期稳定[73]。但是，研究期间出现了 2 例毒副作用：视网膜静脉血栓和抑郁症。另一篇是关于 IFN-α 治疗中枢神经系统（CNS）血管炎的研究，2 例儿童治疗后完全缓解[74]。

2015 年，Lightman 等人进行了一项关于聚乙二醇化 IFN-α 的研究[75]，72 例患者按 1∶1 的比例随机分为两组：糖皮质激素和标准免疫抑制剂（甲氨蝶呤、环孢素 A、他克莫司、吗替麦考酚酸酯或硫唑嘌呤），或在上述方案的基础上联合聚乙二醇化 IFN-α［0.3 μg/（kg・w）］，共 26 周。为了降低白细胞减少症的风险，IFN-α 组中不使用硫唑嘌呤。结果表明，与常规治疗组相比，IFN-α 组糖皮质激素剂量显著降低。此外，治疗 3 年后 IFN-α 组患者复发率更低。但是，两组间疗效差异不显著。虽然两组间的毒不良反应存在差异，但发生概率均较高。因此，聚乙二醇化 IFN-α 可能有效，具体机制可能和增加调节性 T 细胞的数量或提高其功能相关。值得注意的是，4 种免疫抑制剂对疗效可能有一定的影响，而与免疫抑制剂联用时可能会减弱 IFN-α 的疗效。此外，来自土耳其、法国的小样本研究发现，聚乙二醇化 IFN-α 2b 可有效改善眼部炎症[76-77]。

德国一项小样本多中心、前瞻性研究，将受试者以 1∶1 的比例随机分配至 IFN-α 2α 组（$n=13$）和环孢素 A 组（$n=13$）。治疗方案：IFN-α 首先以 300 万单位，每周 3 次，随后调整为 300~900 万单位/d；环孢素 A 的剂量为 3 mg/(kg·d)。IFN-α 组患者眼病缓解，而环孢素 A 组中有 9 例患者缓解（$P=0.625$）。IFN-α 组后葡萄膜炎完全缓解中位持续时间更长（$P=0.899$）。其中，环孢素 A 组中的 7 例患者改用 IFN-α 治疗，而 IFN-α 组中仅有 1 例患者改用环孢素 A 治疗（$P=0.030$）。环孢素 A 组换药的主要原因是治疗无效（$n=4$）和/或药物相关毒不良反应（$n=3$）。此外，眼外症状、视力、抑郁和健康评分在两组中差异不显著，两组的 Beck 抑郁指数（Beck depression index，BDI）保持不变，而健康评估问卷（health assessment questionnaire，HAQ）随时间推移显著改善（$P=0.047$）。安全性分析表明，环孢素 A 组高血压发生率更高，而 IFN-α 组中脱发和血细胞减少症发生率更高。由此表明，IFN-α 和环孢素 A 均可维持视力，甚至改善视力。虽然 IFN-α 组完全缓解趋势更明显，但差异不显著。环孢素 A 组中更多患者换用 IFN-α 治疗，主要是因为环孢素 A 疗效不佳[78]。

IFN-α 的不良反应很常见，且呈剂量依赖性[79]。主要包括，治疗相关的发热（80%）、白细胞减少（40%）、抑郁症（8%）、脱发（10%）、关节痛或纤维肌痛（10%）、体重减轻（10%）、局部注射反应（10%）、自身抗体阳性（16%），甚至出现自身免疫性疾病（主要是甲状腺炎）和银屑病（4%~6%）。除了诱发自身免疫病，抑郁症是主要的难点，这与其他前瞻性研究结果一致[80]。一项开放性、非对照研究表明，IFN-α 2b 联合硫唑嘌呤治疗视网膜血管炎有效，但可能出现严重的骨髓抑制。因为严重骨髓抑制通常不会在单用 IFN-α 2b 或硫唑嘌呤时出现，因此不推荐两者联用[81]。

总之，IFN-α 对严重眼病治疗有效、起效迅速。其中 20%的患者，甚至超过 80%的患者，在无治疗时可达到长期缓解。大剂量的疗效优于小剂量的疗效。因为糖皮质激素可能会拮抗 IFN-α，因此两者联用的疗效有待进一步确定。对于硫唑嘌呤治疗无效的重症眼病或暴发性重症眼病患者，多个研究以及 EULAR 专家建议推荐 IFN-α 作为其标准治疗方法[5]。

TNF-α 抑制剂

TNF-α 抑制剂是一种主要的炎性细胞因子，其抑制剂可阻断其作用。2001 年第一次报道了 TNF-α 抑制剂可治疗 BS[82]。5 例严重眼病患者在原有治疗（泼尼松和免疫抑制剂，环孢素 A 或硫唑嘌呤）的基础上加用英夫利昔单抗（infliximab，IFX）（5mg/kg），7 天后完全缓解。一项关于依那西普（etanercept，ETA）治疗 BS 的随机、安慰剂对照临床试验，共纳入有皮肤黏膜病变和/或关节炎的男性患者 40 名[83]，分别接受 ETA（每周 50mg）或安慰剂治疗。治疗 4 周后发现，ETA 组皮肤黏膜病变显著改善。2008 年，Tabbara 等人[84]通过回顾性研究分析，在 36 个月的中位观察期内，和常规方案组（$n=33$，环孢素 A、硫唑嘌呤、甲氨蝶呤）相比，IFX 组（$n=10$，5mg/kg）视力改善更显著，维持时间更长、复发率更低。而 Yamada 等人关于 37 例患者的回顾性研究也得出了类似结果[85]。

2011 年，Arida 等人[86]对 TNF-α 抑制剂治疗 BS 的相关研究进行了荟萃分析，369 例患者中采用的 TNF-α 抑制剂主要为 IFX，用于严重眼部、血管、中枢神经系统和胃肠道病变的重症患者。治疗后的完全缓解率为 67%~100%，虽然不同类型的缓解率存在差异，但无统计学意义。由于接受 ETA（$n=37$）和阿达木单抗（adalimumab，ADA，$n=28$）的患者数量较少，且未联合使用其他 TNF-α 抑制剂，故两者间的疗效难以比较或评估。上述研究中，共 288 例患者有眼部受累，其中 89%的患者治疗后改善，65%的患者完全缓解。在 88 项有关葡萄膜炎的研究中，14 项是针对后葡萄膜炎或全葡萄膜炎的前瞻性研究，共纳入了 158 例免疫抑制剂治疗无效的患者。值得注意的是，在上述研究中，停药后的缓解率达 40%。此外，这一荟萃分析还纳入了 20 例 IFN-α 治疗无效的患者，其中 18 例在 IFX 治疗后在一定程度上缓解。

2011 年，一项日本学者进行的研究表明，单用 IFX（$n=7$）与 IFX 联合秋水仙碱（$n=7$）相比，两组疗效差异不显著[87]。其他回顾性研究表明，IFX 有利于患者眼部或眼外病变长期缓解，有效率达 80%[88-90]。2005 年，一项 TNF-α 抑制剂治疗重症和/或复发性患者的大样本（$n=124$）多中心研究[91]，其中各抑制剂的患者比例分别为 IFX（62%）、

ADA(30%)、ETA(7.3%)、戈利木单抗(golimumab, GOM, 0.8%)。分析表明, 50.7%的患者完全缓解, 39.7%的患者部分缓解;眼病患者应答率为96.3%, 而眼外病变患者的应答率为 88%。此外, CNS 病变疗效最佳, 应答率达 92.3%, 而关节炎疗效最差, 应答率仅 77%。值得注意的是, 以 TNF-α 抑制剂为二线治疗的 37 例患者中, 其应答率与以 TNF-α 抑制剂为一线治疗时差异不显著, 且 IFX 和 ADA 亦无显著差异。

自 2011 年以来, 研究人员进行了多项关于 IFX [92-94] 或 ADA[95-97] 治疗难治性重症 BS 眼病的系列研究, 各研究纳入的患者数为 11~164 例, 应答率为 67%~85%。但是, 各研究中关于治疗应答的定义存在差异, 且有些研究主要关注非感染性葡萄膜炎, 只是纳入了许多 BS 相关葡萄膜炎患者[98]。日本一项关于难治性葡萄膜炎的多中心研究, 分析了 IFX 治疗的疗效($n=50$)和安全性($n=60$)[99]。结果表明, IFX 治疗后葡萄膜炎改善率为 69%, 轻度改善率为 23%, 且复发率降低, 尤其是对于病程<5 年的患者。近期一项研究表明, 相对于病程较长的晚期眼病患者, IFX 对病程<18 个月的早期患者疗效更好。2017 年, 土耳其一项单中心回顾性研究纳入 57 例自 2003 年至 2015 年接受 IFX 治疗的葡萄膜炎患者, 对比分析 2013 年前后 IFX 的疗效差异[101]。和 2013 年前相比, 2013 年之后使用 IFX 的患者处于早期葡萄膜炎阶段。此外, 近期一项队列研究表明, 早期接受 IFX 治疗有助于减少患者的发作次数及改善视力。一项来自日本的大样本回顾性、多中心研究共纳入 164 例 IFX 治疗葡萄膜炎的患者[102], 平均治疗时间为 32.9 个月。结果表明, 用药后眼部病变发作次数减少, 视力提高 55%, 总体应答率 85%, 其中 15%的患者因治疗无效或药物不良反应停用。治疗期间不良反应发生率为 35%, 主要包括输液反应和上呼吸道感染, 这与其他研究结果一致。一项来自西班牙的 TNF-α 抑制剂治疗难治性 BS 葡萄膜炎的多中心、前瞻性研究[103], 共纳入 124 例传统治疗(CsA、AZA、MTX、MP 冲击治疗)疗效不佳的患者, 其中 77 例联合 IFX、47 例联合 ADA 治疗。随访 1 年后患者完全缓解率为 67.7%, 黄斑增厚、水肿显著改善, 视力也有一定程度的改善。但是, 这项研究未单独比较 IFX 和 ADA 两者间的疗效差异。此外, 患者血清 IFX 浓度与急性葡萄膜炎发作频率存在确切关系, 进一步表明 BS 相关葡萄膜炎需要使用更大剂量 IFX, 监测 IFX 血清浓度有助于指导治疗[104]。

对于 ADA, 一项来自意大利的多中心、回顾性研究, 共纳入 40 例患者, 随访 12 个月后患者葡萄膜炎发作次数显著减少, 血管造影证实的视网膜血管炎缓解率为 97.5%。近期一项开发标签、前瞻性、多中心研究, 共纳入 74 例葡萄膜炎患者用于探讨缓解后 ADA 的最佳维持剂量[96]。中位治疗 6 个月时, 患者缓解率达 87%, 其中 4 例患者可完全停药, 随后 ADA 减少 35.4%。在比较治疗眼病的疗效时, 标准治疗组和优化治疗组无组间差异, 而减量组患者不良反应更少, 治疗费用也减少。一项多中心、回顾性研究比较了 IFX 和 ADA 治疗 BS 难治性炎性葡萄膜炎的疗效差异, 纳入的 160 例患者中, 36%合并葡萄膜炎, 结果表明 IFX 和 ADA 疗效相当[105]。

目前, 关于 TNF-α 抑制剂治疗眼部炎性疾病(包括 BS 相关葡萄膜炎)的专家小组建议已经发表[106], 推荐 IFX 或 ADA 可用于 BS 眼病的一线治疗和二线治疗。但是, 由于前瞻性、随机对照、国际多中心 VISUAL Ⅰ期和Ⅱ期研究[107-108] 主要针对各种非感染性葡萄膜炎, 其中亦包含少数 BS 葡萄膜炎患者, 因此, ADA 获批用于治疗 BS 葡萄膜炎, 成为眼科医生的首选药物。

一项大样本多中心、回顾性研究评估了 ADA 治疗 BS 的疗效, 共纳入 100 例患者, 其中眼部、胃肠道病变的比例约为 50%。治疗 12 周后的疗效为 81%, 应答中位时间为 7.6 周; 随访 24 个月后, 仍有 67% 的患者持续应用 ADA。研究表明, 单用 ADA(64%) 和 ADA 联合常规免疫抑制剂治疗(36%)疗效差异不显著; 换用另一种 TNF-α 抑制剂(26%)或常规免疫抑制剂的患者比例差异亦不显著[109]。此外, 西班牙小样本回顾性研究表明, 19 例患者用药后完全缓解率为 47%, 部分缓解率为 41.2%[110]。

在无效或过敏的情况下, 可选择从 IFX 换用 ADA 或从 ADA 换用 IFX[111-112]。另一项纳入 69 例患者的研究表明, 17 例患者因 IFX 疗效不佳、无效或输液反应换用 ADA 治疗, 其中 12 例患者达到持续缓解或良好应答[113]。

此外, 另有病例研究报道了 IFX 或 ADA 或 IFX 联合 ADA 治疗 BS 中枢神经系统病变(个案报道除外后病例数为 3~17)[114-121]、胃肠道病变(病例数为 10~28)[122-127]和肺动脉瘤或其他大血管病变(病例数为 10~28)[120, 128-129]的疗效。同时, 大多数患者联合使用了常规免疫抑制剂, 包括甲氨蝶呤、硫唑嘌呤, 或在有胃肠道病变时加用 5-ASA。2014 年最新发布的关于 TNF-α 抑制剂治疗专家共识中, 对于中等疾病活动度的胃肠道病变可使用糖皮质激素联合硫唑嘌呤或 5-ASA; 对于重症患者, 推荐使用 TNF-α 抑制剂, 因 IFX 和 ADA 在日本均获批用于 BS 肠道病变(不包括其他国家), 因此两者均可供选择[130]。一项关于 IFX 治疗 BS 肠道、神经系统和血管病变的多中心、前瞻性、开放标签、单臂Ⅲ期研究, 共纳入 18 例患者, 治疗 54 周后的完全缓解率为 61%, 值得注意的是, 研究中同时联用稳定剂量的常规免疫抑制剂[131]。

上述所有研究中, IFX 的常规用量为 5 mg/kg, 疗程为 4~6 周, 若应答不佳, IFX 增量至 10 mg/kg; ADA 的标准用量为 40 mg, 每 2 周 1 次。

此外, 个别小样本($n=2\sim17$)研究表明, 新型 TNF-α 抑制剂 GOM 和赛妥珠单抗(certolizumab pegol, CEZ)对 BS 眼部及其他难治性病变可能有效[132-135]。最重要的是, 大部分患者在接受 GOM 和 CEZ 治疗前通常对 TNF-α 抑制剂已经耐药。在 Vitale 等人的研究[133-134]中, 所有患者在更换 GOM 治疗前至少使用了一种生物制剂(主要为 ADA, 其次为 IFX), 治疗应答率可达 94.1%。

与 IFN-α 相比, TNF-α 抑制剂停药后的长期缓解率尚无系统性研究。早期病例研究表明, TNF-α 抑制剂停用 8 周后复发[136-139]。但是, 近期发表的大规模回顾性研究结果证实了计划性地减量或减停 IFX[140]或 ADA[97]的可能性。

未来须考虑和证实的是 TNF-α 抑制剂如何和常规免疫抑制剂联用。免疫抑制剂可能不是诱导缓解治疗阶段所必需的, 但有助于 TNF-α 抑制剂减量或停用。

TNF-α 抑制剂的主要不良反应是感染和激活潜伏性结核感染, 也可能诱发如 SLE 样自身免疫病, 是否能诱发银屑病尚有争议。此外, 对于合并脑白质病变和多发性硬化症(multiple sclerosis, MS)时, TNF-α 抑制剂可能会恶化 MS 病情。因此, 在这种情况下, TNF-α 抑制剂被禁用。关于 TNF-α 抑制剂治疗 BS 的专家共识发布于 2007 年[141]。

这一专家共识建议 TNF-α 抑制剂主要用于重症、严重影响视力眼病的初始治疗。EULAR 建议, TNF-α 抑制剂推荐用于重症眼病, 也可用于其他系统病变常规方案治疗无效时[5]。推荐首选 IFX, 但上文中提及 ADA 可能同样有效。TNF-α 抑制剂也推荐用于重症肠道、CNS 及血管病变(如肺动脉瘤)的一线治疗, 建议首选 IFX。对于脊柱关节炎和幼年特发性关节炎相关的炎症性肠病和葡萄膜炎, ETA 疗效弱于其他 TNF-α 抑制剂[142]。因此, 对于 BS 相关眼部及胃肠道病变, ETA 慎用。

迄今为止, 在大多数国家, ADA 获批用于治疗难治性全葡萄膜炎或后葡萄膜炎, 包括 BS 相关的病变。常规用药方案为: 负荷剂量为 80 mg, 间隔 1 周后改为 40 mg, 每 2 周 1 次。值得注意的是, ADA 最有可能用于 BS 重症眼病的一线治疗。

目前, 针对 GOM 和 CEZ 的研究数据太少, 尚无法得出确切结论。若孕期需要使用 TNF-α 抑制剂, 首选 CEZ。因 CEZ 缺乏主动转运所必需的免疫球蛋白 Fc 残基, 从而不能通过胎盘[143-144]。

另一个需要解决的问题是 TNF-α 抑制剂生物类似药代替原研药治疗 BS 的可能性。一项已发表的研究表明, 3 例患者从 IFX 转换为生物类似药后, 病情迅速复发[145]。

其他生物制剂

阿仑单抗

阿仑单抗(Alemtuzumab, ALZ)是一种人源化抗 CD52 单克隆抗体, CD52 是一种存在于淋巴细胞和巨噬细胞上的一种表面抗原。ALZ 通过消耗 $CD4^+$ T 细胞, 使其长时间得不到恢复, 且一般为不完全恢复。目前 ALZ 获批用于治疗 B-CLL。Lockwood 等人[146]用 ALZ 治疗 18 例重度患者(总剂量为 134 mg, 每日静脉用量从 10 mg 增至 40 mg)。治疗 6 个月后, 13 例(72%)达到缓解, 且泼尼松用量显著减少。进一步随访 37 个月后发现, 7 例在平均随访 25 个月时复发。其中 5 例出现中等输液相关不良反应、2 例出现甲状腺功能减退, $CD4^+$ T 细胞受损持续 1 年。基于 1994 年至 2013 年 ALZ 的使用经验, ALZ 用于 BS 的诱导缓解治疗研究发表于 2015 年[147]。多种 BS 系统病变, 包括眼部、中枢神经系统、胃肠道和大血管病变, 或至少一种免疫抑制剂或生物制剂治疗无效时, 可予以 ALZ 治疗。各研究主要采用以下 3 种治疗方案：134 mg，21 个疗程；95 mg，18 个疗程；60 mg，21 个疗程，同时均停用免疫抑制剂。在第一个 ALZ 疗程结束后，27 例患者(84%)部分或完全缓解。此外，在完成 83%的 ALZ 疗程时患者达到缓解，其中 66%完全缓解。此外，第 6 个月的无复发生存率为 83.6%，第 12 个月的无复发生存率为 52.8%，且高剂量 ALZ 组无复发生存率更高。在上述不同组别中，所有患者均发生了严重的淋巴细胞耗竭，27%的患者出现了轻度至中度的输液反应，25%的患者出现了症状相关的自身免疫性甲状腺疾病。

达利珠单抗

达利珠单抗(daclizumab，DAZ)是一种针对 CD25(IL-2 受体 α 链)的人源化单克隆抗体。在欧洲获批用于治疗器官移植相关的排异，但 2009 年 1 月公司撤回了这一批准。目前关于 DAZ 治疗炎症性肠病、葡萄膜炎和多发性硬化症的相关研究仍正在进行。2007 年，Buggage 等人[148]开展了一项关于 DAZ 治疗 BS 相关葡萄膜炎的随机双盲、安慰剂对照研究，共纳入 17 例眼部受累且多次复发需要免疫抑制剂治疗的患者，DAZ 治疗方案为：1 mg/kg，静脉注射，每 2 周 1 次，用药 6 周后改为每 4 周 1 次，同时维持标准免疫抑制剂治疗方案。随访 15 个月后所有患者视力均平稳，但 6 例 DAZ 患者和 4 例安慰剂患者在治疗期间出现了眩光，且 DAZ 组的中位眼病发作率高于安慰剂组。因此，在联合免疫抑制剂治疗时，DAZ 疗效并不优于安慰剂。

利妥昔单抗

利妥昔单抗(rituximab，RTX)是一种针对 B 细胞表面分子 CD20 的嵌合单克隆抗体，RTX 耗竭外周血 B 淋巴细胞平均需要 6 个月。RTX 获批用于治疗类风湿关节炎和 ANCA 相关血管炎，用药方案：第 1 天和第 15 天使用 1000 mg。个案报道了 1 例糖皮质激素、硫唑嘌呤和 ETA(后因不良反应而停用)治疗无效的视网膜血管炎患者，RTX 可诱导疾病缓解[149]。随后，一项关于 BS 顽固性眼病治疗的单中心、试点研究中，20 例患者按 1∶1 比例随机分配至 RTX 组或环磷酰胺组。结果表明，RTX 组的疾病调整总指数(total adjusted disease index，TADAI)显著改善，两组眼病改善疗效中等，且疗效相当[150]。此外，另有个别病例报道了 RTX 对环磷酰胺或 TNF-α 抑制剂耐药的严重神经系统病变(包括肿瘤样病变和横贯性脊髓炎)治疗有效[151-153]。

IL-1 受体拮抗剂

IL-1 受体拮抗剂阿那白滞素(anakinra，ANR)已获批用于治疗类风湿关节炎。目前为止，ANR 已获批优先用于治疗 IL-1 介导的自身免疫综合征。

1 例严重血管、胃肠道病变的 BS 患者，伴有发热、中性粒细胞增多，硫唑嘌呤、甲氨蝶呤、泼尼松、秋水仙碱和 IFX 治疗无效，最终通过皮下注射 ANR 病情得到缓解[154]。随后报道了 ANR 治疗耐药葡萄膜炎合并结核病或膀胱癌患者的疗效[155-158]。2008 年发表的一项回顾性病例研究共纳入 9 例对 TNF-α 抑制剂耐药的患者，结果表明，8 例在治疗 1~2 周后达到应答。然而，在单药治疗 29 周后，8 例合并其他系统病变(主要是皮肤黏膜病变)的患者病情复发[159]。2007 年，一项关于 ANR 治疗皮肤黏膜病变的试点、开放标签的研究共纳入 6 例患者，2 例治疗后完全缓解，另 2 例部分缓解。当 ANR 剂量增至 200 mg/d 时，疗效优于标准剂量。因此，研究人员推断对于难治性口腔溃疡和生殖器溃疡，ANR 仅部分有效，且最佳剂量为 200 mg/d[160]。

卡那单抗(canakinumab，CAM)是一种靶向 IL-1β 的人源化单克隆抗体，其获批用于治疗自身炎症综合征，CAPS、FMF、AOSD 和难治性重症痛风。标准剂量为 150~300 mg(皮下注射)，每 2 个月 1 次，但可能需要缩短间隔时间。关于 CAM 可有效治疗 TNF-α 抑制剂耐药的个案报道发表于 2012 年[161]。另有两个报道表明，难治性儿童 BS 对 CAM 反应良好[162-163]。此外，另一小样本病例研究纳入 3 例重症和难治性(包括大血管、眼部和胃肠道受累)患者，研究表明，CAM 治疗有效，部分患者 CAM 用药方案是 150 mg，每 6 周 1 次，而不是 150 mg，每 8 周 1 次[164]。

近期发表了 3 项关于 ANR 或 CAM 治疗难治性 BS 的回顾性队列研究[165-167]。第一项研究纳入 30 例患者，其中 27 例接受 ANR 治疗，治疗 12 个月后 13 例完全缓解，但其中仅有 6 例维持原有治疗方案。不良反应发生率为 15%，主要为注射部位局部反应。第二项研究纳入 19 例难治性眼病患者，其中 12 例对 TNF-α 抑制剂耐药，研究主要终点是眼病发作频率。研究表明，治疗 12 个月后，眼部病变发生率明显减少。令人惊讶的是，联合免疫抑制剂治疗时，眼病发生率高于单药治疗组。第三项研究比较 ANR 或 CAM 治疗 BS 的疗效差异：一组($n=18$)在治疗 52 周后仍持续应答，而另一组($n=18$)无持续应答反应。因此，对于继发葡萄膜炎且病程较长的患者，IL-1 拮抗剂治疗效果更佳。

吉伏组单抗(Gevokizumab，GVZ)目前仍处于试验阶段，GVZ 是一种重组人源化变构单克隆抗体，通过与人 IL-1β 结合从而抑制 IL-1 受体激活。2012 年首次报道了 GVZ 对难治性 BS 葡萄膜炎治疗有效[168]。研究共纳入 7 例患者，在中位时间 14 天内，所有患者均完全缓解，即便在停用所有免疫抑制剂的情况下，仍可观察到上述结果。随后，一项探索性、前瞻性、多中心的Ⅱ期研究[169]共纳入 21 例患者，其中 17 例有急性葡萄膜炎发作，4 例有葡萄膜炎的发作风险。结果表明，在可评估病情的 14 例患者中，其病情基本在 1 周内达到缓解。此外，GVZ 治疗耐受性好。但是，后续一项临床试验因未达到主要研究终点而被申办方终止。

托珠单抗

托珠单抗(tocilizumab，TOZ)是一种靶向人 IL-6 受体的人源化单克隆抗体。TOZ 获批用于治疗类风湿关节炎、幼年特发性关节炎和巨细胞动脉炎。用法为 162 mg，每周 1 次，皮下注射或 8 mg/kg，静脉注射，每 4 周 1 次。

关于 TOZ 治疗 BS 的个案报道发表于 2012 年，1 例对 IFX 治疗无效的神经 BS 患者，予以 TOZ 治疗后仍有效[170]。此外，另有个别研究相继报道 TOZ 治疗神经 BS 有效[171-172]。TOZ 治疗 IFX 耐药、重症葡萄膜炎患者有效[173]。随后，另一个案报道了 ADA、ANK 及 IFX 联合常规免疫抑制剂治疗无效的难治性天疱疮和全葡萄膜炎患者，给予 TOZ 治疗后有效[174]。2014 年[175]和 2017 年[176]，各有 1 例 BS 葡萄膜炎患者被纳入 TOZ 治疗难治性非感染性葡萄膜炎的病例系列研究中。2018 年的一项回顾性、多中心病例研究表明，TOZ 治疗难治性葡萄膜炎有效，研究共纳入 11 例患者，其中 8 例完全缓解，3 例眼部症状得到改善，而眼外症状改善欠佳。因此，推断 TOZ 可作为难治性 BS 葡萄膜炎的一种治疗选择[177]。另一项报道表明，5 例 IFN-α 和 TNF-α 抑制剂治疗无效的难治性葡萄膜炎患者，TOZ 治疗有效[178]。另外，1 例对常规免疫抑制剂治疗无效的肠病患者，使用 TOZ 后病情缓解[179]。

但是，文献中亦有 TOZ 治疗无效的个案报道：2 例皮肤黏膜病变患者对 TOZ 治疗无效[180]，1 例皮肤黏膜病变患者在使用 TOZ 后仍反复发作[181]，1 例 TOZ 治疗 MAGIC 综合征失败的个案报道[182]，另有 1 例多种药物治疗无效的患者，在加用 TOZ 治疗后黏膜溃疡进一步恶化[183]。

乌司奴单抗

乌司奴单抗(ustekinumab，USM)是一种靶向 IL-12 和 IL-23 的人源化单克隆抗体，USM 已获批用于治疗银屑病和银屑病关节炎。常规剂量为 45mg，皮下注射，每 12 周 1 次。2012 年一篇个案报道表明，环孢素 A 治疗无效的 1 例 BS 合并化脓性汗腺炎、银屑病，USM 治疗有效，且上述 3 种疾病的症状均有改善[184]。随后，另一个关于皮肤黏膜病变、发热的个案报道表明，常规免疫抑制剂、依那西普、阿纳白滞素和阿达木单抗耐药后，USM 治疗仍有效[185]。法国血管炎研究组的一项前瞻性、开放性研究，共纳入 14 例秋水仙碱治疗无效的口腔溃疡患者，在接受 USM 治疗 12 周后，64%的患者达到完全缓解，21%的患者部分应答，14%的患者无应答。在中位随访 7 个月后，仍有 71%的患者使用 USM，有 28%的患者经历一次复发[186]。

苏金单抗

苏金单抗(secukinumab，SCM)是一种可与 IL-17A 结合的人源化单克隆抗体。SCM 已获批用于治疗银屑病、银屑病关节炎和强直性脊柱炎。一项关于 SCM 治疗 BS 相关皮肤黏膜病变和关节炎的研究共纳入 5 例患者，1 例银屑病关节炎接受 SCM (每月 300 mg)治疗后达到完全缓解；其他 4 例强直性脊柱炎接受 SCM(每月 150 mg)治疗，其中 2 例完全缓解，未缓解的 2 例在接受 SCM(每月 300 mg)治疗后亦完全缓解。因此，研究人员推断，SCM(每月 300 mg)对皮肤黏膜病变、关节炎治疗有效[187]。3 项随机双盲、安慰剂对照临床试验评估了 SCM 治疗非感染性葡萄膜炎的疗效和安全性[188]。第一项研究(SHIELD)招募了 118 例活动性或静止性葡萄膜炎 BS 患者，第二项研究(INSURE)招募了 31 例活动性葡萄膜炎非 BS 患者，第三项研究(ENDURE)招募了 125 例静止性葡萄膜炎非 BS 患者。在 SHIELD 研究中，首先予以负荷剂量的 SCM 或安慰剂治疗，继而予以 SCM(每 2 周 300 mg)或 SCM(每月 300 mg)或安慰剂+标准治疗方案维持治疗。在治疗 24 周后未达到研究的主要终点(葡萄膜炎复发次数)，其中 2 个 SCM 治疗组的平均复发次数分别为 7.7 和 11，而安慰剂组的平均复发次数为 7.7。由于 SHIELD 的负性研究结果使其他研究提前终止[188]。最后，需要提出的是，使用 SCM 治疗银屑病的个案中报道，患者在 SCM 治疗后出现了类 BS 症状[189]。

干细胞移植

自体或同种异体外周血或骨髓干细胞移植用于治疗特定的血液系统恶性肿瘤。在过去的 10 年里，自体(也有较少的同种异体)干细胞移植也用于治疗难治性自身免疫性疾病，主要是多发性硬化症和系统性硬化症，是建立在假设免疫系统“重启”的基础上。有几例个案报道表明，干细胞移植对于难治性和重症患者(如中枢神经系统血管炎或肺动脉瘤)治疗有效。De Cata 等人报道，2 例患有严重神经 BS 的患者，在接受自身外周血干细胞移植后达到完全缓解而免于手术治疗[190]。Rossi 等人报道 1 例难治性肠道患者接受干细胞移植后病情也得到改善[191]。Maurer 等人报道，2 例对常规免疫抑制剂治疗无效的肺动脉瘤患者，自体干细胞移植 5 年后病情仍处于缓解状态[192]。此外，另有 3 个关于同种异体移植治疗有效的个案报道，其中 1 个是半相合移植。这些患者同时合并血液系统恶性肿瘤或骨髓增生异常综合征(myelodysplastic syndrome，MDS)[193-195]。3 例患者的信息注册在 EULAR/EBMT 数据库，2007 年 Daikeler 等人对数据进行了总结[196]，结果表明，完全缓解率和部分缓解率均为 96%。

2004 年，关于骨髓移植治疗 BS 的系统文献回顾和另一个个案报道同时发布[197]。大多数接受骨髓移植的患者同时合并血液系统疾病，主要为 MDS ($n=11$)。其他接受骨髓移植的 9 例难治性重症患者主要是合并中枢神经系统病变，其中 8 例接受的是自体移植，所有患者移植后都完全缓解。随后，另有 2 个关于肠 BS 合并 MDS 患者接受同种异体干细胞移植的个案报道[198-199]。

由于自身免疫病移植相关病死率较高(自体移植为 3%~7%，同种异体移植高达 22%)，移植操作具有侵袭性，且费用高昂，因此，危及生命或难治性患者可考虑骨髓移植。

总而言之，生物制剂和干细胞移植为患者的治疗提供了更多的选择。特别随着 IFN-α 和 TNF-α 抑制剂的引入，重症眼病的治疗得到了突破，很大程度上改善了患者的视力。目前，对于危及生命的病变，如神经系统血管炎，也可通过生物制剂，主要是 TNF-α 抑制剂和 IFN-α，使疾病得到有效控制。2018 年，EULAR 对此提出了治疗建议，但目前仍缺乏相关的对照、前瞻性研究数据。RTX 的疗效需要更大规模的研究进一步证实，TCZ 对葡萄膜炎和神经系统病变有效，但对皮肤黏膜症状无效，亦有待进一步证实。同样地，IL-1 拮抗剂可能对葡萄膜炎有效，且需要较高剂量才可控制病情。目前关于 USM 和 SCM 的相关报道表明，两者是治疗 BS 的前景药物，完全缓解需要采用较高剂量。然而，由于相关随机试验数据较少或缺乏，这些较新的治疗药物和治疗方式还没获批用于治疗 BS。对于个别难治性患者，干细胞移植可作为最后选择。

手术干预

20 世纪 60 年代，Mishima、Mounsey 和 Hills 报道了第 1 例 BS 动脉瘤修复术[200-202]，随后 Hamza 发表了关于闭塞性病变的报道[203]。尽管手术方式与动脉粥样硬化动脉瘤的相似，但更易发生吻合口动脉瘤和吻合口闭塞[204-205]。目前认为患者术后出现吻合口裂是继发于缝合孔炎症，其发病机制类似于针刺试验[206]。通过加用系统性免疫抑制剂(如环磷酰胺)控制活动性炎症后，手术效果会更好[207]，且其他部位新发动脉瘤的概率也大大降低。对于某些需要保留真性动脉的囊状动脉瘤患者，通过使用免疫抑制剂治疗甚至有可能避免手术治疗[208]。

发生于肾动脉以下的主动脉囊性动脉瘤和假性动脉瘤是最常见的病变部位，可通过开放手术或血管内介入治疗。一般来说，手术可有效解决发生在肾静脉至髂动脉层面的主动脉病变。合成 Y 型血管移植物可置入正常主动脉和髂动脉之间。当移植物置入髂动脉分叉和近端主动脉之间时，吻合口瘘的发生率更高[207-208]。在这种情况下，需要用大网膜包裹血管移植物(图 20-1)。否则，将不可避免地发生病死率极高的主动脉-移植物-肠瘘并发症[207]。

用合成材料修补血管通常会导致严重并发症。

虽然修补手术操作更简单，但术后出现假性动脉瘤等并发症的治疗非常复杂[209]。因此，术前精细的规划至关重要，而非单纯修补。另一个值得关注的问题是不能使用自体静脉，因静脉退化速度快，易形成假性动脉瘤[208]。

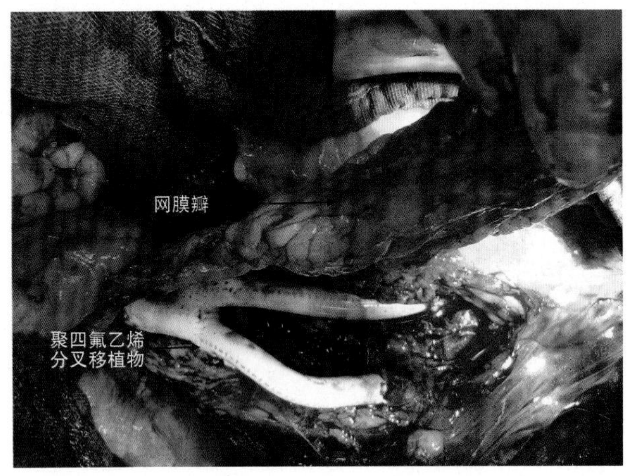

图 20-1　Y 形 PTFE 移植物置入大网膜包裹的主动脉瘤

对于外周动脉瘤，在控制了近端和远端动脉后，血管内移植物置入并不困难。这些移植物通常会在一段时间后出现闭塞但并不引起缺血性改变，研究表明，闭塞血管常有丰富的侧支循环（图 20-2），主要是由于体内刺激血管生成的内皮生长因子水平升高[210]。因此，当移植物阻塞时，不建议再次手术。在一些外周动脉瘤中，考虑到 BS 患者常有大量侧支循环形成，可在最小缺血性改变的情况下随意结扎动脉[208]。

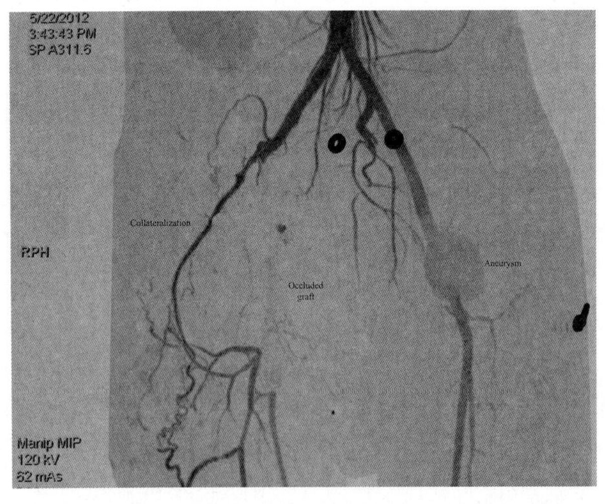

图 20-2　闭塞的移植物伴侧支循环形成和对侧新动脉瘤

随着血管内移植物等新技术的出现，腹主动脉瘤的治疗变得更容易和更安全。尤其在紧急情况下，血管内治疗可挽救生命。BS 相关动脉瘤手术早期效果显著，但后续研究表明，血管内移植物附着处易发生假性动脉瘤[211-213]。因此，目前邻近肾动脉的动脉瘤只能通过更复杂的血管内手术或开放性外科手术治疗。术后早期新发的动脉瘤与移植物的倒钩和裸露边缘有关。即便后期通过相关设备去除这些倒钩、钩子或其他锚，移植物附着处仍可形成动脉瘤[214]。即使在免疫抑制剂治疗的情况下进行血管内手术，移植物附着处和股动脉仍有形成假性动脉瘤的风险[211]。炎症是这类动脉瘤发生的基础病理机制。因此，为了有效控制动脉炎症，免疫抑制剂治疗是必不可少的。血管内手术相对安全且易操作，适用于发生于胸腔内和肾动脉以上的动脉瘤患者。对于这些部位的血管瘤，复合型手术方式效果更显著。首先，通过剖腹手术进行内脏脱分支，随后置入血管内移植物（图 20-3）[215]。

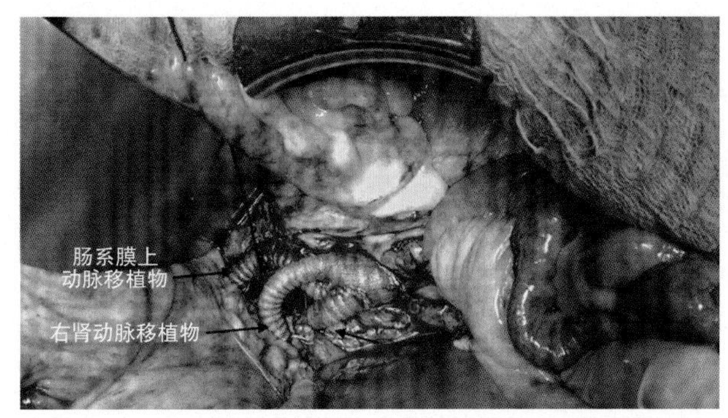

图 20-3　肾旁动脉瘤的内脏去支术及腔内移植应用

BS 肺动脉受累主要表现为肺动脉血栓形成或肺动脉瘤[216]。在病程早期可使用免疫抑制剂治疗，但当动脉瘤增大或转变为假性动脉瘤并伴咯血时，需要进行肺叶切除术（图 20-4）[217]。若有手术禁忌证，可考虑经导管栓塞治疗。尽管栓塞术可挽救患者生命，但无论是通过线圈还是插头操作，均可发生并发症[218-219]。支气管动脉扩张导致的血管增生可通过支气管动脉栓塞术治疗[220]。通过线圈或插头进行的肺动脉栓塞术可导致肺实质缺血和坏死而形成大囊肿（图 20-5）。囊肿破裂时可继发支气管胸膜瘘和脓胸，需要手术干预[217]。

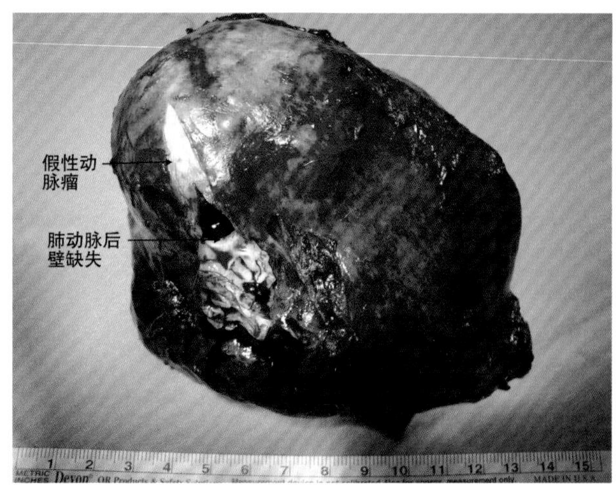

图 20-4　肺叶切除巨大下叶肺动脉假性动脉瘤

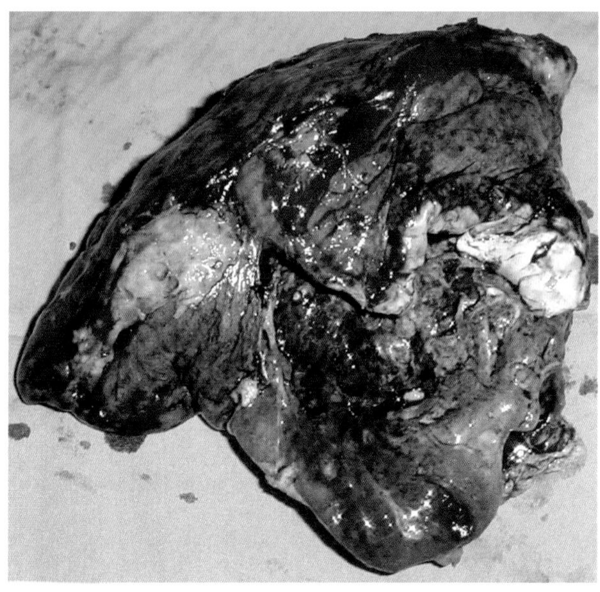

图 20-5　手术切除具有巨大囊肿的坏死肺组织

参考文献

1. Alibaz-Öner F, Sawalha AH, Direskeneli H. Management of Behçet's disease. Curr Open Rheumatol. 2018; 30(3): 238-42.
2. Kural-Seyahi E, Fresko I, Seyahi N, Ozyazgan Y, Mat C, Hamuryudan V, Yurdakul S, Yazici H. The long-term mortality and morbidity of Behçet's syndrome: a 2-decade outcome survey of 387 patients followed at a dedicated center. Medicine (Baltimore). 2003; 82: 60-76.
3. Leccese P, Ozguler Y, Christensen R, Esatoglu SN, Bang D, Bodaghi B, Celik AF, Fortune F, Gaudric J, Gul A, et al. Management of skin, mucosa and joint involvement of Behçet's syndrome: a systematic review for update of the EULAR recommendations for the management of Behçet's syndrome. Semin Arthritis Rheum. 2019; 48(4): 752-62. pii: S0049-0172(18)30240-3. https://doi.org/10.1016/j.semarthrit.2018.05.008.
4. Ozguler Y, Leccese P, Christensen R, Esatoglu SN, Bang B, Bodaghi B, Celik AF, Fortune F, Gaudric J, Gul A, et al. Management of major organ involvement of Behçet's syndrome: a systematic review for update of the EULAR recommendations. Rheumatology (Oxford). 2018; 57(12): 2200-12. https://doi.org/10.1093/rheumatology/key242.
5. Hatemi G, Christensen R, Bang D, Bodaghi B, Celik AF, Fortune F, Gaudric J, Gul A, Kötter I, Leccese P, et al. 2018 update of the EULAR recommendations for the management of Behçet's syndrome. Ann Rheum Dis. 2018; 77(6): 808-18.
6. Aktulga E, Altac M, Muftuoglu A, Ozyazgan Y, Pazarli H, Tuzun Y, Yalcin B, Yazici H, Yurdakul S. A double blind study of colchicine in Behçet's disease. Haematologica. 1980; 65: 399-402.
7. Yurdakul S, Mat C, Tuzun Y, Ozyazgan Y, Hamuryudan V, Uysal O, Senocak M, Yazici H. A double-blind trial of colchicine in Behçet's syndrome. Arthritis Rheum. 2001; 44: 2686-92.
8. Hamuryudan V, Hatemi G, Tascilar K, Yurdakul S, Mat C, Ozyazgan Y, Seyahi E, Ugurlu S, Yazici H. Colchicine in Behçet syndrome: a longterm survey of patients in a controlled trial. J Rheumatol. 2014; 41: 735-8.
9. Davatchi F, Sadeghi Abdollahi B, Tehrani Banihashemi A, Shahram F, Nadji A, Shams H, Chams-Davatchi C. Colchicine versus placebo in Behçet's disease: randomized, double-blind, controlled crossover trial. Mod Rheumatol. 2009; 19: 542-9. https://doi.org/10.1007/s10165-009-0200-2.
10. Yazici H, Pazarli H, Barnes CG, Tuzun Y, Ozyazgan Y, Silman A, Serdaroglu S, Oguz V, Yurdakul S, Lovatt GE, et al. A controlled trial of azathioprine in Behçet's syndrome. N Engl J Med. 1990; 322: 281-5.
11. Hamuryudan V, Ozyazgan Y, Hizli N, Mat C, Yurdakul S, Tuzun Y, Senocak M, Yazici H. Azathioprine in Behçet's syndrome: effects on longterm prognosis. Arthritis Rheum. 1997; 40: 769-74.
12. Vallet H, Riviere S, Sanna A, Deroux A, Moulis G, Addimanda O, Salvarani C, Lambert M, Bielefeld P, Seve P, et al. Efficacy of anti TNF-alpha in severe and/or refractory Behçet's disease: multicenter study of 124 patients. J Autoimmun. 2015; 62: 67-74.
13. Hamuryudan V, Ozyazgan Y, Fresko Y, MatC, Yurdakul S, Yazici H. Interferon alfa combined with azathioprine for the uveitis of Behçet's disease: an open study. Isr Med Assoc J. 2002; 4: 928-30.

14. BenEzra D, Cohen E, Chajek T, Friedman G, Pizanti S, de Courten C, Harris W. Evaluation of conventional therapy versus cyclosporine A in Behçet's syndrome. Transplant Proc. 1988; 20: 136-43.
15. Saenz A, Ausejo M, Shea B, Wells G, Welch V, Tugwell P. Pharmacotherapy for Behçet's syndrome. Cochrane Database Syst Rev. 2000; 2: CD001084.
16. Ozyazgan Y, Yurdakul S, Yazici H, Tuzun B, Iscimen A, Tuzun Y, Aktunc T, Pazarli H, Hamuryudan V, Muftuoglu A. Low dose cyclosporin A versus pulsed cyclophosphamide in Behçet's syndrome: a single masked trial. Br J Ophthalmol. 1992; 76: 241-3.
17. Masuda K, Nakajima A, Urayama A, Nakae K, Kogure M, Inaba G. Double-masked trial of cyclosporin versus colchicine and long-term open study of cyclosporin in Behçet's disease. Lancet. 1989; 1: 1093-6.
18. Cantini F, Salvarani C, Niccoli L, Padula A, Arena AI, Bellandi F, Macchioni P, Olivieri I. Treatment of thrombophlebitis of Behçet's disease with low dose cyclosporin A. Clin Exp Rheumatol. 1999; 17: 391-2.
19. Muftuoglu AU, Pazarli H, Yurdakul S, Yazici H, Ulku BY, Tuzun Y, Serdaroglu S, Altug E, Bahcecioglu H, Gungen G. Short term cyclosporin A treatment of Behçet's disease. Br J Ophthalmol. 1987; 71: 387-90.
20. Mat C, Yurdakul S, Uysal S, Gogus F, Ozyazgan Y, Uysal O, Fresko I, Yazici H. A double-blind trial of depot corticosteroids in Behçet's syndrome. Rheumatology (Oxford). 2006; 45: 348-52.
21. Perri AJ 3rd, Hsu S. A review of thalidomide's history and current dermatological applications. Dermatol Online J. 2003; 9: 5.
22. Direskeneli H, Ergun T, Yavuz S, Hamuryudan V, Eksioglu-Demiralp E. Thalidomide has both antiinflammatory and regulatory effects in Behçet's disease. Clin Rheumatol. 2008; 27: 373-5.
23. Hamuryudan V, Mat C, Saip S, Ozyazgan Y, Siva A, Yurdakul S, Zwingenberger K, Yazici H. Thalidomide in the treatment of the mucocutaneous lesions of the Behçet's syndrome. A randomized, double-blind, placebo-controlled trial. Ann Intern Med. 1998; 128: 443-50.
24. Zangari M, Anaissie E, Barlogie B, Badros A, Desikan R, Gopal AV, Morris C, Toor A, Siegel E, Fink L, et al. Increased risk of deep-vein thrombosis in patients with multiple myeloma receiving thalidomide and chemotherapy. Blood. 2001; 98: 1614-5.
25. Hatemi I, Hatemi G, Pamuk ON, Erzin Y, Celik AF. TNF-alpha antagonists and thalidomide for the management of gastrointestinal Behçet's syndrome refractory to the conventional treatment modalities: a case series and review of the literature. Clin Exp Rheumatol. 2015; 33(6 Suppll 94): S129-37.
26. Hamuryudan V, Er T, Seyahi E, Akman C, Tuzun H, Fresko I, Yurdakul S, Numan F, Yazici H. Pulmonary artery aneurysms in Behçet's syndrome. Am J Med. 2004; 117: 867-70.
27. Saadoun D, Asli B, Wechsler B, Houman H, Geri G, Desseaux K, Piette JC, Thi Huong DL, Amoura Z, Ben Salem T, et al. Long-term outcome of arterial lesions in Behçet disease: a series of 101 patients. Medicine. 2012; 91: 18-24.
28. Hatemi G, Melikoglu M, Tunc R, Korkmaz C, Turgut Ozturk B, Mat C, Merkel PA, Calamia KT, Liu Z, Pineda L, et al. Apremilast for Behçet's syndrome: a phase 2, placebo controlled study. N Engl J Med. 2015; 372: 1510-8.
29. Hatemi G, Mahr A, Takeno M, Kim DY, Melikoglu M, Cheng S, McCue S, Paris M, Wang Y, Yazici Y. Apremilast for Behçet's syndrome: a phase iii randomised, placebo-controlled, double-blind study (RELIEF). Ann Rheum Dis. 2018; 77: Suppl: A91. https://doi.org/10.1136/annrheumdis-2018-eular.5627.
30. Yazici H, Ugurlu S, Seyahi E. Behçet syndrome: is it one condition? Clin Rev Allerg Immunol. 2012; 43: 275-80.
31. Seyahi E, Cakmak OS, Tutar B, Arslan C, Dikici AS, But N, Kantarci F, Tuzun H, Melikoglu M, Yazici H. Clinical and ultrasonographic evaluation of lower-extremity vein thrombosis in Behcet syndrome: an observational study. Medicine (Baltimore). 2015; 94: e1899. https://doi.org/10.1097/MD.0000000000001899.
32. Alibaz-Oner F, Aldag B, Aldag M, Unal AU, Mutis A, Toptas T, Ergun T, Direskeneli H. Postthrombotic syndrome and venous disease-specific quality of life in patients with vascular Behcet's disease. J Vasc Surg Venous Lymphat Disord. 2016; 4: 301-6.
33. Adler YD, Mansmann U, Zouboulis CC. Mycophenolate mofetil is ineffective in the treatment of mucocutaneous Adamantiades-Behçet's disease. Dermatology. 2001; 203: 322-4.
34. Köse O, Simsek I, Pay S. Mycophenolate sodium in the treatment of mucocutaneous Behcet's disease. Int J Dermatol. 2011; 50: 895-6.
35. Shugaiv E, Tüzün E, Mutlu M, Kiyat-Atamer A, Kurtuncu M, Akman-Demir G. Mycophenolate mofetil as a novel immunosuppressant in the treatment of neuro-Behçet's disease with parenchymal involvement: presentation of four cases. Clin Exp Rheumatol. 2011; 29(Suppl 67): S64-7.
36. Davatchi F, Shams H, Shahram F, Nadji A, Chams-Davatchi C, Sadeghi Abdollahi B, Faezi T, Akhlaghi M, Ashofteh F. Methotrexate in ocular manifestations of Behcet's disease: a longitudinal study up to 15 years. Int J Med. 2013; 16: 568-77.

37. Sakane T, Mochizuki M, Inaba G, Masuda K. A phase II study of FK506 (tacrolimus) on refractory uveitis associated with Behçet's disease and allied conditions. Ryumachi. 1995; 35: 802-13.

38. Zaghetto JM, Yamamoto MM, Souza MB, Silva FT, Hirata CE, Olivalves E, Yamamoto JH. Chlorambucil and cyclosporine A in Brazilian patients with Behçet's disease uveitis: a retrospective study. Arg Bras Oftalmol. 2010; 73: 40-6.

39. Palmer RG, Dore CJ, Denman AM. Chlorambucil-induced chromosome damage to human lymphocytes is dose-dependent and cumulative. Lancet. 1984; 1: 246-9.

40. Calguneri M, Kiraz S, Ertenli I, Benekli M, Karaarslan Y, Celik I. The effect of prophylactic penicillin treatment on the course of arthritis episodes in patients with Behçet's disease. A randomized clinical trial. Arthritis Rheum. 1996; 39: 2062-5.

41. Calguneri M, Ertenli I, Kiraz S, Erman M, Celik I. Effect of prophylactic benzathine penicillin on mucocutaneous symptoms of Behçet's disease. Dermatology. 1996; 192: 125-8.

42. Mumcu G, Ergun T, Elbir Y, Eksioglu-Demiralp E, Yavuz S, Atalay T, Direskeneli H. Clinical and immunological effects of azithromycin in Behçet's disease. J Oral Pathol Med. 2005; 34: 13-6.

43. Kaneko F, Oyama N, Nishibu A. Streptococcal infection in the pathogenesis of Behçet's disease and clinical effects of minocycline on the disease symptoms. Yonsei Med J. 1997; 38: 444-54.

44. Sharquie KE, Najim RA, Abu-Raghif AR. Dapsone in Behçet's disease: a double-blind, placebo-controlled, cross-over study. J Dermatol. 2002; 29: 267-79.

45. Matsuda T, Ohno S, Hirohata S, Miyanaga Y, Ujihara H, Inaba G, Nakamura S, Tanaka S, Kogure M, Mizushima Y. Efficacy of rebamipide as adjunctive therapy in the treatment of recurrent oral aphthous ulcers in patients with Behçet's disease: a randomised, double-blind, placebo-controlled study. Drugs R D. 2003; 4: 19-28.

46. Alpsoy E, Er H, Durusoy C, Yilmaz E. The use of sucralfate suspension in the treatment of oral and genital ulceration of Behçet's disease: a randomized, placebo-controlled, double-blind study. Arch Dermatol. 1999; 135: 529-32.

47. Davies UM, Palmer RG, Denman AM. Treatment with acyclovir does not affect orogenital ulcers in Behçet's syndrome: a randomized double-blind trial. Br J Rheumatol. 1988; 27: 300-2.

48. Tasli L, Mat C, De Simone C, Yazici H. Lactobacilli lozenges in the management of oral ulcers of Behçet's syndrome. Clin Exp Rheumatol. 2006; 24: S83-6.

49. Kose O, Dinc A, Simsek I. Randomized trial of pimecrolimus cream plus colchicine tablets versus colchicine tablets in the treatment of genital ulcers in Behçet's disease. Dermatology. 2009; 218: 140-5.

50. Chams-Davatchi C, Barikbin B, Shahram F, Nadji A, Moghaddassi M, Yousefi M, Davaychi F. Pimecrolimus versus placebo in genital aphthous ulcers of Behçet's disease: a randomized double-blind controlled trial. Int J Rheum Dis. 2010; 13: 253-8.

51. Hamuryudan V, Yurdakul S, Rosenkaimer F, Yazici H. Inefficacy of topical alpha interferon alpha interferon in the treatment of oral ulcers of Behçet's syndrome: a randomized, double blind trial. Br J Rheumatol. 1991; 30: 395-6.

52. Moral F, Hamuryudan V, Yurdakul S, Yazici H. Inefficacy of azapropazone in the acute arthritis of Behçet's syndrome: a randomized, double blind, placebo controlled study. Clin Exp Rheumatol. 1995; 13: 493-5.

53. Tsambaos D, Eichelberg D, Goos M. Behcet's syndrome: treatment with recombinant leukocyte alphainterferon. Arch Dermatol Res. 1986; 278: 335-6.

54. Hamuryudan V, Moral F, Yurdakul S, et al. Systemic interferon alpha 2b treatment in Behcet's syndrome. J Rheumatol. 1994; 21: 1098-100.

55. Demiroglu H, Ozcebe OI, Barista I, et al. Interferon alfa-2b, colchicine, and benzathine penicillin versus colchicine and benzathine penicillin in Behcet's disease: a randomised trial. Lancet. 2000; 355: 605-9.

56. Horton R. Retraction: interferon alfa-2b... in Behcet's disease. Lancet. 2000; 356: 1292.

57. Alpsoy E, Durusoy C, Yilmaz E, et al. Interferon alfa-2a in the treatment of Behcet disease: a randomized placebo-controlled and double-blind study. Arch Dermatol. 2002; 138: 467-71.

58. Kotter I, Zierhut M, Eckstein A, et al. Human recombinant IFN alpha for the treatment of Behcet's disease with sight threatening posterior or panuveitis. Br J Ophthalmol. 2003; 87: 423-31.

59. Kotter I, Gunaydin I, Zierhut M, et al. The use of interferon alpha in Behcet disease: review of the literature. Semin Arthritis Rheum. 2004; 33: 320-35.

60. Kotter I, Vonthein R, Zierhut M, et al. Differential efficacy of human recombinant interferon-alpha2a on ocular and extraocular manifestations of Behcet disease: results of an open 4-center trial. Semin Arthritis Rheum. 2004; 33: 311-9.

61. Tugal-Tutkun I, Guney-Tefekli E, Urgancioglu M. Results of interferon-alfa therapy in patients with Behcet uveitis. Graefes Arch Clin Exp Ophthalmol. 2006; 244: 1692-5.

62. Gueudry J, Wechsler B, Terrada C, et al. Long-term efficacy and safety of low-dose interferon alpha2a therapy in severe uveitis associated with Behcet disease. Am J Oph-

thalmol. 2008; 146: 837-844 e831.

63. Krause L, Altenburg A, Pleyer U, et al. Longterm visual prognosis of patients with ocular Adamantiades – Behcet's disease treated with interferon – alpha – 2a. J Rheumatol. 2008; 35: 896-903.

64. Deuter CM, Zierhut M, Mohle A, et al. Long-term remission after cessation of interferon-alpha treatment in patients with severe uveitis due to Behcet's disease. Arthritis Rheum. 2010; 62: 2796-805.

65. Diwo E, Gueudry J, Saadoun D, et al. Long-term efficacy of interferon in severe uveitis associated with Behcet disease. Ocul Immunol Inflamm. 2017; 25: 76-84.

66. Sobaci G, Erdem U, Durukan AH, et al. Safety and effectiveness of interferon alpha-2a in treatment of patients with Behcet's uveitis refractory to conventional treatments. Ophthalmology. 2010; 117: 1430-5.

67. Kavandi H, Khabbazi A, Kolahi S, et al. Long-term efficacy and safety of interferon alpha-2a therapy in severe refractory ophthalmic Behcet's disease. Clin Rheumatol. 2016; 35: 2765-9.

68. Hasanreisoglu M, Cubuk MO, Ozdek S, et al. Interferon alpha-2a therapy in patients with refractory Behcet uveitis. Ocul Immunol Inflamm. 2017; 25: 71-5.

69. Lee JH, Lee CS, Lee SC. Interferon alpha-2a treatment for refractory Behcet uveitis in Korean patients. BMC Ophthalmol. 2018; 18: 52.

70. Kotter I, Zierhut M, Eckstein A, et al. Human recombinant interferon-alpha2a (rhIFN alpha2a) for the treatment of Behcet's disease with sightthreatening retinal vasculitis. Adv Exp Med Biol. 2003; 528: 521-3.

71. Deuter CM, Kotter I, Wallace GR, et al. Behcet's disease: ocular effects and treatment. Prog Retin Eye Res. 2008; 27: 111-36.

72. Aydinoglu-Candan O, Araz-Ersan B, Gul A, et al. Anti-interferon alpha antibodies and autoantibodies in patients with Behcet's disease uveitis treated with recombinant human interferon alpha-2a. Graefes Arch Clin Exp Ophthalmol. 2015; 253(3): 457-65. https://doi.org/10.1007/s00417-014-2856-3.

73. Guillaume-Czitrom S, Berger C, Pajot C, et al. Efficacy and safety of interferon-alpha in the treatment of corticodependent uveitis of paediatric Behcet's disease. Rheumatology (Oxford). 2007; 46: 1570-3.

74. Kuemmerle-Deschner JB, Tzaribachev N, Deuter C, et al. Interferon-alpha--a new therapeutic option in refractory juvenile Behcet's disease with CNS involvement. Rheumatology (Oxford). 2008; 47: 1051-3.

75. Lightman S, Taylor SR, Bunce C, et al. Pegylated interferon-alpha-2b reduces corticosteroid requirement in patients with Behcet's disease with upregulation of circulating regulatory T cells and reduction of Th17. Ann Rheum Dis. 2015; 74: 1138-44.

76. Celiker H, Kazokoglu H, Direskeneli H. Long-term efficacy of pegylated interferon alpha-2b in Behcet's uveitis: a small case series. Ocul Immunol Inflamm. 2019; 27(1): 15 - 22. https://doi.org/10.1080/0927394 8. 2017.1332768.

77. Bielefeld P, Devilliers H, Deschasse C, et al. Potential of pegylated interferon alpha-2a in Behcet uveitis: a report of five cases. Ocul Immunol Inflamm. 2016; 24: 599-602.

78. Kötter I, Vonthein R, Schoenfisch B, et al. Interferon alpha2a versus cyclosporin A for the treatment of severe ocular Behçet's disease – A prospective, randomized, single blind, national multi center trial (INCYTOB). Ann Rheum Dis. 2016; 75(Suppl 2): 1091.

79. Hauschild A, Kahler KC, Schafer M, et al. Interdisciplinary management recommendations for toxicity associated with interferon-alfa therapy. J Dtsch Dermatol Ges. 2008; 6: 829-37, 829-38.

80. Keskin Y, Seyahi E, Poyraz C, et al. Interferon alfa associated depression in patients with Behcet's syndrome: a prospective controlled study. Clin Exp Rheumatol. 2014; 32: S175.

81. Hamuryudan V, Ozyazgan Y, Fresko Y, et al. Interferon alfa combined with azathioprine for the uveitis of Behcet's disease: an open study. Isr Med Assoc J. 2002; 4: 928-30.

82. Sfikakis PP, Theodossiadis PG, Katsiari CG, et al. Effect of infliximab on sight-threatening panuveitis in Behcet's disease. Lancet. 2001; 358: 295-6.

83. Melikoglu M, Fresko I, Mat C, et al. Short-term trial of etanercept in Behcet's disease: a double blind, placebo controlled study. J Rheumatol. 2005; 32: 98-105.

84. Tabbara KF, Al-Hemidan AI. Infliximab effects compared to conventional therapy in the management of retinal vasculitis in Behcet disease. Am J Ophthalmol. 2008; 146: 845-850 e841.

85. Yamada Y, Sugita S, Tanaka H, et al. Comparison of infliximab versus ciclosporin during the initial 6-month treatment period in Behcet disease. Br J Ophthalmol. 2010; 94: 284-8.

86. Arida A, Fragiadaki K, Giavri E, et al. Anti-TNF agents for Behcet's disease: analysis of published data on 369 patients. Semin Arthritis Rheum. 2011; 41: 61-70.

87. Takeuchi M, Asukata Y, Kawagoe T, et al. Infliximab monotherapy versus infliximab and colchicine combination therapy in patients with Behcet's disease. Ocul Immunol Inflamm. 2012; 20: 193-7.

88. Handa T, Tsunekawa H, Yoneda M, et al. Longterm remission of ocular and extraocular manifestations in Behcet's disease using infliximab. Clin Exp Rheumatol. 2011; 29:

S58-63.

89. Capella MJ, Foster CS. Long-term efficacy and safety of infliximab in the treatment of Behcet's disease. Ocul Immunol Inflamm. 2012; 20: 198-202.

90. Giardina A, Ferrante A, Ciccia F, et al. One year study of efficacy and safety of infliximab in the treatment of patients with ocular and neurological Behcet's disease refractory to standard immunosuppressive drugs. Rheumatol Int. 2011; 31: 33-7.

91. Vallet H, Riviere S, Sanna A, et al. Efficacy of anti-TNF-alpha in severe and/or refractory Behcet's disease: multicenter study of 124 patients. J Autoimmun. 2015; 62: 67-74.

92. Keino H, Okada AA, Watanabe T, et al. Decreased ocular inflammatory attacks and background retinal and disc vascular leakage in patients with Behcet's disease on infliximab therapy. Br J Ophthalmol. 2011; 95(9): 1245-50. https://doi.org/10.1136/bjo.2010.194464.

93. Keino H, Okada AA, Watanabe T, et al. Long-term efficacy of infliximab on background vascular leakage in patients with Behcet's disease. Eye (Lond). 2014; 28: 1100-6.

94. Umazume A, Kezuka T, Usui Y, et al. Evaluation of efficacy of infliximab for retinal vasculitis and extraocular symptoms in Behcet disease. Jpn J Ophthalmol. 2018; 62: 390-7.

95. Bawazeer A, Raffa LH, Nizamuddin SH. Clinical experience with adalimumab in the treatment of ocular Behcet disease. Ocul Immunol Inflamm. 2010; 18: 226-32.

96. Fabiani C, Vitale A, Emmi G, et al. Efficacy and safety of adalimumab in Behcet's disease-related uveitis: a multicenter retrospective observational study. Clin Rheumatol. 2017; 36: 183-9.

97. Martin-Varillas JL, Calvo-Rio V, Beltran E, et al. Successful optimization of adalimumab therapy in refractory uveitis due to Behcet's disease. Ophthalmology. 2018; 125: 1444-51.

98. Mercier AE, Ribeiro E, Korobelnik JF, et al. Efficacy of anti-TNF-alpha therapy for the treatment of non-infectious uveitis: a retrospective study of 21 patients. Ocul Immunol Inflamm. 2018; 26: 477-84.

99. Okada AA, Goto H, Ohno S, et al. Multicenter study of infliximab for refractory uveoretinitis in Behcet disease. Arch Ophthalmol. 2012; 130: 592-8.

100. Keino H, Okada AA, Watanabe T, et al. Efficacy of infliximab for early remission induction in refractory uveoretinitis associated with Behcet disease: a 2-year follow-up study. Ocul Immunol Inflamm. 2017; 25: 46-51.

101. Guzelant G, Ucar D, Esatoglu SN, et al. Infliximab for uveitis of Behcet's syndrome: a trend for earlier initiation. Clin Exp Rheumatol. 2017; 35 Suppl 108: 86-9.

102. Takeuchi M, Kezuka T, Sugita S, et al. Evaluation of the long-term efficacy and safety of infliximab treatment for uveitis in Behcet's disease: a multicenter study. Ophthalmology. 2014; 121: 1877-84.

103. Calvo-Rio V, Blanco R, Beltran E, et al. Anti-TNF-alpha therapy in patients with refractory uveitis due to Behcet's disease: a 1-year followup study of 124 patients. Rheumatology (Oxford). 2014; 53: 2223-31.

104. Sugita S, Yamada Y, Mochizuki M. Relationship between serum infliximab levels and acute uveitis attacks in patients with Behcet disease. Br J Ophthalmol. 2011; 95: 549-52.

105. Vallet H, Seve P, Biard L, et al. Infliximab versus adalimumab in the treatment of refractory inflammatory uveitis: a multicenter study from the French uveitis network. Arthritis Rheumatol. 2016; 68: 1522-30.

106. Levy-Clarke G, Jabs DA, Read RW, et al. Expert panel recommendations for the use of anti-tumor necrosis factor biologic agents in patients with ocular inflammatory disorders. Ophthalmology. 2014; 121: 785-96 e3.

107. Nguyen QD, Merrill PT, Jaffe GJ, et al. Adalimumab for prevention of uveitic flare in patients with inactive non-infectious uveitis controlled by corticosteroids (VISUAL II): a multicentre, double-masked, randomised, placebo-controlled phase 3 trial. Lancet. 2016; 388: 1183-92.

108. Jaffe GJ, Dick AD, Brezin AP, et al. Adalimumab in patients with active noninfectious uveitis. N Engl J Med. 2016; 375: 932-43.

109. Vitale A, Emmi G, Lopalco G, et al. Adalimumab effectiveness in Behcet's disease: short and long-term data from a multicenter retrospective observational study. Clin Rheumatol. 2017; 36: 451-5.

110. Perra D, Alba MA, Callejas JL, et al. Adalimumab for the treatment of Behcet's disease: experience in 19 patients. Rheumatology (Oxford). 2012; 51(10): 1825-31. https://doi.org/10.1093/rheumatology/kes130.

111. Interlandi E, Leccese P, Olivieri I, et al. Adalimumab for treatment of severe Behcet's uveitis: a retrospective long-term follow-up study. Clin Exp Rheumatol. 2014; 32: S58-62.

112. Takase K, Ohno S, Ideguchi H, et al. Successful switching to adalimumab in an infliximab-allergic patient with severe Behcet disease-related uveitis. Rheumatol Int. 2011; 31: 243-5.

113. Olivieri I, Leccese P, D'Angelo S, et al. Efficacy of adalimumab in patients with Behcet's disease unsuccessfully treated with infliximab. Clin Exp Rheumatol. 2011; 29: S54-7.

114. Ribi C, Sztajzel R, Delavelle J, et al. Efficacy of TNF

{alpha} blockade in cyclophosphamide resistant neuro-Behcet disease. J Neurol Neurosurg Psychiatry. 2005; 76: 1733-5.

115. Sarwar H, McGrath H Jr, Espinoza LR. Successful treatment of long-standing neuro-Behcet's disease with infliximab. J Rheumatol. 2005; 32: 181-3.

116. Alty JE, Monaghan TM, Bamford JM. A patient with neuro-Behcet's disease is successfully treated with etanercept: further evidence for the value of TNF-alpha blockade. Clin Neurol Neurosurg. 2007; 109: 279-81.

117. Belzunegui J, Cancio J, Pego JM, et al. Relapsing polychondritis and Behcet's syndrome in a patient with HIV infection. Ann Rheum Dis. 1995; 54: 780.

118. Kikuchi H, Aramaki K, Hirohata S. Effect of infliximab in progressive neuro-Behcet's syndrome. J Neurol Sci. 2008; 272: 99-105.

119. Borhani Haghighi A, Safari A, Nazarinia MA, et al. Infliximab for patients with neuro-Behcet's disease: case series and literature review. Clin Rheumatol. 2011; 30: 1007-12.

120. Desbois AC, Addimanda O, Bertrand A, et al. Efficacy of anti-TNFalpha in severe and refractory neuro-Behcet disease: an observational study. Medicine (Baltimore). 2016; 95: e3550.

121. Zeydan B, Uygunoglu U, Saip S, et al. Infliximab is a plausible alternative for neurologic complications of Behcet disease. Neurol Neuroimmunol Neuroinflamm. 2016; 3: e258.

122. Iwata S, Saito K, Yamaoka K, et al. Efficacy of combination therapy of anti-TNF-alpha antibody infliximab and methotrexate in refractory entero-Behcet's disease. Mod Rheumatol. 2011; 21(2): 184-91. https://doi.org/10.1007/s10165-010-0370-y.

123. Kinoshita H, Kunisaki R, Yamamoto H, et al. Efficacy of infliximab in patients with intestinal Behcet's disease refractory to conventional medication. Intern Med. 2013; 52: 1855-62.

124. Lee JH, Cheon JH, Jeon SW, et al. Efficacy of infliximab in intestinal Behcet's disease: a Korean multicenter retrospective study. Inflamm Bowel Dis. 2013; 19: 1833-8.

125. Tanida S, Inoue N, Kobayashi K, et al. Adalimumab for the treatment of Japanese patients with intestinal Behcet's disease. Clin Gastroenterol Hepatol. 2015; 13(5): 940-8. e3. https://doi.org/10.1016/j.cgh.2014.08.042.

126. Zou J, Ji DN, Cai JF, et al. Long-term outcomes and predictors of sustained response in patients with intestinal Behcet's disease treated with infliximab. Dig Dis Sci. 2017; 62: 441-7.

127. Inoue N, Kobayashi K, Naganuma M, et al. Long-term safety and efficacy of adalimumab for intestinal Behcet's disease in the open label study following a phase 3 clinical trial. Intest Res. 2017; 15: 395-401.

128. Adler S, Baumgartner I, Villiger PM. Behcet's disease: successful treatment with infliximab in 7 patients with severe vascular manifestations. A retrospective analysis. Arthritis Care Res (Hoboken). 2012; 64: 607-11.

129. Chan E, Sangle SR, Coghlan JG, et al. Pulmonary artery aneurysms in Behcet's disease treated with anti-TNFalpha: a case series and review of the literature. Autoimmun Rev. 2016; 15: 375-8.

130. Hisamatsu T, Ueno F, Matsumoto T, et al. The 2nd edition of consensus statements for the diagnosis and management of intestinal Behcet's disease: indication of anti-TNFalpha monoclonal antibodies. J Gastroenterol. 2014; 49: 156-62.

131. Hibi T, Hirohata S, Kikuchi H, et al. Infliximab therapy for intestinal, neurological, and vascular involvement in Behcet disease: efficacy, safety, and pharmacokinetics in a multicenter, prospec-tive, open-label, single-arm phase 3 study. Medicine (Baltimore). 2016; 95: e3863.

132. Mesquida M, Victoria Hernandez M, Llorenc V, et al. Behcet disease-associated uveitis successfully treated with golimumab. Ocul Immunol Inflamm. 2013; 21: 160-2.

133. Vitale A, Emmi G, Lopalco G, et al. Long-term efficacy and safety of golimumab in the treatment of multirefractory Behcet's disease. Clin Rheumatol. 2017; 36: 2063-9.

134. Vitale A, Emmi G, Lopalco G, et al. Correction to: long-term efficacy and safety of golimumab in the treatment of multirefractory Behcet's disease. Clin Rheumatol. 2019; 38(1): 267. https://doi.org/10.1007/s10067-018-4302-0.

135. Lopalco G, Emmi G, Gentileschi S, et al. Certolizumab Pegol treatment in Behcet's disease with different organ involvement: a multicenter retrospective observational study. Mod Rheumatol. 2017; 27: 1031-5.

136. Sfikakis PP, Kaklamanis PH, Elezoglou A, et al. Infliximab for recurrent, sight-threatening ocular inflammation in Adamantiades-Behcet disease. Ann Intern Med. 2004; 140: 404-6.

137. Ohno S, Nakamura S, Hori S, et al. Efficacy, safety, and pharmacokinetics of multiple administration of infliximab in Behcet's disease with refractory uveoretinitis. J Rheumatol. 2004; 31: 1362-8.

138. Tugal-Tutkun I, Mudun A, Urgancioglu M, et al. Efficacy of infliximab in the treatment of uveitis that is resistant to treatment with the combination of azathioprine, cyclosporine, and corticosteroids in Behcet's disease: an open-label trial. Arthritis Rheum. 2005; 52: 2478-84.

139. Tognon S, Graziani G, Marcolongo R. Anti-TNF-alpha therapy in seven patients with Behcet's uveitis: advantages

and controversial aspects. Ann N Y Acad Sci. 2007; 1110: 474-84.

140. Kawaguchi T, Kawazoe Y, Kamoi K, et al. Clinical course of patients with Behcet's uveitis following discontinuation of infliximab therapy. Jpn J Ophthalmol. 2014; 58: 75-80.

141. Sfikakis PP, Markomichelakis N, Alpsoy E, AssaadKhalil S, Bodaghi B, Gul A, Ohno S, Pipitone N, Schirmer M, Stanford M, et al. Anti TNF therapy in the management of Behçet's disease—review and basis for recommendations. Rheumatology (Oxford). 2007; 46: 736-41.

142. Sfikakis PP. The first decade of biologic TNF antagonists in clinical practice: lessons learned, unresolved issues and future directions. Curr Dir Autoimmun. 2010; 11: 180-210.

143. Clowse MEB, Scheuerle AE, Chambers C, et al. Pregnancy outcomes after exposure to certolizumab pegol: updated results from a pharmacovigilance safety database. Arthritis Rheumatol. 2018; 70: 1399-407.

144. Mariette X, Forger F, Abraham B, et al. Lack of placental transfer of certolizumab pegol during pregnancy: results from CRIB, a prospective, postmarketing, pharmacokinetic study. Ann Rheum Dis. 2018; 77: 228-33.

145. Cantini F, Niccoli L, Nannini C, et al. Rapid loss of efficacy of biosimilar infliximab in three patients with Behcet's disease after switching from infliximab originator. Eur J Rheumatol. 2017; 4: 288-90.

146. Lockwood CM, Hale G, Waldman H, et al. Remission induction in Behcets disease following lymphocyte depletion by the anti-CD52 antibody CAMPATH 1-H. Rheumatology (Oxford). 2003; 42: 1539-44.

147. Mohammad AJ, Smith RM, Chow YW, et al. Alemtuzumab as remission induction therapy in Behcet disease: a 20-year experience. J Rheumatol. 2015; 42: 1906-13.

148. Buggage RR, Levy-Clarke G, Sen HN, et al. A double-masked, randomized study to investigate the safety and efficacy of daclizumab to treat the ocular complications related to Behcet's disease. Ocul Immunol Inflamm. 2007; 15: 63-70.

149. Sadreddini S, Noshad H, Molaeefard M, et al. Treatment of retinal vasculitis in Behcet's disease with rituximab. Mod Rheumatol. 2008; 18: 306-8.

150. Davatchi F, Shams H, Rezaipoor M, et al. Rituximab in intractable ocular lesions of Behcet's disease; randomized single-blind control study (pilot study). Int J Rheum Dis. 2010; 13: 246-52.

151. Messina MJ, Rodegher M, Scotti R et al. Treatment of myelitis in Behcet's disease with rituximab. BMJ Case Rep. 2014; 2014.

152. Kidd DP. Rituximab is effective in severe treatment-resistant neurological Behcet's syndrome. J Neurol. 2015; 262: 2676-7.

153. Jade J, Chung K, Arendse M, et al. Neuro-Behcet's disease presenting with tumour-like lesions and responding to rituximab. J Clin Neurosci. 2016; 32: 139-41.

154. Botsios C, Sfriso P, Furlan A, et al. Resistant Behcet disease responsive to anakinra. Ann Intern Med. 2008; 149: 284-6.

155. Bilginer Y, Ayaz NA, Ozen S. Anti-IL-1 treatment for secondary amyloidosis in an adolescent with FMF and Behcet's disease. Clin Rheumatol. 2010; 29: 209-10.

156. Emmi G, Silvestri E, Cameli AM, et al. Anakinra for resistant Behcet uveitis: why not? Clin Exp Rheumatol. 2013; 31: 152-3.

157. Orlando I, Vitale A, Rigante D, et al. Long-term efficacy and safety of the interleukin-1 inhibitors anakinra and canakinumab in refractory Behcet disease uveitis and concomitant bladder papillary carcinoma. Intern Med J. 2017; 47: 1086-8.

158. Emmi G, Silvestri E, Squatrito D, et al. Long-term efficacy and safety of anakinra in a patient with Behcet's disease and concomitant tuberculosis infection. Int J Dermatol. 2017; 56: 218-20.

159. Cantarini L, Vitale A, Scalini P, et al. Anakinra treatment in drug-resistant Behcet's disease: a case series. Clin Rheumatol. 2015; 34: 1293-301.

160. Grayson PC, Yazici Y, Merideth M, et al. Treatment of mucocutaneous manifestations in Behcet's disease with anakinra: a pilot open-label study. Arthritis Res Ther. 2017; 19: 69.

161. Cantarini L, Vitale A, Borri M, et al. Successful use of canakinumab in a patient with resistant Behcet's disease. Clin Exp Rheumatol. 2012; 30: S115.

162. Pagnini I, Bondi T, Simonini G, et al. Successful treatment with canakinumab of a paediatric patient with resistant Behcet's disease. Rheumatology (Oxford). 2015; 54: 1327-8.

163. Ugurlu S, Ucar D, Seyahi E, et al. Canakinumab in a patient with juvenile Behcet's syndrome with refractory eye disease. Ann Rheum Dis. 2012; 71(9): 1589-91. https://doi.org/10.1136/annrheumdis-2012-201383.

164. Vitale A, Rigante D, Caso F, et al. Inhibition of interleukin-1 by canakinumab as a successful mono-drug strategy for the treatment of refractory Behcet's disease: a case series. Dermatology. 2014; 228: 211-4.

165. Emmi G, Talarico R, Lopalco G, et al. Efficacy and safety profile of anti-interleukin-1 treatment in Behcet's disease: a multicenter retrospective study. Clin Rheumatol. 2016; 35: 1281-6.

166. Fabiani C, Vitale A, Emmi G, et al. Interleukin (IL)-1

inhibition with anakinra and canakinumab in Behcet's disease-related uveitis: a multicenter retrospective observational study. Clin Rheumatol. 2017; 36: 191-7.

167. Fabiani C, Vitale A, Rigante D, et al. The presence of uveitis is associated with a sustained response to the interleukin (IL) - 1 inhibitors anakinra and canakinumab in Behcet's disease. Ocul Immunol Inflamm. 2018: 1-7. https://doi.org/10.1080/09273948.2018.1511810.

168. Gul A, Tugal-Tutkun I, Dinarello CA, et al. Interleukin-1beta-regulating antibody XOMA 052 (gevokizumab) in the treatment of acute exacerbations of resistant uveitis of Behcet's disease: an open-label pilot study. Ann Rheum Dis. 2012; 71: 563-6.

169. Tugal-Tutkun IM, Kadayifcilar SM, Khairallah MM, et al. Safety and efficacy of gevokizumab in patients with Behcet's disease uveitis: results of an exploratory phase 2 study. Ocul Immunol Inflamm. 2017; 25: 62-70.

170. Shapiro LS, Farrell J, Haghighi AB. Tocilizumab treatment for neuro-Behcet's disease, the first report. Clin Neurol Neurosurg. 2012; 114: 297-8.

171. Urbaniak P, Hasler P, Kretzschmar S. Refractory neuro-Behcet treated by tocilizumab: a case report. Clin Exp Rheumatol. 2012; 30: S73-5.

172. Addimanda O, Pipitone N, Pazzola G, et al. Tocilizumab for severe refractory neuro-Behcet: three cases IL-6 blockade in neuro-Behcet. Semin Arthritis Rheum. 2015; 44: 472-5.

173. Hirano T, Ohguro N, Hohki S, et al. A case of Behcet's disease treated with a humanized anti-interleukin-6 receptor antibody, tocilizumab. Mod Rheumatol. 2012; 22: 298-302.

174. Caso F, Iaccarino L, Bettio S, et al. Refractory pemphigus foliaceus and Behcet's disease successfully treated with tocilizumab. Immunol Res. 2013; 56: 390-7.

175. Papo M, Bielefeld P, Vallet H, et al. Tocilizumab in severe and refractory non-infectious uveitis. Clin Exp Rheumatol. 2014; 32: S75-9.

176. Alokaily F, Al Saati A, Jawad A. Successful treatment of Behcet's uveitis with Tocilizumab. Saudi J Ophthalmol. 2017; 31: 42-4.

177. Atienza-Mateo B, Calvo-Rio V, Beltran E, et al. Anti-interleukin 6 receptor tocilizumab in refractory uveitis associated with Behcet's disease: multicentre retrospective study. Rheumatology (Oxford). 2018; 57: 856-64.

178. Eser Ozturk H, Oray M, Tugal-Tutkun I. Tocilizumab for the treatment of Behcet uveitis that failed interferon alpha and anti-tumor necrosis factor-alpha therapy. Ocul Immunol Inflamm. 2018; 26(7): 1005-14. https://doi.org/10.1080/09273948.2017.1355471.

179. Chen J, Chen S, He J. A case of refractory intestinal Behcet's disease treated with tocilizumab, a humanised anti-interleukin-6 receptor antibody. Clin Exp Rheumatol. 2017; 35 Suppl 108: 116-8.

180. Diamantopoulos AP, Hatemi G. Lack of efficacy of tocilizumab in mucocutaneous Behcet's syndrome: report of two cases. Rheumatology (Oxford). 2013; 52: 1923-4.

181. Cantarini L, Lopalco G, Vitale A, et al. Paradoxical mucocutaneous flare in a case of Behcet's disease treated with tocilizumab. Clin Rheumatol. 2014; 34(6): 1141-3. https://doi.org/10.1007/s10067-014-2589-z.

182. Terreaux W, Mestrallet S, Fauconier M, et al. Failure of tocilizumab therapy in a patient with mouth and genital ulcers with inflamed cartilage syndrome complicated by aortic aneurysm. Rheumatology (Oxford). 2015; 54: 2111-3.

183. Emmi G, Silvestri E, Squatrito D, et al. Tocilizumab-induced exacerbation of mucosal ulcers in a patient with multi-refractory Behcets disease. Semin Arthritis Rheum. 2016; 46: e1-2.

184. Baerveldt EM, Kappen JH, Thio HB, et al. Successful long-term triple disease control by ustekinumab in a patient with Behcet's disease, psoriasis and hidradenitis suppurativa. Ann Rheum Dis. 2013; 72: 626-7.

185. Lopalco G, Fabiani C, Venerito V, et al. Ustekinumab efficacy and safety in mucocutaneous multirefractory Behcet's disease. Clin Exp Rheumatol. 2017; 35 Suppl 108: 130-1.

186. Mirouse A, Barete S, Monfort JB, et al. Ustekinumab for Behcet's disease. J Autoimmun. 2017; 82: 41-6.

187. Di Scala G, Bettiol A, Cojan RD, et al. Efficacy of the anti-IL 17 secukinumab in refractory Behcet's syndrome: a preliminary study. J Autoimmun. 2019; 97: 108-13. https://doi.org/10.1016/j.jaut.2018.09.002.

188. Dick AD, Tugal-Tutkun I, Foster S, et al. Secukinumab in the treatment of noninfectious uveitis: results of three randomized, controlled clinical trials. Ophthalmology. 2013; 120: 777-87.

189. Shiga H, Fukuda S, Lijima K. Interleukin-17A inhibitor induced Crohn's disease/Behçet disease like lesions. Inflamm Bowel Dis. 2017; 23: E38-9.

190. De Cata A, Intiso D, Bernal M, et al. Prolonged remission of neuro-Behcet disease following autologous transplantation. Int J Immunopathol Pharmacol. 2007; 20: 91-6.

191. Rossi G, Moretta A, Locatelli F. Autologous hematopoietic stem cell transplantation for severe/refractory intestinal Behcet disease. Blood. 2004; 103: 748-50.

192. Maurer B, Hensel M, Max R, et al. Autologous haematopoietic stem cell transplantation for Behcet's disease with pulmonary involvement: analysis after 5 years of follow up. Ann Rheum Dis. 2006; 65: 127-9.

193. Tomonari A, Tojo A, Takahashi T, et al. Resolution of Behcet's disease after HLA-mismatched unrelated cord blood transplantation for myelodysplastic syndrome. Ann Hematol. 2004; 83: 464-6.
194. Marmont AM, Gualandi F, Piaggio G, et al. Allogeneic bone marrow transplantation (BMT) for refractory Behcet's disease with severe CNS involvement. Bone Marrow Transplant. 2006; 37: 1061-3.
195. Nonami A, Takenaka K, Sumida C, et al. Successful treatment of myelodysplastic syndrome (MDS)-related intestinal Behcet's disease by up-front cord blood transplantation. Intern Med. 2007; 46: 1753-6.
196. Daikeler T, Kotter I, Bocelli Tyndall C, et al. Haematopoietic stem cell transplantation for vasculitis including Behcet's disease and polychondritis: a retrospective analysis of patients recorded in the European Bone Marrow Transplantation and European League Against Rheumatism databases and a review of the literature. Ann Rheum Dis. 2007; 66: 202-7.
197. Soysal T, Salihoglu A, Esatoglu SN, et al. Bone marrow transplantation for Behcet's disease: a case report and systematic review of the literature. Rheumatology (Oxford). 2014; 53: 1136-41.
198. Kook MH, Yhim HY, Lee NR, et al. Successful treatment of myelodysplastic syndrome and Behcet colitis after allogeneic hematopoietic stem cell transplantation. Korean J Intern Med. 2014; 29: 123-5.
199. Nakamura Y, Matsuguma M, Tokunaga Y, et al. Successful treatment of Behcet's disease associated with acute myeloid leukemia with myelodysplasia-related changes using azacitidine and tacrolimus before allogeneic hematopoietic stem cell transplantation. Intern Med. 2017; 56: 1199-202.
200. Mishima Y, Ishikawa K, Kawase S. Behçet's syndrome with aneurysm (abstract). In: Proceedings of the Japanese Circulation Society. Tokyo Jpn Circ J. 1961; 25: 1211.
201. Mounsey JPD. Orogenital ulceration with plebothrombosis. Behçet's syndrome complicated by osteomyelitis of lumbar spine and ruptured aorta. Br Med J. 1965; 1: 357-61.
202. Hills EA. Behçet's syndrome with aortic aneurysms. Br Med J. 1967; 4: 152-4.
203. Hamza M. Large artery involvement in Behçet's disease. J Rheumatol. 1987; 14: 554-9.
204. Schwartz P, Weisbrot M, Landau M, Antebi E. Peripheral false aneurysms in Behçet's disease. Br J Surg. 1987; 74: 67-8.
205. Park JH, Han MC, Bettmann MA. Arterial manifestations of Behçet's disease. AJR. 1984; 143: 821-5.
206. Kingston M, Ratcliffe JR, Altree M, Marendino K. Aneurysm after arterial puncture in Behçet's disease. BMJ. 1979; 30: 1766-7.
207. Tüzün H, Beşirli K, Sayin A, Vural FS, Hamuryudan V, Hizli N, et al. Management of aneurysms in Behçet's syndrome: an analysis of 24 patients. Surgery. 1997; 121: 150-6.
208. Tuzun H, Seyahi E, Arslan C, Hamuryudan V, Besirli K, Yazici H. Management and prognosis of nonpulmonary large arterial disease in patients with Behçet disease. J Vasc Surg. 2012; 55: 157-63.
209. Kwon TW, Park SJ, Kim HK, Yoon HK, Kim GE, Yu B. Surgical treatment results of abdominal aortic aneurysm in Behçet's disease. Eur J Vasc Endovasc Surg. 2008; 35: 173-80.
210. Öztürk MA, Unverdi S, Oktar SO, Bukan N, Gülbahar O, Ureten K, et al. Vascular endothelial growth factor and carotid intima-media thickness in patients with Behçet's disease. Clin Rheumatol. 2008; 27: 961-6.
211. Liu CW, Ye W, Liu B, Zeng R, Wu W, Dake M. Endovascular treatment of aortic pseudoaneurysm in Behçet disease. J Vasc Surg. 2009; 50: 1025-30.
212. Kim SW, Lee DY, Kim MD, Won JY, Park SI, Yoon YN, et al. Outcomes of endovascular treatment for aortic pseudoaneurysm in Behçet's disease. J Vasc Surg. 2014; 59: 608-14.
213. Honda S, Hirano F, Mouri M, Hasegawa H, Kohsaka H. Aneurysm formation after stent grafting in vascular Behçet's disease. Arthritis Rheum. 2018; 70: 322.
214. Ding Z, Jin G, Ai X, Li L, Zheng P, Guan Y, et al. Endovascular treatment of Behcet disease with recurrent infrainguinal arterial pseudoaneurysms. Medicine. 2016; 95: 1-7.
215. Balcioglu O, Ertugay S, Bozkaya H, Parildar M, Posacioglu H. Endovascular repair and adjunctive immunosuppressive therapy of aortic involvement in Behçet's disease. Eur J Vasc Surg. 2015; 50: 593-8.
216. Seyahi E, Melikoglu M, Akman C, et al. Pulmonary vascular involvement in Behcet's syndrome. Arthritis Rheum. 2007; 56: S357.
217. Tuzun H, Seyahi E, Guzelant G, Oz B, Batur S, Demirhan O, Hamuryudan V. Surgical treatment of pulmonary complications in Behçet's syndrome. Smin Thorac Cardiovasc Surg. 2018; 30(3): 369-78. https://doi.org/10.1053/semtcvs.2018.07.008.
218. Ianniello A, Carrafiello GNP, Vaghi CA. Endovascular treatment of a ruptured pulmonary artery aneurysm in a patient with Behçet's disease using the Amplatzer Vascular Plug 4. Korean J Radiol. 2013; 14: 283-6.
219. Voiriot G, Parrot A, Antoine M, Gibelin A, Haddad S, Carette MF, et al. Transcatheter emboltherapy of pulmona-

ry artery aneurysms as emergency treatment of hemoptysis in Behcet patients: experience of a referral center and rewiev of the literature. Intern Emerg Med. 2018; 13: 491-500.

220. Esatoglu SN, Seyahi E, Gulsen F, Akman C, Cantasdemir M, Numan F, et al. Bronchial artery enlargement may be the cause of recurrent haemoptysis in Behçet's syndrome patients with pulmonary artery involvement during follow-up. Clin Exp Rheumatol. 2016; 34: S92-6.

（译者：唐梦诗　陈家丽；审核：田静　唐琪　李芬）

第 21 章

患者心声

Cetin Ezber, Eileen Radziunas, Richard West, Yusuf Yazici

作为编辑，我们认为应该涵盖一个聚焦于患者观点的章节，包括他们从确诊、开始治疗、应对各种情况到他们寻找白塞病相关的信息时遇到的困难，以及患者群体组织的作用。为此，我们询问了一位来自白塞病高发国家的土耳其患者，一位来自白塞病罕见国家的美国患者，一位活跃在白塞病患者组织的英国患者。我们希望他们关于白塞综合征的不同观点，不仅对其他患者有帮助，对我们所有治疗和试图帮助患者的人也有帮助。

我们要感谢 3 位贡献者，Cetin Ezber 先生、Eileen Radziunas 女士和 Richard West 先生，感谢他们宝贵的见解和与我们分享的一切。

白塞综合征与我、我们

Ali Çetin Ezber 是土耳其塞拉帕萨医学院多学科白塞综合征门诊诊所的秘书(图 21-1)。

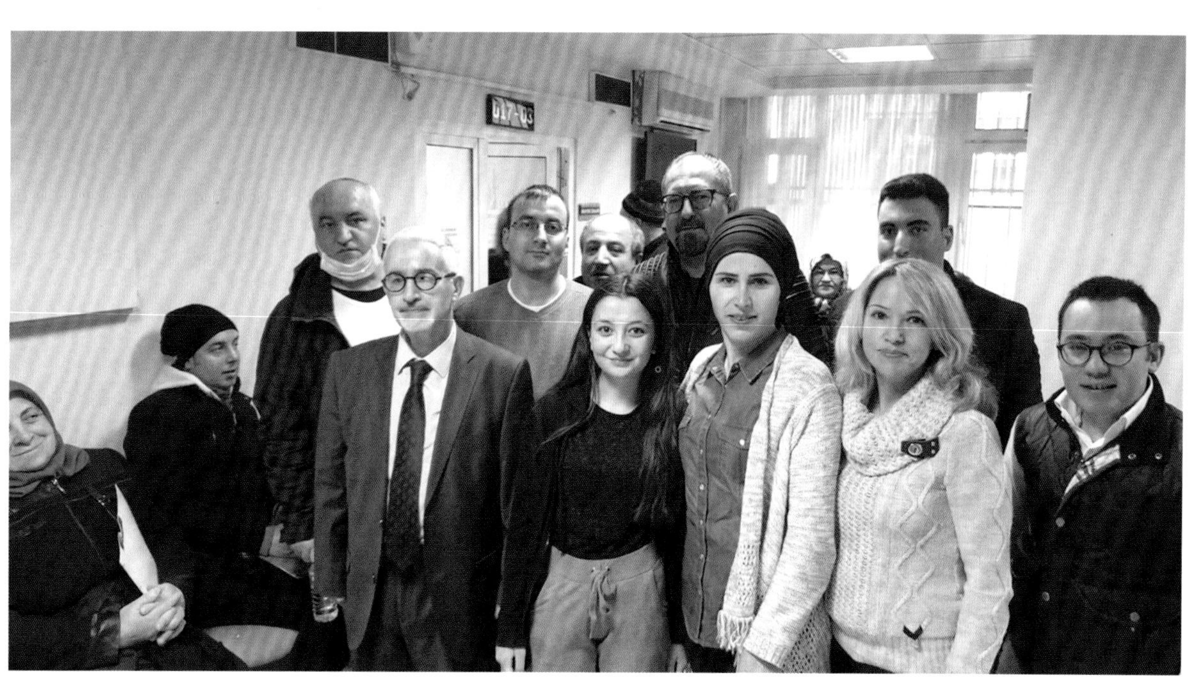

Çetin Ezber，戴着领带站在前排，周一在塞拉帕萨医院与白塞病患者合照(照片由 Çetin Ezber 提供)。

图 21-1　**Çetin Ezber** 与白塞病患者的合照

著名的土耳其民间诗人 Karacaoğlan 说：我有 3 个担忧，与所爱的人分离、贫穷和死亡，现在，我想谈谈第 4 个担忧——我从 18 岁开始就患有白塞综合征，接受了 42 年的治疗。对我来说，健康无疑是一个额外的担忧。

我永远不会忘记某天早上我醒来的那一刻，我的左眼看不见了。我在床上哭了好几个小时。随之而来的是不明原因生殖器溃疡疼痛、葡萄膜炎和口腔溃疡。那时我在伊兹密尔，我的医生花了很长时间才作出正确的诊断。后来，我搬到了伊斯坦布尔。我很感激在这两个城市所有关心支持我的医生。

最开始的几年很难，我一直处于恐惧的状态：无法应对当时的心理压力，害怕失明和留下残疾。我与这种疾病斗争了很多年，特别是去医院看病而产生的恐惧，尤其在我大学期间，我不能向任何人讲述我的感受。严重的葡萄膜炎发作让我的大学学习中止。在随后的几年里，在和很多像我一样的白塞综合征患者交流后，我意识到这些是我们所有患者的常见症状。

心理支持非常重要。我培养了一些爱好，我会推荐给所有有同样压力的病友。我的爱好是看戏剧和芭蕾舞表演，参观美术展览，旅行和阅读。我对生活的热爱一直支撑我，我感谢所有治疗我眼病的人。

当我从大学毕业并获得土耳其文学学位时，我申请教师的工作被拒绝了。我在父亲的熟食店工作了 4~5 年，但因为严重的眼部疾病而不得不放弃。20 世纪 70 年代初，我作为患者在塞拉帕萨医院随诊时，自愿担任白塞综合征跨学科诊所的秘书，后来就一直从事这项工作。这是一个非常繁忙的诊所，管理 80~100 例患者，有时每周一多达 5 例新患者。很多患者必须在 1 周内回来查看化验结果或病理检查结果，当然还有各种紧急的事情。通常情况下，皮肤科和眼科医生会对患者进行专科评估，然后再与风湿科医生一起会诊讨论。

在那里，我和许多白塞综合征患者有了接触。我意识到我的病友还需要接受有关疾病的教育。接受教育和接受药物治疗同等重要。

许多病友缺乏对白塞综合征的表现和病程的了解，以及对其症状存在误解，就像最初的我一样。我认为医生除了提供有效的治疗外，还应该更耐心地提供教育信息。我现在作为一个非常繁忙的，也许是全球最繁忙的白塞综合征中心的秘书，必须尽最大可能理解患者的担忧和犹豫，并试图在社会上和心理上支持他们。

在我工作的最初几年，我意识到病友之间甚至与自己的家人都没有交流。1986 年，我成立了白塞综合征患者协会。社交、聚会和互动是应对这种疾病的最好方法。我们协会多年来组织了许多活动，包括旅行和聚餐，并试图提供治疗方法和其他经济支持。

现在经历了 40 年白塞综合征的我，尽管左眼完全失明，颈部静脉严重堵塞，但我仍可以成功地进行日常家务和娱乐。

我一直相信，并将永远相信，白塞综合征的成功管理包括良好的医疗保健、对医生信任、家庭和工作职场支持，以及必要的心理及精神治疗。最后，挑战现状的决心或许应该成为我们的标志。

最后，向我的病友和我们的医生致以最热烈的祝福。

来自美国白塞患者的考验和磨难

Eileen Radziunas 居住在美国康涅狄格州（图 21-2）。

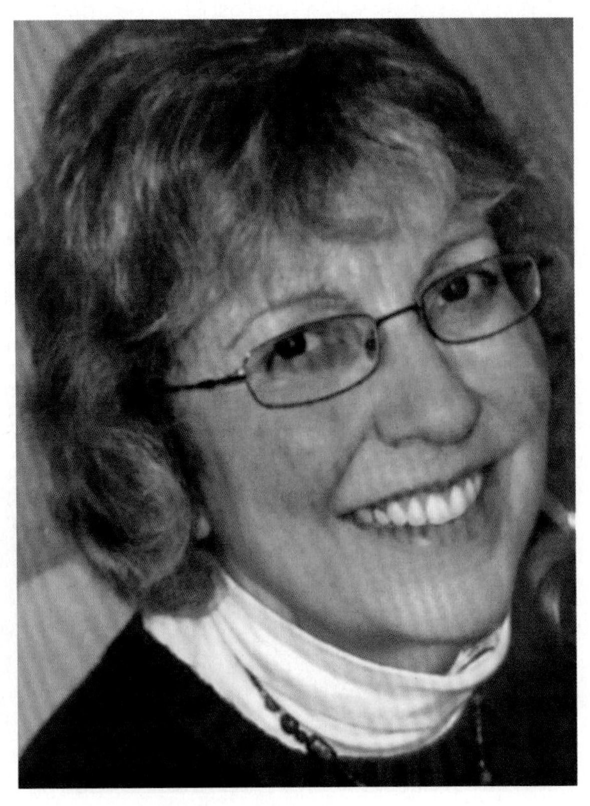

图片由 Eileen Radziunas 提供。

图 21-2 Eileen Radziunas

居住在一个大多数医生对白塞综合征都不熟悉的国家，患有这种罕见的、甚至危及生命的疾病，就像生活在一场无法醒来的噩梦中。我亲身经历了那个噩梦，并希望通过分享我的个人故事可以帮助到其他病友。

大概在我 3 岁能记事的时候起，我就被冠以了“体弱多病的孩子”的称号。这个称号持续到了 5 岁可以上学之前，我经历了严重的令人难忘的白塞综合征并发症，尽管发生在我年幼的时候，但我仍然可以清楚地描述出来，就像它们发生在今天一样。最让我难忘的是小便时严重的、难以忍受的间歇性刺痛，痛得我尖叫。与尿路感染引起的灼烧痛不同，这是完全不同的——当尿液流过溃疡时，会非常疼痛。因此，每年学年结束时，我都是缺勤最多的人。

5 岁时我被怀疑患有风湿热，抗生素治疗无效就排除了。7 岁时，严重的肌肉和关节疼痛使我无法入睡，但这种疼痛没有人能诊断和治疗。我上大学时，由于考试的压力，我的嘴巴布满了水疱，疼痛难忍。到 30 岁时，我因为不明原因的发热住院了整整一个月，几个月后，我的一条腿出现严重的肿胀及青紫，差点截肢，但幸运的是，大剂量泼尼松将其治愈。

随着年龄的增长，我的关节疼得更厉害了，排尿时再次出现刺痛感，我的膝盖感觉就像被人捅了一刀，除此之外，我的眼睛变得又红又痛。在我 40 多岁的时候，毫无预兆，眼前出现了一个清晰的、层叠的、气泡状的瀑布交织在一起，各种模糊的形状取代了我正常的视觉——像万花筒一样。回想起来，我当时应该非常担心，但我被意想不到的层层叠叠、永无止境的景象吸引，每一个破裂的泡泡被一个新的泡泡所取代，这有趣的现象分散了我的注意力，我一点也不害怕。

在我分享这个不寻常的事情之前，我的丈夫注意到我看起来不太好，让我躺下。当我这么做时，在第一次发作结束后(持续了不到几分钟)，下一次发作又出现了，并持续了相同的时间。当晚上我决定看报时，立马停住了，因为我发现我读的每个单词都缺少字母，我想自己一定比想象得还要累。

第二天早上醒来的我，完全是另一个人。我的眼睛痛得难以形容，以至于我无法触摸它们。它们不仅褪色了，我也辨认不出我们床对面的墙上挂着的东西——事实上，我“看到”的大部分只是记忆中的东西。让我不习惯的是我的枕套因为流口水而湿透了，我的四肢无法控制地抽搐着。随之，我出现说话困难，用错误的词语来表达我想说的话。吞咽成了一个可怕的挑战，因为我被自己的唾液呛住了。睡着时需要在椅子上坐直才能防止这种情况发生，同时我的脑袋里冒出了明亮的火花，它出乎意料地把我摇醒了——就像电线杆上的变压器或闪电一样。没有任何解释，我小便失禁，说话含糊不清，右腿没有力气。

我立即寻求了治疗——不幸没有答案。尽管咨询了包括内科医生、神经科医生和风湿病学家在内的当地所有相关专家，都没能确诊。最终，灰心丧气的我，在十多年的时间里走遍了全国各地。

在我见过的众多风湿病专家中，有几个人带着明确无误的讽刺语气说我在浪费他们的时间，因为我在风湿病方面没有任何问题——而且我也不应该预约风湿病专家了。相似，我遇到了的许多神经病学专家也是同样的说法，我不属于他们专科的疾病，应该将他们的时间留给那些需要的患者。更有些医生建议就我“未经临床证实”的症状去看精神科医生。

虽然我无法用语言来描述我所遭受的羞辱，但我更担心自己的生命。我确信我患的是血管性疾病。在绝望中，我上网查看我的症状是否符合所描述的众多血管疾病中的任何一种。当我发现血管炎的描述与我的症状相似时，我预约了一位专攻血管炎的医生。

最后我被确诊白塞综合征。更重要的是，这位医生知道如何治疗。尽管诊断很严重，但我感觉就像中了彩票——终于知道自己得了什么病。随着那天开始的治疗，我生活中好多年都没有的希望又回来了。

我的医生怀疑我是癫痫发作，进一步推荐我去看神经科医生，结果被证实了。在进行诊断时，神经介入科专家煞费苦心地仔细检查了之前做过的所有扫描影像，结果令我丈夫和在场的其他工作人员震惊，出乎我们意料，“泡泡”事件实际上是一种未被发现的深层脑干中风——这解释了我十多年来报告的每一个症状，当然也可能是白塞综合征的症状。他把手放在我的手臂上，以一种比以往任何神经病学专家都更富有同情心的方式安慰我。

我经常听到一个在医学院培训中反复使用的谚语，意思大概是这样的：“当你听到马蹄声时，想想马，而不是斑马。”意思是在诊断患者时，首先应该考虑最可能的答案而不是罕见的。但不幸的是，当涉及罕见疾病时，如果怕浪费时间而不去考虑它们，有可能会导致患者死亡。我要感谢上帝，我还是幸运的，并祈祷其他白塞综合征患者不要像我经历那么多磨难。

白塞综合征患者/组织参与改善白塞综合征患者生活

Richard West 是白塞综合征患者，同时也是英国医院的受托人(图 21-3)。

国际白塞病协会(The International Society for Behçet's Disease，ISBD)是一个医生组织，每两年在世界各地轮流举办一次 ISBD 国际会议。(http：//www. behcetdiseasesociety. org/)。

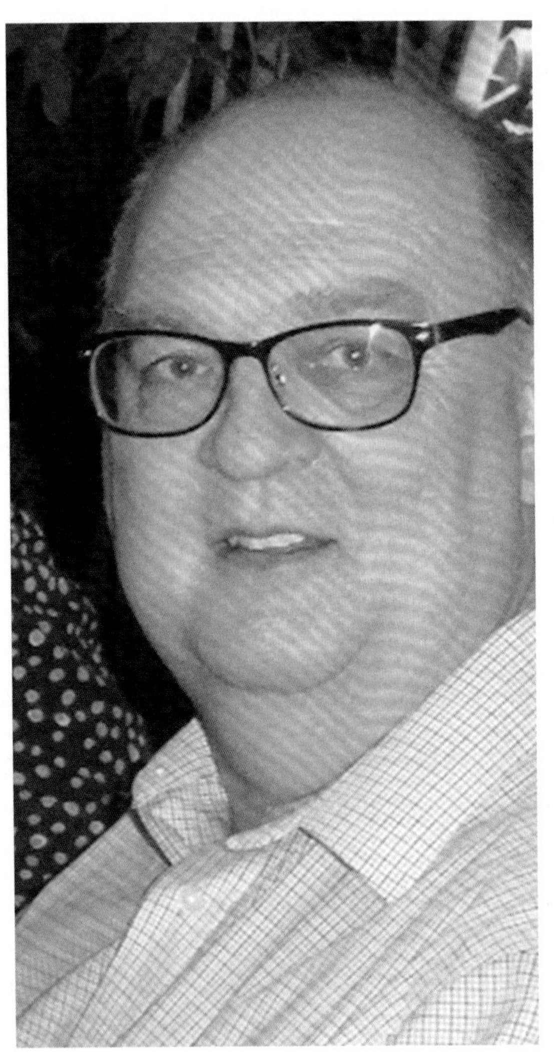

图片由 Richard West 提供。

图 21-3　理查德·韦斯特

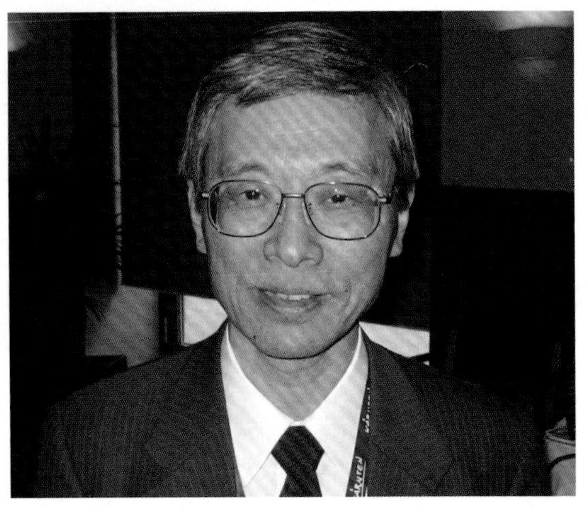

图片由 Richard West 提供。

图 21-4　**Shigeaki Ohno**

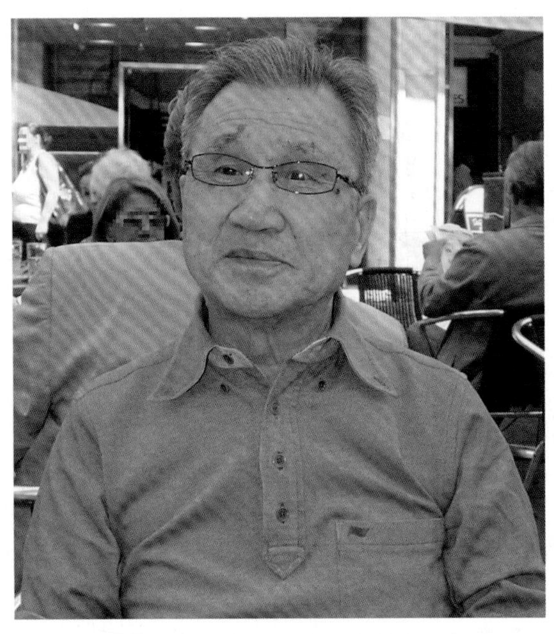

照片由 Richard West 提供。

图 21-5　**N Nishida**

多年前大野茂明教授(图 21-4)和来自日本的患者 Nishida 先生(图 21-5)积极合作，在 2000 年召开了第一届国际白塞病患者会议。大野教授对此次会议作了以下简要报告：

2000 年 5 月 19 日至 22 日，首届国际丝绸之路病(白塞病)患者大会在日本湘南村中心举行。横滨市立大学的大野教授是大会主席，西田博士是大会总秘书。共有来自 18 个不同国家的 314 名医生和患者，其中 43 名来自国外。《2000 年横滨宣言》是为纪念第一次大会而发表的。此外，还将 5 月 20

日定为“国际白塞病日”。我们非常感谢这次大会的所有参与者、志愿者和公司。我们真诚地希望大家继续支持，促使今后能够更多地帮助患有这种疾病的人们[1]。

《2000年横滨宣言(我们的五个希望)》内容如下。

(1)寻找白塞综合征的原因，并尽快确定治疗方法。

(2)由于病因不明，希望为全世界所有患有炎症和溃疡的人们提供平等的医疗机会。

(3)希望让社会了解，因白塞综合征而患上残疾的人，在社会和经济上面临的困难，生活的艰难。我们希望所有国家共同努力，解决困难，并制定福利措施以改善残疾患者的社会和经济地位。

(4)希望建立“国际白塞病协会”，增进彼此的联系和理解，与世界上所有白塞综合征患者建立更紧密的联系，并为他们提供适当的教育。

(5)以这次(第一次)会议为契机，定期为世界各地的白塞病患者举办大会。

2000年5月29日在韩国首尔举办的第九届ISBD最后一天，来自日本的西田医生和她的父亲N Nishida作为白塞综合征患者的代表作了题为《丝绸之路病(白塞病)患者第一次国际公约》的演讲。该演讲分享了《白塞病患者国际公约》的成果，号召医生和患者应共同努力战胜该病。

从那时起，国际患者会议每两年举办一次，通常在医生会议的同一大楼举行，大多数时间由ISBD组织和支持。世界顶尖的白塞病医生会向白塞病患者介绍该疾病的诊断、治疗和研究[2]。

很多人对白塞病知识的更新做出了卓越的贡献。

来自美国的Joanne Zeis写了三本关于白塞病的书，内容非常丰富，涉及患者担忧的各种问题，以及深入浅出地解释了白塞病可能出现的各种症状[3-5]。

希拉·格雷戈里(Sheila Gregory)是1例白塞病患儿的母亲，1978年她成立了美国白塞病协会(American Behçet's Disease Association)，该协会网址为www.behcets.com。

1983年英国患者朱迪思·巴克尔(Judith Buckl)成立了英国白塞病患者协会。早期，Barrie和Georgina Seaman发展壮大该协会，现在该协会已蓬勃发展到1200多名成员。该网站网址为https://behcets.org.uk/。

2010年，英国白塞病学会理事克里斯·菲利普斯(Chris Phillips)等人与Farida Fortune教授合作，成功获得了一个2000万英镑的NHS资金联合项目，在英国建立了3个多学科诊所，为英国白塞病患者提供服务，进一步缩短了确诊时间。该网站网址为http://www.behcets.nhs.uk/.

2015年欧盟白塞病的患者与临床医生联手，一直致力于让白塞病成为欧盟罕见疾病之一。

白塞病成功入选进入欧洲罕见原发性免疫缺陷、自身炎症和自身免疫疾病网络(ERN RITA)名单，RITA ERN网站网址为http://rita.ern-net.eu/.

英国、荷兰和法国的三个顶尖的白塞病中心均在RITA网络为白塞病患者提供了诊疗帮助。未来希望更多欧盟白塞病中心加入进来，从事白塞病研究，改善患者的诊疗水平。本网站简要概述了ERN的作用：http://europa.eu/！kd34rM。

Eurordis是欧盟罕见病患者社区，它建立了大量罕见病患者社区平台，帮助罕见病患者相互联系，包括一个白塞病社区，在全世界拥有2000多名成员和18个不同的患者组织。有关更多信息，请访问https://www.rareconnect.org/en/。

我们相信，一个强大的患者群可以帮助临床医生和研究人员更好地理解白塞综合征，也是患者寻求诊断、最佳治疗甚至治愈方法的最佳途径。

白塞综合征患者要衷心感谢所有医生和相关专业人员，他们的努力确保了患者与这种罕见、复杂、终生探索的疾病长期共存。

参考文献

1. Ohno S. A report on the first international convention for patients with silk road disease (Behçet's disease). BD News. 2001, 2(1): 8. http://www.behcetdiseasesociety.org/behcetwsData/Document/1662014135548 - v21.pdf. Accessed 5 Mar 2019.
2. Dates and locations of International Patient Conferences up to the present are as follows: 2000: Seoul, Korea; 2002: Berlin, Germany; 2004: Antalya, Turkey; 2006: Lisbon, Portugal; 2008: Poertschach, Austria; 2010: London, UK; 2012: Yokohama, Japan; 2014: Paris, France; 2016: Matera, Italy; 2018: Rotterdam, Holland.
3. Zeis J. Behçet's disease. Dulles, VA: Mercury Learning and Information; 2014.
4. Zeis J. Essential guide to Behçet's disease. Uxbridge, MA: Central Vision Press; 2006.
5. Zeis J. You are not alone: 15 people with Behçet's. Mass: Joanne Zies; 1997.

(译者：夏培哲　廖佳芬；审核：田静　何金深　李芬)

第 22 章

白塞综合征未来研究方向的建议

Yusuf Yazici, Emire Seyahi, Gulen Hatemi, Hasan Yazici

最后一章，我们想用简短篇幅谈谈对 BS 未来研究的设想。就像任何病因不明的疾病/综合征一样，我们对 BS 有很多未知，尽管我们提出的设想很可能只代表我们想到的一小部分，但我们希望能激发更多年轻或年长同道们的好奇心，启迪他们思考、学习和了解更多关于 BS 的知识。

流行病学

2018 年 9 月在荷兰鹿特丹举办的国际白塞病学会议中，S. Ohno 教授（HLA-B51 关联性的发现者）[1]讲述，目前大约有 200 万居住在美国的日本人，没有 1 例 BS。正如流行病学章节中提到的，大约半个世纪前在美国夏威夷医院一项正式调查中未发现 1 例 BS 病例[2]。Ohno 教授认为，现在仍是这样。我们强烈赞同，这种正式的流病调查，即在真实的人群样本中肯定更可取，至少在医院应该再次进行。如果选择后者肯定更容易和更节省经费，最好同步与类风湿关节炎或强直性脊柱炎的流病数据进行比较，这种比较调查可以减少由于潜在不同医疗服务能力而影响不同地区住院率所产生的偏差。最近在约旦医院使用了这种比较方法进行了调查研究[3]。从此类调查数据中至少可以获得一些重要信息，以更好地评估 HLA-B51 在 BS 疾病机制中的作用。

BS 的前瞻性遗传信息

几乎与所有疾病一样，我们收集的 BS 关联基因信息，包括通过最新技术，是观察性回顾性的数据。除了已知携带 HLA-B51 或 IL-10 降低的 BS 患者的比例之外，我们还想知道携带 HLA B51 或 IL-10 降低的人有多少比例患上了 BS。后者将提示更多关于因果关系的信息。

为此，目前出现了一些极大规模且耗资巨大的项目，比如 NIH[4] 的 JoinAllofUs 项目，主要针对癌症或常见的退行性疾病，如心血管疾病或糖尿病。我们不知道是否适用于 BS 或 BS 是否包含在这些项目中。因此，首先可以努力将 BS 包括在这些项目中。此外可以收集 BS 患者的家庭成员 DNA 样本，然后耐心等待出现表型的百分比。这种家族 DNA 信息的额外获益在于可以识别出目前尚未识别的与表型关联的遗传信息。建议多中心和多国合作，尽早收集 BS 基因数据来破译我们面临的谜团。

另一个重要差距是我们在 BS 研究中缺少经典的双胎的前瞻性遗传信息。双胎 BS 的数据很少。除了个案报告外，迄今为止唯一可用的对照研究是我们小组 6 个单卵双胎的研究，结果表明 8 年随访中没有出现表型[5]。BS 急需通过国际合作定期进行双胎注册，以帮助我们更好地了解 BS 亚型中可能不同（或可能相似）的遗传信息。在痤疮和关节炎临床亚型中，已获得一些遗传数据[6]。

亚专科疾病诊断标准

最近，《新英格兰医学杂志》在其临床医学图片中发布了 1 例疑似 BS 患者的图片[7]。患者舌头和龟头上的影像是不常见的 BS 受累部位，看起来更像斯蒂文-约翰逊综合征。它所描述的是黏膜糜烂，而不是在 BS 中可能出现的溃疡。诚然正如本书中充分强调的那样，在 BS 的复杂表型中可能存在例外。然而，该杂志介绍中没有任何迹象表明是不寻常的。

我们或许可以将诊断 BS 的障碍物分为两大类：自然和人为。我们已经在别处讨论了许多自然障碍作为 BS 识别的强、弱因素，例如，由于视网膜疾病的特定特征，BS 葡萄膜炎的特定特征是强因素[8]，而胃肠道受累是一个弱因素，因为除非存在肠外表现，否则很难将其与克罗恩病区分开来。我们建议，可以在两个小标题下进一步讨论人为障碍。首先是缺乏信息或监管，正如我们担心的那样，这在我们刚刚讨论的杂志图片中有所体现。第二个人为障碍更为不幸，因为它涉及我们善意但不明智的尝试来模拟疾病或对 BS 进行分类。正如我们在之前[9-10]和本书两个版本的介绍中所强调的，它们在概念上是相同的，并且仅取决于四个要素：①我们为什么要制定标准；②各种因素的预测试概率和我们想要分类/诊断的疾病；③敏感性；④这些因素的特异性。简而言之，诊断只不过是对个体患者的分类，并且与经典的建议[11]不同，它是个概率。反过来，诊断/分类的概率取决于应用诊断/分类标准之前所寻求条件的先验概率。增加前测概率总是会增加任何疾病的任何诊断/分类标准的有用性，我们可以将这种算法用于 BS。正如已经讨论和提出的，亚专科制定的标准将大大增加可能性或不同形式的葡萄膜炎诊断率，其中波士顿或伊斯坦布尔的眼科医生能以相当接近的准确度识别 BS[12]。在现有的普遍疾病标准[13]下，这是不可能的，因为在这样一个地理位置（波士顿），BS 在一般人群中的频率非常低，而在伊斯坦布尔，BS 相当流行，前测概率有很大的不同。我们很高兴地听到眼科医生几乎完成了他们对这样一个亚专业设计的标准集的尝试（I. Tuğrul-Tutkun，个人交流），我们当然期待神经科医生、胃肠病学家甚至皮肤科医生（例如诊断痤疮或口腔溃疡）效仿。

BS 的静脉病理

多年来我们所有人使用最多的一张照片是特拉布宗 BS 诊所提供的 BS 受累的下腔静脉（图 22-1）。这个尸检标本来自肺动脉瘤出血去世的 BS 患者。我们清楚地记得，当时病理学家即使用一把很重的剪刀，要切开这个患者增厚的血管壁还是很困难。静脉受累在 BS 中确实很常见，是一个重要的疾病亚型[8]，区别于传统上认为只涉及大血管的血管亚型。也有例外，如静脉受累在 BS 的视网膜血管炎中更为突出[14]。近期研究[15-17]表明，即使在没有临床血管表现的患者中，其静脉壁也增厚。当然，这需要在患病对照、更多患者以及更敏感影像技术中进一步验证。

我们既往报道，BS 患者中发生动脉粥样硬化并不多[18]。随着患者年龄的增长，特定年龄组的标准化病死率不断下降，也支持这一观点[19]。我们期待从事静脉内皮研究的基础科学同事能给予更多帮助，来进一步加强我们对增厚的静脉壁生物学理解。

BS 撤药随机临床试验（WRCTs）的必要性

WRCT 研究对象是一群对药物有反应的患者。然后随机分为继续服药组和服用安慰剂组，观察两组的情况。这样的设计对于获得 BS 的药物疗效非常有用。

秋水仙碱广泛用于 BS，我们小组进行了两项常规类型的随机安慰剂对照临床试验。两项试验[20-21]均显示秋水仙碱对关节炎和生殖器溃疡有效，且仅对第二项试验中的女性结节性红斑病变有效[21]。第三项试验[22]有 169 例患者参与交叉设计，秋水仙碱对口腔溃疡有良好效果，生殖器溃疡也得到改善，且没有性别差异，但对关节炎无效。该试验表明秋水仙碱对口腔溃疡的疗效好，而前两项试验均未报道。可能由于前两次试验可信度低，尤其是第 1 项试验只有 35 例患者参与。

因此，我们认为用秋水仙碱进行 WRCT 试验是非常必要的，即使只是为了测试其对口腔溃疡的效果。多中心试验肯定会提高数据的可信度并减少入组时间。

WRCTs 的另一个用途在于决定对治疗有反应

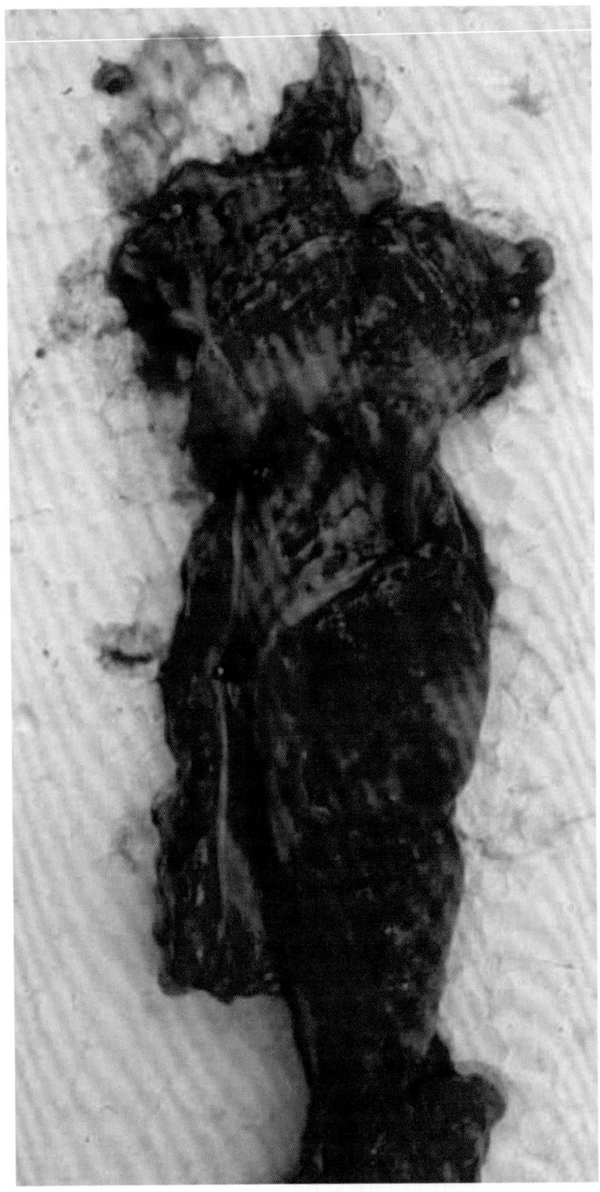

图 22-1 极度增厚的下腔静脉壁

的患者何时停药或减量。最近，生物制剂的广泛使用使这个问题更加令人关注。一项观察性研究表明，对主要器官受累的 BS 患者治疗 2 年后，或许可以尝试停止应用生物制剂[23]。另一研究表明，在平均 6 个月左右可以减少阿达木单抗的剂量以控制眼病[24]。这两项研究都给我们带来了好消息，尤其是生物制品相当昂贵。当然，如果这些研究使用了通常被忽视的 WRCT 方法，所获得的信息将会更加具有循证依据。

简而言之，上述只是关于 BS 需要做什么的“一点点”想法。没有必要担忧，需要做的事情还很多，需要走的路还很长。

参考文献

1. Ohno S, Aoki K, Sugiura S, et al. HL-A5 and Behçet's disease. Lancet. 1973; 2(7842): 1383-4.
2. Hirohata T, Kuratsune M, Nomura A, Jimi S. Prevalence of Behçet's syndrome in Hawaii. With particular reference to the comparison of the Japanese in Hawaii and Japan. Hawaii Med J. 1975; 34: 244-6.
3. Madanat WY, Alawneh KM, Smadi MM, et al. The prevalence of Behçet's disease in the north of Jordan: a hospital-based epidemiological survey. Clin Exp Rheumatol. 2017; 35 Suppl 108: S51-4.
4. National Institutes of Health. All of us research program. https://www.joinallofus.org/. Accessed 30 Apr 2019.
5. Masatlioglu S, Seyahi E, Tahir Turanli E, et al. A twin study in Behçet's syndrome. Clin Exp Rheumatol. 2010; 28 (Suppl 60): S62-6.
6. Karaca M, Hatemi G, Sut N, Yazici H. The papulo-pustular lesion/arthritis cluster of Behçet's syndrome also clusters in families. Rheumatology (Oxford). 2012; 51: 1053-60.
7. Guedes-Barbosa LS. Oral and genital ulcers in Behçet's disease. N Engl J Med. 2019; 380: e7.
8. Yazici H, Seyahi E, Hatemi G, et al. Behcet syndrome: a contemporary view. Nat Rev Rheumatol. 2018; 14: 107-19.
9. Yazici H, Yazici Y. Criteria for Behçet's disease with reflections on all disease criteria. J Autoimmun. 2014; 48-49: 104-7.
10. Yazici H, Yazici Y. Diagnosis and/or classification of vasculitis: different? Curr Opin Rheumatol. 2016; 28: 3-7.
11. Fries JF, Hochberg MC, Medsger TA Jr, et al. Criteria for rheumatic disease. Different types and different functions. The American College of Rheumatology Diagnostic and Therapeutic Criteria Committee. Arthritis Rheum. 1994; 37: 454-62.
12. Yazici H. Diagnostic versus classification criteria -a continuum. Bull NYU Hosp Jt Dis. 2009; 67: 206-8.
13. International Study Group for Behçet's Disease. Criteria for diagnosis of Behçet's disease. Lancet. 1990; 335: 1078-80.
14. Tugal-Tutkun I, Gupta V, Cunningham ET. Differential diagnosis of Behçet uveitis. Ocul Immunol Inflamm. 2013; 21: 337-50.
15. Seyahi E, Gjoni M, Durmaz E, et al. Increased vein wall thickness in Behçet disease. J Vasc Surg Venous Lymphat Disord. 2019; 7: 677-84.
16. Ambrose N, Pierce IT, Gatehouse PD, et al. Magnetic resonance imaging of vein wall thickness in patients with

Behcet's syndrome. Clin Exp Rheumatol. 2014; 32(4 Suppl 84): S99-102.

17. Alibaz-Oner F, Ergelen R, Mutis A et al. Venous vessel wall thickness in lower extremity is increased in male Behcet's disease patients. Clin Rheumatol. 2019; 38(5): 1447-1451.

18. Ugurlu S, Seyahi E, Yazici H. Prevalence of angina, myocardial infarction and intermittent claudication assessed by Rose Questionnaire among patients with Behcet's syndrome. Rheumatology (Oxford). 2008; 47: 472-5.

19. Kural-Seyahi E, Fresko I, Seyahi N, et al. The long-term mortality and morbidity of Behcet syndrome: a 2-decade outcome survey of 387 patients followed at a dedicated center. Medicine (Baltimore). 2003; 82: 60-76.

20. Aktulga E, Altaç M, Müftüoglu A, et al. A double blind study of colchicine in Behçet's disease. Haematologica. 1980; 65: 399-402.

21. Yurdakul S, Mat C, Tüzün Y, et al. A double-blind trial of colchicine in Behçet's syndrome. Arthritis Rheum. 2001; 44: 2686-92.

22. Davatchi F, SadeghiAbdollahi B, Tehrani Banihashemi A, et al. Colchicine versus placebo in Behçet's disease: randomized, double-blind, controlled crossover trial. Mod Rheumatol. 2009; 19: 542-9.

23. Sfikakis PP, Arida A, Panopoulos S, et al. Brief report: drug-free long-term remission in severe Behçet's disease following withdrawal of successful anti-tumor necrosis factor treatment. Arthritis Rheumatol. 2017; 69: 2380-5.

24. Martín-Varillas JL, Calvo-Río V, Beltrán E, et al. Successful optimization of adalimumab therapy in refractory uveitis due to Behçet's disease. Ophthalmology. 2018; 125 (9): 1444-51.

译者：曹　馨　唐　琪　审核：田　静　何金深　李芬

著作权合同登记号：图字 18-2022-154

图书在版编目(CIP)数据

白塞综合征：第二版 / (美)约瑟夫·亚兹奇(Yusuf Yazici)等主编. 唐琪, 何金深, 田静主译. —长沙：中南大学出版社, 2022.9

ISBN 978-7-5487-5006-2

Ⅰ. ①白… Ⅱ. ①约… ②唐… ③何… ④田… Ⅲ. ①白塞氏综合征—研究 Ⅳ. ①R597

中国版本图书馆 CIP 数据核字(2022)第 132670 号

白塞综合征

BAISAI ZONGHEZHENG

主编 Yusuf Yazici Gulen Hatemi Emire Seyahi Hasan Yazici

主译 唐 琪 何金深 田 静

□出 版 人 吴湘华
□策划编辑 陈海波
□责任编辑 王雁芳
□责任印制 李月腾
□出版发行 中南大学出版社
社址：长沙市麓山南路 邮编：410083
发行科电话：0731-88876770 传真：0731-88710482
□印 装 湖南省众鑫印务有限公司

□开 本 889 mm×1194 mm 1/16 □印张 17 □字数 551 千字
□版 次 2022 年 9 月第 1 版 □印次 2022 年 9 月第 1 次印刷
□书 号 ISBN 978-7-5487-5006-2
□定 价 218.00 元